KINDERANÄSTHESIE

Springer
Berlin
Heidelberg
New York
Barcelona
Hongkong
London
Mailand
Paris
Singapur
Tokio

F. J. Frei   C. Jonmarker   O. Werner

KINDERANÄSTHESIE

2., vollständig überarbeitete und ergänzte Auflage

Mit 98 Abbildungen und 109 Tabellen

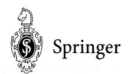 Springer

Professor Dr. med. F. J. Frei
Basler Kinderspital
Universitäts-Kinderkliniken
und Polikliniken
Anästhesie-Abteilung
Römergasse 8
CH-4005 Basel

Dr. med. C. Jonmarker
Dr. med. O. Werner
Lund University Hospital
Department of Anaesthesiology
and Intensive Care
S-22185 Lund

ISBN 3-540-63824-5 Springer-Verlag Berlin Heidelberg New York

Die Deutsche Bibliothek – CIP-Einheitsaufnahme
Frei, Franz: Kinderanästhesie: mit Schnellinformation für die Kitteltasche/
F. J. Frei; Christer Jonmarker; Olof Werner. – 2., vollst. überarb. und erg. Aufl. –
Berlin; Heidelberg; New York; Barcelona; Budapest; Hongkong; London; Mai-
land; Paris; Singapur; Tokio: Springer, 1999
ISBN 3-540-63824-5

Herstellung: PROEDIT GmbH, D-69126 Heidelberg
Umschlaggestaltung: de'blik, Berlin
Satz: Mitterweger Werksatz GmbH, D-68723 Plankstadt
SPIN: 10553152   19/3133- 5 4 3 2 1 0 – Gedruckt auf säurefreiem Papier

Vorwort zur 2. Auflage

Das Grundkonzept des vorliegenden Lehrbuchs ist gleich geblieben: es soll die wesentlichen theoretischen Kenntnisse sowie konkrete praktische Arbeitsabläufe vermitteln, die für eine kompetente Betreuung von Kindern aller Alterskategorien notwendig sind. Wiederum wurde das Buch in enger Zusammenarbeit zwischen den drei Autoren, die gemeinsam für dessen Inhalt verantwortlich sind, geschrieben. Sämtliche Kapitel wurden vollständig überarbeitet und auf den neuesten Stand des Wissens gebracht. Die vorhandenen Rezensionen sowie mündliche Hinweise, Kritiken und Verbesserungsvorschläge wurden gesammelt und an geeigneter Stelle in den Text integriert.

Um dem Anspruch der praxisnahen Empfehlungen gerecht zu werden, wurden zudem mehrere Fallbeispiele eingefügt. Alle Fallberichte stammen aus den beiden Spitälern und wurden wahrheitsgetreu wiedergegeben. Allerdings fokussierten wir dabei die Beschreibung auf das Thema des jeweiligen Kapitels und erwähnten diesbezüglich viele Details. Auf der anderen Seite vereinfachten wir andere, nicht themenrelevante Aspekte.

Wegen seines relativ großen Umfangs handelt es sich bei diesem Werk nicht um ein „Taschenbuch". Als Folge davon kann es nicht in einer Schürzen- oder Hosentasche mitgenommen werden. Wir haben deshalb ein kleines Heft hergestellt, das alle im Buch vorhandenen Abbildungen und Tabellen zusammenfaßt, die praktische Hinweise inklusive Dosierungen von Medikamenten etc. beinhalten.

Wir danken wiederum den Mitarbeiterinnen und Mitarbeitern unserer Kliniken sowie dem Springer-Verlag für die gute Zusammenarbeit und die vielen wenig oder nicht honorierten Zusatzarbeiten, die geleistet wurden. Speziell möchten wir Frau Ursula Schaller für die umfangreichen Sekretariatsarbeiten und das Koordinieren der Kommunikation zwischen allen Beteiligten danken.

Franz Frei, Christer Jonmarker, Olof Werner
Basel/Lund, im Herbst 1998

Inhaltsverzeichnis

Definitionen

Das **Gestationsalter** ist die Zeit gerechnet vom 1. Tag der letzten normalen Periode.

Einteilung nach Periode
- **Neugeborenenperiode:** 1.–28. Lebenstag.
- **Säugling:** 1.–12. Lebensmonat.

Einteilung nach Gewicht
- **Untergewichtige Neugeborene:** Geburtsgewicht < 2500 g.
- **Sehr untergewichtige Neugeborene:** Geburtsgewicht < 1500 g.
- **Extrem untergewichtige Neugeborene:** Geburtsgewicht < 1000 g.
- **Mangelgeburt (hypotroph):** Gewicht unterhalb der 10. Perzentile für das Gestationsalter.
- **Übergewichtige Neugeborene (hypertroph):** Gewicht oberhalb der 90. Perzentile für das Gestationsalter.

Einteilung nach Alter
- **Frühgeborenes:** Gestationsalter < 260 Tage (< 37 Wochen vollendet).
- **Reifes Neugeborenes:** Gestationsalter 260–293 Tage (vollendete 37. bis Ende 41. Woche).
- **Übertragenes Neugeborenes:** Gestationsalter 294 Tage oder mehr (42 Wochen oder mehr).
- **Postkonzeptionelles Alter:** Gestationsalter plus Alter nach Geburt.

1 Das Neugeborene

Während der Geburt finden gleichzeitig verschiedene physiologische Änderungen statt. Je nach Organsystem treten diese Umstellungen unmittelbar während der Geburt oder während der ersten Stunden, Tage oder Wochen nach der Geburt auf, was bei der Planung und Durchführung der Anästhesie berücksichtigt werden muß. Es sollte beachtet werden, daß Neugeborene nicht alle gleich sind (Abb. 1.1). Einige spezielle Probleme, die bei der Betreuung von Frühgeborenen auftreten können, werden auf S. 9 diskutiert.

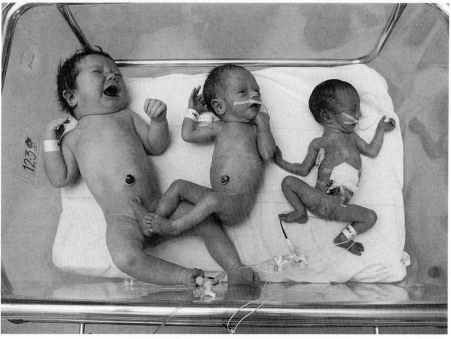

Abb. 1.1. 3 Neugeborene. Links ein normalgewichtiges Kind, das am Termin geboren wurde. In der Mitte ein untergewichtiges, am Termin geborenes Kind, und rechts eine Frühgeburt. (Mit Genehmigung von Ulf Westgren)

Umstellung bei der Geburt

Kreislauf

Fetus

Gegen Ende der Gravidität pumpt das fetale Herz ca. 450 ml Blut/kgKG/min. Die Hälfte davon fließt in die Plazenta, und lediglich 30 ml/kgKG/min passieren die Lungen. Die übrigen Gewebe des Körpers werden mit ungefähr 200 ml/kgKG/min versorgt. Die systolischen Blutdrücke in der rechten und der linken Kammer sind identisch, ca. 60–70 mmHg. Die Wände der Lungenarterien haben eine gut ausgebildete Muskelschicht, die etwa gleich dick ist wie die der Systemarterien. Das oxygenierte Blut aus der V. cava inferior passiert größtenteils das Foramen ovale und erreicht über den linken Vorhof und die linke Kammer die Aorta ascendens (Abb. 1.2). Dementsprechend erhält das Gehirn Blut mit einem Sättigungsgehalt, der etwas höher ist als die kaudal gelegenen Organe und die Plazenta, die größtenteils über den Ductus arteriosus versorgt werden. Der tiefe O_2-Partialdruck (ca. 3,5 kPa im arteriellen Blut) und der hohe Gehalt von Prostaglandin tragen dazu bei, den Ductus arteriosus offen zu halten.

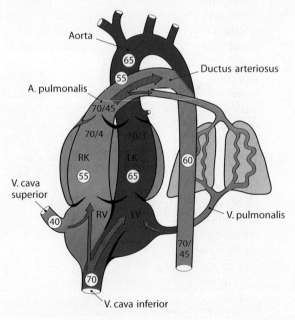

Abb. 1.2.

Fetaler Kreislauf. Alle Messungen wurden beim nichtgeborenen Lamm durchgeführt; die Verhältnisse beim Menschen sind vergleichbar. Die systolischen und diastolischen Druckwerte sind in mmHg, die Sättigungswerte (*in runden Kreisen*) in % angegeben. Die Drücke in den Vorhöfen betragen 2–3 mmHg. *RK* rechte Kammer, *LK* linke Kammer, *RV* rechter Vorhof, *LV* linker Vorhof. (Nach Rudolph 1974)

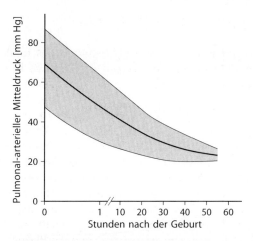

Abb. 1.3.

3.4

Mitteldrücke in den Lungenarterien beim Neugeborenen. (Nach Harris 1977)

Nach der
Geburt

Wegen der Expansion der Lungen und des erhöhten pO_2-Werts in den Alveolen vermindert sich der Lungengefäßwiderstand unmittelbar nach der Geburt. Deshalb sinkt der Druck in der rechten Kammer und im Pulmonalkreislauf ab. Sobald der Blutfluß durch die Plazenta sistiert, wird der systemische Widerstand erhöht, und der Blutdruck in der linken Kammer und in der Aorta steigt an. Durch die Widerstandserhöhung im linken Kreislauf steigt der Vorhofdruck links und ist nach der Geburt höher als im rechten Vorhof; dies führt zum funktionellen Verschluß des Foramen ovale. Somit gelangt nur noch Blut, das in den Lungen mit Sauerstoff gesättigt wurde, in den linken Vorhof und in die linke Kammer. Der Abfall des pulmonal-arteriellen Drucks erfolgt schrittweise (Abb. 1.3), und ein gewisser Rechts-links-Shunt via Ductus arteriosus ist während der ersten Lebensstunden normal. Anschließend strömt das Blut von links nach rechts durch den Ductus arteriosus, aber nach ungefähr 12–24 h kann dort normalerweise kein Fluß mehr nachgewiesen werden. Allerdings ist dieser Verschluß nur funktionell, d. h. Faktoren, die den systemvaskulären Widerstand senken (wie Anämie und Vasodilatation) sowie Faktoren, die zu einem Anstieg des pulmonalarteriellen Widerstandes führen (wie Hypoxie, Hyperkapnie, Azidose, Überwässerung, Hypothermie und mechanische Stimulationen der Luftwege) können eine erneute Durchgängigkeit des Ductus mit Rechts-links-Shunt verursachen.

Als Folge eines Anstiegs des pulmonalarteriellen Widerstands kann auch ein Anstieg des Drucks im rechten Vorhof auftreten und das funktionell verschlossene Foramen ovale wieder eröffnen mit dem konsekutiven Auftreten eines Rechts-links-

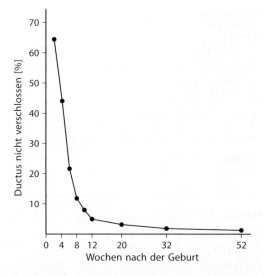

Abb. 1.4. Prozentualer Anteil von Säuglingen in Abhängigkeit vom Alter, bei denen der anatomische Verschluß des Ductus arteriosus noch nicht stattgefunden hat. (Nach Harris 1977)

Shunts auch auf diesem Niveau. Dadurch kann sich ein Circulus vitiosus entwickeln mit Zunahme der Hypoxie und Azidose, welche ihrerseits wiederum das Fortbestehen des Rechts-links-Shunts unterhält. Beim gesunden Neugeborenen erfolgt der anatomische Verschluß des Ductus allmählich im Verlauf der ersten 3 Lebensmonate (Abb. 1.4).

Herz   Der Herzmuskel des Neugeborenen besitzt weniger kontraktile Elemente pro Gewichtseinheit als das Herz eines älteren Kindes oder eines Erwachsenen. In scheinbarem Widerspruch zu dieser Tatsache zeigen echokardiographische Untersuchungen, daß die Kontraktilität beim Neugeborenen am größten ist und dann während der nächsten Monate bis Jahre abnimmt. Die Erklärung dafür ist wahrscheinlich, daß das Neugeborenenherz am oberen Limit seiner Leistungsfähigkeit arbeitet. Die vorhandenen Reserven gegenüber einer zusätzlichen Belastung sind deshalb limitiert, und der Effekt von positiv inotropen Medikamenten ist weniger stark ausgeprägt. Das Neugeborenenherz reagiert auch empfindlicher auf die negativ inotrope Wirkung der Inhalationsanästhetika. Das Schlagvolumen ist relativ konstant, und eine Herzfrequenz unter 80–100/min resultiert in einer deutlichen Abnahme des Herzminutenvolumens.

Lungenfunk-   Fetale Atembewegungen können lange vor der Geburt festge-
tion und   stellt werden. Dies führt zu unbedeutenden Flüssigkeitsver-
Gasaustausch   schiebungen von der Amnionhöhle in die Lunge und umgekehrt.

Tabelle 1.1.   Normale arterielle Blutgase

	Alter	pO2 [kPa]	pCO2 [kPa]	Basen-überschuß [mmol/l]	pH
Fetus	vor Geburt	3,5	5,5	–2	7,35
	während Geburt	1,5–2,5	6,5	–5	7,30
Neugeborenes	10 min	8	5,5	–10	7,25
	1 h	9	4,5	–5	7,30
	1 Woche	10	4,5	–2	7,40
Frühgeborenes	1 Woche	8	5	–3	7,37

Während der Passage durch den Geburtskanal wird der Thorax komprimiert, und es treten Drücke bis zu 100 cm H_2O auf. Dadurch werden ca. 35 ml Flüssigkeit aus den Atemwegen ausgepreßt. Die ersten Atemzüge bewirken einen negativen intrathorakalen Druck von bis zu –60 cm H_2O, was zu einer Ausdehnung und Belüftung der Alveolen führt. Nach einigen wenigen Atemzügen besitzt das gesunde Neugeborene eine funktionelle Residualkapazität von ungefähr 30 ml/kgKG. Während der nächsten Stunden wird die verbleibende Lungenflüssigkeit von den Alveolen über das Lymphsystem abtransportiert. Das Tidalvolumen pendelt sich bei ungefähr 6–8 ml/kgKG ein, die Atemfrequenz beträgt zwischen 30 und 60/min. Der arterielle O_2-Partialdruck und die arterielle O_2-Sättigung (S_aO_2) können in den ersten Lebensstunden wegen des z. T. noch bestehenden Rechts-links-Shunts durch den Ductus und das Foramen ovale noch tief sein. Im Alter von ungefähr 1 h liegt die S_aO_2 jedoch i. allg. bereits bei 95 %. Allerdings ist der pO_2 um einiges tiefer als beim Erwachsenen, und der Basenüberschuß ist negativ (Tabelle 1.1). Das Atemzentrum reagiert auf Hyperkapnie und Hypoxie nicht so kräftig wie beim Erwachsenen. Beim letzteren löst eine zunehmende Hypoxie über die Chemorezeptoren des Karotissinus zuerst eine ausgeprägte Atemstimulation aus, bevor die Hypoxie eine zentrale Atemdepression bewirkt. Beim Neugeborenen erfolgt die zentrale Atemdepression früh und wird akzentuiert durch Hypothermie und das Vorhandensein von Anästhetika.

HbF, HbA   Bei der Geburt beträgt der Anteil des fetalen Hämoglobins (HbF) am Gesamthämoglobin ca. 60–90 %. Der Rest besteht aus dem adulten Hämoglobin (HbA). Die O_2-Dissoziationskurve des HbF ist im Vergleich mit derjenigen des HbA nach links verschoben (Abb. 1.5), d. h. die O_2-Sättigung ist bei einem bestimmten pO_2 höher. Dies erleichtert den plazentaren O_2-Transport von der Mutter zum Fetus, wohingegen nach der Geburt die

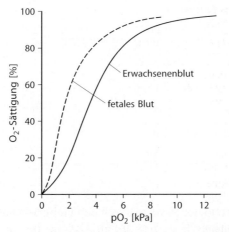

Abb. 1.5.

3-6

Das fetale Hämoglobin hat eine höhere Affinität zum Sauerstoff als das adulte, d. h. es findet eine Verschiebung der O_2-Dissoziationskurve nach links statt. (Nach Nunn 1987)

Abgabe von Sauerstoff an das Gewebe erschwert wird. Dieser Nachteil wird jedoch durch die hohe O_2-Transportkapazität kompensiert (der Hämoglobingehalt liegt beim Neugeborenen zwischen 16 und 21 g/dl). Die Neusynthese von Hämoglobin nach der Geburt verteilt sich ungefähr zu gleichen Teilen auf das HbF und das HbA. Im Alter von 3 Monaten dominiert die Synthese von HbA, und das HbF ist fast vollständig aus dem Blut verschwunden (Abb. 5.1, S. 117).

Thermo-regulation

Beim 3 kg schweren Neugeborenen ist der Quotient Körperoberfläche/Körpergewicht ungefähr 3mal größer als beim Erwachsenen. Da die isolierende Fettschicht dünn und die Haut gut durchblutet ist, kann der Wärmeverlust groß sein. Beim nackten Kind kann eine Umgebungstemperatur von 33 °C als Neutraltemperatur bezeichnet werden, was bedeutet, daß die Energieproduktion bei dieser Temperatur minimal ist. Eine zu tiefe Umgebungstemperatur erhöht den O_2- und Energieverbrauch beim wachen Kind und verschlechtert gleichzeitig die zentrale Atemregulation. Bei 20–22 °C kann die Energieproduktion bis zu 300 % gesteigert sein. Das frühgeborene Kind ist wegen der fehlenden Fettreserven und der größeren Körperoberfläche (bezogen auf das Gewicht) noch empfindlicher gegenüber Wärmeverlusten (Tabelle 1.2), dementsprechend sind diese Kinder i. allg. auf die exogene Zufuhr von Wärme angewiesen (Inkubator oder Infrarotstrahler). Ein bekleidetes Kind toleriert tiefere Temperaturen (Abb. 1.6). Die Elimination verschiedener Pharmaka, z. B. Muskelrelaxanzien und Inhalationsanästhetika, ist bei bestehender Hypothermie verlangsamt.

Tabelle 1.2. Neutrale Umgebungstemperatur beim nackten Neugeborenen. (Nach Scopes 1966)

Gewicht [g]	Umgebungstemperatur [°C]
<1000	35–36
1000–1500	34–36
1500–2500	33–35
2500–3500	33–34
>3500	31–33

Nierenfunktion und Flüssigkeitsbilanz
Fetus

Während der Gravidität erfolgen die Flüssigkeitsregulierung und Ausscheidung von harnpflichtigen Stoffen über die Plazenta. Kurz vor der Geburt produziert der Fetus ungefähr 150 ml/kgKG/Tag Urin, davon werden ungefähr 5/6 wieder vom Fetus geschluckt, der Rest wird über die Amnionflüssigkeit durch die Mutter ausgeschieden. Wenn die Urinproduktion wegen einer Nierenkrankheit intrauterin abnimmt oder ganz zum Erliegen kommt, führt dies zu einer verminderten Amnionflüssigkeitsmenge (Oligohydramnion), was ihrerseits die Ausbildung und Entwicklung der Lungen verzögert. Als Resultat können bei der Geburt hypoplastische Lungen vorliegen. Die übrige Entwicklung des Fetus wird durch eine verminderte Nierenfunktion nicht gestört, und die Elektrolyte und Kreatininwerte bleiben im Normbereich.

Glomeruläre Filtration

Während der ersten Tage nach der Geburt ist der renale Gefäßwiderstand hoch (Abb. 1.7) und die glomeruläre Filtrationsrate tief. Am 1. Lebenstag beträgt die Urinproduktion manchmal weniger als 5 ml/kgKG, um im Verlauf der 1. Lebenswoche schrittweise anzusteigen (s. Kap. 4, S. 87). Während dieser

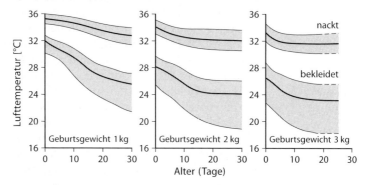

Abb. 1.6.

Optimale Umgebungstemperatur bei Säuglingen mit unterschiedlichem Geburtsgewicht. Die *obere schraffierte Fläche bezieht sich auf ein nacktes Kind in einer Isolette, die untere* auf ein angekleidetes Kind im Bett. (Nach Gairdner 1971)

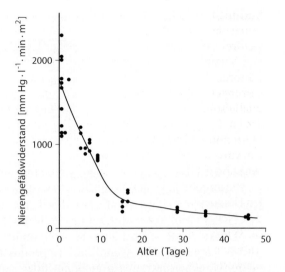

Renaler Gefäßwiderstand während der ersten Lebensmonate. Die Daten stammen von neugeborenen Schweinen. Die glomeruläre Filtrationsrate verändert sich auf ähnliche Art und Weise. (Nach Gruskin 1970)

Zeit ist deshalb die Fähigkeit der Nieren, eine erhöhte Flüssigkeitszufuhr mit einer erhöhten Diurese zu beantworten, begrenzt. Andererseits ist aber auch die Flüssigkeitsaufnahme wegen der nur langsam in Gang kommenden Milchproduktion der Mutter normalerweise relativ gering. Die unvollständige Nierenfunktion führt dazu, daß bestimmte Medikamente wie Digoxin oder Pancuronium verlangsamt ausgeschieden werden.

Tubulus-
funktion

Bei der Geburt sind die Henle-Schleifen kurz und befinden sich noch nicht tief in der Medulla. Tritt eine Dehydratation auf, kann das Neugeborene deshalb den Urin nur ungenügend konzentrieren. Die Tubuli erreichen erst nach ca. 6 Monaten die Funktionsfähigkeit des Erwachsenen. Für die klinisch-anästhesiologische Praxis kann jedoch davon ausgegangen werden, daß die Nierenfunktion beim normalen, 2 Wochen alten Säugling derjenigen des älteren Kindes und des Erwachsenen entspricht.

Extrazellulär-
volumen

Bei der Geburt beträgt das Extrazellulärvolumen ca. 40 % des Körpergewichtes und vermindert sich im Verlauf des 1. Lebensjahres bis auf 20–25 % (Abb. 4.3, S. 84). Im gleichen Zeitabschnitt steigt das intrazelluläre Volumen von 35 auf 40 %, und der Gesamtanteil von Wasser fällt von 75 auf 65 %. Nach dem 1. Lebensjahr verändern sich diese Parameter nicht mehr wesentlich.

Leberfunktion

Der Kohlenhydratmetabolismus und die oxidative Metabolisierung von Medikamenten (Tabelle 6.1, S. 134) sind bei der Geburt nicht vollständig entwickelt. Vitamin K wird im Dickdarm durch die Mikroflora produziert. Da das Neugeborene bakterienfrei auf die Welt kommt und nur einen niedrigen Vorrat von Vitamin K hat, können Vitamin-K-abhängige Gerinnungsfaktoren vermindert sein, was im Extremfall zu Gerinnungsstörungen führen kann. Neugeborenen wird deshalb routinemäßig sofort nach der Geburt Vitamin K verabreicht. Nach den ersten Lebenswochen ist jedoch die Fähigkeit, Albumin und Gerinnungsfaktoren zu synthetisieren, normal. Auch die übrigen Enzymsysteme reifen, so daß im Alter von 3 Monaten die Leberfunktion mit derjenigen des Erwachsenen vergleichbar ist.

Bilirubin   Die unreife Leberfunktion und der wegen des Abbaus des fetalen Hämoglobins erhöhte Anfall von Bilirubin führen beim gesunden Neugeborenen zu einem Anstieg des Serumbilirubins von ca. 35 µmol/l auf über 100 µmol/l am 1.–3. Lebenstag. Die Konzentrationen fallen dann im Verlauf der ersten 10 Tage auf Erwachsenenwerte (ca. 20 µmol/l). Bei bestimmten Krankheiten oder Zuständen kann das Bilirubin bedeutend höher ansteigen. Man rechnet, daß Werte über 350 µmol/l durch Einlagerung des Bilirubins in die Basalganglien des Gehirns zum Kernikterus und damit zu potentiell irreversiblen neurologischen Schäden führen können.

Bei Frühgeborenen und septischen Neugeborenen ist das Risiko eines Schadens höher und erfordert eine frühzeitigere Behandlung. Abhängig von Körpergewicht, Lebensalter und Vorliegen einer zusätzlichen Krankheit wird eine Behandlung bereits bei Werten von 150–200 µmol/l begonnen. Sie besteht in der Bestrahlung des Kindes mit Licht mit einer Wellenlänge von 450 nm, welches das Bilirubin, das die oberflächlichen Hautkapillaren passiert, in eine ausscheidbare Form umwandelt. Die Austauschtransfusion wird nur in schweren Fällen in Erwägung gezogen. Der normale, sog. physiologische Ikterus des Neugeborenen hat keine anästhesiologische Bedeutung. Es besteht keine Kontraindikation zur Anwendung von Halothan.

Das Frühgeborene

Definitionsgemäß spricht man von Frühgeburtlichkeit, wenn das Kind vor Ende der 37. Schwangerschaftswoche (SSW) geboren wurde. Probleme, wie sie beim normalen Neugeborenen wegen der Unreife verschiedener Organe auftreten, sind beim Frühgeborenen noch akzentuiert.

Kreislauf   Nicht selten persistiert ein offener Ductus arteriosus, was in den meisten Fällen zu einem Links-rechts-Shunt mit Hyperzirkulation der Lungen führt. Leidet das Kind darüber hinaus an einem Atemnotsyndrom (Surfactantmangel, Hyalinmembrankrankheit), so führt dieser Shunt zu einer zusätzlichen Atemarbeit und einem schlechteren Gasaustausch. Verglichen mit dem reifen Neugeborenen ist die Empfindlichkeit des Herzmuskels gegenüber dem negativ inotropen Effekt der Inhalationsanästhetika noch ausgeprägter und die Reaktion auf exogen zugeführte oder endogen ausgeschüttete Katecholamine noch schwächer. Der Blutdruck korreliert mit dem Gestations- und Lebensalter (Abb. 4.6 und 4.7, S. 89). Die Barorezeptorfunktion ist schwächer ausgebildet als beim normalen Neugeborenen.

Lungenfunktion und Gasaustausch

Die Alveolarzellen vom Typ II produzieren einen oberflächenaktiven Stoff, „Surfactant" genannt. Im Frühgeborenenalter wird häufig die Alveolarinnenwand ungenügend mit diesem vorwiegend aus Dipalmitoylphosphatidylcholin bestehenden Lipoprotein ausgekleidet. Dadurch ist die Oberflächenspannung erhöht, und die Alveolen haben die Tendenz zu kollabieren. Der Druck, der benötigt wird, um die Alveolen zu dehnen, ist erhöht, d. h. die Compliance ist vermindert. Je früher das Kind zur Welt kommt, desto weniger Surfactant ist vorhanden und desto größer ist das Risiko, daß sich daraus ein Atemnotsyndrom (Surfactantmangel, Hyalinmembrankrankheit, „respiratory distress syndrome" = RDS) entwickelt (Tabelle 1.3). Im Verlauf der ersten postnatalen Wochen kann daraus eine chronische Lungenerkrankung entstehen: die bronchopulmonale Dysplasie (BPD, S. 213).

Atemregulation

Beim Frühgeborenen treten häufig entweder in regelmäßigen Abständen (sog. periodisches Atmen) oder ganz unregelmäßig mehr oder weniger langdauernde Atemstillstände (Apnoen) auf. Diese Atemstillstände können zentral bedingt sein, seltener sind sie obstruktiv bedingt, daneben gibt es Mischformen. Im allgemeinen sind diese Anfälle von kurzer Dauer und nicht gefährlich. Etwa 25 % aller Frühgeborenen haben aber Apnoeanfälle, die länger als 30 s dauern und mit einem Abfall der S_aO_2 oder Bradykardien oder einer Abnahme des Muskeltonus verbunden sind. In leichteren Fällen wird eine Therapie mit Methylxanthinen (Coffein, Theophyllin) durchgeführt, aber in seltenen Fällen muß das Kind intubiert und beatmet werden.

Tabelle 1.3. Häufigkeit des RDS bei unbehandelten Kindern in Abhängigkeit des Gestationsalters bei Geburt. (Nach Kresch 1987)

Gestationsalter bei Geburt	Häufigkeit [%]
<30 Wochen	40
30–34 Wochen	25
>34 Wochen	5

Nieren-
funktion

Die Glomeruli sind erst nach der 34. SSW fertig ausgebildet, deshalb ist die GFR erniedrigt. Die Tubulusfunktion ist ebenfalls unreif, was zu einem erhöhten Natriumverlust führen kann. Wegen des hohen Verlustes von Flüssigkeit durch die Haut (Abb. 1.8) ist der Flüssigkeitsumsatz deutlich erhöht.

Zentrales
Nervensystem

Das Gefäßsystem in der unmittelbaren Umgebung der Hirnventrikel ist besonders vulnerabel auf Änderungen der O_2- und CO_2-Partialdrücke, verminderte Durchblutung, Permeabilitätsstörungen, pH-Wert- und Blutdruckschwankungen. Bei Läsionen dieser Gefäße kann es zu subependymalen Blutungen und Ventrikeleinbrüchen kommen.

Augen

Frühgebore-
nenretino-
pathie

Durch die fortlaufende Vaskularisierung der Netzhaut während der gesamten Frühgeborenenzeit sind v. a. die peripher gelegenen Gefäße stark den lokalen Milieuveränderungen ausgesetzt. Vor allem ein erhöhter arterieller O_2-Partialdruck, aber auch viele andere Faktoren wie Hypoxie, Azidose und Hypotension, können zu einer Unterbrechung des Gefäßwachstums führen. Überschießende Neovaskularisationen können Blutungen verursachen, und im Extremfall erfolgt eine komplette Netzhautablösung mit nachfolgender Erblindung. Die Inzidenz der Frühgeborenenretinopathie hängt vom Grad der Frühgeburtlichkeit ab (Tabelle 1.4). Die Entwicklung der Retina ist im postkonzeptionellen Alter von 40–42 Wochen abgeschlossen, was bedeutet, daß bis zu diesem Zeitpunkt Störungen theoretisch auftreten

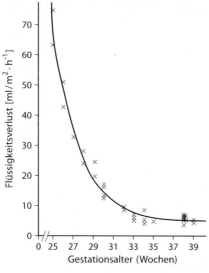

Abb. 1.8.   Der Flüssigkeitsverlust durch die Haut ist bei einem Kind, das vor der 30. SSW geboren wird, sehr hoch. (Nach Hammarlund 1979)

Tabelle 1.4. Häufigkeit der Frühgeborenenretinopathie in Abhängigkeit des Geburtsgewichtes bei schwedischen Kindern. (Nach Beding-Barnekow 1993)

Geburtsgewicht [g]	Retinopathie vorhanden [%]	Ausgeprägt [%]
<1000	39	22
1001–1200	11	4
1201–1500	5	0
>1500	1	0

Bemerkung: Die Häufigkeit wird in verschiedenen Studien unterschiedlich angegeben, so scheint bei der amerikanischen Population eine höhere Inzidenz vorzuliegen (Flynn 1992).

können. In der Praxis kommt die Retinopathie bei Kindern, die nach der 33. SSW geboren werden, äußerst selten vor. Das typische Kind mit einer Frühgeborenenretinopathie wurde vor der 30. SSW geboren und hat in den ersten Lebenswochen verschiedene Probleme gehabt (Hyalinmembrankrankheit, offener Ductus Botalli, Septikämien etc.)

Weil ein zu hoher O_2-Partialdruck vermieden werden soll, muß man intraoperativ eine Risikoabschätzung vornehmen. Mittels der Pulsoxymetrie kann die O_2-Sättigung kontinuierlich gemessen werden. Voll gesättigtes Blut kann sowohl bei normalen als auch bei gefährlich hohen O_2-Partialdrücken vorkommen, es wird deshalb empfohlen, einen submaximalen O_2-Sättigungswert anzustreben (ca. 95 %). Als Alternative kann die transkutane Messung des O_2-Partialdrucks auch intraoperativ durchgeführt werden.

Transport

Operationen von kongenitalen Mißbildungen werden nur an wenigen Zentren durchgeführt, und das Neugeborene muß deshalb vom Ort der Geburt ins Zentrum transportiert werden. Häufig können Mißbildungen mittels Ultraschall bereits pränatal diagnostiziert werden, die Entbindung und die anschließende operative Versorgung des Neugeborenen werden in solchen Fällen idealerweise am selben Ort durchgeführt; der Transport zwischen zwei Krankenhäusern entfällt dann vollständig. Muß ein Neugeborenes von einem auswärtigen Krankenhaus ins Zentrum transportiert werden, wird es entweder von einem Team des Zentralkrankenhauses mittels Helikopter oder Ambulanz abgeholt, oder das zuweisende Krankenhaus bringt das Kind mit einem eigenen Transportteam ins Zentrum.

Nach Eintreffen des kranken Neugeborenen im Zentrumskrankenhaus wird es zunächst auf der neonatologischen Intensivstation versorgt. In dieser Phase lohnt es sich, den Neonatologen die Bedürfnisse des Kinderanästhesisten bekanntzugeben, damit die intraoperative Versorgung optimal gewährleistet ist (z. B. Legen eines Nabelvenen- bzw. Nabelarterienkatheters, Bestellen von Blut, Entnehmen von speziellen Laborwerten etc.). Erst wenn die notwendige Diagnostik erfolgt ist und die vitalen Parameter stabilisiert sind, wird das Kind zur Operation freigegeben.

Vorbereitung zur Anästhesie, Überwachung und Ausrüstung

Allgemeine Gesichtspunkte

Eine Anästhesie während der Neugeborenenperiode ist nie eine Bagatelle, gleichgültig wie klein ein Eingriff ist. Eine Maskenanästhesie wird wegen des erhöhten Totraums, der unreifen Atemregulation und der Gefahr der Hypoventilation nur bei kleinen, sehr kurzen Eingriffen durchgeführt, meistens wird das Kind intubiert.

Überwachung und Ausrüstung

Die Überwachung und Ausrüstung unterscheidet sich nicht grundsätzlich von derjenigen des Säuglings oder des älteren Kindes (s. Kap. 13, S. 281–304).

Das Neugeborene hat – im Verhältnis zum O_2-Verbrauch – kleine O_2-Reserven, eine Hypoxie tritt deshalb bei einer Apnoe schnell auf. Die Hypoxie und wenn möglich auch die Hyperoxie sollten mittels der kontinuierlichen Messung der O_2-Sättigung

Pulsoxymeter

vermieden werden. Der Sensor des Pulsoxymeters soll vorzugsweise so plaziert werden, daß damit das Blut gemessen werden kann, das auch ins Gehirn fließt, d. h. entweder am rechten Arm oder, seltener, am Kopf (Lippe, Ohrläppchen, Nase). Blut, das in den linken Arm oder in die unteren Extremitäten fließt, kann – wegen eines Rechts-links-Shunts über einen offenen Ductus Botalli – untersättigt sein. Vorzugsweise wird deshalb ein zweiter Sensor an einer der unteren Extremitäten befestigt, die Diagnose des Rechts-links-Shunts kann dann sofort gestellt und entsprechende Maßnahmen eingeleitet werden. Die optimale Sättigung liegt bei 95 %. Empfehlungen, daß die optimale Sättigung zwischen 92 und 94 % liegt, sind nicht logisch, da ein gesundes Neugeborenes bei Luftatmung ebenfalls Werte von 95 % oder darüber erreicht.

Endtidale
CO$_2$-Messung

Das Kapnogramm liefert nicht nur wertvolle Informationen über die Ventilation der Lungen, sondern auch über die Perfusion (s. S. 301). Es ist deshalb eine sehr nützliche Komponente der intraoperativen Überwachung, obwohl der endtidale pCO$_2$-Wert, besonders bei hohen Atemfrequenzen und kleinen Atemzugvolumina, den arteriellen pCO$_2$-Wert nicht korrekt wiedergibt (s. Abb. 13.8 a, b, S. 300).

Transkutane
pOC$_2$-Messung

Die Transkutane pCO$_2$-Messung wird im OP selten eingesetzt. Eine Ausnahme bildet die pCO$_2$-Überwachung beim Kind, bei dem man intraoperativ die Hochfrequenzoszillation einsetzt. Sie kann auch hilfreich sein bei Kindern, die eine reine Regionalanästhesie erhalten (s. Fallbericht S. 53).

Aufrechterhalten der Körpertemperatur

Damit ein Neugeborenes postoperativ in der Lage ist, die Spontanatmung aufrechtzuerhalten, muß die Körpertemperatur am Ende der Operation normal sein. Bei einer Hypothermie muß deshalb mit der Extubation gewartet werden, bis sich die Körpertemperatur wieder normalisiert hat. Die Maßnahmen, die zur Aufrechterhaltung der Körpertemperatur zum Einsatz gelangen können, sind in Tabelle 1.5 aufgelistet.

Tabelle 1.5. Maßnahmen zur Aufrechterhaltung der Körpertemperatur im Zusammenhang mit Anästhesie und Operation

Vorbereitung
- Aufwärmen des Operationssaals auf 26–30 °C
- Wärmematratze oder isolierende Matratze
- Zudecken des Kindes
- Infrarotwärmelampe oberhalb des Kindes
- Warmluftgebläse
- Wenn kein Warmluftgebläse verfügbar:
  – Wärmematratze
  – Einhüllen des Kopfs in ein wärmeerhaltendes Material, z. B. Mullbinde, Stoffmütze oder Plastikfolie
  – Einpacken der Extremitäten, z. B. mit Watte

Intraoperativ
- Messen der Körpertemperatur und entsprechendes Angleichen der Temperatur des Raumes und des Warmluftgebläses
- Befeuchten und Anwärmen der Atemgase
- Vermeiden von direktem Kontakt feuchter Tücher mit der Haut
- Aufwärmen von Spüllösungen (z. B. bei der Zystoskopie)
- Aufwärmen der Infusionslösungen (wenig effektiv)
- Aufwärmen von Blut und Plasmaproteinlösungen

Aufwachphase
- Operationssaal wieder aufwärmen auf 26–30 °C
- Kind bedeckt halten
- Legen des Kindes in ein vorgewärmtes Bett oder in einen Inkubator

Die Umgebungstemperatur im Operationssaal soll zu Beginn der Operation 24–26 °C betragen; je nach Temperaturverlauf des Kindes kann sie anschließend reduziert werden. Die Verwendung eines Warmluftgebläses (z. B. Bair Hugger, S. 292) erleichtert das Aufrechterhalten der Körpertemperatur. Wenn man ein Warmluftgebläse einsetzt, reicht die spezielle Warmluftdecke des Gebläses für die Temperaturhomöostase aus, der Kopf und die Extremitäten des Kindes müssen nicht zusätzlich bedeckt werden.

Wenn das Warmluftgebläse nicht verfügbar ist, sollte das Kind auf eine aktiv gewärmte Matratze gelegt werden; neben dem direkten Wärmeeffekt auf die Haut entsteht eine Ansammlung von warmer Luft unter den Operationstüchern. Der Kopf macht einen bedeutenden Teil der Körperoberfläche aus, und es ist deshalb notwendig, ihn während des Eingriffs mit einer Mütze, einem Tuch oder einer Plastikfolie abzudecken.

Die Einatemgase sollten idealerweise angefeuchtet und auf 37 °C angewärmt sein. Bei Anwendung eines halboffenen oder offenen Systems wird dafür ein Verdampfer benötigt. Als beinahe ebenso effektive Methode kann ein speziell für Neugeborene und kleine Säuglinge konstruierter Feuchtigkeits-Wärme-Austauscher („künstliche Nase") mit einem Totraum von 1–2 ml verwendet werden. Allerdings darf in diesem Fall kein großes Leck am Tubus bestehen, da sonst das ausgeatmete warme, feuchte Gas nicht von der künstlichen Nase aufgefangen wird.

Es ist von Vorteil, wenn eine Plastikfolie direkt auf der Haut liegt, damit nicht mit Spülflüssigkeit oder Blut getränkte Tücher dem Körper des Kindes Wärme entziehen. Vor allem bei großen Abdominaleingriffen kann der Wärmeverlust durch die Evaporation groß sein.

Das Aufwärmen der Infusionslösungen kann ebenfalls erwogen werden, allerdings ist diese Methode wenig effektiv. Zum Beispiel wird die Körpertemperatur nach Zufuhr von 5 ml/kgKG Flüssigkeit mit 20 °C um lediglich 0,1 °C gesenkt. Auf der anderen Seite muß bei großen Infusionsmengen das Blut auf Körpertemperatur vorgewärmt werden: 30 ml/kgKG „Kühlschrankblut" (5 °C) vermindert die Körpertemperatur um 1°. Zudem kann die rasche Zufuhr von kalter Flüssigkeit Arrhythmien und Myokarddepression hervorrufen.

Temperatur-überwachung

Um eine Hypothermie zu verhindern, muß die Körpertemperatur kontinuierlich gemessen werden. Die Plazierung der Temperatursonde kann an verschiedenen Orten erfolgen: Im Ösophagus kann die Temperatursonde mit einem ösophagealen Stethoskop kombiniert werden. Bei der Anwendung einer nasopharyngealen Sonde besteht die Möglichkeit, daß der gemessene Wert falsch-tief ist. Für die rektale Temperaturmessung sollte

eine weiche Sonde verwendet werden, da sonst die Gefahr einer
Darmverletzung besteht.

Eine intra- oder postoperativ aufgetretene Hypothermie von
34–35 °C vermindert den O_2-Verbrauch und ist ungefährlich,
solange das Kind relaxiert und ventiliert wird. Bei der Extubation sollte die Körpertemperatur im Minimum 35, besser 36 °C
betragen. Bis zu diesem Zeitpunkt sollte das Kind beatmet werden. Eine Hyperthermie (> 38 °C) am Ende der Operation muß
ebenfalls beachtet werden, allerdings bietet sie kaum Probleme,
da bei der Ausleitung einer Anästhesie die Temperatur häufig
noch etwas abfällt.

Fallbericht

Hypothermie bei Chirurgie für Darmperforation (nekrotisierende Enterokolitis)

Der inzwischen 6 Tage alte Knabe wird in der 25. SSW mit
einem Geburtsgewicht von 750 g geboren. Kurz nach
Geburt entwickelt er eine Hyalinmembrankrankheit
(RDS), die mit Surfactant behandelt wird. Wegen gastro-
intestinaler Symptome mit freier Luft im Abdomen wird
der Verdacht auf eine nekrotisierende Enterokolitis geäußert und eine Laparatomie geplant. Zu diesem Zeitpunkt
wird der Junge mit einem Beatmungsdruck von
20–25 cm H_2O und einer F_IO_2 von 0,3 mechanisch beatmet. Der kurz nach Geburt eingelegte arterielle Nabelarterienkatheter muß wegen der geplanten Operation entfernt und durch eine 0,6 mm(24 G)-Kanüle in der rechten
Arteria ulnaris ersetzt werden. Die Flüssigkeitszufuhr
erfolgt über eine periphere Vene. Zudem wird vor der
geplanten Operation auf der Intensivstation ein feiner Silikonkatheter über eine Kubitalvene in den rechten Vorhof
vorgeschoben. Bereits vor Eintreffen des Patienten wird
der Operationssaal auf 28 °C vorgewärmt sowie ein Flüssigkeitswärmer für allfällige Transfusionen von Blut oder
Plasma bereitgestellt.

Das Kind wird von der Isolette auf eine Wärmematratze gelegt. Die Sedation und Analgesie wird mit Morphin und Midazolam erreicht, zur Anästhesie wird zusätzlich 5 mg Ketamin und 200 µg Pancuronium sowie mehrere 5-µg-Boli Fentanyl verabreicht. Zur Messung der
Temperatur wird eine flexible Sonde 10 cm weit in den
distalen Ösophagus geschoben. Die initial gemessene
Temperatur beträgt 37,6 °C. Zur weiteren Überwachung
werden das Elektrokardiogramm angeschlossen sowie die

Werte des Pulsoxymeters und des Kapnogramms registriert. Eine Stoffmütze dient als Kälteschutz des Kopfes,
die Extremitäten werden in Mullbinden gewickelt. Nach
Eröffnen des Abdomens über einen breiten, quer verlau-
fenden Schnitt unterhalb des Nabels kann eine Ileumper-
foration identifiziert werden. Während der Exploration
des intraabdominalen Raumes fällt die Körpertemperatur
innerhalb 1 h kontinuierlich bis auf 34,6 °C. Obwohl dieser
Abfall selber noch nicht als gefährlich eingestuft wird,
besteht natürlich das Riskio eines weiteren Temperatur-
rückgangs auf ein gefährliches Niveau.

Es wird in Erwägung gezogen, daß die Temperatursonde im Magen liegt und die gemessene Temperatur
falsch-tief ist. Allerdings bleibt sie unverändert, nachdem
die Sonde um 3 cm zurückgezogen wurde. Die Chirurgen
werden nun gebeten, den Eingriff kurzzeitig zu unterbrechen. In dieser Pause werden die Operationstücher neu
platziert, um den Einsatz eines Warmluftgebläses zu
ermöglichen. Der operative Eingriff wird fortgeführt, während Luft mit einer Temperatur von 43 °C über den Kopf,
den Thorax und das obere Abdomen eingeblasen wird.
Innerhalb der nächsten Stunde steigt die Körpertemperatur auf 37,1 °C. Dies erlaubt die Reduktion der Raumtemperatur auf 24 °C und der zugeführten Warmluft auf 38 °C.
Anschließend werden keine Temperaturprobleme mehr
registriert, und die Ileostomie kann beendet werden. Insgesamt werden 60 ml Plasma und Erythrozytenkonzentrat
über den Flüssigkeitswärmer verabreicht. Postoperativ ist
die Hämodynamik stabil, und man extubiert den Knaben
5 Tage später.

Kommentar   Eine ausgedehnte Laparatomie geht auch beim älteren
Kind und beim Erwachsenen mit großen konvektiven und
evaporativen Wärmeverlusten einher. Dieser Verlust und
das damit einhergehende Risiko der Hypothermie ist beim
beschriebenen Säugling noch viel größer, da das Verhältnis
der exponierten Darmschleimhaut zum Körpergewicht
ungefähr 4- bis 5mal größer ist als beim Ewachsenen. Dieser Fallbericht zeigt, daß die Wärmezufuhr (und die Wär-
mekonservierung) über ein Warmluftgebläse eine effektive Methode ist. Zweifellos wäre es im beschriebenen Fall
sinnvoller gewesen, das System bereits vor Beginn der
Operation zu installieren, man hätte damit auch die
Gefährdung der Sterilität vermeiden können.

Anästhesietechnik

*Wache
Intubation?*

Die „wache Intubation" wird heutzutage selten durchgeführt, da sie traumatisch für das Kind ist und die Intubation beim wachen Kind schwieriger ist als beim anästhesierten oder relaxierten Kind. Allerdings gibt es vielleicht Indikationen, wie z. B. Anomalien der oberen Atemwege, wo die wache Intubation Vorteile hat.

*Intravenöse
Einleitung*

Bei einem gesunden Neugeborenen kann eine Inhalationseinleitung gewählt werden (s. Kap. 2, S. 45). Handelt es sich aber um ein Risikoneugeborenes, so soll die Anästhesie intravenös eingeleitet werden (Tabelle 1.6).

Beachtet werden sollte, daß, bezogen auf das Körpergewicht, Neugeborene zum Einschlafen weniger Thiopental (Abb. 6.2, S. 138), aber mehr Succinylcholin (Tabelle 6.4, S. 143) benötigen als ältere Kinder. Sofern keine Aspirationsgefahr besteht und die Intubation problemlos erscheint, kann auch ein nicht depolarisierendes Muskelrelaxans verwendet werden (Kap. 6, S. 146). Reife Neugeborene werden meistens mit einem ungecufften Tubus mit einem Innendurchmesser von 3,5 mm oral intubiert. Zieht man einen gecufften Tubus vor, beträgt der Innendurchmesser 3,0 mm. In beiden Fällen sollte ein ungecuffter Tubus mit einem Innendurchmesser von 3,0 mm bereit liegen, da der ur-

Tabelle 1.6.   Beispiel einer intravenösen Einleitung beim Neugeborenen

- Keine Prämedikation
- Legen der intravenösen Leitung
- Anschließen des präkordialen Stethoskops, des EKG und des Pulsoxymeters
- Atropin 0,02 mg/kgKG i. v.
- Präoxygenierung, 1 min
- Thiopenthal, 3–4 mg/kgKG
- Ventilation mit der Maske: einige Atemzüge reiner Sauerstoff
- Succinylcholin 2–3 mg/kgKG (oder Atracurium 0,5 mg/kgKG)
- Einige weitere Atemzüge über die Maske mit reinem Sauerstoff
- Intubation
- Kapnogramm anschließen: Dokumentation der Tubuslage in den Atemwegen
- Beatmung mit Sauerstoff und Halothan oder Sevofluran 2–3 %, bis Auskultation zum Ausschluß einer einseitigen Tubuslage beendet ist
- Zufuhr von Lachgas oder Luft, Konzentrationen so wählen, daß O_2-Sättigung um 95 % beträgt
- Tubusfixation, Kontrollauskultation
- Anschließen der Blutdruckmanschette, Messen des Blutdrucks
- Senken der Konzentration von Halothan nach einigen Minuten auf 0,5–1,0 % oder von Sevofluran auf 1–2 %
- Wenn notwendig, Gabe eines nichtdepolarisierenden Muskelrelaxans
- Anschließen der Temperatursonde

sprünglich gewählte Tubus zu groß sein könnte. Ist vorgesehen, das Kind postoperativ maschinell zu beatmen, kann vor oder nach dem Eingriff ein nasaler Tubus, der den Erfordernissen der neonatologischen Intensivstation entspricht, eingeführt werden.

Inhalations-
anästhetika

Neugeborene benötigen weniger hohe Konzentrationen von Inhalationsanästhetika. Der MAC-Wert für Halothan beträgt 0,9 %; im Vergleich dazu liegt der MAC-Wert bei Kindern zwischen 1 und 6 Monaten bei 1,1–1,2 % (Abb. 6.3, S. 154). Es werden selten inspiratorische Konzentrationen über 1 % Halothan oder Sevofluran 3 % benötigt.

Relaxanzien?

Beim Neugeborene kann Succinylcholin zur Intubation eingesetzt werden (Tabelle 1.6). Als nichtdepolarisierendes Muskelrelaxans empfiehlt sich Atracurium, da die Wirkungsdauer gegenüber derjenigen bei älteren Kindern nicht verlängert ist. Es ist denkbar, daß Cis-atracurium in Zukunft das Atracurium ersetzen könnte, allerdings fehlen Erfahrungen in dieser Alterskategorie. Vecuronium und Pancuronium können ebenfalls eingesetzt werden, doch muß berücksichtigt werden, daß die Wirkung verglichen mit Säuglingen und älteren Kindern länger anhalten kann. Mit anderen nichtdepolarisierenden Relaxanzien (Rocuronium, Mivacurium) besteht noch zuwenig Erfahrung, als daß sie vorbehaltlos bei Neugeborenen empfohlen werden könnten.

Analgetika?

Es empfiehlt sich nicht, bei Neugeborenen, die postoperativ extubiert werden sollen, Opioide intraoperativ zu verabreichen, da das Einsetzen der Spontanatmung stark verzögert sein kann. Eine mögliche Ausnahme ist die vorsichtige Verabreichung eines kurz wirksamen Opioids (z. B. Alfentanil) zu Beginn der Operation. Postoperativ kann Morphin in kleinen Dosen titriert werden (s. Tabelle 17.4, S. 373). Wird eine postoperative Respiratorbehandlung geplant, so können Opioide großzügig dosiert werden.

Ventilation

Ausgeprägte Veränderungen der Lungendehnbarkeit (Compliance) und des Beatmungswiderstands (Resistance) können intraoperativ auftreten. Überdruck im Abdominalbereich, Zug und Druck auf Bronchien und Trachea, Pneumothorax, Obstruktionen im Bereich des Tubus (Schleim, Abknicken, ungewollte Extubation etc.) können als Ursache solcher Veränderungen in Frage kommen und führen bei Neugeborenen häufiger und schneller zu Hypoxie und Hyperkapnie als beim älteren Kind. Es liegt in der Verantwortung des Anästhesisten, den Chirurgen auf solche Änderungen aufmerksam zu machen, denn häufig ist er der Verursacher.

Manuelle oder maschinelle Beatmung?

Unter Kinderanästhesisten gibt es immer wieder Diskussionen darüber, ob die maschinelle oder die Handbeatmung die bessere Beatmungstechnik darstellt. Diese Frage kann hier nicht abschließend beantwortet werden, da beide Methoden Vor- und Nachteile haben. Befürworter der Handbeatmung führen ins Feld, daß Änderungen der Compliance und der Resistance schneller und sicherer diagnostiziert werden können als bei der maschinellen Beatmung. Dem kann entgegengehalten werden, daß moderne Ventilatoren sehr differenziert eingestellt werden können und bei Änderungen dieser beiden Parameter sofort reagieren. Ein Nachteil der manuellen Beatmung besteht darin, daß häufig eine zweite Person für andere Aufgaben der Anästhesieführung benötigt wird.

Maschinelle Beatmung

Im allgemeinen werden beim Neugeborenen und kleinen Säugling Beatmungsfrequenzen von 30–40/min bei einem Atemzugvolumen von 12–15 ml/kgKG gewählt. Bei lungengesunden Säuglingen kann es ein Vorteil sein, eine niedrigere Frequenz von z. B. 25–30/min (und entsprechend größeren Tidalvolumina von 15–18 ml/kgKG) zu wählen, um besser interpretierbare Kapnogramme zu erhalten und damit genauere Rückschlüsse auf den arteriellen CO_2-Partialdruck ziehen zu können. Wird am Respirator die volumenkontrollierte Beatmung gewählt, muß darauf geachtet werden, daß die Compliance der Atemschläuche nicht zu hoch ist (s. S. 288), weil sonst die Gefahr besteht, daß ein Großteil des eingestellten Atemzugvolumens lediglich die Beatmungsschläuche dehnt. Die druckgesteuerte Beatmung wird deshalb von vielen Anästhesisten vorgezogen. Die Messung des endtidalen CO_2 ist für beide Beatmungsmodalitäten nützlich.

Blut- und Flüssigkeitszufuhr

Normaler Erhaltungsbedarf

Neugeborene, die am 1. Lebenstag operiert werden und keine abnormen Verluste haben, benötigen wenig Flüssigkeit. Gesunde Neugeborene leben in den ersten Tagen von ihren Reserven, und die 60–80 ml/kgKG/Tag, die in Tabelle 4.10 (S. 81) angegeben werden, decken den normalen Erhaltungsbedarf. Während der folgenden Tage erhöht sich der basale Flüssigkeitsbedarf bis auf 100–140 ml/kgKG/Tag. Deutlich untergewichtige Neugeborene benötigen mehr Flüssigkeit für den Erhaltungsbedarf. Vor der Operation müssen das präoperativ bestehende Defizit und während der Operation der Drittraum- und der Blutverlust ersetzt werden (Konzept s. Kap. 4). Bei großen Abdominaleingriffen wie bei der Gastroschisis kann der Drittraumverlust große Werte annehmen (bis 30 ml/kgKG/h oder mehr).

Perioperative Flüssigkeitszufuhr

Es existieren verschiedene Methoden, um den Flüssigkeitsverlust intraoperativ zu ersetzen (s. Kap. 4). Da der gewöhnliche Erhaltungsbedarf getrennt wird von den pathologischen Verlusten, gestalten wir auch die Zufuhr entsprechend, d. h. die meisten Neugeborenen, die sich einer größeren Operation unterziehen müssen, erhalten eine Erhaltungsinfusion mit 5 %iger Glukose und Elektrolyten entsprechend den Angaben in Tabelle 4.10. Mit dieser kontinuierlichen Zufuhr von Glukose in einer konstanten Menge (Perfusor, Infusionspumpe) kann man unerwünschte Hypoglykämien vermeiden. Blutglukosekontrollen werden in 1- bis 2stündlichen Abständen durchgeführt. Tritt eine Hyperglykämie auf, kann die Infusionsgeschwindigkeit reduziert werden. Intra- oder postoperative Drittraumverluste und Blutverluste werden mit Ringer-Laktat, NaCl, Plasmaproteinen oder Blut ersetzt.

Das Hauptziel der Flüssigkeitstherapie ist das Aufrechterhalten des zirkulierenden Blutvolumens. Der arterielle Blutdruck ist der wichtigste Parameter zur Beurteilung, ob dieses Ziel erreicht wurde oder nicht. Muß man postoperativ mit einer verzögert einsetzenden peroralen Nahrungszufuhr rechnen (> 2–3 Tage), so wird bald mit der parenteralen Ernährung begonnen.

Blutvolumen- und Hämoglobingehalt

Das Blutvolumen des Neugeborenen beträgt ungefähr 80–85 ml/kgKG, und der Hämoglobingehalt liegt zwischen 160 und 210 g/l. Werden große Blutverluste erwartet, soll frühzeitig mit der Transfusion begonnen werden. Das Abschätzen des Blutverlustes durch Beobachten von Verlusten in Tüchern oder Sammelgefäßen ist ungenau. Hämoglobin und Hämatokrit sollten bei großen Eingriffen häufig bestimmt werden. Die Herzfrequenz ist erfahrungsgemäß ein ungeeigneter Parameter zur Abschätzung des intravasalen Volumens. Beim wachen Neugeborenen führt eine Reduktion von bis zu 30 % des intravasalen Volumens kaum zu einem Blutdruckabfall, da eine ausgeprägte Tendenz zur Vasokonstriktion und Zentralisation besteht. Fast alle Anästhetika dämpfen den Barorezeptorenreflex, und diese Tatsache trifft deswegen beim anästhesierten Neugeborenen nicht zu. Darum ist der Verlauf des Blutdrucks während der Narkose eine gute Hilfe zur Abschätzung des intravasalen Blutvolumens.

Spezielle Krankheitsbilder, die zu einer Operation im Neugeborenenalter führen

Herzfehler

Siehe Kap. 8: „Chronische Erkrankungen".

Ösophagus- atresie

Die häufigste Variante der Ösophagusatresie ist gekennzeichnet durch eine Fistel zwischen Trachea und distalem Ösophagus und einem oberen, blind endenden Ösophagusstumpf. Diese Form

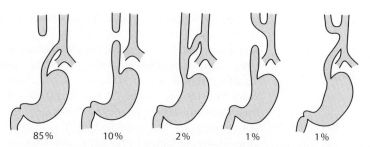

85%　　　10%　　　2%　　　1%　　　1%

Abb. 1.9.

6.5

Varianten der Ösophagusatresie. Meistens ist die Ösophagusatresie kombiniert mit einer Fistel zwischen der Trachea und dem distalen Ösophagusstumpf. (Nach Kluth 1976)

macht ungefähr 85 % aller Ösophagusatresien aus, während die zweithäufigste Form, eine Unterbrechung zwischen proximalem und distalem Ende des Ösophagus ohne Fistel zur Trachea, in ca. 10 % der Fälle vorkommt (Abb. 1.9). Die restlichen 5 % teilen sich auf in viele anatomische Varianten. Ungefähr 30 % aller Kinder mit einer Ösophagusatresie haben zusätzliche Mißbildungen, die v. a. das Herz und den Gastrointestinaltrakt betreffen. Zudem sind häufig die Knorpelspangen der Trachea im Bereich des Fistelganges unvollständig ausgebildet. Damit besteht die Gefahr, daß die stützende Funktion dieser Spangen nicht mehr gewährleistet ist und die Trachea in diesem Bereich zum Kollabieren neigt (Tracheomalazie). Allerdings tritt dieses Problem weniger intra- als vielmehr postoperativ nach Wiedereinsetzen der Spontanatmung auf (s. Kap. 8, S. 220).

Eine Ösophagusatresie sollte vermutet werden, wenn das Kind seinen Speichel nicht schlucken und eine Magensonde nicht in den Magen vorgeschoben werden kann. Die definitive Diagnose erfolgt mit einer Thoraxübersichtsaufnahme. Im blind endenden, lufthaltigen Ösophagusstumpf kann die (evtl. aufgerollte) Magensonde gut gesehen werden. Bei unsicherer Diagnose kann eine radiologische Darstellung mit wasserlöslichem Kontrastmittel notwendig sein, allerdings sollte die Indikation dazu wegen der Aspirationsgefahr zurückhaltend gestellt werden. In einigen Prozenten der Fälle gibt es eine zusätzliche Fistel im oberen Bereich der Trachea. Damit eine solche Fistel nicht übersehen wird, wird empfohlen, jedes Kind mit Ösophagusatresie – am einfachsten unmittelbar vor dem operativen Eingriff – mit dem starren Bronchoskop zu untersuchen.

Wegen des Aspirationsrisikos sollte die Operation während der ersten 12–24 h nach Dokumentation der Diagnose durchgeführt werden. Über eine rechtsseitige Thorakotomie wird die Fistel verschlossen und, sofern dies möglich ist, der Ösophagus End-zu-End anastomosiert.

Präoperativ   Vor der Operation wird das Sekret, das sich im Ösophagusstumpf ansammelt, kontinuierlich mit einer Sonde abgesaugt. Im
allgemeinen wird empfohlen, den Oberkörper hochzulagern,
damit möglichst wenig aspiriert wird. Neben den routinemäßig
durchgeführten präoperativen Untersuchungen sollen assozi-
ierte Mißbildungen ausgeschlossen werden. Da heutzutage die
Diagnose fast immer früh gestellt wird, sieht man Aspirations-
pneumonien nur noch selten. Mit dem Chirurgen soll das genaue
Vorgehen besprochen werden; meistens wird der Fistelverschluß
und die End-zu-End-Anastomose ohne zusätzliche Gastrosto-
mie durchgeführt. Blut sollte für die Transfusion bereitgestellt
werden, wird jedoch selten benötigt.

Anästhesie   Die Anästhesieeinleitung kann durchgeführt werden, wie in
Tabelle 1.6 beschrieben, d. h. wir intubieren diese Kinder nicht in
wachem Zustand. Die Anästhesie wird anschließend mit Halothan, Isofluran oder evtl. Sevofluran, Lachgas und einem nichtdepolarisierenden Muskelrelaxans unterhalten. Sofern nicht
eine frühe Extubation geplant ist, können auch Opioide (z. B.
Fentanyl) eingesetzt werden. Bei der Intubation soll die Tubusspitze ca. 2,5 cm unterhalb der Stimmbänder liegen. In den meisten Fällen befindet sich damit die Tubusspitze oberhalb der
Fistelöffnung. Eine alternative Technik, die vorgeschlagen
wurde, besteht darin, den Tubus über die Fistelöffnung hinauszu-
schieben, allerdings besteht dann die Gefahr, daß die Lungen nur
einseitig belüftet werden, da die Fistelöffnung häufig nur wenige
Millimeter oberhalb der Carina einmündet.

Bei der Überdruckbeatmung ist es möglich, daß der Magen
durch die Fistel überdehnt wird. Das Risiko dieser Komplikation
ist erhöht, wenn eine niedrige Lungencompliance vorliegt, wie
z. B. nach einer Aspiration oder bei einem zusätzlich bestehenden RDS. In den allermeisten Fällen besteht das Problem jedoch
nur, wenn die Spitze des Tubus direkt vor der Fistel liegt; dementsprechend kann eine Lageveränderung des Tubus sowohl im
Sinne einer Rotation als auch eines Vorschiebens oder Zurück-
ziehens das Problem lösen. Bei offenem Thorax kann die Fistel
vom Chirurgen durch Kompression von außen verschlossen werden. Da der übliche Zugang zum Fistelverschluß extrapleural
liegt, wird der Chirurg einige Zeit benötigen, um die Fistel darzustellen und zu ligieren. Sobald die Fistel ligiert ist, ist auch die
Gefahr der Distension des Magens nicht mehr vorhanden.

Einige Autoren empfehlen, das Kind spontan atmen zu lassen, bis der Thorax offen ist. Wir haben mit dieser Technik keine
Erfahrung.

Während der chirurgischen Manipulation ist es möglich, daß
die großen Atemwege intermittierend obstruiert werden. Ob in
dieser Phase manuell oder mechanisch beatmet wird, ist weniger

wichtig als die Notwendigkeit, diese Komplikation zu diagnostizieren und die richtigen Maßnahmen zu treffen. Viele Ventilatoren eignen sich nicht für diese Diagnostik, in solchen Situationen ist die Handbeatmung die bessere Methode. Zur Kontrolle der Ventilation ist das präkordiale Stethoskop nützlich, es sollte auf der linken Thoraxseite oder in der linken Axilla positioniert werden.

Vor dem Thorakotomieverschluß kann der Chirurg eine Interkostalblockade anlegen, was besonders günstig ist, wenn das Kind sofort extubiert werden soll. Dies ist manchmal möglich, wenn das Kind keine assoziierten Mißbildungen besitzt, keine Aspiration stattgefunden hat und die Operation komplikationlos verlaufen ist. Andernfalls wird das Kind postoperativ nachbeatmet.

Kongenitales, lobäres Emphysem, kongenitale Lungenzysten

Beide Erkrankungen, obwohl embryologisch und pathologisch-anatomisch unterschiedlich, können im Neugeborenalter auftreten und zu ähnlichen Symptomen und anästhesiologischen Problemen führen. Das lobäre Emphysem befällt meistens den linken Oberlappen, seltener den rechten Ober- oder Mittellappen

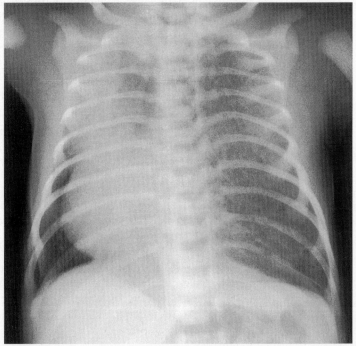

Abb. 1.10. Lobäremphysem bei einem Neugeborenen. Radiologisch zeichnet es sich aus durch eine große lufthaltige, gleichmäßig feingranuläre Struktur, die den gesamten linken Hemithorax ausfüllt, das Herz nach rechts verdrängt und zusätzlich die rechte Lunge teilweise komprimiert

(Abb. 1.10). Lungenzysten haben keinen Prädilektionsort und können einzeln in unterschiedlicher Größe oder multipel einen ganzen Hemithorax ausfüllen (Abb. 1.11 a, b). Beide Krankheiten können sich sofort nach der Geburt als schweres Atemnotsyndrom mit einseitigem Auskultationsbefund manifestieren, können aber auch während Monaten asymptomatisch bleiben. Die Entfernung der befallenen Lungenabschnitte über eine Thorakotomie ist meistens die Therapie der Wahl.

Das Ausmaß der Atmungsbeeinträchtigung hängt davon ab, ob und wie stark die befallenen Lungenabschnitte überbläht sind. Eine solche Überblähung kann einerseits zu einer Kompression und zu Atelektasen der ipsilateralen normalen Lungenlappen führen und andererseits zu einer Mediastinalverschiebung und Beeinträchtigung der Expansion der kontralateralen Lunge. Die Ursache der Überblähung ist ein Ventilmechanismus, der sowohl bei Spontanatmung als auch bei kontrollierter Beatmung vorkommt und beim Lobäremphysem häufiger auftritt als bei Lungenzysten.

Präoperativ   Präoperativ sind diese Kinder i. allg. nicht intubiert, und der Anästhesist kann sich gut ein Bild über die Atemmechanik und den Schweregrad der Dyspnoe machen. Neben den üblichen präoperativen Maßnahmen sind Blutgase, Thoraxbild sowie der Ausschluß eines kongenitalen Herzvitiums die wichtigsten Untersuchungen vor dem Beginn der Anästhesie. Eine Bronchoskopie trägt in der Regel nichts zur Diagnosestellung bei und hat kaum therapeutische Konsequenzen.

Anästhesie   Die kontrollierte Beatmung ist wegen des Risikos der Überblähung potentiell gefährlich. Es wurde deshalb vorgeschlagen, diese Kinder in Spontanatmung unter Halothan zu intubieren und zu operieren. Erfahrungsgemäß ist dies aber ein schwieriges Unterfangen, wenn eine Hypoxämie und eine zu starke Kreislaufdepression vermieden werden sollen. Eine eventuelle Zunahme der Hyperinflation ist nur gefährlich, solange der Thorax noch geschlossen ist, es wird deswegen empfohlen, das Kind erst in Anwesenheit des Chirurgen zu relaxieren, zu intubieren und manuell zu beatmen. Eine kurzdauernde Hypoventilation vermindert das Risiko einer Volumenzunahme der Zyste bzw. der Emphysemblase und damit einer Kompression der restlichen Lungenabschnitte und sollte deshalb angestrebt werden. Die selektive Intubation des Hauptstammbronchus der gegenseitigen Lunge ist in unserer Erfahrung nicht notwendig.

Die Anästhesie soll ohne Lachgas mit Inhalationsanästhetika durchgeführt werden, häufig können diese Kinder unmittelbar postoperativ extubiert werden.

Liegen flüssigkeitsgefüllte Lungenzysten vor, besteht die Möglichkeit, daß diese sich bei der Präparation in den Bronchial-

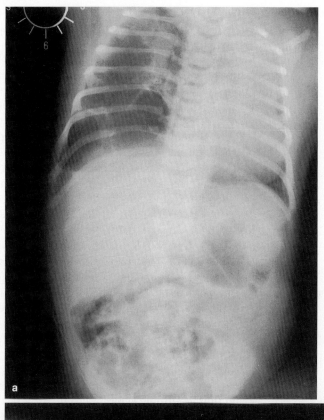

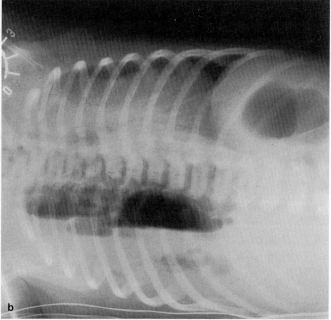

baum entleeren. Die Absauganlage sollte deswegen sofort griffbereit sein.

Zwerchfell-   Die kongenitale Diaphragmahernie – mit einer Inzidenz von
hernie   1:4000 – ist eine der am schwierigsten zu behandelnden angeborenen Anomalien. Trotz großer Anstrengungen in der Behand-
lung lag die Mortalität bis vor kurzem zwischen 30 und 50 %. Mit
neueren Behandlungsmethoden (extrakorporale Membranoxygenation, Stickstoffoxid, Hochfrequenzventilation) scheint die
Mortalität abzunehmen.

Embryologie   Die Diaphragmahernie ist das Resultat einer embryologisch
fehlerhaften Entwicklung, wobei sich Teile des Abdominalinhal-
tes durch die noch bestehenden Lücken (Foramen links posterolateral = Bochdalek, Foramen rechts posterolateral = Morgagni)
in den thorakalen Raum verschieben können. Linksseitig gelegene Zwerchfellhernien sind häufiger und haben eine größere
Bedeutung, da die Thoraxhöhle mit einem, mehreren oder allen
der folgenden Organe ausgefüllt sein kann: Magen, Dünndarm,
Colon transversum oder descendens, Milz, linker Leberlappen,
Pankreas und linke Niere (Abb. 1.12 b).

Die rechtsseitig gelegenen Hernien enthalten häufig nur Teile
der Leber oder kleine Dünndarmabschnitte; allerdings kommen
auch große rechtsseitige Defekte vor. Je nach Zeitpunkt der Verschiebung und je nach Größe und Wachstum der intrathorakal
gelegenen Darmabschnitte wird die ipsilaterale Lunge nicht nur
komprimiert, sondern in ihrem Wachstum und ihrer Reifung
gehemmt. Zudem kann das Mediastinum auf die andere Seite
verschoben sein und die Ausdehnung und das Wachstum der
kontralateralen Lunge ebenfalls behindern. Bei embryologisch
früh eintretenden Diaphragmahernien beträgt das Lungenge-
wicht der ipsilateralen Lunge ungefähr 10 % und dasjenige der
kontralateralen Lunge etwa 30 % einer normalgewichtigen Neu-
geborenenlunge (Abb. 1.12 c).

Diagnose   Die Diagnose wird meistens kurz nach der Geburt gestellt:
Atemnot, Zyanose und ein eingefallenes Abdomen sind die
ersten Zeichen. Die Auskultation ergibt abgeschwächte oder
fehlende Atemgeräusche auf der Seite der Hernie. Eine thorako-
abdominale Übersichtsaufnahme ergibt die definitive Diagnose.
Dextrokardie, luft- und flüssigkeitsgefüllte Darmschlingen im

◄───

Abb. 1.11 a, b.   Rechtsseitig gelegene Lungenzysten bei einem Neugeborenen. **a** Die Stan-
   dardaufnahme zeigt eine zystisch veränderte rechte Lunge mit angedeuteten
Flüssigkeitsspiegel. **b** Eine Aufnahme desselben Kindes in Seitenlage mit
horizontalem Strahlengang zeigt, daß mehrere Zysten vorliegen, die partiell
mit Flüssigkeit gefüllt sind

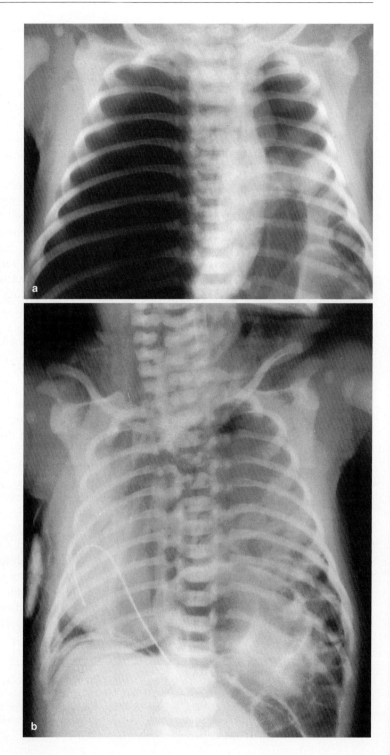

Abb. 1.12 a, b.

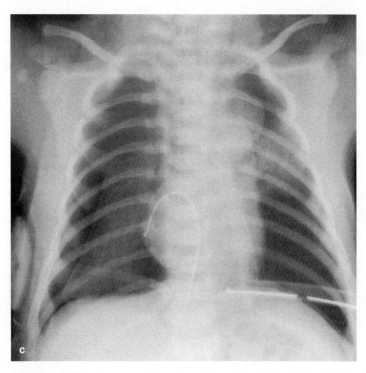

Abb. 1.12 a–c.   Radiologischer Verlauf eines Neugeborenen, das mit Dyspnoe und Zyanose auf die Welt kam und mit Überdruck beatmet wurde. **a** Wahrscheinlich iatrogen verursachter Spannungspneumothorax rechts, Darmschlingen im linken Hemithorax. **b** Nach Drainage des Spannungsspneumothorax rechts erkennt man das klassische Bild der linksseitigen Diaphragmahernie. Das Herz wird nach rechts verdrängt (beachte den Nabelvenenkatheter im rechten Vorhof). **c** Nach operativer Sanierung des Defekts erkennt man den nicht vollständig drainierten rechten Hemithorax. Auf der linken Seite besteht ebenfalls ein Pneumothorax, der trotz einer eingelegten Bülau-Drainage wegen der hypoplastischen linken Lunge, die sich nicht genügend ausdehnen kann, bestehen bleibt

Thorax und verminderte oder fehlende Luft abdominal sind charakteristische Zeichen. In seltenen Fällen, v. a. wenn die Herniation rechts gelegen ist, wird die Diagnose evtl. erst verzögert gestellt, da sofort nach der Geburt noch keine Zeichen von Atemnot vorliegen.

Behandlungs-
probleme
Funktionell resultiert die Lungenhypoplasie, welche Atemwege, Alveolen und Gefäße betrifft, in einer niedrigen Compliance der Lungen. Die Beatmung ist deshalb schwierig, die Gefahr eines Pneumothorax immer vorhanden (Abb. 1.12 a), und häufig stellt der ungenügende Gasaustausch einen limitierenden Faktor für das Überleben dar. Die Lungengefäße sind nicht nur anzahlmäßig geringer, sie machen auch den physiologi-

Tabelle 1.7. Senkung des pulmonalarteriellen Widerstandes beim beatmeten Neugeborenen

I. Allgemeine Maßnahmen
- Optimale Sedierung, z. B. mit Morphin, 20–40 µg/kgKG/h und Midazolam 0,1–0,2 µg/kgKG/h
- Vermeiden von Blutdruckanstiegen während des Absaugens, z. B. durch Verabreichen eines Fentanylbolus von 5 µg/kgKG
- Relaxation z. B. mit einer Rokuroniuminfusion unter Monitoring der neuromuskulären Übertragung (Nervenstimulator)
- Optimierung der O_2-Sättigung
- Senkung des CO_2-Partialdrucks durch Sedierung und Hyperventilation
- Behandlung einer metabolischen Azidose mit Pufferlösungen
- Anwendung von möglichst tiefen alveolären Drücken durch Einstellen einer hohen Beatmungsfrequenz (50–100/min) und kleinen Tidalvolumina.
- Hochfrequente Oszillationsbeatmung (HFO), wenn das Resultat der konventionellen Beatmung unbefriedigend ist

II. Vasoaktive Medikamente
- Stickstoffoxid (NO) in der Einatmungsluft; 1–10(–50) ppm
- Magnesium; i. v. Infusion. Initial 0,8 mmol/kgKG über 20 min, danach 0,1–0,6 mmol/kgKG/h. Es wird ein Plasma-Mg^{2+} von 3,5–5,5 mmol/l angestrebt
- Nitroglycerin; i. v. Infusion, 0,1–4,0 µg/kgKG/min; Beginn: 0,1 µg/kgKG/min (meistens wenig effektiv)

schen Prozeß der postnatalen Regression der Muskelschicht nicht durch und sind zudem sehr reaktiv. Der resultierende hohe pulmonale Gefäßwiderstand bedeutet in vielen Fällen, daß der Ductus Botalli offen bleibt und ein Rechts-links-Shunt eintritt, der die bereits vorhandene Hypoxämie noch verstärkt. Es folgt ein Circulus vitiosus mit Zunahme der Hypoxämie, die zu einer Azidose führt, die wiederum den pulmonalen Widerstand erhöht und die Zunahme des Rechts-links-Shunts fördert. Dieser hämodynamische Zustand entspricht dem Krankheitsbild der persistierenden fetalen Zirkulation und ist nur schwierig zu beeinflussen.

Bei der Behandlung der pulmonalen Hypertension müssen verschiedene Punkte berücksichtigt werden (Tabelle 1.7). Die Erhöhung des pH-Werts durch Hyperventilation und Zufuhr von Puffersubstanzen wird als die effektivste Methode zur Reduktion des pulmonalen Widerstands angesehen. Jede Stimulation, z. B. Absaugen der Atemwege, kann beim nicht oder nur schlecht sedierten Kind einen starken Anstieg des pulmonalen Gefäßwiderstands hervorrufen. Die Zweckdienlichkeit von Vasodilatatoren ist fraglich, da nicht nur der pulmonale, sondern meistens auch der systemische Widerstand gesenkt wird. Inhalation von Stickoxid (NO), das eine sehr kurze Halbwertszeit hat und eine isolierte Senkung des pulmonalen Gefäßwiderstands hervorruft, kann manchmal nützlich sein, ist aber bei der Mehrheit der Kinder mit dieser Diagnose nicht oder nur wenig effektiv. Die Hochfrequenzoszillation (HFO) ist eine Methode, die gegenüber der konventionellen Beatmung Vorteile aufweist. So erfolgt eine effizientere CO_2-Elimination, und atelektatische Lungensegmente können besser und weniger traumatisch offen gehalten werden.

Im Verlauf der letzten 10–15 Jahre wurde auch die extrakorporale Membranoxygenation (ECMO) bei Patienten eingesetzt, die konservativ nicht stabilisiert werden konnten. Einige Zentren erreichten mit dieser Technik eine Verringerung der Mortalität. Ob man mit dem Einsatz von NO und HFO vergleichbare Resultate erzielt, ist eine offene Frage.

Wann soll man operieren?   Bis vor wenigen Jahren wurde die Zwerchfellhernie immer notfallmäßig operiert. Die Überlegung war, daß die Rückverlagerung der Eingeweide aus dem Thoraxraum nach abdominal eine Verbesserung der Atemmechanik und infolgedessen des pulmonalen Gasaustausches bewirken würde. Neuere Untersuchungen konnten diese Überlegung nicht bestätigen, im Gegenteil verschlechterten sich die Compliance und der Gasaustausch der Lungen bei den meisten Patienten unmittelbar postoperativ. Man betrachtet darum eine Diaphragmahernie nicht als akute Operationsindikation und empfiehlt, das Kind präoperativ unter optimalen Bedingungen zuerst zu stabilisieren.

Im Idealfall sollte das Kind vor dem Eingriff einen normalen Pulmonalisdruck und normale Blutgase erreichen. Der Ductus arteriosus sollte verschlossen sein. Wird ein solches Vorgehen gewählt, so findet die Operation typischerweise erst nach einem bis mehreren Tagen statt. Oft ist es nicht möglich, die erwähnten Parameter innerhalb einer „vernünftigen" Zeit (Wochen) zu normalisieren. In diesen Fällen soll u. U. ein chirurgischer Eingriff erwogen werden, sofern nach Stoppen der NO-Verabreichung die Hämodynamik stabil bleibt und „akzeptable" Blutgaswerte erreicht werden. Wenn sogar diese bescheidenen Vorgaben nicht erreicht werden, sollte man die Verlegung in ein Zentrum mit einer ECMO-Einrichtung in Betracht ziehen.

Anästhesie   Meistens ist das Kind schon intubiert, wenn es zur Operation kommt. Ist dies nicht der Fall, muß vermieden werden, daß bei der Beatmung Luft in den Magen gelangt. Zur Sicherheit sollte eine Sonde im Magen für die Elimination von Luft plaziert sein, damit der im Thorax zur Verfügung stehende Raum nicht durch luftgefüllte Viszera verdrängt wird. Hauptziel der Anästhesie ist die Vermeidung eines zusätzlichen Anstiegs des pulmonalen Gefäßwiderstands, deshalb soll jeder mögliche Streßfaktor eliminiert werden: Die Anästhesie soll tief und das Kind relaxiert sein. Opioide, z. B. Fentanyl 20–50 µg/kgKG, sollen großzügig verwendet werden,. Um die Hypnose sicherzustellen, kann z. B. Midazolam 0,5–1 mg wiederholt verabreicht werden. Auf Inhalationsanästhetika wird meistens verzichtet, da bei einem hohen pulmonalen Widerstand die Funktion einer kritisch belasteten rechten Kammer zusätzlich verschlechtert wird. Auf Lachgas wird wegen der Volumenzunahme der gashaltigen Darmabschnitte verzichtet. Das Kind soll mit einer hohen Atemfrequenz (60–100/min) und möglichst niedrigen Drücken normo- oder wenn möglich hyperventiliert werden.

Für Kinder, die sich in einem marginalen Zustand befinden, ist es wertvoll, wenn ein Respirator verwendet werden kann, der die Verabreichung von NO und Hochfrequenzoszillation zuläßt. Dazu wird das Gerät, mit dem das Kind in der Intensivstation beatmet wurde, in den Operationssaal transferiert. Das Monitoring unterscheidet sich prinzipiell nicht von demjenigen bei anderen größeren Eingriffen in der Neugeborenenperiode. Eine intraarterielle Kanüle soll eingelegt werden. Eröffnet der Chirurg das Abdomen über einen Längsschnitt, besteht die Möglichkeit, den Nabelarterien- und evtl. auch den Nabelvenenkatheter intraoperativ für das Monitoring und die Flüssigkeitszufuhr zu belassen. Ebenso ist die kontinuierliche Anzeige des transkutanen CO_2-Partialdrucks nützlich, da die endtidal gemessenen Werte bei hohen Atemfrequenzen sehr unzuverlässig sind. Der Blutverlust ist meistens gering, und Transfusionen sind selten notwendig.

Postoperativ   Postoperativ werden die Patienten in anästhesiertem und relaxiertem Zustand auf die Intensivstation zurückverlegt. Die Behandlung unterscheidet sich nicht wesentlich von der präoperativen.

Omphalozele und Gastroschisis   Obwohl es sich embryologisch um unterschiedliche Krankheitsbilder handelt, werden sie hier gemeinsam besprochen, da sowohl chirurgisch als auch anästhesiologisch ähnliche Probleme zu berücksichtigen sind.

Eine Omphalozele (Abb. 1.13 a) tritt auf, wenn eine abnorme Entwicklung der Abdominalwand zeitlich mit der normalen Zurückverlagerung des Darmes und anderer intraabdominaler Organe in die Abdominalhöhle zusammenfällt. Die Gastroschisis ist ein Defekt in der Abdominalwand, der von der Nabel-

Abb. 1.13. a Mittelgroße Omphalozele, die mit einem membranösen Sack umgeben ist. b Große rupturierte Omphalozele. Neben dem Dünndarm besteht auch eine Eventration der Leber. c Große, teilweise rupturierte Omphalozele, kombiniert mit einer Eventration des Herzens (Ectopia cordis). Ein Teil des Herzens ist am oberen Rand des Defekts sichtbar

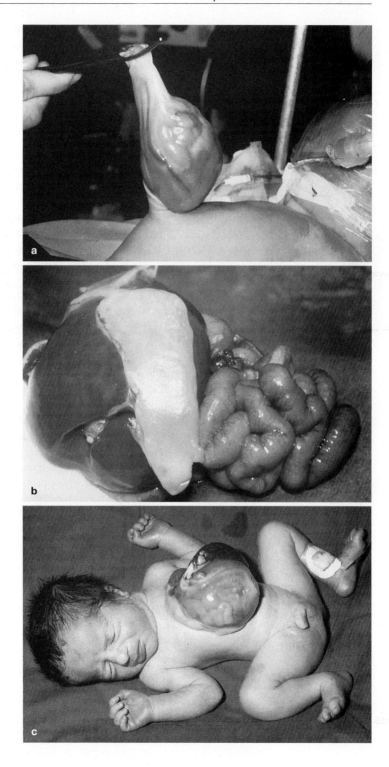

schnur durch eine Hautbrücke getrennt ist. Embryologisch gesehen ist die Omphalozele immer von einer Membran bedeckt, bei Geburt kann sie aber rupturiert sein (Abb. 1.13 b), was die Unterscheidung gegenüber der Gastroschisis erschweren kann. Die Omphalozele ist häufig assoziiert mit anderen Fehlbildungen, z. B. Lippen-Kiefer-Gaumen-Spalten, kongenitalen Herzvitien (Abb. 1.13 c), urogenitalen Mißbildungen usw.

Idealerweise wird der Chirurg versuchen, die eviszerierten Därme in das Abdomen zurückzuverlagern. Eine zu kleine Abdominalhöhle oder zusätzliche Mißbildungen können dieses Vorhaben vereiteln. In solchen Fällen kann man die Abdominalhöhle nicht primär verschließen, und man muß eine sackförmige Erweiterungsplastik der vorderen Abdominalwand mit synthetischem Material konstruieren, damit die Därme im Abdomen Platz haben. Diese Ausstülpung wird postoperativ sukzessive in ihrer Größe reduziert und die Därme atraumatisch ins Abdomen zurückgeschoben. Anläßlich einer zweiten Operation ca. 1–2 Wochen später wird dann das Fremdmaterial entfernt und das Abdomen unter geringer Spannung verschlossen.

Präoperativ   Vor allem bei der Gastroschisis und der rupturierten Omphalozele besteht die Gefahr des Temperatur- und Flüssigkeitsverlusts, entsprechend müssen Vorkehrungen zur Erhaltung von Normothermie und Normovolämie getroffen werden. Die Därme werden deshalb mit feuchten Kompressen abgedeckt, das Abdomen mit Plastik- oder Aluminiumfolie geschützt und das Kind in einem warmen Inkubator für die Operation vorbereitet. Um das Risiko einer Darmischämie herabzusetzen, empfiehlt es sich, das Kind seitlich zu lagern, weil die zu- oder abführenden Gefäße zu den freiliegenden Darmschlingen dadurch weniger abgeknickt werden. Die üblichen präoperativen Tests müssen durchgeführt werden, wobei v. a. eine metabolische Azidose diagnostiziert und vermieden bzw. korrigiert werden muß. Das Legen eines venösen Zugangs sowie das Einführen einer Magensonde und eines Urinkatheters gehören zu den obligaten Vorbereitungen. Bei Vorliegen eines großen Defekts kann nach Einleitung der Anästhesie eine arterielle Kanüle eingeführt werden.

Anästhesie   Wenn möglich, sollte das Kind normotherm, normovolämisch und mit normalem pH-Wert in den Operationssaal kommen. Obwohl der Magen in jedem Fall abgesaugt werden soll, darf nicht davon ausgegangen werden, daß kein Aspirationsrisiko mehr besteht. Es soll deshalb eine „schnelle Einleitung" durchgeführt werden (Tabelle 7.1, S. 164). Wenn mit einer postoperativen Nachbeatmung gerechnet werden muß, kann Fentanyl großzügig dosiert werden (20–50 µg/kgKG). Als Schlafmittel können Benzodiazepine oder niedrige Konzentrationen von Inhalationsanästhetika (z. B. Isoflurane 0,25–0,5 %) eingesetzt werden.

Soll das Kind sofort extubiert werden, kommen vorwiegend Inhalationsanästhetika zum Einsatz. Der Blutverlust ist i. allg. klein, hingegen ist der Drittraumverlust manchmal groß. Er soll mit Salz(Ringer-Laktat oder NaCl)- und Eiweißlösungen (diese Neugeborenen sind häufig hypoproteinämisch) entsprechend den gemessenen Parametern ersetzt werden. Zur Beurteilung des intravasalen Volumens ist der Blutdruckverlauf die wichtigste Meßgröße. Die Urinausscheidung, die Lautstärke der Herztöne und der Grad der metabolischen Azidose sind weitere Parameter, die zu dieser Beurteilung herangezogen werden können. Die zur Verfügung stehenden Methoden zur Erhaltung der Körpertemperatur sollen angewendet werden (Tabelle 1.5).

Das Zurückverlagern der eventrierten Organe erhöht den intraabdominalen Druck und beeinträchtigt die Atmung des Patienten. Eine gute Relaxation ist deshalb wichtig. Der intraabdominale Druck kann über eine Magensonde, einen Blasenkatheter oder über eine intraperitoneal liegende kleine Drucksonde gemessen werden, steigt er über 12 cm H_2O an, so kann dadurch der venöse Rückfluß behindert sein.

Postoperativ

Bei Omphalozelen handelt es sich häufig, bei Gastroschisis seltener, um relativ kleine Defekte. Das hat zur Folge, daß nach der Rückverlagerung der intraabdominale Druck nicht oder nur unwesentlich erhöht ist. Dies trifft auch zu, wenn eine Erweiterungsplastik durchgeführt wurde. Vorausgesetzt, das Kind befindet sich auch sonst nach der Operation in einem stabilen Zustand, kann die Extubation schon im OP durchgeführt werden. Häufig empfiehlt sich aber eine Nachbeatmung.

**Darm-
obstruktion**

Wegen der Abflußbehinderung von Flüssigkeit kann eine intestinale Obstruktion häufig bereits intrauterin mit Ultraschall diagnostiziert werden. Ungefähr 25 % aller Eingriffe im Neugeborenenalter werden wegen einer Darmobstruktion durchgeführt. Das Hindernis kann partiell oder komplett (= Atresie) sein. Am häufigsten ist das Duodenum (Duodenalatresie), Jejunum, Kolon und das Rektum (Rektum- bzw. Analatresie) betroffen. Eine ähnliche Symptomatik kann durch einen Darmvolvulus, einen Mekoniumileus im distalen Ileum oder einen M. Hirschsprung verursacht werden.

Im allgemeinen sind diese Neugeborenen kurz nach der Geburt in einem guten Allgemeinzustand. Wird jedoch die Diagnose nicht sofort gestellt, kann sich der Zustand verschlechtern. Dabei sind die typischen Symptome des Ileus zu beobachten: Dehydratation, Volumenzunahme des Abdomens mit venöser Abflußbehinderung, Elektrolyt- und Blutgasentgleisung und die Gefahr der Ruptur mit Mekoniumperitonitis. Zudem besteht in diesen Situationen eine Aspirationsgefahr wegen Regurgitation.

Die einzelnen speziellen Erkrankungen sind mit einer deutlich erhöhten Inzidenz anderer Anomalien assoziiert. So werden bei der Duodenalatresie in 70 % der Fälle andere Anomalien (z. B. Herzfehler) festgestellt. Wird die Diagnose früh gestellt und sind keine zusätzlichen Mißbildungen vorhanden, ist die Mortalität klein.

Präoperativ   Bevor das Kind in den Operationssaal kommt, soll man versuchen, Elektrolyt- und Blutgasentgleisungen zu korrigieren. Allerdings darf das Erreichen dieses Ziels den Operationsbeginn nicht zu stark verzögern, da sonst die Durchblutung der Därme gefährdet ist. Das Herstellen einer Normovolämie sollte aber in jedem Fall vor Operationsbeginn möglich sein. Es muß eine Magensonde gelegt und der Magen vor der Anästhesieeinleitung sorgfältig abgesaugt werden.

Anästhesie   Die Anästhesie kann mit der intravenösen Verabreichung von Thiopental, Succinylcholin und Krikoiddruck eingeleitet werden. (s. S. 164).

Es ist von Vorteil, während der Anästhesie Halothan, Isofluran oder Sevofluran zu verwenden und auf lang wirksame Opioide zu verzichten, da i. allg. das Kind postoperativ sofort extubiert werden kann. Sind die Därme längere Zeit gegenüber der Umgebungsluft exponiert, kann der Volumenverlust groß sein, entsprechend ist auf eine ausreichende Flüssigkeitszufuhr zu achten (s. Kap. 4). Wenn eine Überdehnung der Därme mit Luft besteht, muß auf Lachgas verzichtet werden. Um Schmerzen nach dem Eingriff zu vermeiden, wird der Chirurg gebeten, die Wundränder mit einem Lokalanästhetikum, z. B. Bupivacain, zu infiltrieren. Postoperativ kann Morphin vorsichtig titriert werden (s. Tabelle 17.4, S. 373).

Nekrotisie-   Dieser Zustand betrifft vorwiegend das frühgeborene Kind. Er
rende Entero-   ist durch eine Entzündung der Darmwand gekennzeichnet. In
kolitis   Extremfällen kommt es zu Infarkten und Nekrosen der Darmwand mit anschließender Perforation. Die Ursache ist „multifaktoriell": Man stellt sich vor, daß die Mukosa des Darms durch einen niedrigen Blutfluß, Hyperviskosität, Hypoxie, Thromben wegen eines arteriellen Katheters etc. geschädigt wird und daraufhin die submuköse Invasion von Bakterien den Prozeß in Gang setzt. Dadurch gelangt Gas in die Darmwände, was radiologisch zur typischen Pneumatosis intestinalis führt. Die Krankheit kann häufig konservativ behandelt werden (enterale Nahrungskarenz, Korrektur von Flüssigkeitsdefiziten, optimale Oxygenierung, Antibiotika etc.); nur beim Auftreten von Nekrosen und Perforationen ist eine chirurgische Intervention notwendig.

Präoperativ   Da diese Säuglinge fast immer vor der Operation auf einer Intensivstation liegen, sind i. allg. keine speziellen Vorbereitungen notwendig. Wegen der Natur der Krankheit ist es manchmal nicht möglich, diese Kinder präoperativ zu stabilisieren, und sie müssen evtl. in einem schlechten Zustand operiert werden.

Anästhesie   Meistens sind die Patienten bereits intubiert, sonst soll eine Einleitung wie bei einem Ileus durchgeführt werden (s. Tabelle 7.1, S. 164). Ist das Kind hämodynamisch instabil, kann Ketamin dem Thiopenthal vorgezogen werden. Während der Anästhesie sollen die Regeln der Betreuung von Frühgeborenen eingehalten werden, d. h. es wird besonders auf die Aufrechterhaltung der Körpertemperatur und auf die Vermeidung einer Hyperoxie geachtet.

Da diese Kinder immer nachbeatmet werden, können für die Anästhesie Opioide (i. allg. Fentanyl) großzügig eingesetzt werden, niedrige Konzentrationen von Inhalationsanästhetika sichern eine ausreichende Hypnose. Auf Lachgas wird wegen der Überdehnung der Därme verzichtet. Intraoperativ ist das Hauptproblem die Aufrechterhaltung der hämodynamischen Stabilität und Temperatur. Die kontinuierliche Messung des arteriellen Blutdrucks, der Urinausscheidung und des transkutanen O_2-Partialdrucks sowie die häufige Messung der Blutgase sollte deshalb angestrebt werden. Große Mengen Flüssigkeit (20 ml/kgKG/h oder mehr) müssen je nach Befund in Form von Elektrolytlösung und Eiweiß zugeführt werden. Zudem sollte eine Erhaltungsinfusion kontinuierlich infundiert werden (s. Tabelle 4.10, S. 92). Blut sollte bereitstehen und eine Azidose sofort mit Natriumbikarbonat korrigiert werden. Das Kind wird beatmet im Inkubator zurück auf die Intensivstation transportiert.

Myelo-meningozele   Bei der Myelomeningozele handelt es sich um eine hernienartige Vorwölbung eines Rückenmarkabschnittes einschließlich seiner Meningen (Abb. 1.14) durch einen Wirbelsäulendefekt (Spina bifida). Je nach Höhe und Größe des Defekts ist die Motorik der unteren Exremitäten mehr oder weniger betroffen, bei Myelomeningozelen oberhalb L 1 besteht meistens eine komplette Paraplegie mit Dysfunktion der Blasen- und Darmtätigkeit. In 90 % der Fälle besteht zusätzlich eine sog. Arnold-Chiari-Abnormität, bei der die Medulla oblongata und die Pons nach kaudal verschoben sind und zudem eine Protrusion des Vermis cerebelli ins Foramen magnum besteht. Dadurch tritt im Verlauf der ersten Lebensmonate eine Aquäduktstenose auf, die zu einem Hydrocephalus internus führt, der in dieser Zeit drainiert werden muß. Im Neugeborenenalter besteht allerdings nur in seltenen Fällen bereits ein Hydrozephalus mit gespannten Fontanellen und erhöhtem Hirndruck.

Unabhängig davon, ob eine Arnold-Chiari-Malformation vorliegt oder nicht, scheint ein Teil dieser Patienten eine Ent-

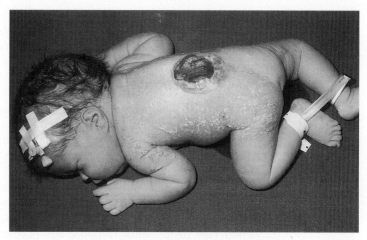

Thorakolumbale Myelomeningozele. Die Zele ist häufig von einer Zelenhaut bedeckt, was bei dem abgebildeten Neugeborenen nicht der Fall ist. Die Vernix caseosa wurde wegen des Defekts nicht entfernt

wicklungsstörung im Bereich des Hirnstamms zu haben, die sich durch gehäufte Sättigungsabfälle und vermindertes Ansprechen auf einen CO_2-Anstieg äußert. Diese Abnormitäten können auch im Säuglings- und Kleinkindesalter noch vorhanden sein.

Die Indikation zum operativen Verschluß wird nicht in jedem Fall gestellt. Es kann aus ethischen Überlegungen gerechtfertigt erscheinen, bei hohen Defekten und bei Vorliegen von weiteren schweren Mißbildungen auf einen chirurgischen Eingriff zu verzichten.

Präoperativ   Wenn der Entschluß zur Operation gefallen ist, soll sie möglichst in den ersten 24 Lebensstunden erfolgen, da sonst das Risiko eines Infektes zunimmt. Lokal wird der Defekt mit sterilen, feuchten Gazekompressen abgedeckt und so fixiert, daß evtl. austretendes Mekonium die Läsion nicht verschmutzt. Am besten wird das Kind entweder in Seiten- oder Bauchlage gepflegt. Spezielle Vorbereitungen oder Maßnahmen sind meist nicht notwendig.

Anästhesie   Eine Anästhesieeinleitung in Seitenlage, wie sie manchmal empfohlen wird, ist nicht notwendig. Damit in Rückenlage eine Kompression der zystischen Masse vermieden wird, kann das Kind auf ein großes Schaumgummikissen mit einer geeigneten Aussparung gelagert werden. Die Einleitung erfolgt entweder intravenös oder per inhalationem nach Absaugen des Magens durch die eingelegte Magensonde. Übermäßiger Wärmeverlust kann ein Problem sein, entsprechende Vorkehrungen sind zu treffen (Tabelle 1.5). Weil das Kind in Bauchlage operiert wird, muß darauf geachtet werden, daß der Tubus gut fixiert ist und die

Abstützung (am einfachsten mit Tuchrollen) unter dem Becken und dem Sternum erfolgt, weil sonst ein erhöhter intraabdominaler Druck zu einer venösen Stauung und erhöhtem Blutverlust führen kann. Der Blutverlust ist in der Regel klein, der Liquorverlust, der bei offenem Spinalkanal entsteht, sollte mit einer Volumenlösung ersetzt werden (ca. 2 ml/kgKG/h).

Literatur

Baum VC, Palmisano BW (1997) The immature heart and anesthesia. Anesthesiology 87: 1529–1548

Beding-Barnekow B, Stigmar G (1993) Retinopathy of prematurity in the southern part of Sweden. Acta Ophthalmol (Copenh) (Suppl 210): 48–51

Beushausen T, Ohrdorf W, Hufmann U (1997) Ösophagusatresie – anästhesiologische und intensivmedizinische Aspekte. Anästhesiol Intensivmed Notfallmed Schmerzther 32: 508–513

Charlton AJ, Bruce J, Davenport M (1991) Timing of surgery in congenital diaphragmatic hernia. Low mortality after pre-operative stabilisation. Anaesthesia 46: 820–823

Clarke WR (1990) The transitional circulation: physiology and anesthetic implications. J Clin Anest 2: 192–211

Colan SD, Parness IA, Spevak PJ et al. (1992) Developmental modulation of myocardial mechanics: age- and growth-related alterations in afterload and contractility. J Am Coll Cardiol 19: 619–629

Crone RK, Sorensen GK, Orr RJ (1991) Anaesthesia for the neonate. Can J Anaesth 38: 105–125

Ceruti E (1966) Chemoreceptor reflexes in the newborn infant: effect of cooling on the response to hypoxia. Pediatrics 37: 556–564

Flynn et al. (1992) A cohort study of transcutaneous oxygen tension and the incidence and severity of retinopathy of prematurity. N Engl J Med 326: 1050–1054

Gairdner D, Hull D (1971) Recent Advances in Pediatrics. Churchill Livingstone, Edinburgh London New York

Gruskin A, Edelmann C, Yuan S (1970) Maturational changes in renal blood flow in piglets. Pediatr Res 4: 7–13

Hammarlund K, Sedin G (1979) Transepidermal water loss in newborn infants in relation to gestational age. Acta Paediatr Scand 68: 795–799

Harris P, Heath D (1977) The human pulmonary circulation. Churchill Livingstone, New York

Hecher K, Snijders R, Campbell S, Nicolaides K (1995) Fetal venous, intracardiac, and arterial blood flow measurements in intrauterine growth retardation: relationship with fetal blood gases. Am J Obstet Gynecol 173: 10–15

Keeley S, Bohn D (1992) The use of inotropic and afterload-reducing agents in Neonates. Clin Perinatol 15: 467–489

Kluth D (1976) Atlas of esophageal atresia. J Pediatr Surg 11: 901–919

Kresch MJ, Groß I (1987) The biochemistry of fetal lung development. Clin Perinatol 14: 481–507

Nunn JF (1993) Applied respiratory physiology. Butterworths, London

Petersen MC, Wolraich M, Sherbondy A, Wagener J (1995) Abnormalities in control of ventilation in newborn infants with myelomeningozele. J Pediatr 126: 1011–1015

Rudolph AM (1974) Congenital diseases of the heart. Yearbook Medical Publishers, Chicago

Scopes J, Ahmed I (1966) Range of critical temperatures in sick and premature newborn babies. Arch Dis Child 41: 417

Soothill PW, Nicolaides KH, Rodeck CH, Gamsu H (1986) Blood gases and acid-base status of the human second-trimester fetus. Obstet Gynecol 68: 173—176

Spear RM (1992) Anesthesia for premature and term infants: perioperative implications. J Pediatr 120: 165–176

Stelzner J (1997) Kongenitale Zwerchfellhernie. Anästhesiol Intensivmed Notfallmed Schmerzther 32: 503–508

Stratmann C (1997) Gastroschisis und Omphalozele, anästhesiologische Aspekte. Anästhesiol Intensivmed Notfallmed Schmerzther 32: 513–514

Wilhelm W, Fösel T, Grüness V, Berg K (1997) Anästhesiologisches Management bei Früh- und Neugeborenen mit persistierendem Ductus arteriosus Botalli. Anästhesiol Intensivmed Notfallmed Schmerzther 32: 515–517

2 Säuglinge

Physiologischer Hintergrund

Zwischen dem 1. und 12. Lebensmonat nimmt das Körpergewicht von ca. 3 auf 10 kg und die Länge von ca. 50 auf ca. 80 cm zu. Gleichzeitig findet eine schnelle Reifung des Nervensystems statt. Im Alter von 1 Monat beginnt das normale Kind, einem Gegenstand mit dem Blick zu folgen und kann den Kopf eine kurze Zeit hochhalten. Es führt keine gerichteten Bewegungen mit Armen oder Beinen aus. Mit 1 Jahr hat das Kind einen gut entwickelten Pinzettengriff, kann (fast) gehen und einzelne Wörter sprechen.

Kreislauf

linker und rechter Ventrikel

Bei einem normalen Kind ist der Kreislauf bereits im Alter von 1 Monat dem extrauterinen Leben gut angepaßt. Entsprechend den größeren Anforderungen bezüglich Volumen- und Druckbelastung nimmt die Masse des linken Ventrikels zu. Dagegen sinkt die Druckbelastung des rechten Herzens wegen der Abnahme des Widerstandes im rechten Kreislauf. Dies führt zu einer Abnahme des Verhältnisses der Wandstärken zwischen rechtem und linkem Ventrikel, wobei im Alter von 3–4 Monaten dieses Verhältnis demjenigen eines Erwachsenen entspricht. Innerhalb der ersten 6 Lebensmonate nimmt die Vermehrung der Myokardmuskelzellen, die durch Zellteilung zustande kommt, kontinuierlich ab. Im weiteren Leben vergrößert sich die Muskelmasse des Herzens nur noch durch Größenzunahme der einzelnen Myozyten.

Lungen-arteriendruck

Der Lungenarteriendruck fällt im Verlauf der ersten 2–3 Lebenswochen auf Erwachsenenwerte, und als Konsequenz bildet sich die Muskulatur der Lungenarterien im frühen Säuglingsalter zurück. Der Lungenkreislauf ist darum wesentlich weniger reaktiv als bei den Neugeborenen. Während der ersten Lebensmonate besteht jedoch weiterhin das Risiko, daß verschiedene Stimuli eine Steigerung des pulmonalen Gefäßwiderstands und damit eine Druckbelastung des rechten Herzens bewirken, was wiederum einen Rechts-links-Shunt durch das Foramen ovale ermöglicht. Dieses ist bei der Mehrheit der Säuglinge nur funktionell geschlossen, und wenn der Druck im rechten Vorhof aus irgendeinem Grund höher ist als im linken Vorhof (evtl. lediglich während einzelner Phasen eines Herzzyklus), kann Blut von rechts nach links strömen.

Hämoglobin   Das fetale Hb wird während der ersten 3 Monate gegen adultes ausgetauscht (Abb. 5.1, S. 117). Gleichzeitig fällt der Hb-Wert und erreicht seinen niedrigsten Wert, ca. 110 g/l, im Alter von ungefähr 3 Monaten (Trimenonreduktion, s. Tabelle 5.1, S. 118). Der Abfall ist noch ausgeprägter bei ehemaligen Frühgeborenen (Abb. 5.2, S. 118).

Atemsystem   Säuglinge atmen hauptsächlich durch die Nase, und selbst ein kleiner Schnupfen kann ein Atemhindernis bewirken. Die Glottis liegt weiterhin relativ kranial, die Epiglottis ist lang, weich und Ω-förmig und fällt leicht vor die Stimmbandöffnung bei der Laryngoskopie. Der engste Teil der Luftwege liegt unmittelbar subglottisch in Höhe des Krikoidknorpels und nicht in Stimmbandhöhe wie bei Schulkindern oder Erwachsenen. Eine detailliertere Beschreibung der kleinkindlichen Atemwege findet sich auf S. 323.

Glottis und
Epiglottis

Trachea   Die Trachea ist im 1. Lebensjahr 4–5 cm lang, weshalb die Intubationstiefe sorgfältig angepaßt und der Tubus gut fixiert werden muß. Weil der Durchmesser nur 4–6 mm beträgt, kann eine kleine Schwellung der Schleimhaut eine Atemobstruktion bewirken.

Brustkorb   Wegen des weichen Brustkorbes können kräftige paradoxe Thoraxbewegungen bei Atemwegsobstruktionen unter Spontanatmung auftreten und den falschen Eindruck hervorrufen, die Lungen seien belüftet. Wenn der Säugling beatmet wird, können andererseits die Thoraxbewegungen gut gesehen werden. Beim Vorliegen einer Atemwegsobstruktion kann Luft während der Maskenbeatmung leicht in den Magen gelangen, man sieht dies daran, daß sich das Abdomen im oberen linken Quadranten vorwölbt.

Atemzentrum   Das Atemzentrum ist während der ersten Lebensmonate empfindlich gegenüber Opioiden. Sie müssen deshalb beim spontan atmenden kleinen Säugling vorsichtig dosiert werden.

Nieren-   Die Tubuli können im frühen Säuglingsalter Wasser und Elek-
funktion   trolyte (Na^+, K^+) nicht so effektiv rückresorbieren wie beim Erwachsenen. Die Toleranz gegenüber einer zu geringen Flüssigkeits- und Elektrolytzufuhr ist deshalb herabgesetzt. Ein anderes Beispiel dieser unreifen Nierenfunktion ist die verminderte Rückresorption von Bicarbonationen, was zur Folge hat, daß eine metabolische Azidose weniger gut kompensiert werden kann als bei älteren Säuglingen.

Pharmakologie

Um eine ähnliche Schlaftiefe zu erreichen, müssen im Vergleich zu Neugeborenen und Erwachsenen hohe Hypnotikadosen (pro kgKG) verabreicht werden (s. Abb. 6.2, S. 138). Ebenso benötigt man bei den Inhalationsanästhetika höhere Konzentrationen, um eine entsprechende Anästhesietiefe zu erreichen (s. Abb. 6.3, S. 154). Die große alveoläre Ventilation der Säuglinge verbunden mit der kleinen funktionellen Residualkapazität erklären ein schnelles Anfluten und eine schnelle Elimination von Inhalationsanästhetika. Succinylcholin verteilt sich im gesamten Extrazellulärvolumen, und weil dieses im Säuglingsalter größer ist, benötigt man ca. 2 mg/kgKG anstelle von 1 mg/kgKG beim Erwachsenen, um eine vergleichbare Relaxation zu erreichen (s. Kap. 6, S. 143). Die Wirkdauer von gewissen nichtdepolarisierenden Relaxanzien, z. B. Vecuronium, ist aufgrund eines relativ größeren Verteilungsvolumens länger als beim Erwachsenen (trotz gleicher Clearance).

Praktisches Vorgehen

Prämedikation Für Säuglinge unter 6 Monaten wird i. allg. empfohlen, vor Einleitung Atropin zu verabreichen. Für die Inhalationseinleitung mit Sevofluran halten wir uns allerdings nicht mehr routinemäßig an diese Empfehlung, da Sevofluran etwas weniger kreislaufdepressiv wirkt als Halothan (s. S. 158). Zudem ist bekannt, daß die perorale oder rektale Administration von Atropin als Prämedikation keine zuverlässige parasympathikolytische Wirkung hat. Wenn eine intravenöse Einleitung geplant ist, kann das Atropin unmittelbar vor Gabe des Hypnotikums i. v. gespritzt werden. Für Säuglinge und Kleinkinder über 6 Monate wird Atropin kaum mehr verabreicht. Eine medikamentöse Prämedikation ist bei kleinen Säuglingen i. allg. nicht notwendig, allerdings sind Sedativa – z. B. Dormicum rektal (s. S. 63 und Tabelle 3.2, S. 62) – bei Säuglingen über 4 Monate oft nützlich.

Intravenöse Einleitung Um die Schmerzen bei der Venenpunktion zu reduzieren, kann eine Salbe, die die Haut unempfindlich macht (s. S. 347), aufgetragen werden. Vor der Einleitung wird Sauerstoff über eine Maske gegeben. Nach Verabreichung des Hypnotikums (am gebräuchlichsten Thiopenthal (s. Tabelle 6.3, S. 139) und nachdem man sich vergewissert hat, daß das Kind beatmet werden kann, wird zur Intubation ein Muskelrelaxans verwendet. Dabei wird Atracurium 0,5 mg/kgKG, Cisatracurium 0,15 mg/kgKG oder Rocuronium 0,6 mg/kgKG und bei lang dauernden Eingriffen Pancuronium 0,1 mg/kgKG verabreicht. Der Wirkungseintritt von Rocuronium erfolgt bei Säuglingen schneller als bei älteren Kindern, und die Intubation kann häufig bereits 30 s nach Verabreichung des Medikaments durchgeführt werden. Wenn eine noch schnellere Einleitung wünschenswert ist, kann auch Succinylcholin, 2 mg/kgKG, oder eine größere Dosis von Rocuronium (z. B. 1,0 mg/kgKG) verwendet werden. Im letzteren Fall muß man mit einer verlängerten Wirkungsdauer, die jedoch selten länger als 1 h dauert, rechnen.

Inhalations-einleitung

Die Anästhesieeinleitung mit Halothan oder Sevofluran, das wir bei Säuglingen häufig einsetzen, erfolgt i. allg. rasch. Wenn die Maske sanft aufgesetzt und jegliche Stimulation der Atemwege vermieden wird, sollten dabei keine Schwierigkeiten auftreten. Während der Inhalationseinleitung ist größte Aufmerksamkeit auf das Vorhandensein einer Atemwegsobstruktion zu legen. Tritt eine Obstruktion auf, bevor eine intravenöse Leitung vorhanden ist, so können verschiedene Manöver das Problem beheben.

Obstruktion der oberen Luftwege

Der Kopf des Kindes muß korrekt gelagert werden, d. h. er soll auch beim anästhesierten Kind stabil liegen bleiben, ohne daß er gestützt wird. Dies kann mittels einer Tuchrolle, eines Schaumstoffkissens oder eines Lochkissens erreicht werden (Abb. 2.1). Das Kinn soll leicht angehoben werden, ohne daß dabei die Finger die Weichteile komprimieren (Abb. 2.2). Der Kopf soll leicht extendiert (Abb. 2.3) werden. Führen diese Maßnahmen nicht zum gewünschten Erfolg, muss das Zungenbein nach vorn verlagert werden. Damit wird die Epiglottis angehoben und die Larynxapertur freigegeben. Am besten kann man dies mittels Anheben der Kieferwinkel mit beiden Händen (Esmarch-Handgriff) erreichen (Abb. 2.4). Damit öffnet sich der Mund meist von selbst. Die beschriebenen Handgriffe müssen von Kind zu Kind leicht variiert werden, um die optimale Stellung mit maximal offenen Atemwegen herauszufinden. Als weitere Maßnahme kann ein kontinuierlicher positiver Atemwegsdruck (CPAP) von 5–10 cm H_2O appliziert werden, um eine Distension des Pharynx herbeizuführen. Sobald das Exzitationsstadium vorüber ist, kann ein Guedel-Tubus wertvolle Dienste leisten (s. S. 327).

Spontan-atmung vs. kontrollierte Beatmung

Erfolgt die Aufnahme des Inhalationsanästhetikums unter Spontanatmung, ist eine hämodynamische Dekompensation auch bei höheren inspiratorischen Konzentrationen (Halothan: 2,5–3 %, Sevofluran 5–6 %) nicht zu befürchten, da in dieser Situation der Säugling hypoventiliert und die Aufnahme des Inhalationsanästhetikums deswegen vermindert wird. Erfolgt die Umstellung von Spontanatmung auf kontrollierte Beatmung,

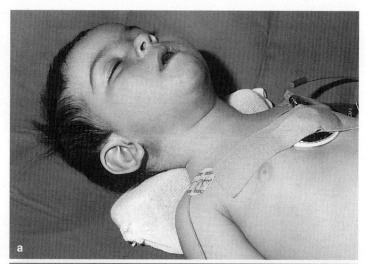

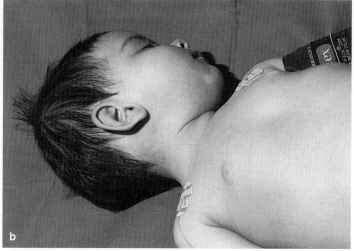

Abb. 2.1 a, b.   Der Kopf soll so gelagert werden, daß er auch beim anästhesierten Kind ohne
zusätzliche Hilfe durch den Anästhesisten in stabiler Lage liegenbleibt **(a)**
und nicht unkontrolliert zur Seite fällt **(b)**

ohne daß die Konzentration reduziert wird, muß mit einer Hypotension und Bradykardie gerechnet werden. Es ist deshalb nicht
zu empfehlen, Säuglinge routinemäßig unter tiefer Inhalationsanästhesie ohne Muskelrelaxanzien zu intubieren.

Intubation   Die Tubusspitze wird bei einem 3 kg schweren Kind ca. 3 cm
und bei einem Kind von 10 kg ca. 4 cm unterhalb der Stimmbänder plaziert. Dies entspricht gewöhnlich einer Tubuslänge von 9
bzw. 12 cm, gerechnet vom Alveolarkamm (s. Tabelle 15.2,

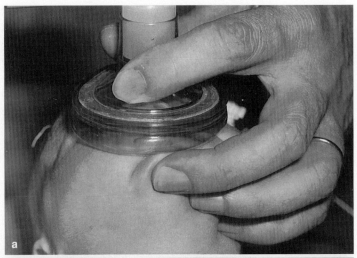

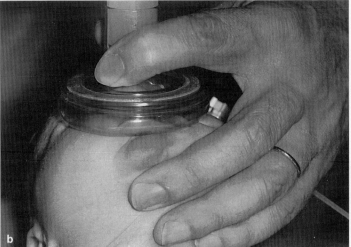

Abb. 2.2 a, b.   Der Unterkiefer wird mit den Fingern der linken Hand angehoben, wobei
der Druck auf den Knochen übertragen werden soll **(a)** und nicht auf den
Zungengrund oder die Halsweichteile **(b)**

S. 330). Nachdem der Trachealtubus eingeführt ist, wird während
einiger Atemzüge mit Sauerstoff beatmet. Danach wird 50–70 %
Lachgas in Sauerstoff und ein potentes Inhalationsanästhetikum
gegeben. Wird Halothan gewählt, so beginnt man mit 1,5–2 %
und senkt die Konzentration nach ein paar Minuten. Beim Weiterführen der Anästhesie ist eine kontrollierte Beatmung vorzuziehen, einerseits wegen der Atemdepression, die die meisten
Inhalationsanästhetika verursachen, andererseits wegen des
Widerstands, den die kleinen Trachealtuben und die dazuge-

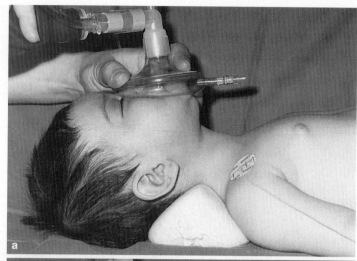

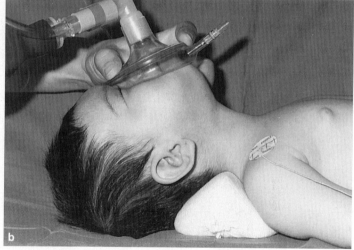

Abb. 2.3 a, b.

S.139,b

Um die Atemwege offen zu halten, muß der Kopf entweder in Neutralstellung **(a)** oder in Extension **(b)** gehalten werden. Die optimale Stellung kann zwischen einzelnen Kindern variieren

hörenden Konnektoren aufweisen. Bei Spontanatmung durch einen Tubus ist das Auftreten einer Hyperkapnie die Regel.

Überwachung
Die Abb. 2.5 zeigt die Ausrüstung, die unseren minimalen Sicherheitsvorschriften (s. S. 407) entsprechen. Auf den ersten Blick erscheint sie aufwendig, die Praxis zeigt aber, daß die einzelnen Sensoren schnell angelegt werden können.

Maskenanäs-
thesie
Für Kinder unter 6 Monaten ist die elektive Intubation für die meisten Eingriffe zu empfehlen. Bei Eingriffen, die weniger als 15 min dauern, ist eine Maskenanästhesie auch bei kleinen Säug-

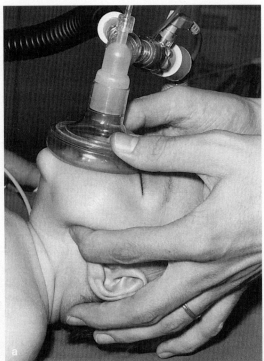

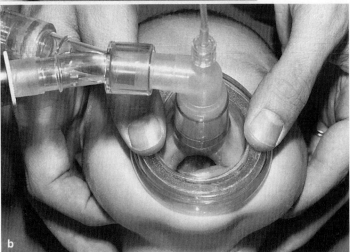

Abb. 2.4 a, b. Esmarch-Handgriff. Der Unterkiefer wird mit beiden Zeigefingern nach oben gehoben **(a)**. Damit erfolgt in den meisten Fällen auch eine leichte Öffnung des Mundes, was durchaus erwünscht ist **(b)**. Die Maske wird mit den Daumen auf das Gesicht gedrückt, damit sie dicht anliegt

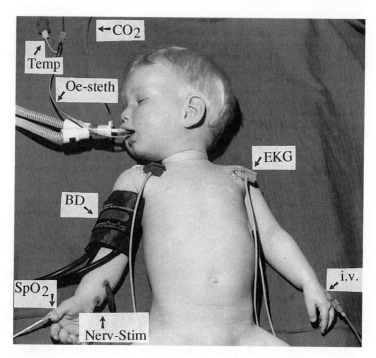

Abb. 2.5.   Routineausrüstung für einen Säugling: intravenöser Zugang *(i. v.)*, Blutdruckmessung (BD), Pulsoxymeter *(SpO₂)*, Elektrokardiogramm (EKG).
Anstelle des Seitenstrom-CO_2-Analyzers *(CO₂)* kann auch ein Hauptstrom-
analyzer verwendet werden. Ein präkordiales Stethoskop kann anstelle des
ösophagealen *(Oe-Steth)* verwendet werden. Die Temperatur kann rektal
oder ösophageal gemessen werden (in der Abbildung wird eine Sonde
gezeigt, die sowohl als Ösophagusstethoskop als auch als Thermometer eingesetzt wird). Der Nervenstimulator *(Nerv-Stim)* wird manchmal eingesetzt,
wenn Muskelrelaxanzien gebraucht werden

lingen akzeptabel. Man muß sich jedoch bewußt sein, daß alle
Inhalationsanästhetika eine Atemdepression bewirken und daß
die Maske einen erhöhten Totraum darstellt. Die Situation wird
riskant, wenn die Patienten ein partielles Atemhindernis haben,
z. B. aufgrund der zurückfallenden Epiglottis oder einer ver-
schnupften Nase. Ein Atemhindernis ist nicht immer offensichtlich: Bei der tiefen Anästhesie kämpft der Patient nicht dagegen
an, und deshalb können Zeichen wie Einziehungen oder Stridor
ausbleiben. Eine Hypoxie tritt unter diesen Umständen schnell
auf. Eine sofortige, kompetente Therapie dieser Komplikation
bedarf zweier Personen. Wo diese personelle Voraussetzung
nicht gegeben ist, sollte auf Maskenanästhesien in dieser Altersgruppe verzichtet werden.

Temperatur   Bei kleinen Säuglingen gelten die gleichen Prinzipien wie bei
Neugeborenen, um die Körpertemperatur aufrechtzuerhalten

(Tabelle 1.5, S. 14). Bei höherem Körpergewicht können gewisse Maßnahmen reduziert oder weggelassen werden. Bei Kindern zwischen 5 und 10 kg wird gewöhnlich die Saaltemperatur nur leicht erhöht. Wichtig ist die Überwachung der Temperatur, so daß eine Tendenz zur Hypothermie schnell entdeckt und behandelt werden kann.

Aufwachphase

Gegen Ende der Operation wird das potente Inhalationsanästhetikum abgestellt und die Muskelrelaxanzien revertiert. Vor der Extubation soll der Magen durch einen oral eingelegten Saugkatheter abgesaugt werden. Ebenso werden Mund und Pharynx abgesaugt. Um die Schleimhäute nicht unnötig zu reizen, wird das Absaugen in der Nase oder Trachea nur durchgeführt, wenn es dort viel Sekret gibt. Bei einem eventuellen Absaugen der Trachea muß der Saugkatheter im Vergleich zum Innendurchmesser des Tubus klein sein, so daß kein großer Unterdruck mit der Gefahr von Atelektasen entsteht. Lachgas/Sauerstoff wird gegeben, bis der Verband angelegt ist. Man gewinnt wenig, wenn man das Lachgas vorher abstellt, weil es im Vergleich zu Sevofluran oder Isofluran schneller eliminiert wird. Während der fortgesetzten Lachgasanästhesie kann man in aller Ruhe die Infusion dekonnektieren, die Zugänge polstern und das Kind in die richtige Lage vor der Extubation legen. Nachdem man sich versichert hat, daß die Muskelrelaxation adäquat revertiert wurde, wird Sauerstoff gegeben. Bis das Kind deutliche Wachheitszeichen zeigt, wird kontrolliert beatmet. Dadurch werden die Inhalationsanästhctika schneller eliminiert als mit einer vielleicht unzureichenden Spontanatmung. Um die Aufwachphase zu beschleunigen, soll der Frischluftstrom so hoch eingestellt werden, daß eine Rückatmung von Inhalationsanästhetika vermieden wird. Nachdem die Konzentration des Inhalationsanästhetikums im Blut einen tiefen Wert erreicht hat, ist es notwendig, den CO_2-Partialdruck auf Werte um 6–7 kPa ansteigen zu lassen, damit das Atemzentrum genügend stimuliert wird.

Extubation spät

Der Tubus wird normalerweise erst entfernt, wenn das Kind wach ist; das bedeutet: es hat Schluckreflexe, grimassiert, zieht die Knie an, fuchtelt mit den Armen und öffnet vielleicht die Augen (Tabelle 2.1). Diese Wachheitszeichen sind i. allg. erst vorhanden, wenn die endtidale Konzentration von Halothan (Sevofluran) unter 0,3 % (0,5 %) liegt. Vor der Extubation wird reiner Sauerstoff gegeben, bis das Kind regelmäßig atmet.

Die Entfernung des Tubus sollte am Ende einer Inspiration nach Expansion der Lungen mit Hilfe des Beatmungsbeutels erfolgen, so daß die erste Atembewegung nach Extubation eine Exspiration ist. Nach der Extubation wird Sauerstoff über die Maske gegeben. Sind die beschriebenen Kriterien erfüllt, kann das Kind i. allg. selbst die Luftwege offenhalten. Es ist jedoch

Tabelle 2.1. Ablauf einer Extubation beim „wachen" Patienten

- Noch bestehende Wirkung von Muskelrelaxanzien ausschließen, im Zweifelsfall Antagonisten geben
- Halothan (Sevofluran) abstellen, hohen Frischgasfluß einstellen
- Kontrollierte Normoventilation fortsetzen
- Mund und Rachen absaugen
- Lachgas abstellen
- Vorausgesetzt, die endtidale Halothankonzentration ist $<0,3\%$ (Sevofluran $< 0,5\%$): pCO_2 ansteigen lassen
- Sättigung beobachten, bis die Spontanatmung einsetzt
- Wachheitszeichen abwarten: Kräftige Bewegungen der Arme und Beine, Abheben der Füße von der Unterlage für mehrere Sekunden, Grimassieren, Schlucken, Augen öffnen (beim älteren Kind: gezielte Abwehrreaktionen)
- Wenn der Patient hustet: warten, bis Spontanatmung wieder aufgenommen wird
- Leichter Überdruck im Beatmungssystem, extubieren
- Unbehinderte Luftpassage kontrollieren (Bewegungen des Anästhesiebeutels, Auskultation über Trachea, adäquate exspiratorische CO_2-Kurve)
- Sauerstoff mit Maske verabreichen

wichtig, sich zu vergewissern, ob der angebotene Sauerstoff tatsächlich in den Lungen ankommt, d. h. ob die Atemwege nicht obstruiert sind. Bei dichtsitzender Maske sieht man dies an den Bewegungen des Atembeutels oder dem Vorhandensein eines CO_2-Signals am Kapnographen.

Allerdings kann eine fest auf das Gesicht gedrückte Maske das Kind irritieren und damit eine Apnoe auslösen. Wir lassen deshalb häufig lediglich Sauerstoff über das Gesicht strömen und vergewissern uns mittels Auskultation der Trachea oder der Lungen, ob die Atmung adäquat ist. Atmet das Kind gut, läßt man es Luft atmen und beobachtet die O_2-Sättigung. Je nachdem, wie wach das Kind ist und wie gut der Sättigungswert ist, wird es mit oder ohne O_2-Gabe dem Pflegepersonal des Aufwachraums oder der Abteilung übergeben (s. Kap. 17, S. 368).

Obwohl die Aufwachphase beim Säugling i. allg. schnell erfolgt, kann es vorkommen, daß die Extubationskriterien erst 10–15 min nach Beenden der Inhalationsanästhetikazufuhr erreicht sind.

Extubation früh

Ein Säugling kann auch im tiefen Stadium der Anästhesie extubiert werden. Allerdings sollten dazu einige Kriterien beachtet werden (s. Tabelle 8.12, S. 216). In jedem Fall muß vermieden werden, daß die Extubation im Exzitationsstadium einer Inhalationsanästhesie erfolgt, da ein Laryngospasmus in dieser Phase häufig vorkommt. Eine ausreichende Spontanatmung ist eine Bedingung für die Extubation.

Einige gewöhnliche Eingriffe

Leistenhernie

Der Leistenbruch ist die häufigste Operationsindikation in der Säuglingsperiode. Um die Inkarzerationsgefahr zu vermeiden, operiert man gewöhnlich, sobald die Diagnose gestellt wurde. Die Anästhesie wird üblicherweise mit kontrollierter Beatmung über einen Trachealtubus mit Lachgas/Sauerstoff und Inhalationsanästhetika mit kurzwirkenden, nichtdepolarisierenden Relaxanzien durchgeführt. Die Maskennanästhesie ist bei gesunden Säuglingen über 6 Monaten eine gangbare Alternative. Man kann die Allgemeinanästhesie mit einem Kaudal- (Abb. 16.1, S. 348) oder Ilioinguinalblock (Abb. 16.4, S. 359) komplettieren, was eine gute postoperative Analgesie bewirkt. Als Alternative kann die intraoperative Wundrandinfiltration durch den Chirurgen erfolgen.

Leistenhernie beim ehemaligen Frühgeborenen

Säuglinge, die vor der 37. Schwangerschaftswoche zur Welt gekommen sind, gelten definitionsgemäß als Frühgeborene. Es ist bekannt, daß Apnoeanfälle bei diesen Patienten nach Allgemeinanästhesien gehäuft auftreten. Je jünger die Säuglinge sind, d. h. je kleiner das postkonzeptionelle Alter ist, desto häufiger treten Apnoeanfälle auf (postkonzeptionelles Alter = Gestationsalter plus Alter nach Geburt). Eine ausgeprägte Anämie erhöht die Apnoetendenz, die Inzidenz kann durch eine Bluttransfusion reduziert werden. Auch Frühgeborene, die präoperativ nie Apnoeanfälle gehabt haben, sind postoperativ hierfür disponiert.

Aufgrund epidemiologischer Studien können folgende Empfehlungen abgeleitet werden: Ein Frühgeborenes mit einem postkonzeptionellen Alter unter 60 Wochen, das eine Anästhesie erhält, sollte postoperativ mindestens 24 h auf einer Station überwacht werden, die so eingerichtet ist, daß Apnoeanfälle entdeckt und entsprechend behandelt werden können. Die Überwachung kann mit einer Apnoematratze und/oder einem Pulsoxymeter geschehen. Es konnte gezeigt werden, daß das Pulsoxymeter das zuverlässigere Instrument zur Überwachung ist, da ein plötzlicher Sättigungsabfall auch ohne vorausgehende Apnoe auftreten kann. Die Überwachung bezüglich Bradykardie ist weniger sinnvoll, da die Herzfrequenz bei gesunden Säuglingen auch normalerweise während des Schlafes bis auf 70–80 Schläge/min abfallen kann. Tritt hingegen eine Bradykardie als Folge einer Apnoe und eines Sättigungsabfalls auf, handelt es sich um ein spätes Zeichen einer Verschlechterung des Zustandes. Tritt eine Apnoe mit Sättigungsabfall auf, so muß das Kind während mindestens 12–24 h weiter überwacht werden.

Das erhöhte Anästhesierisiko ist auch der Grund dafür, daß bei dieser Patientenkategorie rein elektive Eingriffe, wie z. B. die religiöse Zirkumzision, besser im Alter von 6–12 Monaten oder mehr durchgeführt werden. Ehemals Frühgeborene, die während längerer Zeit in einer neonatologischen Station betreut wurden und eine Inguinalhernie haben, operiert man häufig kurz vor der Entlassung.

Um das Risiko von postoperativen Apnoeanfällen zu vermindern, verzichten manche Anästhesisten auf die Allgemeinanästhesie und führen statt dessen eine Regionalanästhesie (Spinalanästhesie oder Kaudalblock, s. S. 348) aus. Das verminderte Risiko ist jedoch nur vorhanden, wenn auf Sedativa oder Ketamin verzichtet wird.

Postoperative Apnoeanfälle sind bei korrekter Überwachung unproblematisch zu behandeln. Meist sind sie selbstlimitiert, manchmal genügt eine einfache Stimulation, um die Atmung wieder in Gange zu bringen. Bisher konnte bei diesen Patienten eine erhöhte Morbidität nach einer Allgemeinanästhesie gegenüber einer Regionalanästhesie nicht nachgewiesen werden. Zudem ist eine Allgemeinanästhesie weniger traumatisch für das Kind als eine Regionalanästhesie im Wachzustand. Wir tendieren deshalb dazu, Allgemeinanästhesien durchzuführen. Unabhängig davon, ob man sich für eine Allgemeinanästhesie oder für eine Regionalanästhesie entschließt, kann eine Theophyllintherapie die Inzidenz von postoperativen Apnoeanfällen reduzieren. Die Initialdosierung beträgt 5–10 mg i.v. oder p.o., gefolgt von 2- bis 4mal tgl. 3 mg/kgKG p.o.

Fallbericht

Leistenhernienoperation bei schwerer bronchopulmonaler Dysplasie (BPD)

Ein 3 Monate alter, 2,8 kg wiegender Knabe mit schwerer bronchopulmonaler Dysplasie wird zur bilateralen Inguinalhernienoperation eingewiesen. Er ist in der 30. Schwangerschaftswoche wegen einer Eklampsie der Mutter durch einen Kaiserschnitt entbunden worden. Er hatte ein Geburtsgewicht von 1005 g. Kurz nach Geburt entwickelte er ein IRDS und als Folge davon eine BPD (s. S. 213), die eine lange Intensivpflege erforderte, obwohl der Knabe nur während 2 Tagen mechanisch beatmet wurde. Im Alter von 2 Monaten zeigten sich bilateral Leistenhernien, die einfach reponiert werden konnten. Sie vergrößerten sich jedoch und schienen Schmerzen zu verursachen. Man ging davon aus, daß diese Schmerzen zum schlechten Gesundheitszustand des Patienten beitragen. Im Alter von 3 Monaten wird das Kind zur Operation in ein Zentrum-

spital eingewiesen. Bei der Ankunft ist das Kind tachypnoisch und benötigt kontinuierliche O_2-Zufuhr, um die pulsoxymetrisch gemessene Sättigung (S_aO_2) über 90 % zu halten. Die Operation wird für den darauffolgenden Tag
geplant. Sie wird jedoch vom Anästhesisten aufgeschoben,
da sich dieser zusätzlich Zeit wünscht, um den Fall mit den
Chirurgen und den Eltern zu diskutieren und um weitere
Informationen einzuholen.

Die kapilläre Blutgasanalyse ergibt folgende Werte:
pO_2 = 6,5 kPa; pCO_2 = 11,0 kPa; pH = 7,32; Basenüberschuß +14,2 mmol/l. Die Thoraxröntgenaufnahme ist vereinbar mit einer BPD und unterscheidet sich nicht wesentlich von einer Aufnahme, die 2 Wochen früher angefertigt
wurde. Labortests ergeben keinen Hinweis auf Infektionen. Ein Neonatologe ist der Ansicht, daß mit einer Änderung der aktuellen Medikation, welche Budesonidinhala-
tionen sowie orale Gaben von Furosemid, Kaliumchlorid,
Eisen und Vitaminen umfaßt, wenig gewonnen werden
könnte. Eine kurzzeitige Gabe von oralen Kortikosteroiden (Betamethason) wird jedoch empfohlen, um den
Zustand vor der Operation zu optimieren. Nach einer neu-
erlichen Diskussion mit den Eltern, während der das
Risiko von ernsthaften Atemkomplikationen und sogar
fatalen Folgen von Operation und Anästhesie erwähnt
wird, wird die Operation für den nächsten Tag angesetzt.
Der Patient erhält 1 Tbl. Betamethason um 5.00 Uhr,
fastet ab 5.30 Uhr und wird um 8.30 Uhr in den Operationssaal gebracht. Nach Einlegen einer i. v. Kanüle wird das
Kind in Bauchlage gedreht und erhält kaudal 3,0 ml Bupivacain 0,25 % mit Adrenalin 5 µg/ml. Es bekommt einen in
Zuckerwasser getauchten Schnuller, das Licht wird vermindert, und das Kind schläft ein, sobald es zugedeckt ist.
5 l Sauerstoff/min werden über dem Gesicht verströmt,
damit kann die S_aO_2 von über 90 % gehalten werden. Das
transkutane gemessene pCO_2 beträgt 9,3–10,0 kPa. Ein
Sedativum wird nicht gegeben, weil das Kind ruhig ist und
zudem die Meinung besteht, daß eine Sedation den
Atmungsantrieb beeinträchtigen könnte. Während der
Operation, die 15 min nach der kaudalen Injektion beginnt
und ca. 50 min dauert, werden beide Hernien operiert. Die
intra- und unmittelbar postoperative Phase verlaufen
ereignislos, der Patient wird am nächsten Tag in das zuweisende Spital zurückverlegt. Der Zustand des Kindes verschlechtert sich jedoch, und es stirbt 6 Wochen später an
einem kombinierten Atem- und Kreislaufversagen. Die

postmortale Untersuchung bestätigt die Diagnose der BPD, und es gibt Anzeichen von pulmonaler Hypertension mit rechtsventrikulärer Hypertrophie und charakteristischen Gefäßveränderungen.

Kommentar (aus der Sicht des Kinder-Universitäts-krankenhauses Lund)

Das hohe pCO_2 zeigt, daß beim Patienten eine Ateminsuffizienz vorlag, und die letztlich fatalen Folgen weisen darauf hin, daß sich das Kind zur Zeit der Operation in einem prekären Zustand befand. Es gibt weder einen Beweis noch einen Konsens, daß Regionalanästhesien für Kleinkinder mit Atemwegserkrankungen sicherer sind als Allgemeinanästhesien. In diesem Fall jedoch war die Vermeidung einer Intubation wünschenswert im Hinblick auf das Risiko, daß eine permanente kontrollierte Beatmung nötig würde, wäre damit erst einmal begonnen worden. Eine Allgemeinanästhesie mit erhaltener Spontanatmung wurde als nicht anzustrebende Alternative erachtet. Die Gefahr wurde als zu groß angesehen, daß jedes übliche Anästhesiemittel, inklusive Ketamin, den Atemantrieb vermindern und den Patienten in eine noch ernsthaftere Hyperkapnie versetzen würde. So verblieb als einzige Möglichkeit die Regionalanästhesie. Eine genügend hoch angelegte und genügend lang andauernde Anästhesie war offensichtlich vital. Aus diesem Grund wurde eine Bupivacaindosis gewählt, die etwas höher war als die normalerweise empfohlene (s. S. 346; Tabelle 16.1 und S. 348). Dabei wurde das Risiko in Kauf genommen, daß durch Blockade der unteren thorakalen Spinalsegmente ein Teil der interkostalen Muskulatur in ihrer Funktion beeinträchtigt würde. Die Inkaufnahme des geringen Risikos einer toxischen Reaktion auf das Lokalanästhetikum wurde als akzeptabel erachtet.

Kommentar (aus der Sicht des Kinder-Universitäts-krankenhauses Basel)

Zum Zeitpunkt der Einweisung ins Krankenhaus litt das Kind an einer schweren BPD mit einer deutlichen Ateminsuffizienz (pCO_2 zwischen 10 und 11 kPa mit kompensatorischer metabolischer Alkalose). Aus diesem Grund sollte eine Langzeitrespiratortherapie mit den Kinderintensivmedizinern ernsthaft in Erwägung gezogen werden. In diesem Krankenhaus herrscht die Meinung vor, daß mit einem solchen Vorgehen bei optimaler supportiver Therapie (hochkalorische Ernährung, optimale Oxygenation, Vermeidung einer Hyperkapnie etc.) das Kind wachsen kann. Zudem ist bekannt, daß sich bis zum 8. Lebensjahr neue Alveolen bilden können und dementsprechend damit gerechnet werden darf, daß (anders als beim Kind über 10 Jahren oder beim Erwachsenen) das Kind während der folgenden Monate vom Respirator entwöhnt werden kann.

Somit wäre der Knabe wahrscheinlich wegen seiner BPD intubiert, beatmet und wegen der Chronizität der Erkrankung tracheotomiert worden. Für die Herniotomie hätte man eine intravenöse Allgemeinanästhesie gewählt.

Hypertrophe Pylorusstenose

Die hypertrophe Pylorusstenose ist eine charakteristische Erkrankung des Säuglings. Sie beginnt während der ersten 2–3 Lebenswochen und ist durch rezidivierendes Erbrechen gekennzeichnet. Mit der Zeit nehmen die Symptome zu, und wenn das Erbrechen schwallartig auftritt, wird i. allg. die Diagnose gestellt. Zu diesem Zeitpunkt sind die Kinder 3–6 Wochen alt. Die Ursache der Krankheit ist ungeklärt. Anatomisch findet man eine starke Hypertrophie und Hyperplasie vorwiegend der Ringmuskulatur des Pylorus und im Antrumbereich, wodurch der Pylorus verlängert und stark verengt wird. Die Hypertrophie kann schon bei der Geburt vorhanden sein, doch findet die entscheidende Zunahme nach der Geburt in den ersten Lebenswochen statt. Bei der Palpation des Bauches kann – sofern das Kind gut entspannt ist – der Pylorus getastet werden, zudem ist in ausgeprägten Fällen die Magenperistaltik sichtbar. Die Diagnose kann aufgrund der Anamnese und des klinischen Befundes gestellt werden, wird aber meistens mittels Ultraschall oder Kontrastmitteldarstellung gesichert.

Elektrolyt- und Säure-Basen-Haushalt

Rezidivierendes Erbrechen führt zu Verlust von Flüssigkeit und Magensaft, entsprechend findet man eine hypochlorämische Alkalose und einen Mangel an NaCl und KCl, der aber nur in schweren Fällen zu einer Hyponatriämie bzw. Hypokaliämie führt. Die metabolische Alkalose hat einen kompensatorischen Anstieg des CO_2-Partialdrucks zur Folge. Wenn sich eine ausgeprägte Hypovolämie entwickelt hat, verursacht die schlechte Gewebsperfusion eine Laktatazidose, was die metabolische Alkalose maskieren kann. Der Gewichtsverlust beträgt zum Zeitpunkt der Hospitalisierung i. allg. zwischen 5 und 10 % des Körpergewichts.

Präoperativ

Mit der Flüssigkeitstherapie versucht man, innerhalb der ersten 24 h das Defizit zu ersetzen und gleichzeitig den gewöhnlichen Erhaltungsbedarf zu verabreichen (s. Tabelle 2.2).

Zeitpunkt der Operation

Der Zeitpunkt der Operation (oder Dilatation) soll so gewählt werden, daß sich der Flüssigkeits- und Säure-Basen-Haushalt wieder im Gleichgewicht befindet. Als Richtgröße kann eine Cl-Konzentration von mindestens 90 mmol/l, eine Na+-Konzentration von mindestens 130 mmol/l und ein Basenüberschuß unter +5 mmol/l dienen. Erfahrungsgemäß ist die

Tabelle 2.2.   Präoperative Flüssigkeitszufuhr bei Pylorusstenose mit Dehydrierung und hypochlorämischer Alkalose

- Flüssigkeitsdefizit in % des Körpergewichts aufgrund der klinischen Symptome (Tabelle 4.12) und des Gewichtsverlaufs abschätzen (ein typischer Wert ist 5–10 %)
- Das berechnete Flüssigkeitsdefizit in Form von NaCl, 0,9 %, während der ersten 24 h zuführen
- Zusätzlich Erhaltungsinfusion (s. Tabelle 4.9, S. 92), 100 ml/kgKG/24 h, zuführen
- Gegebenenfalls Kaliumdefizit ersetzen (s. S. 112). Als Alternative können der Erhaltungsbedarf und das Defizit über eine Infusion mit entsprechender Zusammensetzung verabreicht werden

Anästhesie

Homöostase 12–36 h nach Beginn der i. v. Flüssigkeitstherapie wieder hergestellt. Die Operation besteht in der Längsspaltung der verdickten Muskelbündel bis auf die Magenschleimhaut. Neuerdings wird in nicht sehr ausgeprägten Fällen ein konservatives Vorgehen gewählt: gastroskopisch wird ein Ballon in den Pyloruskanal eingeführt und anschließend gedehnt. Auch für diesen Eingriff bedarf es einer Intubationsanästhesie.

Die Anästhesieeinleitung bei der Pylorusstenose ist in Tabelle 2.3 zusammengefaßt. Sofern die präoperativen Maßnahmen korrekt durchgeführt wurden, kommt das Kind mit einer Magensonde und einer intravenösen Infusion in den Operationssaal. Der Magen wird abgesaugt und – falls noch Kontrastmittel vorhanden ist – mit Kochsalz gespült. Anschließend kann i. v. mit Thiopental und Succinylcholin nach vorheriger Präoxygenierung

Tabelle 2.3.   Anästhesieeinleitung bei der Pylorusstenose

- Magen absaugen. Mehrere Male mit einer Spritze, gefüllt mit 5–10 ml 0,9 %iger NaCl-Lösung, spülen
- 0,02 mg/kgKG Atropin i. v.
- Eventuell die Magensonde ziehen
- Während 1 min mit dicht am Gesicht anliegender Maske präoxygenieren
- 6–8 mg/kgKG Thiopental bei Kindern über 1 Monat (3–4 mg/kgKG unter 1 Monat) verabreichen, sofort danach 2 mg/kgKG Succinylcholin. Die Maske nicht vom Gesicht abnehmen. Der Assistent führt Krikoiddruck aus, sobald das Kind schläft
- Das Laryngoskop einführen, wenn das Kind relaxiert ist. Den Krikoiddruck vorübergehend unterlassen, wenn es schwierig ist, den Larynx zu sehen
- Intubieren und mit einigen Atemzügen Sauerstoff beatmen
- 50–70 % Lachgas und potente Inhalationsanästhetika, z. B. 1,5 % Halothan bzw. Isofluran oder 3 % Sevofluran, zuführen
- Relaxation mit 0,3–0,5 mg/kgKG Atracurium oder Cisatracurium 0,07–0,1 mg/kgKG
- Die Konzentration der potenten Inhalationsanästhetika reduzieren
- Magensonde wieder einlegen (sofern sie vorher gezogen wurde)

und Gabe von Atropin i. v. eingeleitet werden. Die Anästhesie wird anschließend mit Inhalationsanästhetika aufrechterhalten. Ein nichtdepolarisierendes Muskelrelaxans ist empfehlenswert, damit das Kind sich nicht zu einem für den Chirurgen ungünstigen Zeitpunkt bewegt (Inzision der Muskelschicht mit Gefahr einer Schleimhautläsion). Gegen Ende des Eingriffs soll der Chirurg die Wundränder mit 0,5–1 ml/kgKG Bupivacain 0,25 % infiltrieren.

Postoperativ   Es ist ein bekanntes Phänomen, daß Kinder nach einer Pylorotomie ihre Spontanatmung nur langsam wieder aufnehmen. Am ehesten ist die metabolische Alkalose – obwohl präoperativ partiell korrigiert – dafür verantwortlich zu machen. Es ist wahrscheinlich, daß die Äquilibration mit dem Liquor cerebrospinalis erst verzögert auftritt und deshalb das Atemzentrum vermindert auf eine CO_2-Retention anspricht. Zusätzliche Faktoren wie Hypothermie, noch wirksame Konzentrationen von Thiopental und Inhalationsanästhetika sowie eine evtl. fälschlicherweise durchgeführte Hyperventilation während des Eingriffs können dazu führen, daß postoperativ Apnoen auftreten. Je nach Befund und Gepflogenheiten der chirurgischen Abteilung wird die perorale Ernährung nach 4–24 h wieder aufgenommen; es empfiehlt sich, die Infusion während der ersten 1–2 Tage noch beizubehalten.

**Kranio-
synostose**   Der vorzeitige Verschluß von Schädelnähten führt zu einer abnormen Kopfform. Die operative Korrektur besteht in der Entfernung der entsprechenden Nähte und erfolgt im Verlauf der ersten Lebensmonate. Da der Blutverlust relativ hoch ist (10–40 % des zirkulierenden Blutvolumens), ist eine Bluttransfusion häufig notwendig, entsprechend sollten gute venöse Zugänge vorhanden sein. Die Intubation mit einem RAE-Tubus hat sich bewährt. Unabhängig davon, ob der Patient in Bauch- oder Rückenlage operiert wird, ist die Inzidenz von Luftembolien über 50 %. Allerdings handelt es sich dabei um kleine Luftmengen, die wohl echokardiographisch nachweisbar sind, sich aber klinisch in den meisten Fällen nicht bemerkbar machen. Trotzdem wird empfohlen für diese Operationen auf Lachgas zu verzichten. Bei faßbaren Hinweisen (typisches Geräusch im präkordialen Doppler, Abfall der endtidalen CO_2-Konzentration, Arrhythmien und Blutdruckabfall) muß eine dem Schweregrad der Situation angepaßte Therapie begonnen werden (100 % Sauerstoff, Kopftieflage, übliche Reanimationsmaßnahmen).

Literatur

Abel M (1990) Postoperative Apnoen – Eine besondere Gefahr für ehemalige Frühgeborene. Anästh Intensivther Notfallmed 25: 396–398

Bissonnette B, Sullivan PJ (1991) Pyloric stenosis. Can J Anaesth 38: 668–676

Berg K, Grundmann U, Wilhelm W, Krier C, Mertzlufft F (1997) Kraniosynostose-Operationen im Kindesalter. Anästhesiol Intensivmed Notfallmed Schmerzther 32(3): 138–150

Cote CJ, Zaslavsky A, Downes JJ, Kurth CD, Welborn LG, Warner LO et al. (1995) Postoperative apnea in former preterm infants after inguinal herniorrhaphy. A combined analysis. Anesthesiology 82: 809–822.

Emberton M, Patel L, Zideman DA, Karim F, Singh MP (1996) Early repair of inguinal hernia in preterm infants with oxygen-dependent bronchopulmonary dysplasia. Acta Paediatrica 85: 96–99

Frei FJ, Dangel P, Gemperle G et al. (1993) In welchen Spitälern sollen Säuglinge und Kleinkinder operiert werden? Schweizerische Ärztezeitung 74: 140–142

Harris MM, Yemen TA, Davidson A, Strafford MA, Rowe RW, Sanders SP, Rockoff MA (1987) Venous embolism during craniectomy in supine infants. Anesthesiology 67: 816–819

Hodgman JE, Hoppenbrouwers T, Cabal LA (1993) Episodes of bradycardia during early infancy in the term-born and preterm infant. Am J Dis Child 147: 960–964

Jonmarker C (1992) Anesthesia and the control of breathing in the neonate. Curr Opin Anaesth 5: 380–386

Keeley S, Bohn D (1992) The use of inotropic and afterload-reducing agents in neonates. Clin Perinatol 15: 467–489

Nichols D (1991) Respiratory muscle performance in infants and children. J Pediatr 118: 493–502

Stute H, Greiner B, Linderkamp O (1995) Effect of blood transfusion on cardiorespiratory abnormalities in preterm infants. Arch Dis Childh 72: F194–F196

Welborn LG, Hannallah RS, Fink R (1989) High dose caffeine suppresses postoperative apnoe in former preterm infants. Anesthesiology 71: 347–349

3 Kinder über 1 Jahr

Hintergrund Anästhesien bei Kindern über 1 Jahr beinhalten selten schwer zu
meisternde physiologische Probleme. Kreislaufprobleme während der Anästhesie treten bei sonst gesunden Kindern selten
auf. Der Metabolismus und die Ausscheidung von Medikamenten durch Leber und Niere sind in der Regel sogar effektiver als
bei erwachsenen Patienten.

In diesem Alter erfordert dagegen die psychische Betreuung
oft mehr Planung und Umsicht. Eine mißlungene Anästhesieeinleitung kann ein definitives Bild in der Vorstellungswelt des Kindes (und später des Erwachsenen) über das Wesen der Anästhesie hinterlassen.

Vorbereitung In vielen Kinderkrankenhäusern werden darum Kinder und
Eltern durch Videofilme, Bilderbücher und Führungen durch
das Krankenhaus bereits vor dem geplanten Eingriff informiert.
Für die kleinen Kinder ist die Trennung von zu Hause und von
den Eltern oft beängstigender als die Operation selbst. Kleine
Kinder identifizieren sich auch in höherem Maße mit ihren
Eltern und können sehr empfindlich gegenüber Veränderungen
in der Gemütsstimmung der Eltern sein; auch dies ist bei der Vorinformation zu berücksichtigen. Eine detailliertere Diskussion
verschiedener Aspekte der präoperativen Vorbereitung und des
Vorbesuchs wird auf S. 259 ff. geführt.

Prämedikation

Wenn das Kind gut vorbereitet ist und ein Elternteil dabei sein
kann, reicht eine leichte Sedierung mit einem Anxiolytikum. In
manchen Fällen kann man auch auf eine medikamentöse Prämedikation ganz verzichten.

Man kann argumentieren, daß für unkooperative oder ausgesprochen ängstliche Kinder besonders stark wirksame Medikamente eingesetzt werden sollen. Da jedoch die Abteilungsschwestern i. allg. wenig vertraut sind mit solchen Medikamenten, bietet sich als Alternative die Möglichkeit an, daß der Anästhesist selber ins Zimmer des Patienten geht, um eine individuelle medikamentöse Vorbereitung (z. B. Methohexital rektal, s. Tabelle 3.7, S. 71 oder Midazolam/Fentanyl nasal, s. S. 66) zu überwachen.

Midazolam

Als kurzwirksames Benzodiazepin mit schnellem Wirkungseintritt und kurzer Halbwertszeit eignet sich Midazolam gut für die Prämedikation bei Kindern. Die Kinder werden normalerweise leicht schläfrig, ohne jedoch einzuschlafen, wirken in ihrem Verhalten etwas läppisch, können gut von den Eltern getrennt werden (falls dies notwendig ist) und tolerieren eine Maskeneinleitung meist ohne Probleme. In der Regel besteht eine Amnesie für die Zeit unmittelbar vor Einleitung der Anästhesie.

oral

In Tablettenform kann Midazolam peroral ab dem 5.–7. Altersjahr in der Dosierung von 0,3–0,5 mg/kgKG verabreicht werden. Die Dosierung pro kgKG mit Tabletten ist allerdings schwierig, und eine andere perorale Darreichungsform wäre wünschenswert. Da der Hersteller jedoch nichts dergleichen anbietet, bleibt es der jeweiligen Krankenhausapotheke überlassen, selber Zubereitungen herzustellen. Da der Inhalt der Ampullen einen unangenehm bitteren Geschmack hat, kann er mit einem süßen Sirup verdünnt werden (Tabelle 3.1). Mit diesem „Midazolamsaft" können auch jüngere Kinder in der o. g. Dosierung prämediziert werden. Die Wirkung tritt nach 15–30 min ein.

Tabelle 3.1.   Beispiel von peroralem Midazolam („Midazolamsaft" = Midazolamlösung 0,2 %)

Medikament	Dosierung [mg/ml]
Natriumcyclamat	3
Methylparaben	0,3
Propylparaben	0,1
Midazolam	2

Tabelle 3.2.   Rektale Prämedikation mit Midazolam

Dosierung:
- Midazolam: 0,3–0,5 mg/kgKG, maximal 15 mg
- (Atropin: 0,02 mg/kgKG)

Vorbereitung:
- 5 mg Midazolam/ml werden in eine 5- oder 10-ml-Spritze aufgezogen und dann mit NaCl auf 1–2 mg/ml verdünnt
- Anschließend wird – sofern verordnet – 0,5 mg Atropin/ml unverdünnt in dieselbe Spritze aufgezogen
- Mittels eines speziellen Applikators oder eines verkürzten Saugkatheters wird das Mittel rektal verabreicht (Abb. 3.1). Bei kleinen Kindern sollte der Applikator mit etwas Kochsalz nachgespült werden

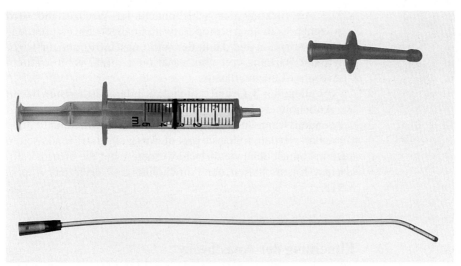

Abb. 3.1.   Applikator zur rektalen Verabreichung von Medikamenten in flüssiger Form
(oben). Als Alternative kann ein Einmalkatheter verwendet werden *(unten)*.
Eine gut gleitende Salbe oder Gel erleichtert die Einführung

rektal   Wird Midazolam rektal verabreicht, sind bereits nach 5 min
Zeichen der Sedation wie Verlangsamung und Gleichgültigkeit
erkennbar, während der Haupteffekt nach 10–15 min auftritt.
Diese Applikationsform eignet sich speziell für die Alterskategorie 6 Monate bis 5 Jahre (Tabelle 3.2 und Abb. 3.1).
            Der Wirkungseintritt von nasal verabreichtem Midazolam ist
derselbe wie nach rektaler Applikation. Die Dosierung beträgt
nasal   0,3 mg/kgKG, es wird die unverdünnte Lösung (5 mg/ml) verwendet. Diese Darreichungsform reizt die Nasenschleimhaut
und ist etwas unangenehm, eignet sich aber gut bei unkooperativen Kindern. Es ist besonders wirkungsvoll, wenn es zusammen
mit Fentanyl, 2–5 µg/kgKG, nasal gegeben wird (s. S. 66).

Anticholin-   Anticholinergika werden aus verschiedenen Gründen gege-
ergika   ben:
● Blockierung der cholinergischen Nebenwirkungen von ande-
ren Medikamenten, z. B. Succinylcholin und Prostigmin;
● Unterdrückung von vagalen Reflexen;
● Reduktion der Sekretproduktion.
            Auf der anderen Seite gibt es verschiedene Gründe gegen
eine unkritische Anwendung von Anticholinergika in der Prä-
medikation:
● Die durch Atropin verursachte Tachykardie erschwert die
Beurteilung der Anästhesietiefe.

- Die Austrockung der Schleimhäute im Wachzustand wird sowohl prä- als auch postoperativ als unangenehm empfunden.
- Die Resorption und damit der Wirkungseintritt und die vagolytische Wirkung von oral, nasal oder rektal verabreichtem Atropin ist unzuverlässig.

Vor allem der 3. Grund hält viele Kinderanästhesisten davon ab, Anticholinergika in der Prämedikation überhaupt noch zu verwenden. Kann auf vagolytisch wirksame Medikamente nicht verzichtet werden, sollen sie parenteral (i. allg. intravenös, selten auch intramuskulär) verabreicht werden. Über die pharmakologischen Eigenschaften der Anticholinergika orientiert Kap. 6, S. 118.

Einleitung der Anästhesie

Vorbereitung Der Beginn der Anästhesie sollte in aller Ruhe und in behaglicher Umgebung geschehen, vorzugsweise in einem besonderen Einleitungsraum. Die Vorbereitungen sollen abgeschlossen sein, wenn das Kind eintrifft, so daß es ungeteilte Aufmerksamkeit bekommen kann. Man sollte sich im klaren sein, daß die meisten Kinder gespannt im Vorbereitungsraum eintreffen und daß sie sehr empfänglich für suggestive Bemerkungen sind. Es sollten deshalb nur positive Wörter und Sätze verwendet werden („du machst es gut; du hast eine hübsche Puppe; schau, die Mama ist auch hier" etc.). Alle Wörter oder Bemerkungen mit negativer Bedeutung sollten vermieden werden („dieser Stich tut nicht weh; diese Maske stinkt nicht; du mußt keine Angst haben" etc.). Ebenso sollte man auf unverständliche Ausdrücke verzichten („es kommt nur Sauerstoff aus der Maske; jetzt legen wir dir noch die Blutdruckmanschette an" etc.). Märchenfiguren an der Decke sind etwas, was die Kinder gern sehen und worüber gesprochen werden kann. Ein gemeinsamer Blick in die „Geschenkkiste" – ein Koffer mit kleinen Geschenken – gibt ebenfalls Gesprächsstoff und eine positive Stimmung, die dann während des Anlegens der Kanüle oder der Maskeneinleitung ausgenutzt werden kann (Abb. 3.2). Vorzugsweise soll bei der Maskeneinleitung nur eine Person, am besten der Anästhesist, der die Anästhesie ausführt, mit dem Kind sprechen. Dabei soll er kontinuierlich mit dem Kind mit ruhiger, monotoner Stimme sprechen und den Kontakt zu keinem Zeitpunkt abbrechen lassen. Eine positive Geschichte über das langsame Einschlafen und über die bevorstehenden schönen Träume können Kinder stark beeinflussen.

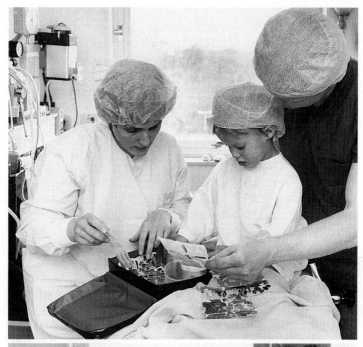

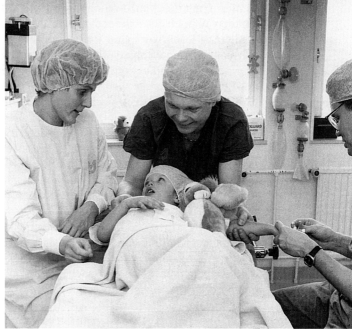

Abb. 3.2 a, b.   Nachdem das Kind und die Mutter ein Geschenk ausgewählt haben **(a)**, wird die intravenöse Kanüle eingelegt **(b)**

Anwesenheit der Eltern

Nach unserer Erfahrung erleichtert die Anwesenheit der Eltern die Anästhesieeinleitung. Will das Kind nicht auf dem Operationstisch liegen, kann man es während der ersten Phase der Einleitung im Arm der Eltern sitzen lassen. Sobald das Kind ruhig auf dem Operationstisch schläft, werden die Eltern hinausbegleitet. Wollen oder können die Eltern zu Beginn nicht dabei sein, kann auch eine Pflegeperson von der Station, die das Kind kennt und einen guten Kontakt zu ihm hat, das Kind begleiten, bis es schläft.

Wahl der Einleitungsmethode

Die Routinemethode zur Einleitung variiert zwischen den einzelnen Kliniken. Häufig wird die Maskeneinleitung benutzt, aber die intravenöse Einleitung wird in zunehmendem Maß angewandt, v. a. deshalb, weil die Punktion meistens schmerzfrei geschehen kann (s. S. 347). Manchmal gibt es spezielle Gründe, bestimmte Einleitungsformen zu wählen. Muß z. B. ein Kind mit einer Obstruktion der oberen Luftwege anästhesiert werden, ist es von Vorteil, die Spontanatmung während der Einleitung beizubehalten, was durch eine stufenweise Vertiefung der Anästhesie mit Inhalationsanästhetika erreicht werden kann. Beim Aspirationsrisiko gibt es auf der anderen Seite gute Gründe, die intravenöse Einleitung anzuwenden (s. S. 163). Oft kann man aber auf den Wunsch des Kindes eingehen. Auch nach einer Maskeneinleitung legen wir später i. allg. einen venösen Zugang. Eine Ausnahme kann erfolgen, wenn der Patient gesund und der Eingriff sehr kurz und unkompliziert (z. B. Parazentese) ist.

Unkooperative Patienten

Bei guter präoperativer Vorbereitung geschieht es selten, daß das Kind sich gegen die geplanten Maßnahmen sträubt. Ist dieses unkooperative Verhalten bereits auf der Abteilung ersichtlich, kann es sich lohnen, wenn der Anästhesist sich zum Kind begibt und eine geeignete Methode mit Unterstützung der Eltern im Zimmer des Kindes anwendet. Diese kann in der nasalen Applikation von Midazolam 0,2–0,3 mg/kgKG mit oder ohne Fentanyl 2–5 µg/kgKG bestehen. Diese Kombination kann man auch für kleine Eingriffe (z. B. Entfernen eines Wunddrains) bei sehr ängstlichen Kindern einsetzen. Eine andere Methode ist die rektale Verabreichung von Methohexital (s. Tabelle 3.7, S. 71). Beide Techniken erfordern nach Verabreichung der Medikamente eine ständige Überwachung durch ausgebildetes Anästhesiepersonal.

Wehrt sich das Kind unerwarteterweise unmittelbar vor der Einleitung oder gerät es gar in Panik und ist die geplante Operation elektiv, muß überlegt werden, ob die Anästhesie aufzuschieben ist. Man kann dann in Ruhe den nächsten Versuch zusam-

Tabelle 3.3.   Inhalationseinleitung

Methode:
- Mit Sedativum prämedizieren
- Ruhig mit dem Kind über positive Dinge reden (Flugreisen, „Lachgas"). Vorsichtig die Maske aufsetzen
- Mit 70 % Lachgas in Sauerstoff über ca. 1 min beginnen, danach langsam den Gehalt des halogenierten Gases erhöhen. Zu Beginn keinen festen Zug auf den Unterkiefer ausüben
- Wahlweise kann man mit 50 % Lachgas und 8 % Sevofluran in Sauerstoff beginnen und, nachdem das Exzitationsstadium vorbei ist, das Sevofluran auf 5, 4 oder 3 % reduzieren
- Wenn das Kind schläft, kann die intravenöse Kanüle gelegt und die Anästhesie je nach Plan fortgesetzt werden

Absolute oder relative Kontraindikationen
- Diagnostizierte oder vermutete maligne Hyperthermieanfälligkeit
- Hypovolämie
- Herzinsuffizienz
- Nicht nüchterner Patient
- Erhöhter intrakranieller Druck

---

men mit den Eltern planen. Als vielleicht unschöne, manchmal aber notwendige Alternative kommt die intramuskuläre Verabreichung von Ketamin, 2–3 mg/kgKG in Frage. Mit dieser relativ niedrigen Dosierung erreicht man eine Sedierung, die das Einlegen einer i. v.-Kanüle erlaubt (Anästhesieeinleitung mit i.m. Ketamin s. S. 70).

Inhalationsein-leitung

Die Inhalation von potenten Anästhetika ist eine erprobte Einleitungsmethode (Tabelle 3.3). Nachteile dieser Technik sind u. a. das Risiko eines Laryngospasmus während der Exzitationsphase. Seit Einführung des Sevoflurans ist dieses Problem seltener geworden. Wenn aus einem bestimmten Grund (z. B. Preis) auf ein „älteres" Inhalationsanästhetikum zurückgegriffen werden muß, sollte Halothan dem Isofluran oder dem Enfluran vorgezogen werden, da weniger Husten, Apnoe und Laryngospasmen auftreten. Die schnell einsetzende Wirkung von Lachgas hat zur Folge, daß der unangenehme Geruch der potenten Inhalationsanästhetika weniger wahrgenommen wird.

Obstruktion im Bereich der oberen Luftwege während der Anästhesieeinleitung

Während der Anästhesieeinleitung kann eine Obstruktion im Bereich der oberen Atemwege eintreten. Sie kann bedingt sein durch Tonusverlust im Bereich der Zungengrund- und Pharynxmuskulatur, durch Zurückfallen der Epiglottis nach hinten, durch stark vergrößerte Tonsillen, durch einen Spasmus der Stimmbänder oder eine Kombination dieser Ursachen.

Ist die Obstruktion durch einen Kollaps der Weichteile bedingt, so hilft häufig das Einlegen eines Guedel-Tubus. Das Zurückfallen der Epiglottis nach hinten kann durch den

Esmarch-Handgriff vermieden werden (Abb. 2.4, S. 47). Man erreicht damit, daß das Zungenbein nach vorn verlagert wird und dadurch die Epiglottis aufrichtet. Die Behandlung des Laryngospasmus wird auf S. 241 im Detail besprochen.

Grundsätzlich gelten für schwere Obstruktionen im Bereich der oberen Luftwege folgende Maßnahmen: Potentes Inhalationsanästhetikum in 100 % Sauerstoff, Dichthalten der Maske und leichter Überdruck von 5–10 cm H_2O. In den meisten Fällen verbessert sich der Zustand nach Vertiefung der Anästhesie – sofern dies möglich ist – durch die kurzfristige Verabreichung von 7–8 % Sevofluran oder 4–5 % Halothan.

Apnoe unter Spontan-atmung

Zu Beginn einer Inhalationsanästhesie atmet das Kind spontan. Für verschiedene Eingriffe, die mittels einer Maskenanästhesie (oder einer Anästhesie mit Laryngealmaske, s. S. 327) durchgeführt werden, kann die Spontanatmung beibehalten werden. Nach einer raschen Inhalationseinleitung mit einer Sevoflurankonzentration bis zu 8 % tritt relativ häufig eine Apnoe auf, die ein kurzfristiges Assistieren der Atmung erfordern kann. Diese Apnoeepisoden sind mit hochprozentiger Halothankonzentrationen (bis zu 5 %) weniger häufig zu beobachten.

Intravenöse Barbiturate

Wurde der Patient mit lokalanästhesierenden Salben vorbehandelt, ist das Einlegen eines dünnen Venenkatheters ohne Schmerzen möglich. Thiopental (s. S. 138) in einer Verdünnung von 25 mg/ml verursacht keine Schmerzen bei der i.v.-Injektion und bewirkt ein schnelles und angenehmes Einschlafen (Tabelle 3.4). Besonders bei schneller Injektion tritt manchmal eine kurzdauernde Apnoe auf. Klinisch bedeutsame Blutdruckabfälle sind ungewöhnlich.

Tabelle 3.4.   Intravenöse Einleitung mit Thiopental

Methode:
● Lokalanästhesierende Salbe (EMLA) mindestens 90 min vor der Venenpunktion auf der Haut applizieren
● Hat der Patient kein Anticholinergikum als Prämedikation bekommen, kann 0,01–0,02 mg/kgKG Atropin i.v. gegeben werden
● Sofern der Patient kooperativ ist und die Maske toleriert, wird 100 % Sauerstoff während 1 min verabreicht
● 5–8 mg/kgKG Thiopental werden i.v. gegeben
● Die Anästhesie wird mit einem Inhalationsanästhetikum und evtl. mit einem Relaxans fortgesetzt. Hustet der Patient oder bewegt er sich, werden weitere 1–2 mg/kgKG Thiopental gegeben

Absolute oder relative Kontraindikationen
● Porphyrie
● Hypovolämie
● Herzinsuffizienz
● Obstruktion der oberen Luftwege
● Barbituratunverträglichkeit

Tabelle 3.5.   Intravenöse Einleitung mit Propofol

Vorbereitung:
- Den ersten 10 ml Propofol wird kurz vor der Injektion 20 mg Lidocain (= 1 ml 2 %ig) hinzugefügt. Dieser Zusatz verringert das Ausmaß der Schmerzen bei der Injektion

Methode
- Die Haut über der zu punktierenden Vene mit einer lokalanästhesierenden Salbe vorbehandeln. Am besten die Venenkanüle in ein großes Gefäß legen
- Hat der Patient kein Anticholinergikum als Prämedikation bekommen, kann 0,01–0,02 mg/kgKG Atropin i. v. gegeben werden
- Sofern der Patient kooperativ ist und die Maske toleriert, wird 100 % Sauerstoff während 1 min verabreicht
- 2–3 mg/kgKG Propofol werden i. v. verabreicht. Hustet der Patient oder bewegt er sich, wird zusätzlich 1 mg/kgKG Propofol gegeben
- Soll die Anästhesie mit Propofol unterhalten werden, wird entweder das Präparat in wiederholten Dosen von 0,5–1 mg/kgKG gegeben oder eine Infusion angeschlossen. Die Infusionsgeschwindigkeit (5–15 mg/kgKG/h) wird den Reaktionen des Patienten und den anderen zugeführten Medikamenten, z. B. Lachgas, Sedativa oder Opioiden, angepaßt

Absolute oder relative Kontraindikationen
- Hypovolämie
- Herzinsuffizienz
- Obstruktion der oberen Luftwege
- Allergie gegen Sojaöl (Propofol ist in einer Fettemulsion aufgelöst, die u. a. aus Sojaöl besteht)

Propofol

Propofol (s. S. 140) ist schmerzhaft bei der Injektion in kleine Gefäße. Der Zusatz von Lidocain in die Propofolspritze vermindert die Schmerzen (Tabelle 3.5). Nach Bolusinjektion kann eine Apnoe auftreten. Propofol kann einen Blutdruckabfall bewirken und soll bei Patienten mit instabilem Kreislauf mit Vorsicht angewendet werden. Wird Propofol fraktioniert in kleinen Dosen von 1 mg/kgKG im Abstand von jeweils 1 min gegeben, bleibt i. allg. aber die Hämodynamik auch bei kritischen Patienten stabil.

Wir benutzen Propofol manchmal bei kurzdauernden Eingriffen, z. B. für Knochemarkpunktionen, Verbandwechsel oder Entfernen von Drainagen, und kombinieren es dann mit Fentanyl oder Alfentanil und evtl. Lachgas. Insbesondere in der Kombination mit Opioiden kann als Nebenwirkung eine Bradykardie auftreten; diese Kinder benötigen manchmal ein Anticholinergikum. Propofol erhöht die freie Plasmakonzentration von Fentanyl, dies kann die vorhandene Atemdepression zusätzlich verstärken. Fentanyl, 0,5–1 µg/kgKG, oder Alfentanil, 5 µg/kgKG, behindern aber gewöhnlich eine akzeptable Spontanatmung nicht. Wir benutzen Propofol ebenfalls bei Bronchoskopien oder bei Anästhesien an Orten, an denen kein Anästhesieapparat zur

Tabelle 3.6.   Einleitung mit Ketamin

Methode:
- Die Haut über der zu punktierenden Vene mit einer lokalanästhesierenden Salbe vorbehandeln
- Mit Anticholinergikum plus Benzodiazepin prämedizieren, z. B. gemäß Tabelle 3.2
- Intravenöse Einleitung: 2–3 mg/kgKG Ketamin, Verdünnung von 10 mg/ml
- Intramuskulär induzierte Anästhesie: 5–10 mg/kgKG Ketamin (intramuskulär induzierte Sedation: 2–3 mg/kgKG Ketamin), Verdünnung auf 50 oder 100 mg/ml

Absolute oder relative Kontraindikationen
- Alpträume bei vorangegangenen Anästhesien mit diesem Präparat
- Intrakranielle Drucksteigerung
- Obstruktion der oberen Luftwege

Verfügung steht, z. B. bei radiologischen Untersuchungen (s. Kap. 12, S. 267 ff).

Ketamin   Bei der Ketamineinleitung (s. auch Kap. 6, S. 141) wird der Sympathikotonus entweder beibehalten oder fällt nur wenig ab. Ketamin wird deswegen manchmal bei hypovolämen oder herzkranken Patienten eingesetzt (Tabelle 3.6). Die Patienten atmen normalerweise zufriedenstellend spontan, jedoch sollte ein Anticholinergikum und ein Benzodiazepin verabreicht werden, um die Sekretion bzw. das Risiko postoperativer Alpträume zu vermindern. Ketamin kann als Monopräparat bei kurzdauernden Eingriffen verwendet werden, z. B. Punktion eines Gelenks, Repositionen einer Fraktur oder bei radiologischen Untersuchungen (Kap. 12, S. 272).

In den seltenen Fällen, in denen keine Kommunikation mit dem Kind zustande kommt und die Anästhesie nicht aufgeschoben werden kann, ist die i.m.-Sedation mit Ketamin, 2–3 mg/kgKG, häufig die beste Methode. Das stark konzentrierte Ketamin (50 oder 100 mg/ml) wird in eine 2-ml-Spritze aufgezogen und mit einer dünnen Nadel ohne vorausgehende Aspiration in den M. deltoideus oder quadriceps gespritzt. Die Sedation tritt nach 2–3 min ein und erlaubt das Einlegen einer intravenösen Kanüle, anschließend kann die Anästhesieeinleitung wie geplant fortgesetzt werden. Wird Ketamin in einer Dosierung von 5–10 mg/kgKG i.m. verabreicht, kann mit einer chirurgischen Analgesie gerechnet werden.

Barbiturate rektal   Im Gegensatz zur rektalen Prämedikation mit Midazolam, das durch das Pflegepersonal der Abteilung verabreicht wird, handelt es sich hier um eine Anästhesieeinleitung, die die ständige Anwesenheit von Anästhesiepersonal notwendig macht. Die

Tabelle 3.7.   Rektale Einleitung mit Methohexital

Methode:
- Mit einer lokalanästhesierenden Salbe vorbehandeln, wenn eine Venenpunktion nach der Einleitung geplant ist
- Methohexital wird auf 100 mg/ml verdünnt, und eine Dosis von 25–40 mg/kgKG, bis zu einer Höchstdosis von 1000 mg wird in einer 5- oder 10-ml-Spritze aufgezogen. Atropin für den rektalen Gebrauch kann zugesetzt werden, falls gewünscht (Dosierung 0,02 mg/kgKG)
- Mittels eines speziellen Applikators oder eines Einmalsaugkatheters wird das Mittel rektal verabreicht (Abb. 3.1)
- Das Kind muß kontinuierlich beaufsichtigt werden
- wenn das Kind eingeschlafen ist, wird die Anästhesie mit N_2O, Halothan oder Sevoflurane vertieft und eine i.v. Kanüle gelegt

Absolute und relative Kontraindikationen
- Porphyrie
- Hypovolämie
- Herzinsuffizienz
- Obstruktion der oberen Luftwege
- Rektale Probleme
- Barbituratunverträglichkeit

rektale Einleitung mit Barbituraten wird von einigen Anästhesisten als eine ideale Methode betrachtet, insbesondere, wenn der Patient ängstlich ist oder wenn die Eltern nicht mit in den Operationssaal hinein gehen können. Die Methode ist nicht schmerzhaft, und das Kind schläft gewöhnlich 5–10 min nach der Applikation (Tabelle 3.7). Der Nachteil der Technik ist, daß die Resorption variieren kann: 5–10 % der Patienten schlafen nicht nach der ersten Applikation, trotz der hohen Dosen, die verwendet werden. Methohexital ist hier dem Thiopenthal vorzuziehen, da letzteres zu einem verzögerten Aufwachen führt.

Neurolept-anästhesie (NLA), Fentanyl

Die klassische Neuroleptanästhesie mit Dehydrobenzperidol (DHB, Droperidol) und Fentanyl wird bei Kindern kaum mehr verwendet, da die häufig auftretenden, extrapyramidalen Symptome unerwünscht sind und besser steuerbare Medikamente mit weniger Nebenwirkungen zur Verfügung stehen. Eine mögliche Modifikation der NLA ist die Kombination eines Benzodiazepins (Midazolam, Flunitrazepam) mit einem Opioid (Fentanyl, Alfentanil). Die Fentanyldosierung für kurzdauernde Eingriffe beträgt ungefähr 3–8 µg/kgKG (je nach Schmerzhaftigkeit, Dosierung des Lachgases und des Benzodiazepins). Nach jeweils 20–30 min werden 2–3 µg/kgKG Fentanyl nachgespritzt. Wenn am Ende eines 2–3 h dauernden Eingriffs eine Extubation geplant ist, sollte die Gesamtdosis des Fentanyls nicht höher als ca. 20 µg/kgKG sein (s. Tabelle 6.6, S. 151).

Bei großen, langdauernden Eingriffen kann Fentanyl in höherer Dosierung (20–50 µg/kgKG) gegeben werden. In solchen Fällen ist postoperativ eine Nachbeatmung notwendig. Weil bei der Anästhesieeinleitung Fentanyl in dieser hohen Dosierung oft eine Rigidität bewirkt und zusätzlich eine Bradykardie hervorrufen kann, werden diese Patienten häufig mit Pancuronium relaxiert. Fentanyl hat keinen negativ-inotropen Effekt, und wenn das zirkulierende Blutvolumen normal ist, führt das Medikament zu stabilen kardiovaskulären Verhältnissen.

Fortsetzung der Anästhesie

Tracheale Intubation: ja oder nein?

Nachdem die Laryngealmaske auch in der Kinderanästhesie immer mehr Anwendung findet (s. S. 327), wird die Entscheidung zur trachealen Intubation eher restriktiver gestellt. Unser Vorgehen ist aus Tabelle 3.8 ersichtlich. Maskenanästhesien eignen sich gut für kurzdauernde Eingriffe, die kein Aspirationsrisiko in sich bergen. Die Laryngealmaske kann auch für länger dauernde Eingriffe verwendet werden. Wir benützen sie v. a. dann, wenn eine bestehende Regionalanästhesie die Durchführung einer oberflächlichen Allgemeinanästhesie erlaubt und die Spontanatmung beibehalten werden kann. Die tracheale Intubation gibt eine bessere intraoperative Kontrolle über die Atemwege, und im Zweifelsfall ist es besser, den Patienten zu intubieren.

Wenn man eine Maskenanästhesie geplant hat, es sich aber zeigt, daß der Patient eine übermäßige Sekretion hat oder bei der Einleitung einen Laryngospasmus entwickelt, ist es oft am besten, die Strategie zu ändern und zu intubieren. Wird eine Maskenanästhesie durchgeführt, soll immer eine Hilfsperson in unmittelbarer Nähe sein, denn plötzlich auftretende Probleme der oberen Luftwege sind manchmal schwierig allein zu meistern.

Inhalations- oder intravenöse Anästhesie?

Inhalationsanästhetika werden seit vielen Jahren erfolgreich angewendet, es besteht eine große Erfahrung damit. Auf der anderen Seite werden – v. a. bei Erwachsenen – immer mehr intravenöse Techniken eingesetzt. Häufig ist eine Kombination

Tabelle 3.8.   Indikation für eine tracheale Intubation

- Langdauernde Eingriffe
- Große Operationen an den Luftwegen und im Gesicht
- Intrakranielle Eingriffe
- Große Eingriffe in Bauch- oder Seitenlage
- Operationen in der Bauch- oder Thoraxhöhle
- Aspirationsrisiko
- Säuglinge unter 6 Monate (mögliche Ausnahme: Dauer des Eingriffs unter 15 min)

beider Techniken die geeignetste Lösung. Vorausgesetzt, man beachtet die verschiedenen Indikationen und Kontraindikationen (Kap. 6), ist die Wahl zwischen dem Gebrauch von potenten Inhalationsanästhetika und der Anwendung von intravenösen Techniken – mit oder ohne Lachgas – beim intubierten Patienten eine Frage der Erfahrung, Ausbildung und der Vorliebe.

Allgemein-
anästhesie
kombiniert mit
Regional-
anästhesie

Eine Kombination zwischen einem regionalen Verfahren (Kaudalblock, Epiduralanästhesie, Axillarisblock und andere periphere Nervenblockaden) und einer oberflächlichen Allgemeinanästhesie kann sowohl für kleine als auch für große Eingriffe verwendet werden. Neben der intraopertiven Analgesie besteht der große Vorteil dieser Technik in der effektiven postoperativen Schmerzbekämpfung. Nach einmaliger Applikation kann mit 4–6 h Analgesie postoperativ gerechnet werden; wenn ein Katheter in den Epiduralraum gelegt wird, kann die Analgesie während Tagen aufrecht erhalten bleiben (s. S. 355).

Fallbericht

Entfernung eines Nebennierentumors

Ein 3 1/2jähriges Mädchen (19 kg, 104 cm) mit Virilisierungssymptomen muß wegen eines 9 × 9 cm großen, hormonproduzierenden Tumors der rechten Nebennierenrinde operiert werden. Es liegen keine Zeichen einer Darmobstruktion vor, und der Tumor scheint nicht invasiv zu wachsen. Die Serumelektrolyte sind normal, und das Hämoglobin beträgt 123 g/l. Das Mädchen wird mit 8 mg Midazolam rektal prämediziert und in ruhigem Zustand in Begleitung seines Vaters in den Vorbereitungsraum gebracht. Da das Mädchen früher schlechte Erfahrungen mit einer Venenpunktion hatte, wird die Anästhesie mit 70 % N_2O und Sauerstoff (3 l O_2 und 7 l N_2O/min) über ein Kreissystem begonnen. Nach 45 s reduziert man den Frischgasfluß auf 1 l O_2 und 1,5 l N_2O/min und fügt dem Gasgemisch 8 % Sevofluran bei. Nachdem das Kind eingeschlafen ist, wird der Vater aus dem Einleitungsraum hinausgeführt. Man reduziert die Sevoflurankonzentration anschließend auf 5 %, führt einen 22-G-Katheter in eine Vene des rechten Handrückens und verabreicht 10 mg Rocuronium intravenös (s. S. 145). Ungefähr 60 s später erfolgt die orotracheale Intubation mit einem gecufften 4,5-mm-Tubus. Nachdem der Cuff die Stimmritze passiert hat, wird der Tubus um weitere 1,5 cm vorgeschoben, so daß die Intubationstiefe, gemessen an den Frontzähnen,

16 cm beträgt (s. Faustregel Tab. 15.2, S. 330). Der Cuff wird aufgeblasen, bis kein Leck mehr hörbar ist, und die tracheale Lage des Tubus wird mittels Kapnogramm und Auskultation dokumentiert. Das Mädchen wird danach über ein Low-flow-System mit einem Respirator beatmet (0,5 l O_2 und 0,5 l N_2O/min mit 1,5–3 % Sevofluran, Atemfrequenz 25/min und Atemzugvolumen 160 ml). Der Cuffdruck wird kontinuierlich gemessen und während des Eingriffs zwischen 15 und 20 cm H_2O eingestellt.

Um einer Nebenniereninsuffizienz vorzubeugen, wird 50 mg Hydrocortison i.v. verabreicht, wobei geplant ist, 25 mg in 4stündlichen Abständen während der nächsten 3 Tage zu geben. Ein 22-G-Katheter wird in die linke A. radialis eingelegt und an einen Druckwandler konnektiert. Ein zweiter 20-G-Katheter wird in eine Vene in der rechten Ellenbeuge eingesetzt. Anschließend wird in Seitenlage ein 21-G-Katheter in Höhe von L 2/L 3 durch eine kurze (5 cm lange) 18-G-Tuohy Nadel in den Epiduralraum eingeführt. Man schiebt den Katheter ca. 4 cm nach kranial vor. Um eine intravenöse Lage auszuschließen, injiziert man nun eine Testdosis von 3 ml Bupivacain 0,25 % (2,5 mg/ml) mit Adrenalin 1:200.000 (5 µg/ml) in den Epiduralraum. Da keine Zeichen einer intravasalen Injektion beobachtet werden können (s. S. 346), werden während der nächsten 10 min noch weitere 16 ml derselben Lösung verabreicht und anschließend eine epidurale Infusion mit Bupivacain und Fentanyl gestartet (Dosierung s. Tab. 16.3, S. 355). Die Temperatur wird mit einer ösophagealen Sonde gemessen und mittels Verstellen der Raumtemperatur und der Zufuhr von Warmluft über ein Wärmegerät (s. S. 292) zwischen 36 und 37,5 °C gehalten.

Nach dem Hautschnitt steigt die Herzfrequenz von 105 auf 120/min und der systolische Blutdruck von 75 auf 90 mmHg. Unter Berücksichtigung der niedrig dosierten Sevoflurananästhesie wird dies als Zeichen einer gut wirkenden Epiduralanästhesie gewertet. Alfentanyl 100 µg wird während des 4stündigen Eingriffs 2mal gegeben: kurz nach Erweiterung des Hautschnitts und bei der manuellen Dehnung der Laparatomieinzision. Während des Eingriffs komprimiert der Chirurg mehrmals die V. cava, was zu einem Blutdruckabfall auf 55–65 mmmHg systolisch führt. Dabei bleibt das endtidale CO_2 konstant, die Herzfrequenz nimmt vorübergehend zu, während die Amplitude des Pulsoxymetersignals abnimmt, ohne jedoch ganz zu verschwinden. Der Chirurg wird gebeten, diese Verschlechterung der Hämodynamik bei der Präparation zu berücksichtigen, allerdings ist das nicht immer möglich.

Um das intravasale Blutvolumen aufrecht zu erhalten, werden insgesamt 700 ml Ringer-Laktat und 500 ml Albumin 5 % infundiert. Zusätzlich werden 60 ml/h einer Mischinfusion (25 g Glucose + 70 mmol Na + 35 mmol Cl + 25 mmol Acetat pro Liter) zur Deckung des Erhaltungsbedarf verabreicht. Mehrmals durchgeführte Hämoglobinbestimmungen ergeben nie Werte unter 99 g/l. Eine intraoperative Blutgasanalyse zeigt einen pH-Wert von 7,39, pCO_2 von 4,4 kPa, pO_2 29,6 kPa und ein Basendefizit von –4 mmol/l. Der zum gleichen Zeitpunkt gemessene endtidale CO_2-Wert beträgt 4,6 kPa, was einem unbedeutenden Meßfehler zugeschrieben wird. Die Gabe von Vasoaktiva oder Blut ist während des Eingriffs nicht notwendig.

Die Patientin wird nach der Operation auf dem Operationstisch extubiert, sie ist gut ansprechbar und äußert keine Schmerzen. Postoperativ wird die epidurale Zufuhr von Bupivacain und Fentanyl fortgesetzt. Die Blutgasanalysen sind normal, und am Nachmittag und Abend des Eingriffstages beträgt die Ausscheidung mehr als 50 ml/h, was man als Hinweis für eine etwas zu großzügige intraoperative Flüssigkeitstherapie interpretiert. Am 3. Tag beträgt die Hämoglobinkonzentration 91 g/l, es wird keine Bluttransfusion gegeben. Nachdem der Epiduralkatheter am 2. postoperativen Tag entfernt wird, erfolgt die Mobilisation am selben Tag und die Entlassung am 5. postoperativen Tag.

Kommentar Dieser Fallbericht illustriert die Durchführung einer oberflächlichen Allgemeinanästhesie kombiniert mit einer Epiduralanästhesie. Da bei Kindern die hämodynamischen Veränderungen nach Anlegen einer rückenmarknahen Anästhesie wenig ausgeprägt sind, wird auf eine zusätzliche Volumeninfusion i. allg. verzichtet. Im vorliegenden Fall hätte das Monitoring des zentralvenösen Drucks wegen des verminderten venösen Rückflusses zusätzliche nützliche Informationen geliefert. Bei großen abdominalen Operationen legen wir aber selten einen zentralvenösen Katheter ein, eine Ausnahme ist die Notwendigkeit der postoperativen parenteralen Ernährung. Obwohl es sich um eine große Operation handelte, konnte auf eine Bluttransfusion verzichtet werden.

Einige gewöhnliche Eingriffe

Operation bei Kryptorchismus

Normalerweise sind die Testes vor Beendigung des 1. Lebensjahres in das Skrotum hinabgewandert. Wenn ein Hoden im Alter von 1,5–2 Jahren noch nicht deszendiert ist, interveniert man gewöhnlich. Bei der Operation, die 20–60 min dauert, wird der Samenstrang mobilisiert und der Hoden im Skrotum plaziert. Dabei wird ein Zug am Peritoneum ausgeübt. Am häufigsten wird eine Maskenanästhesie mit Sevofluran (Halothan)/Lachgas/Sauerstoff durchgeführt. Nach der Einleitung kann ein Kaudalblock oder eine Ilioinguinalanästhesie gelegt werden (Kap. 16, S. 348 bzw. 359). Durch diese regionalen Techniken wird jedoch der Schmerzreiz, der durch den Zug am Peritoneum ausgelöst wird, nicht blockiert. Deswegen muß in der Anfangsphase des Eingriffs eine tiefe Anästhesie mit einer inspiratorischen Sevofluran-(Halothan)-Konzentration von 3–4 % (1–2 %) garantiert werden, anschließend kann man i. allg. die inspiratorische Konzentration auf unter 2 % (1 %) absenken.

Operation bei uretrovesikalem Reflux

Der Reflux von Urin aus der Blase zum oberen ableitenden Harnsystem kann eine Konstruktion eines neuen Ventilmechanismus im distalen Anteil des Ureters nötig machen. Bei der offenen Operation, die immer seltener durchgeführt wird, befreit der Operateur den Ureter und zieht ihn dann durch einen submukösen Tunnel neu in die Blase hinein. Bei der moderneren, transurethralen Technik wird Kollagen am Eingang des Ureters in die Blase unter die Schleimhaut gespritzt und damit ein neuer Ventilmechanismus hergestellt (subkutane Kollageninfiltration; SCIN).

Beide Operationen dauern etwa 1–2 h und verursachen selten größere Blutungen. Wir leiten entweder inhalativ oder intravenös ein und intubieren nach Relaxation mit einem kurz wirksamen Muskelrelaxans (z. B. Rocuronium). Direkt nach der Einleitung kann beim offenen Eingriff ein Kaudalblock oder eine lumbale Epiduralanästhesie gelegt werden (s. S. 348 und 353). Die SCIN-Operation ist postoperativ nicht schmerzhaft, man kann deshalb auf eine regionale Analgesie verzichten. Die Anästhesie wird mit 0,5–1 % Halothan oder Isofluran bzw. mit 2–3 % Sevofluran in Lachgas/Sauerstoff unterhalten. Vor dem Aufwachen wird die Relaxation mit Neostigmin und Atropin aufgehoben.

Strabismuskorrektur

Die Korrektur des Schielens wird am besten vor dem Schulbeginn durchgeführt. Bei der Operation, die ca. 1 h dauert, werden die Augenmuskeln verkürzt und/oder verlängert, so daß die Blickrichtung normalisiert wird. Die Häufigkeit der durch okulokardiale Reflexe hervorgerufenen Bradykardien kann durch prophylaktische Gabe von Anticholinergika reduziert werden. Plötzliche Bewegungen des Kindes können schwere Verletzungen des Auges verursachen, es empfiehlt sich deshalb, die Kinder zu relaxieren und das Ausmaß der Relaxation mit einem Nervenstimulator zu überwachen. Schmerzen und Übelkeit sind die häufigsten postoperativen Probleme. Wenn kein Antiemetikum gegeben wird und die Anästhesie mit Inhalationsanästhetika geführt wird, erbrechen mehr als die Hälfte aller Kinder. Eine alternative Anästhesietechnik, die die Inzidenz von postoperativem Erbrechen herabsetzt, besteht in der Einleitung mit 2–3 mg/kgKG Propofol und 2–3 µg/kgKG Fentanyl, Vecuronium, Intubation und kontrollierter Beatmung. Die Anästhesie wird dann mit 10 mg/kgKG/h Propofol und Lachgas/Sauerstoff unterhalten. Die Propofolinfusion wird während der Operation auf ca. 6 mg/kgKG/h herabgesetzt und beendet, wenn der Verband angelegt wird. Paracetamol kann während der Anästhesie rektal gegeben werden, um die postoperativen Schmerzen zu vermindern (Kap. 17, S. 371). Die prophylaktische Anwendung des Antiemetikums Ondansetron (Kap. 17, S. 375) reduziert die Inzidenz des postoperativen Erbrechens.

Adenotomie und Tonsillektomie

Diese Operationen werden üblicherweise im Vorschulalter durchgeführt, die Indikation dafür sind rezidivierende Tonsillitiden oder Otitiden. Des weiteren können zu große Tonsillen obstruktive Atembeschwerden wie Schnarchen und Apnoen hervorrufen. Durch diese Obstruktionen im Bereich der oberen Atemwege können in seltenen Fällen kardiovaskuläre Komplikationen (pulmonale Hypertension mit Cor pulmonale und Rechtsherzinsuffizienz) und allgemeine Symptome (Müdigkeit tagsüber, Wachstumsstörungen) auftreten und die Indikation zur Tonsillektomie und Adenotomie zwingend machen.

Die Anästhesie wird entweder inhalativ oder intravenös mit Halothan oder Sevofluran bzw. Thiopental oder Propofol eingeleitet. Nach Gabe von Rocuronium oder Atracurium wird intubiert und anschließend mit Lachgas/Sauerstoff und einem potenten Inhalationsanästhetikum assistiert oder kontrolliert beatmet. Vor Operationsbeginn verabreichen wir ein Suppositorium eines nichtsteroidalen Antirheumatikums (s. Kap. 17, S. 371). Die Tonsillenlogen können vor der Operation mit adrenalinhaltigem Bupivacain unterspritzt werden (Bupivacain 0,25 % plus Adrenalin 1:200.000, je 2–5 ml pro Seite, je nach Gewicht und Alter). Die Gesamtdosis von Adrenalin ist klein (20–50 µg) und führt auch unter Halothananästhesie nicht zu vermehrten Arrhythmien. Extrasystolen können unabhängig von der lokalen Anästhesie unter Halothan auftreten, Gründe dafür sind oberflächliche Anästhesie, ungenügende Analgesie oder Hyperkapnie. Man sollte in diesen Fällen besonders darauf achten, daß normoventiliert wird. In bestimmten Fällen ist es notwendig, auf Isofluran oder Sevofluran zu wechseln. Sobald die Operation beendet ist und die Blutung im Rachen unter Kontrolle ist, kann das Kind extubiert werden. Normalerweise verzichten wir auf eine Extubation in tiefer Anästhesie (s. Tabelle 8.12, S. 216), sondern warten, bis das Kind die üblichen Extubationskriterien erfüllt (s. Tabelle 2.1, S. 51).

Literatur

Fennelly ME, Hall GM (1990) Anaesthesia and upper respiratory tract infections – a non-existent hazard? Br J Anaesth 64: 535–536

Fösel T, Cartarius RC, Grüness V, Wilhelm W, Gebauer K, Probst M (1996) Der Einfluss von Midazolam nach intranasaler Gabe auf Spontanatmung und Atemregulation bei Kleinkindern. Anästhesiol Intensivmed Notfallmed Schmerzther 31: 22–25

Gild WM, Posner KL, Caplan RA et al. (1992) Eye injuries associated with anesthesia. A closed claims analysis. Anesthesiology 76: 204–208

Hatch D, Fletcher M (1992) Anaesthesia and the ventilatory system in infants and young children. Br J Anaesth 68: 398–410

Holm-Knudsen R, Sjogren P, Laub M (1990) Midazolam und Ketamin zur rektalen Prämedikation und Narkoseeinleitung bei Kindern. Anästhesist 39: 255–257

Jantzen JP, Diehl P (1991) Die rektale Medikamentenverabreichung. Grundlagen und Anwendung in der Anästhesie. Anästhesist 40: 251–261

Karl HW, Rosenberger JL, Larach MG et al. (1993) Transmucosal administration of midazolam for premedication of pediatric patients. Comparison of the nasal and sublingual routes. Anesthesiology 78: 885–891

Kraus GB, Stehr-Zirngibl S (1991) Vorbereitung von Kindern zur Anästhesie. Ther Umsch 48: 374–380

Larsson S, Asgeirsson B, Magnusson J (1992) Propofol-fentanyl anesthesia compared to thiopental-halothane with special reference to recovery and vomiting after pediatric strabismus surgery. Acta Anaesthesiol Scand 36: 182–186

Mcgraw T (1994) Preparing children for the operating room: Psychological issues. Can J Anaesth 41: 1094–1103

Naito Y, Tamai S, Shingu K et al. (1991) Comparison between Sevoflurane and Halothane for paediatric ambulatory anaesthesia. Br J Anaesth 57: 387–389

Pounder DR, Blackstock D, Steward DJ (1991) Tracheal extubation in children: Halothane vs. Isoflurane, anesthetized vs. awake. Anesthesiology 74: 653–655

Rothen HU, Sporre B, Engberg G, Wegenius G, Reber A, Hedenstierna G (1995) Prevention of atelectasis during general anaesthesia. Lancet 345: 1387–1391

Schnurer U, Gassner F, El Khatib M, Tolksdorf W (1997) Die Anwendung der Larynxmaske bei Adenotomien im Kindesalter – ein Vergleich zur endotrachealen Intubation. Anästhesiol Intensivmed Notfallmed Schmerzther 32(3): 155–163

Strub KA, Tschopp K, Frei F, Kern C, Erb T (1996) Zur lokalen Infiltration von Epinephrin und Bupivacain vor Tonsillektomie. HNO 44 (12): 672–676

Tolksdorf W, Eick C (1990) Rektale, orale und nasale Prämedikation mit Midazolam bei Kindern im Alter von 1–6 Jahren. Eine vergleichende klinische Untersuchung. Anästhesist 40: 661–667

4 Wasser- und Elektrolythaushalt

Die meisten Kinder können große Schwankungen in der Flüssigkeits- und Elektrolytzufuhr ausgleichen. Es ist deshalb verständlich, daß viele „Flüssigkeitsschemata" existieren, die sich von Krankenhaus zu Krankenhaus unterscheiden. Je jünger und je schwerer krank die Patienten sind, desto enger werden aber die Grenzen, die eingehalten werden müssen, um Entgleisungen zu vermeiden. Die Besprechung des Wasser- und Elektrolythaushalts wird manchmal kompliziert durch unterschiedliche Definitionen der verschiedenen Begriffe, in Tabelle 4.1 sind deshalb die in diesem Buch verwendeten Definitionen aufgelistet.

Physiologischer Hintergrund

Normales Wachstum

Die Gewichtszunahme des Fetus vollzieht sich hauptsächlich gegen Ende der Schwangerschaft. Zwischen der 28. und 40. SSW verdreifacht sich das Körpergewicht von 1 auf 3 kg (Abb. 4.1). Während der letzten Schwangerschaftswochen nehmen normalerweise der Glykogen- und Fettvorrat stark zu, und frühgeborene Kinder überstehen deshalb eine Hungerperiode schlechter als reife Kinder (Tabelle 4.2).

Tabelle 4.1 Terminologie der wichtigsten Entgleisungen des Flüssigkeits- und Elektrolythaushalts

Begriff	Definition
Hypovolämie	Kleines zirkulierendes Blutvolumen
Hypervolämie	Großes zirkulierendes Blutvolumen
Hyponatriämie	Tiefe Na^+-Konzentration im Serum (< 134 mmol/l)
Hypernatriämie	Hohe Na^+-Konzentration im Serum (> 146 mmol/l)
Dehydratation	Verlust von Wasser (Bei der Dehydratation gesellt sich zum Wasserverlust i. allg. auch ein Elektrolytverlust hinzu, der je nach Krankheit stark variiert. Im Falle des Natriums kann dies zu einer Hypo- oder einer Hypernatriämie führen.)

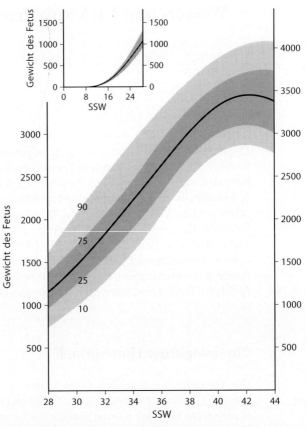

Abb. 4.1.

3.1

Die Gewichtszunahme des Fetus während der Schwangerschaft. Die Geburtsreife ist zwischen der 37. und 42. Woche erreicht. Außerhalb dieses Zeitintervalls wird das Kind als untertragen (frühgeboren) bzw. übertragen bezeichnet. Das gesamte schraffierte Feld gibt die Variationsbreite zwischen der 10. und 90. Perzentile an. Hypotrophe Neugeborene (Mangelgeburten, „small-for-date") haben ein Gewicht, das unterhalb der 10er Perzentile liegt. Jungen sind ca. 5 % schwerer als Mädchen. Dieses Diagramm zeigt einen Durchschnitt beider Geschlechter. (Nach Brenner et al. 1976)

Tabelle 4.2. Vorrat an Nährstoffen. Theoretische Berechnung, um darzustellen, wie eng die Grenzen bei Frühgeborenen sind. Glykogen, Fett und Protein in g/kgKG. Die Ziffern in Klammern geben an, wie lange der Vorrat reichen würde, wenn dieser die einzige Energiequelle wäre und komplett ausgenutzt würde. Der Energieverbrauch wird angesetzt mit 150 kJ/kgKG/Tag für Erwachsene und 400 kJ/kgKG/Tag für Neugeborene (1 kJ = 0,24 kcal)

	Frühgeborenes *28. SSW, 1200 g*	*Neugeborenes* *40. SSW, 3500 g*	*Erwachsener* *70 kg*
Glykogen	4 (4 h)	10 (10 h)	6 (16 h)
Fett (Triglyzeride)	8 (19 h)	150 (13 Tage)	150 (40 Tage)
Protein	70 (2,5 Tage)	110 (5 Tage)	170 (20 Tage)

Nach einem 5- bis 8%igen Gewichtsabfall in den ersten Lebenstagen nimmt das Neugeborene schnell an Gewicht zu. Während des ersten halben Lebensjahres wird das Gewicht ungefähr verdoppelt, und nach 1 Jahr hat sich das Geburtsgewicht verdreifacht. Der Aufbau des Körpers während des 1. Lebensjahres benötigt große Mengen Protein, und die Belastung der Nieren durch die Abfallprodukte des Proteinstoffwechsels, z. B. Phosphat, ist deshalb geringer, als wenn ein Erwachsener entsprechende Mengen Protein aufnehmen würde – die Gewichtszunahme wirkt als „3. Niere". Während dem 2.–10. Lebensjahr erhöht sich das Gewicht um 2–3 kg pro Jahr, und die Gewichtszunahme wird dann mit einem Sprung in der Pubertät abgeschlossen (Abb. 4.2). Die Körperoberfläche nimmt proportional langsamer zu als das Gewicht (Tabelle 4.3, S. 84).

Verteilung und Zusammensetzung der Körperflüssigkeiten

Der Anteil des Gesamtkörperwassers (GKW) beträgt ca. 75 % des Körpergewichtes im Alter von 1 Monat, ca. 65 % bei 1jährigen und 55–60 % bei Erwachsenen (Abb. 4.3 + 4.4). Die Fettzellen sind so gut wie wasserfrei, und adipöse Kinder haben deshalb einen geringeren Anteil an Körperwasser als magere. Bei einem

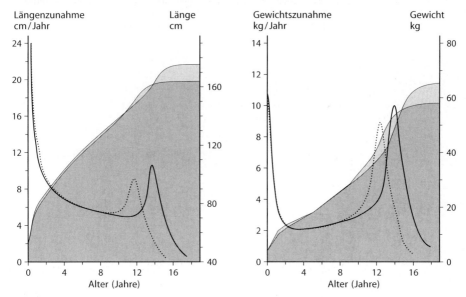

Abb. 4.2. Länge und Längenwachstum sowie Gewicht und Gewichtszunahme in verschiedenen Alterskategorien. Der durch die Pubertät bedingte Wachstumsschub setzt bei Mädchen (punktierte Kurve) frühzeitiger ein als derjenige der Jungen. Die Daten stammen aus England und sind ca. 30 Jahre alt. (Nach Tanner et al. 1966). Bezogen auf heutige Verhältnisse sind sowohl Männer als auch Frauen ungefähr 5 cm größer als in der Abbildung angegeben. (Cole et al. 1996 und Freeman et al. 1996).

Tabelle 4.3.   Normales Wachstum.

Alter	Länge [cm]	Gewicht [kg]	Körperoberfläche [m²]
Neugeborene	50	3,5	0,2
3 Monate	60	6	0,3
1 Jahr	75	10	0,45
3 Jahre	90	15	0,6
7 Jahre	120	25	0,8
10 Jahre	140	30	1
12 Jahre	150	40	1,2
15 Jahre	170	55	1,5
Erwachsene	175	70	1,7

Tabelle 4.4.   Grenzwerte für normale Natrium- und Kaliumkonzentrationen im Serum (mmol/l). (Nach Mabry 1992)

	Neugeborenes, 1 Woche	Erwachsener
Natrium	134–146	136–146
Kalium	3,5–5,5	3,5–5,0

Die Angaben beziehen sich auf Blut, das aus einem zentralen Venenkatheter entnommen wurde. Bei Säuglingen wird Blut häufig kapillär entnommen, dadurch werden Gewebe- und Blutzellen zerstört, Kalium kann ins Plasma strömen und die gemessenen Kaliumkonzentrationen sind deswegen häufig falsch-hoch.

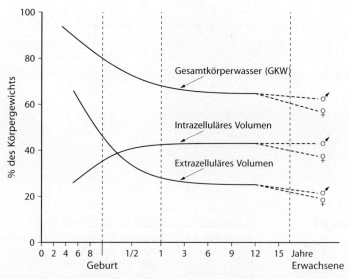

Abb. 4.3.   Verteilung des Körperwassers in Abhängigkeit vom Alter. (Nach Winters 1973)

Tabelle 4.5.   Durchschnittlicher Natrium-, Kalium- und Bikarbonatgehalt in verschiedenen Körperflüssigkeiten (Nach Wright 1968)

	Natrium [mmol/l]	Kalium [mmol/l]	Bikarbonat [mmol/l]
Speichel	40	20	10
Magensaft	60	9	5
Galle	145	5	30
Pankreassaft	140	10	100
Dünndarmsekret	125	10	25
Diarrhö	50–140	10–60	10–25
Liquor	140	4,5	20
Schweiß	<85	5	<10

Neugeborenen befinden sich ungefähr 60 % des GKW extrazellulär und 40 % intrazellulär. Während des Wachstums ändert sich die Verteilung, und nach der ersten Säuglingsperiode ist der intrazelluläre Raum größer als der extrazelluläre. *Ein 3jähriges Kind, das 15 kg wiegt, hat ein GKW von ca. 9,5 l (63 % des Körpergewichts), wovon sich ungefähr 6 l intrazellulär und 3,5 l extrazellulär befinden.*

Während der ersten Lebenstage kann das Serumkalium höher sein als bei Erwachsenen (Tabelle 4.4). Der Magensaft ist weniger sauer, aber im übrigen haben die Körperflüssigkeiten (Tabelle 4.5) ungefähr den gleichen Elektrolytgehalt wie bei den Erwachsenen.

Säure-Basen-Status
Etwa 1 h nach der Geburt hat das Kind eine leichte metabolische Azidose (Tabelle 1.1, S. 5). Zusätzlich haben Neugeborene noch eine niedrigere Bikarbonatkonzentration im Plasma: 21–23 mmol/l gegenüber 25–27 mmol/l bei älteren Kindern und Erwachsenen, weil die Nierenschwelle für Bikarbonat erniedrigt ist. Wenn das Kind 1–3 Wochen alt ist, gelten im wesentlichen die gleichen Normalwerte wie bei Erwachsenen.

Regelsystem
Kleine Kinder haben einen großen Flüssigkeitsumsatz. *Ein 3jähriges Kind mit einem Körpergewicht von 15 kg setzt ca. 1300 ml pro Tag um, was 8–9 % des Gewichtes entspricht.* Bei unzureichender Zufuhr oder wenn das Regelsystem, das diesen Umsatz kontrolliert, nicht funktioniert, kann sich in kurzer Zeit eine ernsthafte Flüssigkeits- und/oder Elektrolytverschiebung entwickeln.

Ein wichtiger Teil des Regelsystems ist im Hypothalamus und in der Hypophyse lokalisiert. Spezielle Rezeptoren im Hypothalamus reagieren bei Veränderungen der Osmolalität, v. a. auf Änderungen des Natriumgehalts des extrazellulären Volumens (EZV) und weniger auf die des Kalium-, Glukose- oder Harnstoffgehalts. Bei niedrigem Natriumgehalt des Plasmas bewirken

ADH, Durst   sie eine verminderte Ausschüttung von antidiuretischem Hormon (ADH) aus der Hypophyse. Dies hat zur Folge, daß eine erhöhte Wassermenge über die Nieren ausgeschieden wird, so daß der Natriumgehalt im Plasma ansteigt. Umgekehrt führt ein erhöhter Natriumgehalt im Plasma zu einem Anstieg der extrazellulären Osmolalität, was subjektiv als Durst wahrgenommen wird. Eine andere Folge ist die Freisetzung von ADH durch die Hypophyse, dadurch wird Wasser zurückgehalten. Das Regelsystem wird auch vom zirkulierenden Blutvolumen (BV) beeinflußt: Im rechten Vorhof befinden sich Rezeptoren, die bei

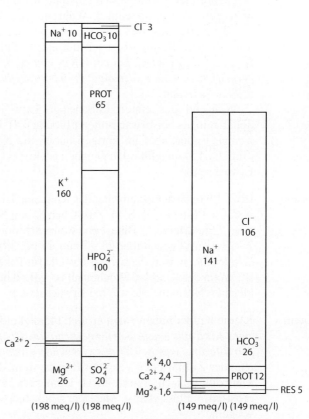

Abb. 4.4.   Ionenkonzentrationen in der intra- und extrazellulären Flüssigkeit nach der Neugeborenenperiode. Um zeigen zu können, daß Elektroneutralität (gleich viele negativ und positiv geladene Moleküle pro Volumeneinheit) vorliegt, werden die Konzentrationen in meq/l angegeben. Für 1wertige Ionen ist 1 meq = 1 mmol, für 2wertige Ionen gilt 1 mmol = 2 meq. PROT negativ geladene Proteine, RES Residualionen, d. h. negativ geladene Ionen, die nicht spezifiziert werden (Laktat, Sulfat, Phosphat etc.). (Nach Robson 1992)

„atrial natriu-
retic factor"
(ANF)

Abnahme des BV eine ADH-Ausschüttung und eine Wasserretention bewirken. Ebenfalls im rechten Vorhof befinden sich Rezeptoren, die bei einer Dehnung des Vorhofs die Freisetzung eines natriuretischen Peptids („atrial natriuretic factor", ANF) in die Blutbahn bewirken, was zu einer erhöhten Ausscheidung von Wasser und Natrium über die Nieren führt.   Beim jungen kranken Säugling, der seine Flüssigkeit intravenös erhält, sind die Regelmechanismen teilweise außer Kraft gesetzt. Die Empfindlichkeit der Nieren für ADH ist während der ersten Lebensmonate niedrig, und das Kind kann die Flüssigkeitszufuhr nicht über den Durst regeln.

Nach der Säuglingsperiode können gesunde Individuen dagegen große Änderungen in der Zufuhr von Wasser und Salz kompensieren. Abb. 4.5 zeigt z. B., daß das Blutvolumen bei einem Erwachsenen konstant ist, egal ob die tägliche Flüssigkeitszufuhr 1 oder 8 l beträgt. In gleicher Weise verhält es sich mit dem Serumnatrium. Eine interessante Beobachtung in diesem Zusammenhang sind die großen Unterschiede im Natriumumsatz, die es zwischen den verschiedenen Kulturen gibt: In einer Studie, die durchgeführt wurde, um den Zusammenhang zwischen Natriumaufnahme und Blutdruck zu erforschen, fand man, daß eine Gruppe Yanomamo-Indianer (Brasilien) im Mittel 0,2 mmol Na^+-Ionen täglich im Urin ausschieden, während Vergleichswerte von einer Gruppe aus Nordchina bei 240 mmol/ Tag lagen, also 1000 mal höher (Elliott 1988). Dies spiegelt den sehr unterschiedlichen Salzkonsum der Gruppen und die enorme Kapazität der Regelsysteme für die Aufrechterhaltung der Homöostase wieder. Das Serumkalium ist ebenfalls relativ unempfindlich für die Unterschiede in der Zufuhr. Der K^+-Wert erhöht sich nur um einige Zehntel mmol/l, wenn die Kaliumaufnahme mehr als verfünffacht wird. Dies beruht teilweise darauf, daß die normale Aufnahme im Vergleich zum totalen Kaliumvorrat des Körpers (s. unten) gering ist, teilweise darauf, daß eine Erhöhung des Serumkaliums sofort eine Ausschüttung von Aldosteron aus der Nebennierenrinde bewirkt, was zu einer erhöhten Kaliumausscheidung im Urin führt.

Aldosteron

Nieren-
funktion

Die Glomeruli sind in der 34.–35. SSW voll entwickelt, aber während der ersten Lebenstage ist der Flußwiderstand in den Blutgefäßen hoch (Abb. 1.7, S. 8) und darum die glomeruläre Filtrationsrate (GFR) noch niedrig; die Urinproduktion beträgt lediglich 0,2–1,0 ml/kgKG/h während der ersten 24 h. Die niedrige GFR fällt zeitmäßig mit einer geringen Flüssigkeitsaufnahme zusammen: Während der ersten Tage nach der Geburt ist die Milchproduktion der Mutter klein. Das normale Neugeborene ist deshalb an eine initiale Flüssigkeitskarenz angepaßt, und eine Flüssig-

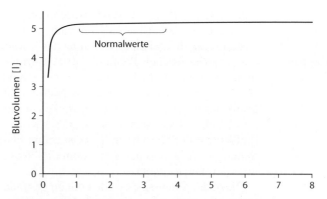

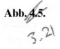

Abb. 4.5.

3.21

Blutvolumen in Relation zur Flüssigkeitsaufnahme bei Erwachsenen. Das Blutvolumen ändert sich kaum, trotz großer Unterschiede in der Flüssigkeitszufuhr. (Nach Guyton 1986)

keitszufuhr, die für ein 2 Wochen altes Kind adäquat ist, kann eine Überwässerung während der ersten Lebenstage hervorrufen.

Diurese

Am Ende der 1. Lebenswoche beträgt die stündliche Urinproduktion 2–5 ml/kgKG. Die hohe Urinmenge und die kleine Muskelmasse bewirken, daß der Kreatininwert, der bei Geburt gleich wie bei der Mutter ist, nach der 1. Lebenswoche niedrig ist (Abb. 4.6). Nach dem 1. Lebensjahr haben Kinder eine durchschnittliche Urinmenge zwischen 1 und 3 ml/kgKG/h.

Konzentrationsvermögen

Das Konzentrationsvermögen der Nieren ist bei dem neugeborenen Kind begrenzt. Bei der Geburt können die Nieren einen Urin von 300–400 mosmol/l produzieren, d. h. nicht viel über der Osmolalität im Plasma (290 ± 10 mosmol/l). Die Konzentrationsfähigkeit nimmt dann im Verlauf der ersten Lebenstage auf 600–700 mosmol/l zu, aber erst im Alter von 1/2 Jahr werden Erwachsenenwerte (1200–1400 mosmol/l) erreicht. Der kleine Säugling im Alter zwischen 0 und 3 Monaten kann sich deshalb nicht so effektiv gegen eine unzureichende Flüssigkeitszufuhr schützen wie der Erwachsene.

Verdünnungsvermögen

Das Verdünnungsvermögen ist dagegen gut. Schon im Alter von ein paar Tagen, wenn die Nierendurchblutung ansteigt, können die Nieren einen stark verdünnten Urin erzeugen. Bei großer Flüssigkeitsaufnahme kann die Osmolalität im Urin auf 40 mosmol/l absinken. Ist die Urinosmolalität niedriger als 260 mosmol/l, kann damit gerechnet werden, daß das Kind eine ausreichende Flüssigkeitszufuhr hat, vorausgesetzt es hat gesunde Nieren.

Blutdruck und Herzfrequenz

Bei reifen Neugeborenen variiert der systolische Blutdruck normalerweise zwischen 55 und 70 mmHg. Die Werte bei Frühgeborenen sind niedriger (Abb. 4.7). Bei Säuglingen unter 1 Jahr liegt der systolische Blutdruck in Ruhe normalerweise unter

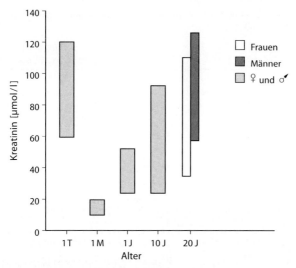

Abb. 4.6.

3.19

Normalwerte für die Kreatininkonzentration im Plasma. Die Werte am ersten Tag beziehen sich auf reife Neugeborene. Bei Frühgeborenen sind sie höher (80–180 µmol/l). (Nach Gregory 1989)

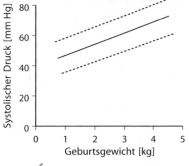

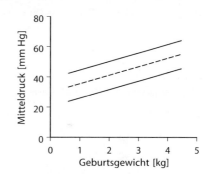

Abb. 4.7.

3.11

Blutdruck des wachen Neugeborenen im Alter von 0–12 h. Die durchgezogenen Linien geben Mittelwerte an und die gestrichelten Linien die obere und untere Normalgrenze (5. und 95. Perzentile). (Nach Versmold 1981)

100 mmHg (Abb. 4.8), und die Herzfrequenz beträgt in Ruhe ca. 120 Schläge/min, aber die Variationsbreite ist groß (Tabelle 4.6). Die Herzfrequenz fällt mit zunehmendem Alter ab. Atemabhängige Schwankungen der Herzfrequenz sind normal (Sinusarrhythmie) und können bei einzelnen Säuglingen und Kindern – insbesondere im Schlaf – ausgeprägt sein.

Kalorien-, Flüssigkeits- und Elektrolytzufuhr

Ein gesundes Kind von 2 Monaten verbraucht ca. 500 kJ/kgKG/ Tag, manchmal mehr (Tabelle 4.7), und die tägliche Flüssigkeitsaufnahme entspricht 17–25 % des Körpergewichts. Von der Energieaufnahme entfällt ca. 30 % auf das Wachstum und 10 %

Tabelle 4.6.   Normale Herzfrequenz bei wachen Kindern. (Nach Gersony 1992)

Alter	Herzschläge/min Mittelwert	Minimum	Maximum
Neugeborenes bis 1 Monat	125	70	190
1–12 Monate	120	80	160
1–3 Jahre	110	80	130
3–5 Jahre	100	80	120
5–7 Jahre	100	75	115
7–11 Jahre	90	70	110
11–16 Jahre	80	60	100

Tabelle 4.7.   Typische Tageseinfuhr von Flüssigkeit, Elektrolyten, Kohlenhydraten, Proteinen und Fett im Vergleich zum Körpergewicht (KG). (Fett enthält ca. 40 kJ/g, Kohlenhydrate ca. 17 kJ/g und Proteine ca. 17 kJ/g [1 kJ = 0,24 kcal])

Alter	Nahrung	Gewicht [kg]	Flüssigkeit [ml/ kgKG]	Energie [kJ/ kgKG]	Kohlenhydrate [g/ kgKG]	Proteine [g/ kgKG]	Fett [g/ kgKG]	Na⁺ [mmol/ kgKG]	K⁺ [mmol/ kgKG]
2–3 Wochen	Mutter-milch	1–4	170	500a	11–13	2	5–7	1	2,5
2–3 Wochen	TPE	1–4	100–180	300	10	2	2	4	2
2 Monate	Mutter-milch	5	150–250	400–700a	10–20	1,5–3	6–10	1–2	2,5–5
1 Jahr	TPE	10	100–125	400	12–14	1,75	4	3	2
6 Jahre	TPE	20	75–100	275–325	10	1,5	3	3	2
Erwachsene	TPE	70	40	140	4	1	1,5	1–2	1

a Der Energiegehalt der Muttermilch kann variieren.

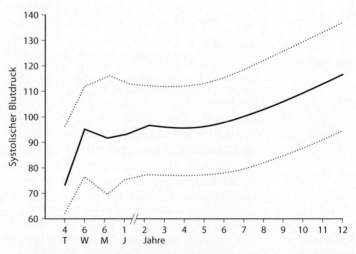

Abb. 4.8.

$3-12$

Blutdruck bei wachen Kindern. Die durchgezogenen Linien geben Mittelwerte an und die gestrichelten Linien die obere und untere Normgrenze (5. und 95. Perzentile). (Nach De Swiet et al. 1980)

Normale orale Zufuhr

10 % auf die physische Aktivität. Die Unterschiede von Kind zu Kind sind aber groß. Das normale Vorschulkind verbraucht ca. 400 kJ/kgKG/Tag, wovon 25 % auf die physische Aktivität entfallen und nur 2,5 % auf das Wachstum. Der durchschnittliche Erwachsene kommt mit knapp der Hälfte aus, ca. 150 kJ/kgKG/Tag, wovon ca. 20 % auf die physische Aktivität entfallen und nichts auf das Wachstum. Gewöhnlich setzt man den Flüssigkeitsbedarf in Beziehung zum Energiebedarf, wobei man pro 400 kJ 100 ml Wasser rechnet. Laut der Werte, die oben angegeben sind, benötigt also ein Vorschulkind 75–100 ml/kgKG/Tag, ein Erwachsener ca. 40 ml/kgKG/Tag. Die Muttermilch enthält relativ wenig Natrium, und mehr Kalium und man setzt manchmal bei den allerkleinsten Frühgeborenen Natrium zu.

Totale parenterale Ernährung (TPE)

Muß ein Kind total parenteral ernährt (TPE) werden, ist der Energieverbrauch normalerweise herabgesetzt, weil die Verluste über die Fäzes klein sind und die Aktivität des Kindes häufig durch die Krankheit eingeschränkt ist. Bei TPE ist die Zufuhr von Natrium gewöhnlich wesentlich höher als mit der Muttermilch (Tabelle 4.7).

Perioperative Flüssigkeitstherapie: Konzept

Der Gesamtbedarf an Flüssigkeit, der perioperativ zugeführt werden muß, kann in 4 Teilmengen aufgeteilt werden (Tabelle 4.8).

Der *Erhaltungsbedarf* ist der kontinuierliche Ersatz der „normalen" Verluste. Das *präoperative Defizit* besteht aus den Elektrolyt- und Flüssigkeitsverlusten, die vor der Operation vorhanden sind (z. B. langes Fasten, Ileus, Blutverlust wegen Trauma etc.). Der *intraoperative Korrekturbedarf* besteht aus den „abnormen" Verlusten, z. B. Evaporation, Drittraumverlust etc. Den *Blutverlust* betrachten wir separat. Mit diesem Konzept kann eine differenzierte Flüssigkeitstherapie durchgeführt werden. Die praktische Handhabung wird mit zwei Beispielen illustriert (s. S. 99 bzw. 100).

1. Erhaltungsbedarf

Menge
Kinder > 7 Tage

Es empfiehlt sich, vom Körpergewicht auszugehen und ein Schema anzuwenden, das die relativ große Körperoberfläche bei kleinen Kindern berücksichtigt (Tabelle 4.9). Vereinfacht kann vom 4-2-1-Schema gesprochen werden (4 ml/kgKG/h für die ersten 10 kgKG plus 2 ml/kgKG/h für die zweiten 10 kgKG plus 1 ml/kgKG/h über 20 kgKG).

Tabelle 4.8.   Perioperativer Flüssigkeitsbedarf

1. Erhaltungsbedarf (S. 91)
2. Präoperatives Defizit (S. 92)
3. Intraoperativer Korrekturbedarf (S. 96)
4. Blutverlust (S. 97)

Tabelle 4.9.   Erhaltungsbedarf: *intravenöse Zufuhr von 5 %igen Glukoselösungen mit 40 mmol Na⁺ und 20 mmol K⁺ pro Liter nach der 1. Lebenswoche.* Pro Grad Celsius Temperaturerhöhung 37 °C sollten zusätzlich 10 % mehr Flüssigkeit verabreicht werden

Gewicht [kg]	Menge pro Tag	Menge pro Stunde
3–5	125–150 ml/kgKG	5–6 ml/kgKG
5–10	100–125 ml/kgKG	4–5 ml/kgKG
10–20	1000 ml + 50 ml/kgKG für jedes kgKG über 10 kg	40 ml + 2 ml/kgKG für jedes kg über 10 kg
> 20	1500 ml + 25 ml/kgKG für jedes kg über 20 kgKG	60 ml + 1 ml/kgKG für jedes kg über 20 kg

Beispiel: Ein Kind, das 15 kg wiegt, erhält 1000 + (5 · 50) ml/Tag = 1250 ml/Tag oder 40 + (5 · 2) ml/h = 50 ml/h Flüssigkeit.

Tabelle 4.10.   Erhaltungsbedarf: intravenöse Zufuhr von 5 %igen Glukoselösungen mit 40 mmol Na⁺/l während der 1. Lebenswoche. Bei reifen, gesunden Neugeborenen über 3 kg wird 20 mmol K⁺ addiert, bei allen anderen muß die Kaliumzufuhr individuell angepaßt werden. Bei Niereninsuffizienz muß evtl. die Wasser- und Elektrolytzufuhr reduziert werden

Alter des Kindes	Menge [ml/kgKG/Tag]	Menge [ml/kgKG/h]
0–24 h	50–75	2–3
1–3 Tage	75–100	3–4
3–6 Tage	100–125	4–5
> 7 Tage	125–150	5–6

Neugeborenes 0–7 Tage

Während der 1. Lebenswoche wendet man ein Schema an, das dem geringen Flüssigkeitsbedarf in dieser Zeit Rechnung trägt. Die Flüssigkeitsangaben in Tabelle 4.10 beziehen sich auf reife, normalgewichtige Neugeborene.

Früh- und Mangelgeburten

Untergewichtige Neugeborene (Mangelgeburten) brauchen in den ersten Lebenswochen z. T. bedeutend höhere Flüssigkeitsmengen (140–180 ml/kgKG/Tag). Bei sehr kleinen Frühgeburten müssen manchmal Mengen über 200 ml/kgKG/Tag zugeführt werden.

Zusammensetzung

Obwohl große Unterschiede in der Natrium- und Kaliumzufuhr toleriert werden, besteht ein Konsens darüber, daß der tägliche

Natrium und
Kalium

Bedarf an Na^+ etwa 4 mmol/kgKG und derjenige von K^+ etwa 2 mmol/kgKG beträgt. Eine Erhaltungsinfusion enthält darum ungefähr 40 mmol Na^+/l (Tabellen 4.9. und 4.10). Wird eine Infusion nur kurze Zeit benötigt (weniger als 24 h), kann auf K^+-Zusatz verzichtet werden. Bei längerdauernder Verabreichung sollten ungefähr 20 mmol K^+/l vorhanden sein.

Glukose

Im allgemeinen enthalten Erhaltungsinfusionen 5 % Glukose. Damit wird das Wasser-Elektrolyt-Gemisch leicht hyperosmolar. Etwa 20 % des Kalorienbedarfs werden mit 5 %iger Glukose bei Anwendung der 4-2-1-Regel gedeckt, dies reicht praktisch immer aus, um perioperativ eine Hypoglykämie zu vermeiden. Kleine Früh- oder Mangelgeburten brauchen evtl. 10 %ige Glukose.

2. Präoperatives Defizit

Präoperative Nahrungskarenz

Vorausgesetzt, die präoperative Nüchternzeit ist kurz (4 bzw. 6 h, siehe Tabelle 4.11), liegt bei einem gesunden Kind kein präoperatives Flüssigkeitsdefizit vor. Lang dauernde Nüchternzeiten sind unnötig und sollten vermieden werden, da die Kinder sonst unzufrieden werden und schwieriger zu betreuen sind.

Bei normaler Magenentleerung beträgt die Halbwertszeit für klare Flüssigkeiten (Wasser, Saft, Tee) ungefähr 20 min. Die Halbwertszeit für Muttermilch und adaptierte Milch beträgt etwa 30 bzw. 50 min. Bei älteren Kindern ist die Magenentleerung nach einer Mahlzeit innerhalb von 2–3 h abgeschlossen. Allerdings bestehen, je nach der Zusammensetzung des Essens, beträchtliche Variationen. So verbleiben fetthaltige Mahlzeiten länger im Magen als kohlenhydrathaltige. Um diesen Variationen Rechnung zu tragen, wird empfohlen, nach einer normalen Mahlzeit eine Karenz von 4–6 h einzuhalten, bevor mit einer Anästhesieeinleitung für einen elektiven Eingriff begonnen wird. Klare Flüssigkeiten können für elektive Eingriffe bis 2 h vor Anästhesieeinleitung verabreicht werden (Tabelle 4.11).

Muß der Operationsbeginn aus nicht vorhersehbaren Gründen verschoben werden, so sollte es in den meisten Fällen noch möglich sein, peroral klare Flüssigkeit zuzuführen. Als Alternative kann bereits präoperativ eine intravenöse Infusion verabreicht werden.

Tabelle 4.11. Richtlinien für die minimale präoperative Nahrungskarenz

Alter	Milch, Brei, festes Essen	Klare Flüssigkeit (Saft, Zuckerlösung)
	Zeitraum [h]	Zeitraum [h]
< 1 Jahr	4 (Frauen)milch	2
> 1 Jahr	6	2

**Flüssigkeits-
defizit bei
kranken
Kindern**

*Entgleisung
langsam
(Tage)*

*Laboruntersu-
chungen*

Das Flüssigkeitsdefizit kann bei kranken oder verunfallten Kindern aufgrund verschiedener Parameter abgeschätzt werden. Grundsätzlich kann man unterscheiden zwischen einem langsam (über Tage) sich entwickelnden Volumenverlust (z. B. Gastroenteritis, Ileus) oder einem plötzlich auftretenden Volumenverlust (z. B. Trauma). Unabhängig von der Ätiologie muß zuerst die Hypovolämie und in zweiter Linie eine Elektrolytentgleisung korrigiert werden.

Wenn der Flüssigkeitsverlust langsam erfolgte, erhält man bei der Erhebung der Anamnese manchmal wichtige Informationen. So ist z. B. der Gewichtsverlauf von Bedeutung; viele Eltern wissen, wieviel ihre Kinder noch vor kurzem gewogen haben. Ebenfalls kann man sich bei den Eltern erkundigen, ob und wieviel das Kind uriniert hat. Kreislaufparameter sind unspezifisch: Die meisten kranken Kinder haben eine Tachykardie, der Blutdruck fällt erst, wenn das Defizit ausgeprägt ist oder wenn das Kind anästhesiert wird. Tabelle 4.12 gibt einige klinische Zeichen, die bei bestimmten Flüssigkeitsverlusten auftreten. Die Rekapillarisierungszeit wird gemessen, indem man durch leichten Druck eine Weißverfärbung des Fingernagelbetts erzeugt und anschließend die Zeit registriert, bis sich die Kapillaren wieder füllen.

Laborwerte können wichtige Informationen über die Ätiologie und den Schweregrad der Entgleisung vermitteln. Von Interesse sind v. a. Hämoglobin (oder Hämatokrit): Beim Ileus z. B. besteht ein Anstieg dieser Werte als Ausdruck einer Abnahme des zirkulierenden Blutvolumens („Eindickung"). Andere nützliche Laborwerte sind Leukozytenzahl inklusive Differenzierung (Infekt? Sepsis?), Gerinnungsfaktoren (intravasale Gerinnung?

Tabelle 4.12. Beurteilung des Dehydratationsgrades in % des Körpergewichts; jedes % entspricht 10 ml/kgKG

Dehydratation [% des Körpergewichts]	Symptome
5	Herabgesetzter Hautturgor trockener Mund Rekapillarisierungszeit 0–1,5 s
10	Tachykardie, Oligurie eingesunkene Fontanelle Apathie Rekapillarisierungszeit 1,5–3 s
15	eingesunkene Augäpfel hypotone Blutdruckwerte seltener Lidschlag Rekapillarisierungszeit >3 s
20	Koma, Krämpfe

Blutgasanalyse

*Entgleisung
schnell
(Minuten bis
Stunden)*

*Korrektur des
präoperativen
Defizits*

Sepsis?), Na$^+$ (Gastroenteritis, Säuglingstoxikose, SIADH), K$^+$ (Niereninsuffizienz, M. Addison, hypertrophe Pylorusstenose), Harnstoff und Kreatinin (prärenale, renale oder postrenale Niereninsuffizienz).

Die Blutgasanalyse gibt weniger über die Ätiologie als über den Schweregrad einer Entgleisung Auskunft. Idealerweise wird das Blut arteriell entnommen, aber auch kapilläre oder venöse Blutgasanalysen geben wichtige Informationen. Ein ausgeprägtes präoperatives Flüssigkeitsdefizit geht oft mit einer metabolischen Azidose einher. Ist diese unkompensiert, d. h. ist der pH-Wert tiefer als 7,30, so ist das Kind häufig in einem bedrohlichen Zustand.

Meistens handelt es sich hier um akute Traumata. Diese Zustände sind durch einen schnellen Verlust eines großen Teils des zirkulierenden Blutvolumens gekennzeichnet. Die Symptome des drohenden Kreislaufschocks sind in Tabelle 18.2. (S. 381) zusammengefaßt.

Nicht anästhesierte Kinder, insbesondere Neugeborene und Säuglinge, haben eine ausgeprägte Fähigkeit, den Blutdruck bei einer Hypovolämie lange aufrecht erhalten zu können. So kann beispielsweise 30–40 % des zirkulierenden Blutvolumens innerhalb kurzer Zeit verlorengehen, ohne daß ein Blutdruckabfall stattfindet. Der Mechanismus besteht in einer intensiven Vasokonstriktion, v. a. der Haut- und Muskelgefäße. Diese Vasokonstriktion ist sichtbar: die normalerweise rosige Haut des Kindes wird gräulich-weiß, evtl. auch zyanotisch. Zudem kann häufig eine „Marmorierung" der Haut beobachtet werden. Ebenfalls als Zeichen einer schlechten peripheren Durchblutung kann eine Temperaturstufe an den Extremitäten festgestellt werden. Eine Tachykardie kann nur bedingt als Zeichen einer Hypovolämie interpretiert werden, da dieses Symptom unspezifisch ist. Absolute Werte von Blutdruck und Herzfrequenz sind bei mäßigem bis starkem Volumenverlust wenig aussagekräftig, hingegen sind Veränderungen dieser beiden Parameter als Antwort auf schnelle Volumenzufuhr um so wichtiger. Die Tachypnoe ist ein typisches Symptom eines verminderten zirkulierenden Blutvolumens, während Bradypnoe und Bradykardie bedrohliche Symptome sind, die primär als Zeichen der Dekompensation einzustufen sind und entsprechend aggressiv behandelt werden müssen (Kap. 18, S. 385). Zur Beurteilung des zirkulierenden Blutvolumens während der Anästhesie s. S. 103.

Besteht eine Hypovolämie, so muß mit der initialen Flüssigkeitstherapie mit Volumenlösungen (Tabelle 4.13) sofort begonnen werden, ohne daß Laborresultate vorliegen. Im allgemeinen werden 10 ml/kgKG rasch zugeführt und wiederholt, bis die Zeichen der Hypovolämie verschwunden sind (s. Fallbericht 2,

Tabelle 4.13. Kristalloide Infusionen, die in der Pädiatrie und in der Kinderanästhesie verwendet werden

Name	Na^+ [mmol/l]	K^+ [mmol/l]	Ca^{2+} [mmol/l]	Mg^{2+} [mmol/l]	Cl^- [mmol/l]	Base [mmol/l]	Glukose [g/l]
Erhaltungsinfusionen							
„Erhaltungs-infusion"	40	20	–	–	60	–	50
Pädiafusin I	35	18	1	1,5	34	23	55
Volumenlösungen							
Ringer–Laktat	130	4	1,5	–	109	28	–
Eufusol	139	5	1,25	0,5	108	45	–
Sterofundin	140	4	1,25	0,5	106	45	–
Ionosteril	137	4	0,85	0,65	110	37	–
NaCl 0,9 %	154	–	–	–	154	–	–
Intraoperativ verwendete Infusionen							
Rehydrex	70	–	–	–	45	25	25
Pädiafusin II	70	18	1,5	2	64	29,5	55
Mischinfusion	70	–	–	–	70	–	25

Anmerkungen: Erhaltungsinfusionen werden gebraucht, um die normal auftretenden Verluste zu decken. Während „Pädiafusin" im Handel erhältlich ist, wird „Erhaltungsinfusion" lokal hergestellt (Basel). Volumenlösungen dienen zum Ersatz von abnormen Verlusten (präoperatives Defizit, intraoperativer Korrekturbedarf und Blutverlust). Da Rehydrex nicht überall erhältlich ist und Pädiafusin II eine hohe Glukosekonzentration aufweist, die nur in Sonderfällen intraoperativ eingesetzt werden sollte, werden an vielen Kliniken eigene Lösungen für den intraoperativen Bedarf hergestellt, indem z. B. gleiche Volumina einer 5 %igen Glukoselösung ohne Elektrolyte mit einer Volumenlösung gemischt werden („Mischinfusion").

S. 100). Besteht eine ausgeprägte Hypovolämie, kann Plasma (Albumin, pasteurisierte Plasmaproteinlösung etc.) oder ein Plasmaersatzpräparat (Hydroxyäthylstärke, Dextran) verwendet werden. Blut soll nur transfundiert werden, wenn ein großer Blutverlust offensichtlich ist (s. Kap. 5). Keinesfalls darf ein solches Defizit mit Infusionen mit einem niedrigen Natriumgehalt (unter 130 mmol/l) ersetzt werden, da sonst die Gefahr einer Wasserintoxikation droht (Tab. 4.18, S. 105 und S. 108).

Wenn immer möglich, soll vor einem operativen Eingriff das zirkulierende Blutvolumen wieder normal sein. Ist dies nicht der Fall, so riskiert man bei Anästhesiebeginn einen Blutdruckabfall, da die oben beschriebenen Kompensationsmechanismen durch die Anästhetika gedämpft oder ganz ausgeschaltet werden.

Ist die Hypovolämie korrigiert, muß man sich bewußt sein, daß Flüssigkeitsverschiebungen, die sich über längere Zeit entwickelt haben, auch länger brauchen, bis die Homöostase wieder hergestellt ist. Das kann z. B. bedeuten, daß bei einem Kind mit einer schweren Säuglingstoxikose 24–48 h verstreichen, bevor das Defizit wieder ganz ersetzt ist.

3. Intraoperativer Korrekturbedarf

Wir verstehen darunter den Flüssigkeitsbedarf, der durch nicht meßbare Verluste in den „dritten Raum" (Flüssigkeitssezernation in Hohlorgane und den Extrazellulärraum, Ödembildung etc.) entsteht. Bei den Drittraumverlusten, die in Tabelle 4.14 für einige typische Operationen angegeben sind, handelt es sich um grobe Schätzungen; sie können als Richtwerte dienen, sie ersetzen aber nicht die klinische Beurteilung aller Parameter, die zur Abschätzung des zirkulierenden Blutvolumens zur Verfügung stehen (Urinausscheidung, Blutdruck, Puls, ZVD etc., s. S. 103).

Da es sich um Flüssigkeiten handelt, die eine ähnliche Zusammensetzung wie diejenige des EZV aufweisen, soll mit Volumenlösungen ersetzt werden.

4. Blutverlust

Bei jeder Operation sollte man versuchen, den Gesamtblutverlust zu beurteilen. Der Ersatz erfolgt entweder mit einer isotonen Elektrolytlösung (Kristalloide) in der 3fachen Menge oder mit einer Kolloidlösung (Plasmaproteine oder Proteinersatzlösungen) in derselben Menge des geschätzten Verlustes. Der Blutverlust ist jedoch häufig schwierig abzuschätzen, z. B. bei Abdominaloperationen, deshalb berücksichtigt man zum Abschätzen des notwendigen Flüssigkeitsersatzes auch indirekte Parameter wie das Verhalten der Hämodynamik. Je nach intravasalem Volumenzustand und Hämoglobin bzw. Hämatokrit muß Blut transfundiert werden (s. Kap. 5).

Perioperative Flüssigkeitstherapie: Praxis

Hormonelle und neurovegetative Einflüsse

Das Operationstrauma verursacht die Ausschüttung von verschiedenen Hormonen, die einen tiefgreifenden Einfluß auf die Flüssigkeitshomöostase haben und damit die Menge und die Zusammensetzung der notwendigen Infusionen beeinflussen.

Tabelle 4.14. Geschätzter intraoperativer Korrekturbedarf bei einigen typischen Operationen

Operation	Korrekturbedarf [ml/kgKG/h]
Oberflächlicher Eingriff	0–1
Appendektomie	1–3
Größerer orthopädischer Eingriff	2–5
Thorakotomie	2–5
Laparotomie für Kolonoperation	5–10
Laparotomie bei Peritonitis	5–20
Laparotomie bei Gastroschisis	10–30

Bei größeren Operationen bewirkt die vermehrte Ausschüttung von antidiuretischem Hormon (ADH) eine Wasserretention. Werden intraoperativ Infusionslösungen verwendet, die nur wenig Natrium enthalten, kann eine Hyponatriämie resultieren. Eine weitere Reaktion auf den Operationsstreß besteht in der Ausschüttung von Kortikosteroiden und Katecholaminen, die ihrerseits zu Hyperglykämie und Vasokonstriktion führen kann. Ersteres ist bei der Zusammensetzung der Infusion zu berücksichtigen, und letzteres führt zu einem reduzierten zirkulierenden Blutvolumen. Schließlich ist davon auszugehen, daß große Operationen durch einen allgemeinen Kapillarschaden („capillary leak") zu Drittraumverlusten führen und dadurch den Flüssigkeitsbedarf erhöhen.

Infusionsmenge

Rein konzeptionell gesehen sollen die 4 Teilmengen, wie sie auf Seite 91 ff. vorgestellt wurden, separat berechnet und infundiert werden. Dabei muß die Zeit als Faktor berücksichtigt werden. Während der Erhaltungsbedarf kontinuierlich zugeführt wird, soll das präoperative Defizit wenn möglich vor der Anästhesieeinleitung ersetzt werden. Der intraoperative Korrekturbedarf wird v. a. während des Eingriffs, z. T. aber auch nach dem Eingriff, ersetzt (der Drittraumverlust findet auch in der postoperativen Phase noch statt). Der Blutverlust soll ebenfalls während des Eingriffs ersetzt werden, dabei ist aber daran zu denken, daß große Blutverluste, die nicht direkt sichtbar sind, nach Ende des Eingriffs erfolgen können und zu diesem Zeitpunkt ersetzt werden müssen. Verschiedene klinische Parameter wie Blutdruck, Herzfrequenz, Urinausscheidung etc. sowie Labormeßgrößen wie Blutgasanalyse tragen zur Entscheidung bei, wieviel Flüssigkeit intravenös gegeben wird.

Bei über 90 % aller kinderchirurgischen Eingriffe kann dieses Konzept stark vereinfacht werden, da nur kleine Flüssigkeitsverschiebungen stattfinden (s. Fallbericht 1 und Tabelle 4.15.). Bei 5–10 % sind größere Drittraumverluste oder Blutverluste zu berücksichtigen, während Patienten mit einem großen präoperativ bestehenden Flüssigkeitsdefizit relativ selten anzutreffen sind (Fallbericht 2). Bei diesen Fällen ist das Einhalten des oben beschriebenen Konzepts hilfreich.

Zusammensetzung von Infusionen

Es kann schwierig sein, aus der Vielzahl der zur Verfügung stehenden Infusionslösungen die geeigneten für die perioperative Flüssigkeitstherapie zu wählen (Tabelle 4.13). „Erhaltungslösungen" ersetzen den Flüssigkeitsbedarf und teilweise den Kalorienbedarf bei gesunden Kindern. Weil diese Infusionen einen niedrigen Natriumgehalt haben, sollten sie nicht als Ersatz für den intraoperativen Flüssigkeitsverlust eingesetzt werden. Diese

Tabelle 4.15.   Infusionsart und Menge für kleine kinderchirurgische Eingriffe (z. B. Inguinalhernie, Zirkumzision, Rektumbiopsie, Entfernung kleiner Hauttumoren, Myringotomie, Knochenmark- oder Lumbalpunktion etc.) für Kinder, die innerhalb 2–4 h vor dem Eingriff Flüssigkeit zu sich genommen haben: Praxis in Lund und Basel

Ort	Alter		
	0–3 Monate	3–12 Monate	1–16 Jahre
Lund	Rehydrex 5 ml/kgKG/h unmittelbar nach Anästhesieeinleitung bis zur oralen Flüssigkeitsaufnahme	Keine Infusion	Keine Infusion
Basel	Ringer-Laktat mit Glukose, 2 %ig, 5–15 ml/kgKG/h während der 1. Stunde, 2–6 ml/kgKG/h während der folgenden Stunde	Ringer-Laktat mit Glukose, 2 %ig, Infusionsmenge gleich wie 0–3 Monate alte Kinder	Ringer-Laktat ohne Glucose, Infusionsmenge gleich wie 0–3 Monate alte Kinder

Verluste sollten mit „Volumenlösungen", die glukosefrei sind und einen hohen Natriumgehalt aufweisen, ersetzt werden. Für „normale" Operationen, wo der Volumenverlust gering ist, werden intraoperativ häufig Infusionen verwendet, die relativ viel Natrium pro Volumeneinheit beinhalten (ca. 70 mmol/l) und deren Glukosegehalt zwischen 2 und 5 % beträgt. Man kann auch Ringer-Laktat mit oder ohne Glukose verwenden. Für diese Fälle reicht es aus, sich auf eine Infusionslösung zu beschränken. Für kurz dauernde Eingriffe wird manchmal auch ganz auf die Flüssigkeitszufuhr verzichtet (Tabelle 4.15).

Perioperative Flüssigkeitstherapie

Fallbericht 1 beschreibt ein gesundes Kind, bei dem eine Leistenhernieoperation durchgeführt werden soll. In diesem Fall kann das Konzept einfach gehandhabt werden. Fallbericht 2 ist ein Knabe mit Fieber, Ileus und Peritonitis. Hier müssen alle 4 Komponenten (Erhaltungsbedarf, präoperatives Defizit, intraoperativer Korrekturbedarf und Blutverlust) separat betrachtet werden.

Fallbericht 1   **Gesundes Kind für Herniotomie**
Dieser 16 Monate alte, 12 kg schwere Knabe hat zu Hause 3 h vor Anästhesieeinleitung noch etwa 200 ml Apfelsaft zu sich genommen (Tabelle 4.11). Es besteht demnach kein präoperatives Defizit. Der geplante Eingriff dauert voraussichtlich 30 min; die Anästhesiedauer hinzugerechnet, wird das Kind ungefähr 1 h zu betreuen sein. Der Erhaltungsbedarf beträgt damit 44 ml. Der Korrekturbedarf ist klein, wir rechnen für diesen Fall 1 ml kgKG/h

(Tabelle 4.14), d. h. 12 ml/h. Der Blutverlust wird auf 10 ml geschätzt, der Ersatz erfolgt theoretisch mit der 3fachen Menge an Kristalloiden, entsprechend 30 ml z. B. Ringer-Laktat. Somit errechnet sich der gesamte Bedarf auf weniger als 100 ml.

Kommentar   Ein gesundes Kind kann auf eine so kleine Menge Flüssigkeit ganz verzichten, weshalb für diesen Eingriff überhaupt keine Flüssigkeit zugeführt werden muß. Allerdings sind sich die meisten Kinderanästhesisten einig, daß aus anästhesietechnischen Gründen trotzdem eine intravenöse Kanüle gelegt werden soll.

Entschließt man sich dazu, intravenös Flüssigkeit zu geben, so ist es aus praktischen Gründen sinnvoll, den Erhaltungsbedarf, den Korrekturbedarf und den Blutverlust mit einer einzigen Infusion abzudecken (s. S. 98 und Tabelle 4.13). Ebenfalls aus praktischen Erwägungen kann ein vereinfachtes Schema für die Infusionsmenge angegeben werden (Tabelle 4.15).

Fallbericht 2   **3 Jahre alter Junge mit Peritonitis**
Ein 3jähriger Junge wird stationär aufgenommen, nachdem er Bauchschmerzen gehabt und in den letzten 24 h erbrochen hat. Die vorläufige Diagnose lautet: unklares Abdomen mit deutlichen Zeichen einer Peritonitis. Man will innerhalb von 2–3 h operieren. Bei der Untersuchung ist das Kind etwas blaß, aber nicht marmoriert, sehr träge, aber nicht komatös, hat trockene Schleimhäute und offensichtlich starke Schmerzen. Der Puls ist 160, der Blutdruck 80/50 im schmerzfreien Intervall, die Halsvenen treten nicht hervor. Der Junge hat seit 12 h keinen Urin ausgeschieden. Das Gewicht beträgt 14 kg und die Temperatur 39 °C. Die Eltern glauben, daß er vor der Erkrankung etwa 15 kg wog. Obwohl Blut für Laboruntersuchungen entnommen wurde, sind die Resultate noch ausstehend.

Wie soll die Flüssigkeitszufuhr während der ersten Stunden aussehen? Der Patient weist Zeichen der Hypovolämie auf. Weil sein Zustand als kritisch beurteilt wird, erhält er 300 ml Plasmaproteinlösung (2mal 10 ml/kgKG) über 15 min. Sauerstoff wird über die Maske gegeben, was der Junge ohne Protest akzeptiert. Gleichzeitig denken wir über die Größenordnung der Verluste des Patienten nach. Die Gewichtsangaben sprechen für ein Flüssigkeitsdefizit von ca. 1 l, aber die Symptome deuten auf ein 10- bis 15 %iges Defizit hin (Tabelle 4.12), d. h. etwa 1500–2000 ml. Weil ein Ileuszustand mit Peritonitis vereinbar ist mit großen Verlusten von Flüssigkeit, Elektrolyten und Proteinen in den Darm und in die Bauchhöhle, ist der zuletzt genannte Wert wahrscheinlicher, und wir behandeln so, als hätte er ein *präoperatives Defizit* von ca. 1800 ml. Nachdem er die ersten 300 ml bekommen hat, wird eine neue Kontrolle des Kreislaufstatus durchgeführt: Puls 140, Blutdruck 85/50, Halsvenen nicht sichtbar. Es werden nun zusätzlich 600 ml Ringer-Laktat über 45 min gegeben, gleichzeitig wird eine *Erhaltungsinfusion* begonnen (Tabelle 4.13). Da der Patient 39 °C Fieber hat, wird während der nächsten Stunden von dieser Infusion konstant 70 ml/h verabreicht (Tabelle 4.9). Der Patient erhält einen Dauerkatheter zur Bestimmung der stündlichen Urinproduktion. Während der ersten Stunde wird er wiederholt untersucht. Die zugeführte Menge Flüssigkeit entspricht fast der Hälfte des Blutvolumens, und es besteht theoretisch das Risiko der Flüssigkeitsüberlastung. Der Patient zeigt jedoch keine Dyspnoe, und die Lungenauskultation ist normal. Die stündliche Bilanz ist aus Tabelle 4.16 ersichtlich.

1 h nach Beginn der Flüssigkeitszufuhr werden 970 ml infundiert, der Puls ist zu diesem Zeitpunkt 130, der Blutdruck 100/60, und die Halsvenen schimmern durch. Der Patient hat während der letzten 30 min 10 ml Urin ausgeschieden und sieht offensichtlich munterer aus. Jetzt treffen die Laborwerte ein. Das Hb bei Aufnahme ist 115 g/l, Serumnatrium 136 mmol/l, Serumkalium 4,8 mmol/l, pH-Wert 7,24 und Basenüberschuß −7 mmol/l, Blutzucker 6,5 mmol/l. Demzufolge war das Kind bei Eintritt normonatriämisch. Das bedeutete jedoch nicht, daß kein Na⁺-

Tabelle 4.16. Perioperative Flüssigkeitstherapie des Fallberichts 2 (Zufuhr in ml). Beispiele für Volumenlösungen s. Tabelle 4.11

Ersatz [ml]	1. h	2. h	3. h Op	4. h Op	5. h	6. h	Gesamt
Erhaltungsinfusion	70	70	70	70	70	70	420
Präoperatives Defizit							
– Plasmaprotein	300	–	–	–	–	–	300
– Volumenlösung	600	300	300	300	–	–	1500
Intraoperativer Korrekturbedarf							
– Volumenlösung	–	–	225	225	90	–	540
Blutverlust							
– Volumenlösung	–	–	150	150	–	–	300

Defizit bestand, vielmehr lag ein kombinierter Wasser-
und Na$^+$-Mangel vor.

Die nichtkompensierte metabolische Azidose belegte
den kritischen Zustand, in dem sich der Patient bei Eintritt
befand. Die Entgleisung des Flüssigkeitshaushaltes des
Patienten ist bis jetzt noch nicht komplett korrigiert, aber
die Hypovolämie ist behoben. Unserer Meinung nach
kann der Patient nun operiert werden. Aus verschiedenen
Gründen dauert es jedoch noch eine weitere Stunde, bevor
die Operation beginnt.

Was sollte während der nächsten Stunde gegeben werden? Ist eine Zufuhr von Blut nötig? Die Blutentnahme ist
gemacht worden, bevor die Volumenkorrektur durchgeführt wurde, d. h. als der Patient noch „eingedickt" war,
dementsprechend liegt der wahre Hb-Wert wahrscheinlich
tiefer. Vermutlich wird der Patient leicht anämisch, wenn
das Blutvolumen mit Flüssigkeit aufgefüllt wird, der Hb-
Wert wird aber kaum in einen kritischen Bereich abfallen.
Solange wir keine frische Blutung vermuten, können wir
deshalb bis auf weiteres von einer Bluttransfusion Abstand
nehmen. Man sollte jedoch zur Sicherheit mit einem größeren Blutverlust während der Operation rechnen. Zwei
Konserven werden deshalb für einen eventuellen Bedarf
reserviert.

In der zweiten Stunde läuft weiterhin die Erhaltungsinfusion, zusätzlich werden nochmals 20 ml/kgKG Ringer-
Laktat gegeben. Somit sind dem Patienten bis jetzt
1200 ml seines ursprünglich vorhandenen Defizits ersetzt
worden. Es fehlen also noch 600 ml, bevor das gesamte
berechnete Flüssigkeitsdefizit behoben ist.

Obwohl das Gesamtkörperwasser noch nicht normal
ist, nehmen wir an, daß die bestehende Hypovolämie korrigiert ist. Wir machen nochmals eine venöse Blutgasanalyse, um herauszufinden, ob die metabolische Azidose
abgenommen hat. Vor der Anästhesieeinleitung ist es
möglich, über die V. basilica einen zentralvenösen Katheter einzuführen: der zentralvenöse Druck (ZVD) beträgt
6 mmHg, was unserer Einschätzung des Volumenzustan-
des entspricht. Nach Einleitung der Anästhesie und
Beginn der kontrollierten Beatmung steigt er auf
10 mmHg. Es wird nun eine großzügige Laparatomie
durchgeführt, man findet ein perforiertes Meckel-Diverti-
kel, einen Ileus und eine Peritonitis. Wir infundieren weiterhin 70 ml Erhaltungsinfusion/h und ersetzen das präoperative Defizit mit 300 ml Ringer-Laktat. Wir schätzen
den *Korrekturbedarf* (Drittraumverlust) auf 15 ml/kgKG/

h (= 225 ml/h). Der *Blutverlust* beträgt in der ersten Stunde ungefähr 50 ml, dieser Verlust wird mit der 3fachen Menge Ringer-Laktat ersetzt. Die präoperativ entnommene zweite Blutgasanalyse ergibt normale Werte.

Während der zweiten Stunde des Eingriffs werden praktisch identische Flüssigkeitsmengen verabreicht, der ZVD ändert sich nicht. Die Blutgase sind weiterhin normal, das Hämoglobin beträgt nun 82 g/l. Da der Eingriff bald zu Ende ist, verzichten wir auf eine Bluttransfusion.

Postoperativ ändern wir die Erhaltungsinfusion nicht, hingegen rechnen wir mit einem kleineren Korrekturbedarf von 6 ml/kgKG/h. Nach 1 h ist die Urinausscheidung auf 30 ml/h angestiegen, und der ZVD beträgt (nach Extubation) 10 mmHg. Diesen Wert erachten wir als zu hoch und stoppen deshalb die Infusion für den Korrekturbedarf.

Kommentar   Dieser Fallbericht zeigt, daß in komplizierten Situationen für die Flüssigkeitstherapie ein konzeptionelles Vorgehen hilfreich ist, andererseits aber auch die klinischen Parameter, die sich ständig ändern, bei den Entscheidungen berücksichtigt werden müssen.

Beurteilung des zirkulierenden Blutvolumens beim anästhesierten Kind

Da eine direkte Messung des zirkulierenden Blutvolumens mit den herkömmlichen Methoden nicht möglich ist, muß es aufgrund von verschiedenen Parametern abgeschätzt werden (Tabelle 4.17). Im Gegensatz zum wachen Patienten können beim anästhesierten Patienten verschiedene Parameter gar nicht gemessen werden (Bewußtsein, Atmung), andere müssen unter Anästhesie anders interpretiert werden (Blutdruck, Herzfrequenz).

Der ZVD gibt Informationen über den Füllungsdruck und – sofern die Dehnbarkeit der Herzkammern normal ist – den Volumenzustand des rechten Herzens. Weil Kinder selten eine isolierte Rechts- oder Linksherzinsuffizienz haben, wird er auch als Maß für den Füllungsdruck auf der linken Seite des Herzens benutzt. Ein Abschätzen des ZVD kann durch Beobachten des Füllungsgrades der Halsvenen erfolgen. Wenn die Venen bei flacher Rückenlage des Kindes sichtbar sind, beträgt der ZVD mindestens 2–3 mmHg.

Blutdruck   Die reflektorischen Kompensationsmechanismen sind beim wachen Kind gut entwickelt. Beim anästhesierten Kind sind

Tabelle 4.17.   Befunde bei vermindertem Blutvolumen

Tiefe Füllungsdrücke
– zentraler Venendruck herabgesetzt
– eingefallene Fontanellen

Erniedrigtes Herzminutenvolumen
– tiefer Blutdruck
– herabgesetzte Urinproduktion
– verminderte zentralvenöse O_2-Sättigung

Kompensatorische Reflexe
– Tachykardie (in Extremfällen Bradykardie)
– schlechte periphere Durchblutung

diese Mechanismen teilweise oder manchmal sogar vollständig ausgeschaltet, und ein 10 %iger Verlust des Blutvolumens wird bereits eine Hypotension auslösen. Je tiefer die Anästhesie, desto eher tritt eine Hypotension bei einem reduzierten Blutvolumen auf.

Puls   Vorausgesetzt, der Barorezeptorenreflex ist durch eine tiefe Inhalationsanästhesie nicht vollständig ausgeschaltet, verursacht eine Hypovolämie beim anästhesierten Kind vorerst eine Tachykardie. Bei einer weiteren Verminderung des zirkulierenden Blutvolumens kann aber als Zeichen der hämodynamischen Dekompensation eine Bradykardie auftreten. Ein erhöhter Puls ist eine sehr unspezifische Beobachtung, und es gibt viele andere Gründe als ein niedriges Blutvolumen für eine Tachykardie (Atropin, oberflächliche Anästhesie, Isofluran etc).

Diurese   Die Urinproduktion stellt ein indirektes Maß der Nierendurchblutung dar. Wenn der Patient 1 ml/kgKG/h Urin produziert, ist das zirkulierende Blutvolumen wahrscheinlich zufriedenstellend. Dagegen wird die Diurese häufig durch das Operationstrauma gehemmt, weshalb eine niedrigere Ausscheidung noch kein Zeichen einer sich anbahnenden Hypovolämie sein muß. In der Praxis wird die stündliche Urinproduktion mit einem Blasenkatheter gemessen, wenn der chirurgische Eingriff mehrere Stunden dauert, der vorauszusehende Blutverlust groß oder der Zustand des Patienten kritisch ist.

Die Urinproduktion ist während der ersten Lebenstage ebenfalls ein unzuverlässiges Maß (Kap. 1, S. 7). Weil die großlumigen Schläuche des Erwachsenenkathetersets ca. 40 ml pro Meter Schlauchlänge fassen, sollten für Säuglinge dünnere Schlauchsysteme verwendet werden, z. B. Schläuche eines abgeschnittenen Infusionssystems (sie fassen ca. 5 ml pro Meter Schlauchlänge).

Haut   Die Rekapillarisierung nach Kompression der Haut über der Stirn sollte innerhalb von 1–2 s erfolgen. Eine längere Zeit spricht für eine Vasokonstriktion und sollte primär als Zeichen eines verminderten Blutvolumens interpretiert werden. Die Hauttemperatur der Arme und Beine gibt beim wachen Patienten einen Hinweis auf die periphere Durchblutung, beim anästhesierten Patienten ist die Hauttemperatur aber unzuverlässig. Warme Finger bedeuten nicht unbedingt, daß der Kreislauf gut ist, wenn der Patient mit Operationstüchern abgedeckt und mit Inhalationsanästhetika betäubt ist.

Störungen des Elektrolyt-, Säure-Basen- und Glukosehaushalts

Grundsätze der Behandlung

Bei jeder Flüssigkeits- und Elektrolytzufuhr muß man sich fragen, wohin die zugeführte Komponente im Körper transportiert werden soll. „Volumenlösungen" haben ungefähr denselben Natriumgehalt wie die extrazelluläre Flüssigkeit (Tabelle 4.13, S. 95) und verbleiben in großem Umfang im EZV. Reine Zuckerlösungen ergeben den gleichen Effekt wie Wasser, weil der Zucker in die Zellen diffundiert, wo er allmählich verbrannt wird. Glukoselösungen ohne Elektrolyte verteilen sich also sowohl in den EZV als auch in den IZV und tragen wenig zur Erhöhung des Blutvolumens bei.

Grundsätzlich sollte eine Komponente nicht schneller zugeführt werden, als sie verteilt werden kann. Dies gilt v. a. bei ausgeprägten Elektrolytentgleisungen (Hyponatriämie bzw. Hypernatriämie). In diesen Fällen ist es von Vorteil, beobachtete Verschiebungen allmählich (über mehrere Stunden bis mehrere Tage) zu korrigieren. Als Grundregel kann man sagen, daß sich langsam entwickelnde Störungen auch langsam therapiert werden sollten. Ein gutes Beispiel hierfür ist die akute bzw. chronische Hyponatriämie. Im ersten Fall kann die Korrektur über Stunden durchgeführt werden, im zweiten Fall sollte man das Serumnatrium nur sehr langsam ansteigen lassen, weil sonst schwere, irreversible neurologische Störungen auftreten können.

Entgleisungen des Serumnatriums

Pathophysiologie

Zum besseren Verständnis des Na^+- und Wassergleichgewichts werden zwei grundlegende Mechanismen besprochen, die für die Regulierung ausschlaggebend sind.

- Die Natriumionen spielen mengenmäßig zusammen mit den negativ geladenen Ionen die dominierende Rolle in der Zusammensetzung und der Aufrechterhaltung des osmotischen Gleichgewichts des EZV (Abb. 4.4). Etwas vereinfacht kann man sagen, daß der Gesamtnatriumbestand die Größe des EZV bestimmt. Eine Hyponatriämie kann auftreten, wenn entweder Natrium verloren geht oder freies Wasser eingelagert wird. So betrachtet kann bei der Hyponatriämie der Gesamtnatriumbestand vermindert, normal oder sogar erhöht sein (Tabelle 4.18). Umgekehrt kann der Gesamtnatriumbestand bei der Hypernatriämie erhöht, normal oder vermindert sein (Tabelle 4.19).

● Die Nieren regulieren normalerweise den Natrium- und Wasserhaushalt. Jede Störung der einzelnen Funktionen der Nieren (glomeruläre Filtration, tubuläre Natriumrückresorption, ADH-abhängige Rückresorption von freiem Wasser) kann zu einer Entgleisung der Homöostase und zur Hypo- oder Hypernatriämie führen.

Hyponatri-ämie   Die Ursachen der Hyponatriämie (Serumnatrium < 134 mmol/l) können entsprechend der Abweichung des GKW und des Gesamtnatriumgehalts in 3 Kategorien unterteilt werden (Tabelle 4.18). Die Zuordnung einer gegebenen Entgleisung in eine der 3 Kategorien erlaubt eine rationale Therapie.

Tabelle 4.18.   Ursachen der Hyponatriämie

1. GKW und Gesamtnatriumbestand erniedrigt (hypovoläme Zustände)
   ● Gastrointestinale Verluste (Erbrechen, Durchfall, Fisteln)
   ● Renale Verluste (Diuretika, interstitielle Nephrose, Salzverlustsyndrom)
   ● Nebennierenrindeninsuffizienz
   ● Drittraumverluste (Ileus, Verbrennungen, Aszites)

2. GKW erhöht, Gesamtnatriumbestand normal
   ● SIADH
   ● „Wasserintoxikation"

3. GKW und Gesamtnatriumbestand erhöht (ödematöse Zustände)
   ● Herzinsuffizienz
   ● Akute Niereninsuffizienz
   ● Leberzirrhose

Klinische
Symptome   Nicht nur die absolute Natriumkonzentration im Serum, sondern auch die Geschwindigkeit, mit der sich die Entgleisung entwickelt, bestimmen die klinischen Zeichen. So wird ein Kind, bei dem sich eine Hyponatriämie während 2–3 Tagen entwickelt, bei einer Natriumkonzentration von 120 mmol/l evtl. asymptomatisch sein. Andererseits kann sich ein akutes Absinken des Serumnatriums (innerhalb Stunden) unter 125 mmol/l als Verlangsamung, Übelkeit, Verwirrtheit und evtl. als Krampfanfall äußern.

Eine sorgfältige klinische Untersuchung, eine genaue Anamnese und das Studium weiterer Laborwerte wird die Zuordnung in eine der 3 Kategorien in Tabelle 4.18 ermöglichen. Ein-

2jähriges Kind, das in den vergangenen 2 Tagen 500 g Gewicht verloren hat, wird höchstwahrscheinlich in Kategorie 1 eingeteilt werden. Ein Kind mit einem Hirntumor fällt wahrscheinlich in Kategorie 2 (SIADH), während ein ödematöses Kind mit einem Serumkreatinin von 350 µmol/l in Kategorie 3 gehört.

Behandlung   Eine spezifische Diagnose ist notwendig, da sich die Therapie der einzelnen Krankheiten stark voneinander unterscheidet. Von zentraler Bedeutung ist die Beurteilung, ob eine Hypovolämie vorliegt (Kategorie 1 in Tabelle 4.18). In diesem Fall muß schnell eine Volumenlösung zugeführt werden. Die Menge richtet sich nach dem geschätzten Defizit (Tabelle 4.12, S. 94). Das Ziel der Infusionstherapie ist, das zirkulierende Blutvolumen sofort wieder aufzufüllen, was mit einer NaCl-Infusion oder Plasmaproteinlösung, 10–20 ml/kgKG, während einiger Minuten erfolgt. Weil bei präschockierten Patienten häufig auch eine metabolische Azidose besteht, kann in diesen Fällen zusätzlich Natriumbikarbonatlösung als Natriumersatz verwendet werden. Natriumbikarbonat ist in jedem Krankenhaus in konzentrierter Form greifbar, weil es für Reanimationen verwendet wird (8,4 %ige Lösung, entsprechend 1 ml = 1 mmol). Die Dosierung beträgt 1–2 mmol/kgKG während einiger Minuten.

Nachdem die Hypovolämie und Azidose korrigiert ist, ist der Zeitpunkt gekommen, sich über die Ursache der Hyponatriämie Gedanken zu machen und eine Diagnose zu stellen. Je nachdem, wie schnell sich die Hyponatriämie entwickelt hat, wird der geschätzte Ersatz von NaCl während den darauffolgenden 12–48 h infundiert.

Eine Hyponatriämie, die sich aufgrund einer Erkrankung der Nieren oder Nebennieren entwickelt, benötigt evtl. eine spezifische Ersatztherapie, z. B. NaCl-Zufuhr beim Salzverlustsyndrom oder Kortikosteroide bei der Nebennierenrindeninsuffizienz.

Hat der Patient ein erhöhtes GKW und einen normalen oder erhöhten Gesamtnatriumbestand (Kategorien 2 und 3), so ist die Therapie der Wahl die Einschränkung der Zufuhr von Wasser auf 25–50 % des Erhaltungsbedarfs. Diese Menge wird in Form von 0,9 %iger NaCl-Lösung zugeführt. Bei einer akut aufgetretenen Entgleisung können zentralnervöse Symptome vorübergehend mit einer Infusion von 3 % NaCl (0,5 mmol/ml) behoben werden: Weil das EZV ungefähr 30 % des Körpergewichts beträgt, ergibt die Multiplikation des Körpergewichts mit 0,3 die Menge Na^+-Ionen in mmol, die benötigt wird, um das Serum-Na^+ um 1 mmol/l anzuheben. Die Geschwindigkeit der NaCl-Zufuhr hängt vom Schweregrad der zentralnervösen Symptome ab, bei Bewußtlosigkeit und Krampfanfällen werden bis zu 1 mmol/kgKG/10 min empfohlen. Engmaschige Kontrollen des Serumnatriums müssen in diesen Situationen erfolgen.

Bei einer Wasserintoxikation normalisiert sich das Serumnatrium schnell, da gesunde Nieren freies Wasser ohne Probleme eliminieren können. Beim SIADH besteht diese Möglichkeit der Nieren nicht, deshalb ist die Therapie bei diesem Krankheitsbild schwieriger. Besteht eine starke Zunahme des EZV, kann ein Versuch mit Diuretika gerechtfertigt sein, allerdings wird dadurch auch der Natriumpool des Körpers vermindert, und die Wirkung auf das Serumnatrium kann nicht vorausgesagt werden.

Besteht eine Zunahme des EZV und des Gesamtnatriumbestands (ödematöse Zustände, Kategorie 3 in Tabelle 4.18), genügt meistens eine Restriktion der Wasserzufuhr. Diuretika werden in diesen Zuständen häufig eingesetzt.

**Hypernatri-
ämie**
Ursachen

Verschiedene Krankheiten können eine Hypernatriämie (Serumnatrium > 146 mmol/l) verursachen (Tabelle 4.19). Die Hypernatriämie kann mit einem erhöhten, erniedrigten oder normalen Gesamtkörperwasser einhergehen, und der Gesamtnatriumbestand kann ebenfalls erhöht, erniedrigt oder normal sein. Wird eine schwere Gastroenteritis mit großem Wasserverlust nicht behandelt, entstehen Zustände der 1. Kategorie. Es kann vorkommen, daß eine Gastroenteritis mit stark natriumhaltigen Getränken (zu stark konzentrierte Säuglingsnahrung) therapiert wird; das Resultat ist dann ein Zustand der Kategorie 2. Der zentrale Diabetes insipidus bei schweren neurologischen Erkrankungen ist die häufigste Ursache der Hypernatriämie auf pädiatrischen Intensivstationen (Kategorie 3).

*Klinische
Symptome*

Wasser wird vom intrazellulären in den extrazellulären Raum verlagert, die Symptome entsprechen demnach einer Dehydratation der Zellen. Da Hirnzellen am empfindlichsten darauf reagieren, stehen bei der Hypernatriämie vorwiegend ZNS-Symptome wie Lethargie, Irritabilität, Muskelschwäche, Krämpfe und Koma im Vordergrund.

Besteht eine schwere Dehydratation, kann sich die Krankheit durch Symptome des Präschocks (Tachykardie oder Bradykar-

---

Tabelle 4.19.   Ursachen der Hypernatriämie

1. GKW und Gesamtnatriumbestand erniedrigt
   - Durchfälle, osmotische Diurese

2. GKW und Gesamtnatriumbestand erhöht
   - Natriumzufuhr erhöht (Infusionen, Nahrung)
   - Hyperaldosteronismus (selten bei Kindern)

3. GKW erniedrigt Gesamtnatriumbestand normal, (Wasserverlust)
   - Wasserverlust durch Schwitzen
   - Renaler Wasserverlust: zentraler oder renaler Diabetes insipidus

die, Hypotension, kalte Extremitäten, verlängerte Rekapillarisierung, metabolische Azidose etc.) manifestieren.

Therapie   Wie bei der Hyponatriämie muß primär eine Hypovolämie
diagnostiziert und behandelt werden. Ist das Kind präschockiert,
so soll man vorerst 10–20 ml/kgKG physiologische NaCl⁻ oder
Plasmaproteinlösung infundieren.

Bestehen keine Zeichen der Hypovolämie oder wurde die
Hypovolämie behoben, beruht die Therapie auf dem Charakter
der Entgleisung. Wenn immer möglich, soll kausal behandelt
werden, das bedeutet die vorsichtige Zufuhr von Insulin beim
Coma diabeticum oder Arginin-Vasopressin beim zentral
bedingten Diabetes insipidus etc. Hat das Kind eine Zunahme
sowohl des GKW als auch des Gesamtnatriumbestands (Kategorie 1), so können Diuretika zusammen mit 5 %iger Glukose eingesetzt werden. Ist das GKW erniedrigt und der Gesamtnatriumbestand normal (Kategorie 2) oder erniedrigt (Kategorie 3), soll
eine hypotone Flüssigkeit infundiert werden (z. B. Pädiafusin 1).

Die Infusionsgeschwindigkeit richtet sich nach dem Ausmaß
der Dehydratation. Die Korrektur sollte nicht zu schnell
erfolgen, da sonst das Risiko eines Hirnödems besteht. Als
Richtgröße kann gelten, daß die Plasmaosmolalität während der
ersten 6–12 h auf 330 mosmol/l gesenkt werden sollte, anschließend kann die definitive Korrektur über weitere 12–48 h
erfolgen.

Entgleisungen des Säure-Basen-Haushalts

Metabolische   Die metabolische Azidose kommt z. B. bei Diarrhö, Herzinsuffi-
Azidose   zienz, Niereninsuffizienz und Hypovolämie (Minderperfusion)
vor. Bei schwerer Diarrhö gehen Bikarbonationen über den
Darm verloren. Bei ungenügender Organoxygenierung vollzieht
sich ein Übergang zum anaeroben Metabolismus mit Laktatan-
sammlung als Folge. Bei der Niereninsuffizienz kann der Körper
nicht mit den sauren Abbauprodukten fertig werden.

Dieser O_2-Mangel auf zellulärem Niveau kann auch durch
eine Lungenerkrankung (Hypoxämie), Anämie, Hypovolämie
und Herzinsuffizienz verursacht sein. Häufig führen verschiedene Mechanismen gleichzeitig zum Bild einer schweren metabolischen Azidose: Ein großer Blutverlust verursacht neben der
Anämie auch ein niedriges Herzminutenvolumen (wegen der
Hypovolämie), eine Hypoxie (wegen einer schlechten Lungenperfusion) und eine Funktionsstörung der Niere (durch das
erniedrigte Herzminutenvolumen).

Therapie   Wenn möglich, soll die Grunderkrankung behandelt werden.
Manchmal bedarf es aber initial einer symptomatischen Therapie. Natriumbikarbonat wird wie bei Erwachsenen dosiert, d. h.
der Mangel an Puffer (in mmol) im EZV wird folgendermaßen

berechnet: Gesamtbasendefizit = 0,3 · Basendefizit (mmol/l) · Gewicht. Bei jungen Säuglingen wird der Faktor 0,3 aufgrund des höheren Anteils des EZV (Abb. 4.3, S. 84) gegen 0,5 ausgetauscht. Man gibt nicht die gesamte Menge auf einmal, sondern fängt statt dessen z. B. mit der halben Menge an und kontrolliert den Effekt mit einer neuen Blutgasanalyse, bevor die Therapie fortgesetzt wird.

Ein 3jähriges Kind, das 15 kg wiegt und ein Basendefizit von –10 mmol/l aufweist, hat also einen Bikarbonatmangel von 0,3 · 10 · 15 = 45 mmol und sollte mit 22 mmol NaHCO₃ (d. h. mit 22 ml einer 8,4 %igen Lösung) behandelt werden.

Metabolische Alkalose

Die metabolische Alkalose kommt v. a. bei Magensaftverlusten vor (z. B. bei der Pylorusstenose, S. 56–58). Eine Diuretikazufuhr kann ebenfalls eine Alkalose bewirken, da ein Teil der Natrium- und Kaliumionen, die mit der erhöhten Urinmenge die Tubuli passieren, gegen Wasserstoffionen aus dem Blut ausgetauscht werden. Die Wasserstoffionen werden auf diese Weise über den Urin ausgeschieden. Große Zufuhr von zitrathaltigem Blut kann ebenfalls eine metabolische Alkalose verursachen (s. S. 128, Kap. 5).

Bei der Pylorusstenose besteht die Behandlung in der Zufuhr von Natrium- und Kaliumchlorid sowie ausreichend Flüssigkeit (s. Tabelle 2.2, S. 57). Die metabolische Alkalose bei Diuretikatherapie oder nach Bluttransfusionen erfordert i. allg. keine spezielle Therapie.

Entgleisungen des Serumkaliums und der Glukose

Der große intrazelluläre Kaliumvorrat bewirkt, daß das Serumkalium nicht genau den totalen Kaliumgehalt des Körpers widerspiegelt. Bei Neugeborenen und Säuglingen, die einen großen Teil ihres Körperwassers extrazellulär haben, kann davon ausgegangen werden, daß der komplette Kaliumvorrat des Körpers, das „Gesamtkalium", 40–50 mmol/kgKG beträgt. Während der ersten Lebensjahre steigt das Gesamtkalium auf 50–60 mmol/kgKG an. Die Muskelzellen enthalten viel intrazelluläre Flüssigkeit und sind reich an Kalium. Die Fettzellen dagegen enthalten wenig intrazelluläre Flüssigkeit. Das Gesamtkalium, gemessen in mmol/kgKG, ist deshalb bei muskulösen Menschen am größten und bei adipösen am geringsten. *Ein 3jähriges Kind, das 15 kg wiegt und normal proportioniert ist, hat ein Gesamtkörperkalium von ungefähr 800 mmol (750–900 mmol).*

Serumkalium bei pH-Wert-veränderungen

Bei Azidose steigt das Kalium im Serum an. Dies beruht darauf, daß die intrazellulären Wasserstoffionen an die Basenkomponenten der Kaliumsalze gebunden werden. Dabei werden Kali-

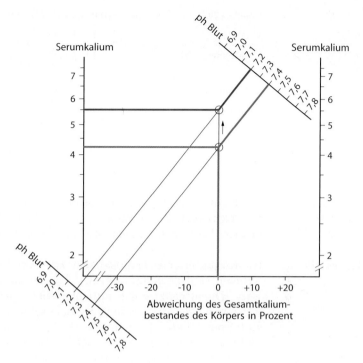

Abb. 4.9.   Verhältnis zwischen Serumkalium, Gesamtkörperkalium und pH. Das Nomogramm kann angewendet werden, um die Veränderungen des Serumkaliums bei pH-Veränderungen abzuschätzen oder um das Gesamtkalium bei bekanntem Serumkalium und pH-Wert zu berechnen. Beachte, daß das Nomogramm nur unter der Voraussetzung gilt, daß ein Gleichgewicht zwischen intra- und extrazellulärem Kalium besteht. Das Verhältnis zwischen Gesamtkalium und Serumkalium bei gegebenem pH ist logarithmisch. (Nach Scribner 1969)

umionen freigesetzt, die dann in den EZV wandern. Eine Alkalose dagegen bewirkt ein Absinken des Serumkaliums. Das Nomogramm in Abb. 4.9 zeigt, welche Veränderungen man erwarten kann, wenn der pH-Wert schwankt. Wenn der Patient einen normalen Kaliumvorrat hat und der pH-Wert von 7,4 auf 7,2 abfällt, kann man laut Nomogramm eine Erhöhung des Kaliums im Serum von 4,2 auf 5,5 mmol/l erwarten (s. Pfeil in Abb. 4.9). Das Nomogramm kann ebenfalls angewendet werden, um zu berechnen, wie groß die Abweichungen vom normalen Kaliumvorrat sind. Ein Patient mit einem pH-Wert von 7,2 und einem Serumkalium von 4,2 mmol/l hat also ein Defizit von 10 % seines Gesamtkaliums. *Wenn der Patient 15 kg wiegt (d. h. ein Gesamtkalium von ca. 800 mmol hat), benötigt er also ca. 80 mmol.* Normalisiert sich der pH-Wert ohne Kaliumzufuhr, kann man erwarten, daß das Serumkalium auf ca. 3,2 mmol/l

Tabelle 4.20.   Akute Behandlung der Hyperkaliämie

Medikament	Verabreichungsart
1. Kalziumchlorid	10–20 mg/kgKG = 0,1–0,2 ml/kgKG einer 10 %igen Lösung i. v.
2. Natriumbikarbonat	1–2 mmol/kgKG i. v.
3. Glukose/Insulin	30 IE Insulin in 500 ml Glukose 20 % 5–10 ml/kgKG während 1–2 h
4. Resonium	Rektale Einläufe mit 1–2 g/kgKG pro Tag, aufgeteilt in 4 Dosen

abfällt. Bei Säuglingen, die ein größeres EZV haben, können die Veränderungen des Serumkaliums bei Säure-Basen-Verschiebungen theoretisch weniger ausgeprägt sein.

Hypokaliämie   Die Korrektur einer Hypokaliämie kann lebensbedrohlich sein, wenn die verordnete Infusion aus Versehen zu schnell infundiert wird. Der Ersatz sollte normalerweise nicht schneller als 0,25 mmol/kgKG/h geschehen. Bei sehr schneller Zufuhr ($> 0,5$ mmol/kgKG/h) muß ein EKG kontinuierlich abgeleitet und kontrolliert werden, um EKG-Zeichen der Hyperkaliämie frühzeitig zu entdecken (hohe T-Wellen, Arrhythmien). Das Kalium im Serum soll engmaschig bestimmt werden. Im allgemeinen ist es jedoch nicht notwendig, Kalium schnell zu verabreichen, das Defizit kann während 1–2 Tagen ersetzt werden.

Hyperkaliämie   Bei schwerer Hyperkaliämie (Serumkalium > 6–7 mmol/l), z. B. als Folge einer Niereninsuffizienz, ist meistens ein schnelles Handeln erforderlich (Tabelle 4.20). Die Akutbehandlung der ausgeprägten Hyperkaliämie besteht in der Gabe von Kalziumchlorid. Die Wirkung des Kalziums ist nur vorübergehend, und die Dosis muß evtl. mehrere Male wiederholt werden. Intravenös verabreichtes Natriumbikarbonat bewirkt eine Aufnahme von Kalium in die Zellen und damit eine Reduktion der Kaliumkonzentration im Serum (Abb. 4.9). Den gleichen Zweck erfüllt die Zufuhr von Glukose und Insulin, die empfohlene Mischung entspricht einer Konzentration von 0,3 IE Insulin/g Glukose. In den ersten Stunden nach der Glukose-/Insulinzufuhr muß der Blutzucker wegen der Gefahr einer Hypoglykämie sorgfältig überwacht werden. Zur definitiven Behandlung der Hyperkaliämie muß der Kaliumgehalt des Körpers gesenkt werden, z. B. mit Ionenaustauschern, die in Form von Einläufen gegeben werden. Die Peritonealdialyse (PD) stellt eine langfristigere Lösung dar und muß frühzeitig überdacht werden, bevor die Situation nur schwer zu beherrschen ist.

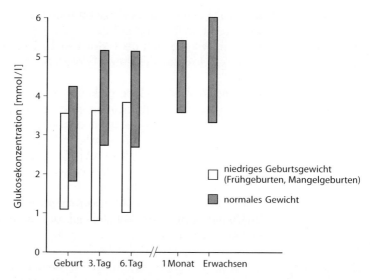

Abb. 4.10.   Blutzuckerspiegel. Die Blöcke geben die Werte innerhalb von 2 Standarddeviationen vom Mittelwert an. (Nach Roberton 1986)

Hypoglykämie   Zucker kann leicht durch die Plazenta diffundieren, und während der Fetalperiode beträgt das Blutzuckerniveau ca. 80 % des mütterlichen Wertes. Während der ersten Stunden nach der Geburt wird der Zucker- und Glykogenvorrat verbraucht, und Glukose wird dann in der Leber aus Aminosäuren (Glukoneogenese) neu gebildet. Dadurch wird der Blutzuckerspiegel meistens auf einem akzeptablen Niveau gehalten, trotz niedriger Einfuhr in den ersten Lebenstagen. Bei den Frühgeborenen und „Small-for-date-Kindern", die eine geringere Nahrungsreserve und eine unreife Leberfunktion haben, ist der Blutzuckerspiegel niedriger (Abb. 4.10). Neugeborene können einen Blutzuckerspiegel unter 1,0 mmol/l ohne Symptome haben, wahrscheinlich deshalb, weil das Hirn über einen bestimmten Zeitraum Ketonkörper und Laktat verstoffwechseln kann.

Wenn indessen die Hypoglykämie länger anhält und die Reserven aufgebraucht sind, kann das Kind Krämpfe und Apnoe entwickeln, die definitive Hirnschäden verursachen können. Die Behandlung der asymptomatischen Hypoglykämie bei Säuglingen besteht in oraler Zufuhr von Milch oder 5 %iger Glukose. Symptomatische Hypoglykämien werden mit intravenöser Glukoseinfusion behandelt (0,5 g/kgKG = 5 ml/kgKG einer 10 %igen Glukoselösung). Die erste Hälfte wird innerhalb von 1–2 min gegeben, die zweite Hälfte in den nachfolgenden 20–30 min. Um zu vermeiden, daß eine Hypoglykämie während der Anästhesie von Frühgeborenen und kranken Säuglingen auftritt, sollte eine glukosehaltige Infusion verabreicht werden. Der Blutzucker sollte während der Operation kontrolliert werden. Bei Kindern, die älter als 1 Monat sind, liegt die untere Grenze für einen akzeptablen Blutzuckerwert bei ca. 4 mmol/l.

**Hyperglyk-
ämie**

Eine intraoperative Hyperglykämie wird häufig als Folge einer zu großzügigen Verabreichung glukosehaltiger Infusionslösungen beobachtet. Obwohl nicht erwünscht, sind leichte Hyperglykämien (8–12 mmol/l) wahrscheinlich harmlos und sollten nicht aggressiv therapiert werden. Mit Ausnahme von Kindern mit erkanntem Diabetes oder schwerem Schädel-Hirn-Trauma wird vom Einsatz von Insulin während einer Operation abgeraten, da bei einer zu hohen Dosierung die hervorgerufene Hypoglykämie symptomlos bleibt und schwere neurologische Schäden verursachen kann.

Literatur

Altemeyer KH, Kraus GB (1990) Die perioperative Infusionstherapie im Kindesalter. Anästhesist 39: 135–143

Arieff A, Ayus JC, Fraser CL (1992) Hyponatremia and death or permanent brain damage in healthy children. Br Med J 304: 1218–1222

Brenner W, Edelmann D, Hendrix C (1976) A standard for fetal growth for the United States of America. Am J Obstet Gynecol 126: 555

Cavell B (1981) Gastric emptying in infants fed human milk or infant formula. Acta Paediat Scand 70: 639–641

Cole TJ, Freeman JV, Preece MA (1995) Body mass index reference curves for the UK, 1990 Arch Dis Childh 73: 25–29

Coté CJ (1990) NPO after midnight for children – a reappraisal. Anesthesiology 72: 589–592

De Swiet M, Fayers P, Shineborn EF (1980) Systolic blood pressure in a population of infants in the first year of life: The Brompton study. Pediatrics 65: 1028

Dubois MC, Gouyet L, Murat I et al. (1992) Lactated Ringer with 1 % dextrose: an appropriate solution for peri-operative fluid therapy in children. Pediat Anaesth 2: 99–104

Elliott P (1988) Intersalt: an international study of electrolyte excretion and blood pressure. Results from 24 h urinary sodium and potassium excretion. Br Med J 297: 319–329

Freeman JV, Cole TJ, Chinn S, Jones PRM, White EM, Preece MA (1995) Cross sectional stature and weight reference curves for the UK 1990. Arch Dis Childh 73: 17–24

Gerigk, M. Gnehm, H. Rascher, W (1996) Arginine vasopressin and renin in acutely ill children: Implication for fluid therapy. Acta Paediatrica 85: 550–553

Gersony WM (1992) The cardiovascular system. In: Behrman RE (ed) Nelson textbook of pediatrics. Saunders, Philadelphia, p1127

Gregory GA (1994) Pediatric anesthesia. Churchill Livingstone, New York

Guyton L (1996) Textbook of medical physiology, Saunders, Philadelphia

Hamill PVV, Drizd TA, Johnson CI et al. (1979) Physical growth: National Center for Health Statistics. Am J Clin Nutrit 32: 607

Ingebo KR, Rayhorn NJ, Hecht RM, Shelton MT, Silber GH, Shub MD (1997) Sedation in children: adequacy of two-hour fasting. J Pediatr 131: 155–158

Kappy MS, Ganong CA (1996) Cerebral salt wasting in children: the role of atrial natriuretic hormone. Advances in Pediatrics 43: 271–308

Mabry CC, Tietz NW (1992) Reference ranges for laboratory tests. In: Behrman RE (ed) Nelson textbook of pediatrics, Saunders, Philadelphia, 1799–1827

Mikawa K, Maekawa N, Goto R, Tanaka O, Yaku H, Obara H (1991) Effects of exogenous intravenous glucose on plasma glucose and lipid homeostasis in anesthetized children. Anesthesiology 74: 1017–1022

Miller DC (1990) Why are children starved? (editorial). Br J Anaesth 64: 409–410

Nishina K, Mikawa K, Maekawa N, Asano M, Obara H (1995) Effects of exogenous intravenous glucose on plasma glucose and lipid homeostasis in anesthetized infants. Anesthesiology 83: 258–263

Pfenninger J (1986) Die perioperative Wasserintoxikation beim Kind – eine unnötige und gefährliche Komplikation. Schweiz Med Wochenschr 67: 1947–1949

Phillips S., Daborn AK, Hatch DJ (1994). Preoperative fasting for paediatric anaesthesia. Br J Anaesth 73: 529–536

Roberton NRC (1986) A manual of pediatric intensive care. Arnold, London

Robson AM (1992) Pathophysiology of body fluids. In: Behrman RE (ed) Nelson textbook of pediatrics, Saunders, Philadelphia, p180

Saavedra JM, Harris GD, Li Song et al. (1991) Capillary refilling (skin turgor) in the assessment of dehydration. Am J Dis Child 145: 296–298

Schreiner M, Triebwasser A, Keon TP (1990) Ingestion of liquids compared with preoperative fasting in pediatric outpatients. Anesthesiology 72: 593–597

Scribner BM (1969) Teaching syllabus for the course on fluid and electrolyte balance. University of Washington, Seattle.

Tanner JM, Whitehouse RH, Takaichi M (1966) Standards from birth to maturity for height, weight, height velocity and weight velocity: British children 1965. Arch Dis Child 41: 454

Versmold HT (1981) Aortic blood pressure in the first twelve hours of life in infants with birth weight 610–4220 g. Pediatrics 67: 607

Winters RW (1973) The body fluids in pediatrics. Little, Brown, Boston

Wright A, Handler PH, Smith EL (1968) Principles of biochemistry. McGraw-Hill, New York

5 Blut und Blutersatz

Physiologischer Hintergrund

Blutvolumen Unmittelbar nach der Geburt kann das Blutvolumen zwischen 65 und 100 ml/kgKG schwanken, abhängig vom Zeitpunkt der Abnabelung. Durch Ein- oder Austritt von Flüssigkeit in die Blutbahn bzw. in den Extrazellulärraum wird sich das Blutvolumen innerhalb weniger Stunden bei Neugeborenen um 80 ml/kgKG und bei Frühgeborenen um 90 ml/kgKG einpendeln. Das relative Blutvolumen nimmt mit dem Wachstum ab und beträgt bei Säuglingen und älteren Kindern ca. 70 ml/kgKG. Das Plasmavolumen variiert zwischen 35 und 55 ml/kgKG, der exakte Wert kann aus dem Hämatokrit und dem Blutvolumen berechnet werden.

HbF – HbA Während der Fetalperiode enthält das Blut hauptsächlich fetales Hämoglobin (HbF), aber gegen Ende der Schwangerschaft steigt die Synthese von adultem Hämoglobin (HbA) an. Bei der Geburt hat das Kind normalerweise 60–90 % fetales Hämoglobin; danach vermindert sich der Anteil schnell (Abb. 5.1.). Sauerstoff bindet sich fester an HbF als an HbA (Abb. 1.5., S. 6), was beim neugeborenen Kind die O_2-Abgabe an das Gewebe er-

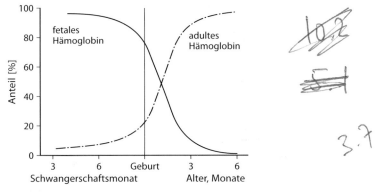

Abb. 5.1. Gehalt des Blutes an fetalem und adultem Hämoglobin. (Nach Huehns 1965)

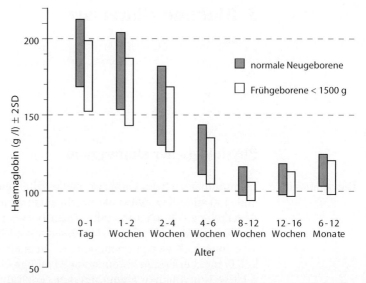

Abb. 5.2. Hämoglobingehalt des Blutes während der ersten Lebensmonate bei reifen und frühgeborenen Kindern. (Nach Oski 1993)

schwert. Dies wird normalerweise durch einen erhöhten Hb-Gehalt kompensiert (Tabelle 5.1); bei später Abnabelung kann der Hb-Wert bis zu 210 g/l ansteigen. Die untere Normgrenze beim Neugeborenen beträgt ca. 135 g/l, was einem Hämatokrit von ungefähr 40 % entspricht. Während des Ersatzes des fetalen durch das adulte Hämoglobin wird der Hb-Gehalt aber vermindert, und im Alter von 3 Monaten beträgt er normalerweise 100–110 g/l. Man spricht in diesem Zusammenhang von der Tri-

Trimenon-reduktion

menonreduktion. Bei Frühgeborenen ist die Tendenz zur Anämie ausgeprägter (Abb. 5.2). Im Alter von über 1 Jahr steigen der Hb- und der Hkt-Wert wieder an (Tabelle 5.1).

Tabelle 5.1. Typische Werte für den Hämoglobingehalt des Blutes *(Hb)* sowie den Hämatokrit *(Hkt)*. (Nach Oski 1993)

Alter	Hb [g/l]	Hkt [%]
Neugeborenes	180	52
3 Monate	108	32
1 Jahr	125	37
2 Jahre	125	37
4 Jahre	130	38
8 Jahre	135	39
16 Jahre, Mädchen	140	41
16 Jahre, Jungen	150	43

Praxis des Blutersatzes

Bis vor wenigen Jahren war man relativ großzügig, vorhandene Blutverluste mit Blutprodukten zu ersetzen. Verschiedene Gründe sprechen dafür, daß mit Bluttransfusionen zurückhaltender gearbeitet werden sollte. Erstens sind Überempfindlichkeitsreaktionen und Verwechslungen als Risikofaktoren zu erwähnen. Zweitens werden bei jeder Bluttransfusion fremde Eiweiße zugeführt, wobei die immunologischen Konsequenzen z. T. noch ungeklärt sind. Drittens besteht ein – wenn auch kleines, so doch nicht völlig zu vernachlässigendes – Infektionsrisiko. Dies gilt v. a. für die Übertragung einer Hepatitis, allerdings hat die Häufigkeit in den letzten Jahren stark abgenommen. Da anfangs der 80er Jahre die Blutkonserven noch nicht auf HIV getestet werden konnten, wurde damals verschiedenen Patienten das Aids-Virus übertragen. Heute ist das Risiko einer HIV-Übertragung extrem klein (unter 0,01 ‰). Trotzdem besteht natürlich ein verständlicher Wunsch der Patienten bzw. der Eltern, auf Fremdblut bei Operationen zu verzichten. Dies schlägt sich auch in einem Grundsatzurteil des Bundesgerichtshofs in Deutschland nieder: Danach muß der Arzt einen Patienten, bei dem eine Bluttransfusion ernsthaft in Betracht kommt, über die Risiken aufklären. Ebenso ist er verpflichtet, den Patienten über die Vor- und Nachteile von autologen Transfusionen (Eigenblutspende) zu informieren.

Berechnung des akzeptablen Blutverlustes

Vor dem Eingriff kann man sich eine Vorstellung machen, wieviel Blut der Patient verlieren darf, bevor mit einer Transfusion begonnen wird (Tabelle 5.2). Dabei muß man sich vorher darüber im klaren sein, welchen tiefsten Hb- bzw. Hkt-Wert man akzeptieren will. Bei sonst gesunden Kindern über 1 Jahr erachten wir einen Hb-Wert von > 70 g/l bzw. einen Hkt-Wert > 20 % als akzeptabel. Bei Neugeborenen setzen wir diese Limits höher:

Tabelle 5.2.   Berechnung des akzeptablen Blutverlusts

Der akzeptable Blutverlust kann aus dem Blutvolumen *(BV)*, dem Ausgangshämatokrit *(aHkt)*, dem gewünschten Hämatokrit *(wHkt)* und dem Mittelwert aus diesen beiden *(mHkt)* errechnet werden:

$$\text{Akzeptabler Blutverlust} = \frac{BV \cdot (aHkt - wHkt)}{mHkt}$$

Beispiel: Ein 15 kg schwerer Patient hat einen Ausgangshämatokrit von 40 % (aHkt = 40), wir wünschen, daß der Hämatokrit minimal 25 % betragen darf (wHkt = 25 %).
BV = 15 · 70 = 1050 ml; mHkt = (40+25)/2 = 32,5.
Akzeptabler Blutverlust = 1050 · (40–25)/32,5 = 485 ml.

Tabelle 5.3.   Strategien des Blutersatzes

Planung
- Wie groß ist der zu erwartende Blutverlust?
- Berechnen des akzeptablen Blutverlusts
- Welche Komponenten (und wieviel) des Blutersatzes müssen bei Operationsbeginn bereitgestellt werden? Wo befindet sie sich und wie schnell kann Nachschub eintreffen?
- Adäquates Monitoring: Blasenkatheter? Zentraler Venenkatheter? Intraarterielle Drucküberwachung?
- Wie können die Blutprodukte vor der Transfusion gewärmt werden?

Vorgehen
- Gute periphere Kreislaufverhältnisse und akzeptablen Blutdruck und Puls garantieren
- Verluste vorerst mit der 2- bis 3fachen Menge Volumenlösungen (Tabelle 4.13, S. 95) oder der gleichen Menge Plasmaproteinen bzw. Plasmaersatzmitteln ersetzen
- Häufige Hkt-Bestimmungen
- Blutkonserven geben, wenn Hkt unter vorher festgesetzte Werte fällt
- Komponententherapie wenn notwendig (Frischgefrorenes Plasma? Thrombozyten? (s. S. 121 bzw. 123)
- Bei Massivblutungen: Azidose, Hyperkaliämie, Gerinnungsstörungen, Hypokalzämie und Hypothermie diagnostizieren und behandeln

Hb > 100 g/l; Hkt $> 30\%$. Bei Säuglingen mit zyanotischen Herzvitien sind manchmal höhere Werte notwendig. Neben der Berechnung des akzeptablen Blutverlusts lohnt es sich, bei Eingriffen mit größerem Blutverlust noch andere Überlegungen anzustellen (Tabelle 5.3). Bei Anwendung von blutsparenden Maßnahmen (s. S. 129) stellt sich die Frage, ob Eigenblut gespendet wurde, ob eine präoperative Hämodilution geplant ist und ob der Einsatz des „cell saver" sinnvoll ist.

Verabreichung   Bei Neugeborenen und Säuglingen empfiehlt es sich, das Blut oder den Blutersatz während der Operation bolusweise mit einer 10- oder 20-ml-Spritze zu verabreichen. Dadurch hat man eine genaue Kontrolle, wieviel effektiv infundiert wird, und der Effekt auf den Blutdruck kann sofort beurteilt werden.

Blutersatz   Weil sich eine Salzlösung im gesamten Extrazellulärvolumen verteilt, muß man den Blutverlust mit ungefähr 3mal soviel Kristalloiden ersetzen. Frischgefrorenes Plasma (FGP) muß dann transfundiert werden, wenn eine Verdünnungskoagulopathie vorliegt (s. S. 126). Unsere Praxis besteht darin, daß wir bei älteren Kindern (> 2–3 Jahre) vorwiegend Kristalloide (Ringer-Laktat) und Plasmaersatzmittel (Hydroxyäthylstärke) einsetzen. Bei kleineren Kindern werden häufiger, bei Neugeborenen fast ausschließlich Kolloide in Form von Plasmaproteinen verwendet.

Vollblut

In speziellen Situationen wie z. B. bei der offenen Herzchirurgie im Säuglingsalter oder bei einem schweren Blutverlust mit beginnendem hämorrhagischem Schock wird Frischblut (= Vollblut, das weniger als 24 h alt ist) an einigen Orten der Komponententherapie vorgezogen. Die Methode hat den Vorteil, daß alle Blutkomponenten frisch sind und von einem einzigen Spender stammen. Normalerweise wird aber die Zufuhr von Vollblut nicht empfohlen. Vielmehr sollten die einzelnen Komponenten entsprechend dem Bedarf des einzelnen Patienten transfundiert werden.

Erythrozyten-konzentrat

Das am häufigsten zum Einsatz gelangende Blutprodukt ist das Erythrozytenkonzentrat. Der Hämatokrit dieses Produkts ist 60–70 %. Absolut gesehen sind die Gerinnungsfaktoren wegen des tiefen Plasmagehalts vermindert, zusätzlich verlieren sie mit der Lagerungszeit ihre Aktivität (die Fibrinogenkonzentration kann normal sein, und die Faktoren V und VIII sind auf je 20–50 % vermindert). Die Thrombozyten sind nicht mehr vorhanden bzw. nicht mehr aktiv. Die Berechnung der Menge, die in einer bestimmten Situation transfundiert werden muß, ist aus Tabelle 5.4 ersichtlich. Als Faustregel können die Zahlen in Abb. 5.3 genommen werden. Wenn Blut transfundiert werden muß, ist es von Infektions- und Kostengesichtspunkten aus gesehen gleichgültig, ob man nur einen Teil oder die gesamte Menge einer Konserve gibt. Deshalb überträgt man meistens die gesamte Konserve, wenn sich der Hkt damit in normalen Grenzen bewegt. In dieser Situation versuchen wir, den Hkt-Wert bei Kindern über 3 Monaten nicht über 40 % ansteigen zu lassen. Bei Neugeborenen beträgt dieser obere Wert 50 %.

Thrombozy-tenpräparate

Thrombozytenreiches Plasma erhält man durch langsame Zentrifugierung einer Vollblutkonserve. Die Plättchen werden in einer speziellen Vorrichtung kontinuierlich bewegt und bei Zim-

Tabelle 5.4. Beispiel für die Berechnung einer Transfusion mit Erythrozytenkonzentrat

Ein 15 kg schwerer Junge hat während einer Operation einen aktuellen Hämatokrit *(aHkt)* von 20 %. Berechnet werden soll die Anzahl ml Erythrozytenkonzentrat, die transfundiert werden müssen, um den Hkt auf einen gewünschten Wert von 30 % anzuheben *(wHkt)*. Das Blutvolumen *(BV)* ist = 15 · 70 = 1050 ml.

$$Erythrozyten\ [ml] = BV \cdot \frac{wHkt - aHkt}{100} = 1050 \cdot \frac{30 - 20}{100} = 105\ ml,$$

$$Erythrozytenkonzentrat\ [ml] = 105\ ml \cdot \frac{1}{0{,}6} = 175\ ml.$$
$$(Hkt\ 60\,\%)$$

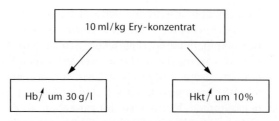

Abb. 5.3.   Faustregel zur Berechnung des Hb- bzw. des Hkt-Anstiegs nach Bluttransfusion: 10 ml/kgKG Erytrozytenkonzentrat (Hkt 65 %) wird den Hb-Wert um ca. 30 g/l und den Hkt-Wert um ca. 10 % erhöhen

mertemperatur aufbewahrt. Die Haltbarkeit beträgt unter diesen Umständen 6 Tage, bei 4 °C jedoch lediglich 24 h. Es sollen AB0-kompatible Thrombozytenpräparate transfundiert werden. Durch Zentrifugation von thrombozytenreichem Plasma eines Spenders erhält man ca. 30–40 ml Thrombozytenkonzentrat. Thrombozyten von 6–7 Spendern werden in einem Beutel gemischt, man erhält dann 200–300 ml Thrombozytenkonzentrat. Weil dadurch der Empfänger einem erhöhten Unverträglichkeits- bzw. Infektionsrisiko ausgesetzt wird, werden heutzutage von den meisten Blutspendezentren durch Zellseparation gewonnene Thrombozyten von einem einzelnen Spender angeboten.

Dosierung   Müssen Thrombozyten transfundiert werden, so bewirken 0,1 Einheiten/kgKG oder 5 ml/kgKG – bei Abwesenheit von Thrombozytenantikörpern – einen Anstieg von 25–30.000 Tc/mm^3. Im allgemeinen infundiert man 0,2–0,3 Einheiten/kgKG (= 10–15 ml/kgKG). Thrombozytentransfusionen können hypotensive Reaktionen auslösen, die nicht durch eine Hypokalzämie erklärt werden können. Wir empfehlen deshalb, von der Thrombozytengabe bei hämodynamisch unstabilen Patienten abzusehen.

Frisch-gefrorenes Plasma (FGP)   Für dieses Präparat wird häufig auch der englische Ausdruck FFP („fresh frozen plasma") verwendet. Es wird eingesetzt, wenn Gerinnungsfaktoren benötigt werden, also typischerweise bei der Verdünnungskoagulopathie. FGP ist besonders wertvoll beim Ersatz der labilen Gerinnungsfaktoren V und VIII. Die Übertragung von Hepatitisviren und HIV ist nicht ausgeschlossen, allerdings ist die Wahrscheinlichkeit noch kleiner als bei Bluttransfusionen, da im Falle von FGP weitergehende Inaktivierungstechniken zur Anwendung gelangen können. Stammt das Präparat von Spendern mit den Blutgruppen A, B oder 0, sind die Isoagglutinine und Isohämolysine im Plasma vorhanden. Darum muß die Verträglichkeit berücksichtigt werden. Das bedeutet, daß jemand mit der Blutgruppe AB als Universalspender für FGP gilt, während das FGP einer Person mit Blutgruppe 0 nur einem Empfänger transfundiert werden darf, der ebenfalls Blutgruppe 0 hat. Der Kaliumgehalt beträgt etwa 4–8 mmol/l, der Zitratgehalt ist höher als beim Erythrozytenkonzentrat, was zu einer Hypokalzämie führen kann, wenn FGP schnell transfundiert werden muß (s. S. 128 f.).

Plasmaproteinlösung

Wenn die Globuline entfernt wurden, spricht man von „Humanalbuminlösungen". Weil diese Präparate hitzeinaktiviert wurden, sind sie als nichtinfektiös zu betrachten. Allerdings sind auch keine gerinnungsaktiven Proteine mehr vorhanden. Diese Lösungen werden deshalb fast ausschließlich zur Volumensubstitution oder zur Substitutionstherapie bei Hypoproteinämie verwendet.

Fallbericht

Präsakraler Tumor

Bei einem 2 Jahre alten, 13 kg schweren Mädchen wird die Exstirpation eines ca. 10 cm großen präsakralen Tumors, der sowohl den Harnleiter als auch das Rektum komprimiert, geplant. Verstopfung und Bauchschmerzen haben sich bereits einige Wochen zuvor manifestiert. Obwohl sich das Kind in gutem Allgemeinzustand befindet, wird ein Malignom vermutet. Die präoperative Hb-Konzentration beträgt 128 g/l, die Thrombozytenzahl ist $411 \cdot 10^9$/l.

Die Anästhesie wird intravenös eingeleitet und das Kind intubiert. Die Allgemeinanästhesie wird mit einer Epiduralanästhesie ergänzt. Ein 22-G-Katheter wird in der Arteria radialis und zwei gleich große Katheter in periphere Venen eingelegt. Der Erhaltungsbedarf an Flüssigkeit erfolgt mit 65 ml/kg Rehydrex (s. Tabelle 4.13, S. 95). Das Kind wird in Bauchlage gebracht, und der Chirurg verschafft sich den Zugang zum Tumor über eine Inzision unmittelbar unterhalb des Os coccygum, dessen Spitze er entfernt. In der Annahme, daß eine Bluttransfusion unumgänglich ist, wird bereits zu Beginn ein Erythrozytenkonzentrat über einen 80-µ-Filter und ein Blutwärmer mit dem Patienten verbunden.

Der Tumor ist teilweise mit dem umliegenden Gewebe verwachsen, und es entsteht tatsächlich eine starke Blutung, deren Umfang schwer abzuschätzen ist. Ein Abfall des systolischen arteriellen Drucks von 100 auf 75 mmHg sowie ein damit einhergehender Anstieg der Herzfrequenz von 130–160/min veranlassen den Anästhesisten, das vorbereitete Blut und Albuminlösung schnellstmöglich zu infundieren, um wieder eine stabile Hämodynamik herzustellen. Nach der Zufuhr von insgesamt 500 ml normalisiert sich der Blutdruck, allerdings blutet es weiter. Während der folgenden 30 min werden 2 Einheiten (275 + 260 ml) Erythrozytenkonzentrat sowie ca. 300 ml 4%iges Albumin infundiert. Anschließend gibt es keine weiteren hämodynamisch unstabilen Phasen mehr. Um in Anbetracht der anhaltend starken Blutung den Zustand stabil zu halten, wird mehr Blut, Albumin und – später – frischgeforenes Plasma infundiert. Letzteres wird verabreicht, nachdem das Volumen der übertragenen Erythrozytenkonzentrate und Albumin 100 ml/kgKG, d. h. ca. 1,4mal das zirkulierende Blutvolumen, übersteigt. Frischgefrorenes Plasma enthält relativ große Mengen Zitrat, und man verabreicht deswegen 200 mg Kalziumchlorid anläßlich zweier Gelegenheiten mit tendenziell niedrigen Blutdruckwerten (s. S. 128).

Wiederholte arterielle Blutgasanalysen ergeben eine gute Oxygenierung und keine Azidose. Die anfängliche Hämoglobinkonzentration von 112 g/l fällt in der 5. Operationsstunde auf ein Minimum von 96 g/l.

Nachdem der Eingriff von hinten beendet ist, wird die Patientin in Rückenlage gebracht, um über eine Laparatomie den Tumor vollständig zu entfernen. Während der 7stündigen Anästhesiedauer werden 450 ml Rehydrex, 500 ml 4%iges Albumin, 1210 ml Erythrozytenkonzentrat (Erythrozytenanteil = 60%) sowie 690 ml frischgefrorenes Plasma verabreicht. Thrombozyten werden keine gegeben.

Das Mädchen wird auf dem Operationstisch extubiert und anschließend auf die Intensivpflegestation verlegt. Da keine Zeichen einer fortbestehenden Blutung bestehen, wird auf die Verabreichung von weiteren Blutprodukten verzichtet. An den 5 darauffolgenden Tagen betragen die Hämoglobinwerte 112, 107, 104, 101 und 93 g/l. Zu diesem Zeitpunkt werden 250 ml Erythrozyten verabreicht, was den Hämoglobinwert am nächsten Tag auf 144 g/l ansteigen läßt. Die postoperativen Thrombozytenwerte, zum selben Zeitpunkt wie die Hb-Werte entnommen, betragen 69, 74, 36, 72, 86 und $80 \cdot 10^9$/l. Die Epiduralanästhesie garantiert eine wirksame Schmerzbekämpfung und wird bis zum 4. postoperativen Morgen weitergeführt. Zu diesem Zeitpunkt ist die Thrombozytenkonzentration höher als $50 \cdot 10^9$/l und der Epiduralkatheter wird entfernt. Die histologische Untersuchung des operierten Tumors ergibt die Diagnose eines Neuroblastoms.

Kommentar   Folgende Maßnahmen waren zentral für die Betreuung dieses Kindes: kontinuierliches Monitoring des arteriellen Blutdrucks, sichere venöse Zugänge und die sofortige Verfügbarkeit von Blut- und Blutprodukten zum Zeitpunkt der profusen Blutung. Während des plötzlich auftretenden Blutverlustes konnte der Volumenersatz durch die kontinuierliche Blutdruck- und Pulsmessung erfolgreich gesteuert werden. Das Monitoring des zentralen Venendrucks ist manchmal hilfreich, wenn aber ein direktes arterielles Monitoring und eine normale kardiale Funktion vorliegen, haben wir den Eindruck, daß die zusätzliche Information wenig zum optimalen Management beiträgt. Wir verzichten deshalb häufig auf das Einlegen eines zentralen Venenkatheters, außer er wird für andere Situationen benötigt, z. B. für eine postoperative parenterale Ernährung oder bei schlechten peripheren Venenverhältnissen.

Obwohl der Einsatz eines Blutwärmers während „normalen" Eingriffen wenig zur Temperaturhomöostase beiträgt, kann die schnelle Zufuhr von kaltem, ungewärmtem Blut zur Entwicklung einer Hypothermie beitragen. Postoperativ ging es der Patientin gut, und die Zufuhr von Blut wäre nicht notwendig gewesen, i. allg. transfundieren wir in der postoperativen Phase erst, wenn das Hämoglobin unter 80 g/l abfällt.

Gerinnungsstörungen

Gerinnungsstörungen können durch Verdünnung der Gerinnungsfaktoren oder der Thrombozyten auftreten. Je mehr Blut verloren geht, desto stärker ist die Verdünnung. Vollzieht sich der Blutverlust langsam, können Gerinnungsfaktoren neu gebildet werden, und die Verdünnung ist weniger ausgeprägt. Eine Gerinnungsstörung kann auch bei der disseminierten intravasalen Gerinnung und bei einer Blutgruppenunverträglichkeit auftreten.

Verdünnungs-koagulopathie (Mangel an Faktoren)   Eine meßbare Verminderung der Gerinnungsfaktoren sowie eine Verlängerung der Thromboplastinzeit (Quick-Test) und der partiellen Thromboplastinzeit (PTT) tritt auf, wenn mehr als die Hälfte des Blutvolumens (BV) ersetzt werden muß. Diese Laborabnormitäten sind jedoch nicht gleichbedeutend mit einer klinisch relevanten Koagulopathie und müssen deshalb nicht unmittelbar behandelt werden. Erfahrungsgemäß treten erst nach Blutverlusten, die dem 1,5- bis 2fachen BV entsprechen,

Zeichen einer klinisch relevanten Koagulopathie auf. Beträgt der Blutverlust mehr als 1,5mal das Blutvolumen oder fallen einzelne Gerinnungsfaktoren unter 25 % des Sollwerts, empfiehlt sich die Verabreichung von FGP. Sind die Gerinnungsfaktoren so stark vermindert, daß klinisch eine Koagulopathie auftritt, so muß FGP auf jeden Fall verabreicht werden. In diesen Fällen ist es unsere Praxis, etwa 25 % des Blutvolumens, d. h. 15–20 ml/kgKG, mit FGP zu ersetzen.

Verdünnungs-koagulopathie (Mangel and Thrombozyten, Thrombozytopenie)

Eine Gerinnungsstörung kann auftreten, wenn die Thrombozytenzahl unter 50.000–60.000/mm^3 abfällt. Wie schnell dieser Wert bei einer Blutung erreicht wird, hängt vom Ausgangswert ab (Abb. 5.4). Daraus ist ersichtlich, daß bei normalen Thrombozytenausgangswerten eine gerinnungsrelevante Thrombozytopenie erst nach Verlust des 2- bis 3fachen Blutvolumens entsteht. Die Indikation zur Thrombozytentransfusion ist nicht nur von der Thrombozytenzahl abhängig, sondern auch vom Ort der Operation (bei oberflächlichen Eingriffen können tiefere Werte toleriert werden als bei Operationen, bei denen die Blutstillung erfahrungsgemäß schwierig ist, z. B. Leber oder Gehirn), von der Thrombozytenfunktion, von der Schnelligkeit, mit der die Thrombozytopenie entstanden ist, und vom klinischen Eindruck einer vermehrten Blutung.

Thrombozytopenie, vorbestehend

Hat der Patient eine Vorerkrankung, die mit einer Thrombozytopenie einhergeht (z. B. idiopathische Thrombozytopenie oder Knochenmarkdepression wegen Chemotherapie), treten klinisch relevante Blutungen selten spontan auf, solange die Thrombozytenzahl über 15.000 liegt. Es empfiehlt sich aber, für chirurgische Eingriffe Thrombozyten prophylaktisch zu verabreichen, um einen Wert über 50.000 zu erreichen.

Thrombozytopathie

Neben den seltenen angeborenen Thrombozytopathien verdient v. a. die durch Salizylate erworbene Funktionsstörung der Blutplättchen Beachtung. Sie kann sich bis 10 Tage nach Einnahme von Azetylsalizylsäure noch störend auf die Blutgerinnung auswirken und intraoperative Blutungen verursachen. Im Gegensatz zu Azetylsalizylsäure bewirken andere nichtsteroidale Antirheumatika nur eine vorübergehende Thrombozytenfunktionsstörung, die aber bei bestimmten Eingriffen relevant sein können, so daß wir die Anwendung bei Hirnoperationen als kontraindiziert betrachten (s. Kap. 17, S. 371). Auch Urämie, Dextran und eine durchgemachte Operation an der Herz-Lungen-Maschine können die Funktion der Plättchen beeinträchtigen. In diesen Fällen können Blutungsstörungen bei einer beliebigen Thrombozytenzahl auftreten. Die Therapie besteht in der Transfusion von funktionstüchtigen Plättchen.

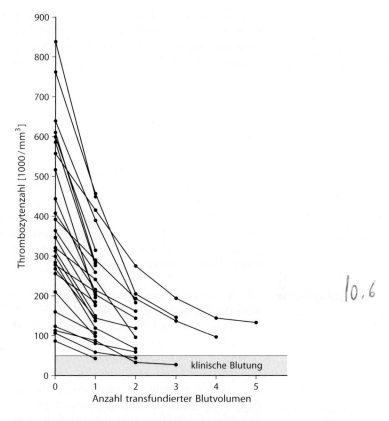

10,6

Abb. 5.4.   Abnahme der Thrombozytenzahl in Abhängigkeit vom Ausgangswert und vom Ausmaß des Blutverlusts. Bei normalen oder hohen Thrombozytenaus-gangswerten werden auch bei massiven Blutungen kaum je Werte erreicht, die zu einer klinisch relevanten Koagulopathie Anlaß geben. Solange der Blutverlust weniger als 2–3 Blutvolumen beträgt, müssen selten Thrombozy-ten transfundiert werden. (Nach Coté 1985)

Disseminierte intravasale Gerinnung (DIC)   Die häufigste Ursache einer disseminierten intravasalen Gerin-nung (DIC) ist der Schock, sei er durch eine Sepsis oder durch eine Hypovolämie bedingt. Tritt eine DIC intraoperativ auf, so ist häufig eine länger dauernde Hypovolämie, Hypotension und Azidose vorausgegangen. Es ist in dieser Situation schwierig, zwischen DIC und Verdünnungskoagulopathie zu unterschei-den. Der Nachweis von Fibrinspaltprodukten spricht für das Vor-liegen einer DIC. Bestehen klinisch Zeichen einer verstärkten Blutungsneigung bei einem Patienten, der eine Thrombozyten-zahl über 75.000 hat und der weniger als 1 BV verloren hat, muß bis zum Nachweis des Gegenteils eine DIC angenommen wer-

den. Eine kausale Therapie, d. h. die Behebung des Schockzu-
standes, steht im Mittelpunkt der Bemühungen. Eventuell ist
eine symptomatische Therapie mit frischgefrorenem Plasma notwendig, obwohl theoretisch diese Maßnahme die DIC weiter
unterhält.

Probleme bei Massivtransfusionen

Die zentrale Forderung bei der Indikation von Massivtransfusionen ist das Aufrechterhalten eines ausreichenden zirkulierenden
Blutvolumens. Kann diese Forderung nicht erfüllt werden, kann
ein Schockzustand mit Minderperfusion einzelner Organe und
disseminierter intravasaler Gerinnung auftreten. Eine volumen-
mäßig korrekt durchgeführte Massivtransfusion kann aber auch
zu Problemen führen (s. unten).

Hyperkaliämie   Die Kaliumkonzentration einer Blutkonserve hängt vom Aus-
maß der Hämolyse ab. Diese wiederum ist v. a. vom Alter der
Konserve, aber auch von anderen Faktoren abhängig. Vorausge-
setzt, die heutzutage strengen Vorschriften bezüglich Entnahme-
technik, Lagerungsbedingungen etc. werden eingehalten, ist der
Hämolysegrad und damit die Gefahr der transfusionsbedingten
Hyperkaliämie klein. Im Zweifelsfall lohnt es sich, die Verände-
rungen des EKG im Auge zu behalten (Verbreiterung des QRS-
Komplexes, Verlängerung der QT-Zeit, Anstieg der T-Welle).
Die Therapie der akuten Hyperkaliämie ist in Tabelle 4.20
(S. 112) zusammengefaßt.

Hypokalzämie   Die durch Infusion von Zitrat bedingte Hypokalzämie kann v. a.
bei der schnellen Verabreichung von FGP auftreten, da dieses
Blutprodukt relativ viel Zitrat pro Volumeneinheit enthält. Es
empfiehlt sich, bei der Zufuhr von FGP oder Vollblut mit Infusi-
onsraten über 1–2 ml/kgKG/min Kalziumchlorid in einer Dosis
von 10–20 mg/kgKG zu verabreichen (s. Tabelle 8.4, S. 188).

Metabolische   Da der pH-Wert von Blutkonserven zwischen 6,6 und 7,0 liegt,
Azidose,   kann während Massivtransfusionen eine akute metabolische
metabolische   Azidose auftreten. Sofern die Leberfunktion intakt ist, wird das
Alkalose   Zitrat schnell in der Leber zu Bikarbonat metabolisiert, die
Folge davon ist eine metabolische Alkalose, die im Anschluß an
Massivtransfusionen regelmäßig auftritt.

Mikro-   Auch wenn Blutkonserven korrekt entnommen und gelagert
aggregate   werden, bilden sich Mikroaggregate verschiedener Größe. Das

Filtrieren von Blut ist deshalb obligat; es besteht jedoch keine Einigkeit darüber, welcher Filter für Bluttransfusionen bei Kindern verwendet werden sollte. Die Porengröße der auf dem Markt erhältlichen Filter liegt zwischen 10 und 170 μm. Insbesondere wenn man die verschiedenen blutsparenden Maßnahmen anwendet (s. unten), lohnt es sich, kleinporige Filter zu benützen, da bei der Autotransfusion neben den Mikroaggregaten auch Zelldetritus und Knochenmehl anfällt.

Blutsparende Maßnahmen

Die Indikation zu blutsparenden Maßnahmen sollte großzügig gestellt werden. Bei Kindern besteht aber noch relativ wenig Erfahrung mit den verschiedenen Techniken. Es wurden hauptsächlich die Methoden kopiert, die bei Erwachsenen angewendet werden, und in vielen Fällen ist dies auch möglich. Bei kleinen Kindern bestehen jedoch technische oder infrastrukturelle Probleme, die nicht einfach zu lösen sind.

Hämodilution,
intraoperativ

präoperativ

Die intraoperative Hämodilution, d. h. der Ersatz von Blutverlusten mit zellfreien Flüssigkeiten, gilt auch in der Kinderchirurgie und Kinderorthopädie als allgemein akzeptierte Methode. Die Meinungen über die präoperative Hämodilution, d. h. die Entnahme von Blut und der Ersatz mit zellfreier Flüssigkeit unmittelbar vor dem Eingriff, sind aber geteilt. Als Vorteil der Methode kann eine Reduktion des Erythrozytenverlusts und die Möglichkeit der autologen Vollbluttransfusionen am Operationsende ins Feld geführt werden. Als Nachteil muß erwähnt werden, daß bei einer moderaten Hämodilution die Reduktion des Erythrozytenverlusts relativ gering ist. Bei einer ausgeprägten Hämodilution (Hkt < 20 %) nimmt der Aufwand bezüglich Monitoring zu. Zudem ist davon auszugehen, daß in dieser Situation die Sicherheitsspanne kleiner und damit auch die Risiken bezüglich Hypotension, Hypoperfusion und ungenügender O_2-Versorgung der verschiedenen Organe größer werden.

Physiologie

Die hämodynamischen Veränderungen während der Hämodilution sind v. a. durch die Erniedrigung der Blutviskosität und den Anstieg des Herzminutenvolumens gekennzeichnet. Beim ruhenden Patienten bestehen bei einem Hkt von 30 % optimale Bedingungen für den O_2-Transport. Die O_2-Extraktion ist unverändert, solange der Hkt über 20 % beträgt. Unterhalb dieses Wertes steigt die O_2-Extraktion an, und der zentralvenöse O_2-Partialdruck fällt. Aufgrund klinischer Erfahrungen wird

Normovolämie garantieren

(bei sonst gesunden Patienten) ein intraoperativ gemessener Hkt-Wert über 20 % als ausreichend erachtet.

Von herausragender Bedeutung bei jeder Form der Hämodilution ist das Aufrechterhalten der Normovolämie. Um dies korrekt durchführen zu können, muß ein adäquates Monitoring gewährleistet sein. Handelt es sich um Eingriffe mit großem Blutverlust (mehr als die Hälfte des Blutvolumens), erachten wir das Einlegen einer arteriellen Kanüle und evtl. eines zentralvenösen Katheters als indiziert.

Zusätzlich zur Hämodilution wurde von einigen Autoren die kontrollierte Hypotension zur Einsparung von Blut empfohlen. Allerdings ist das Risiko eines ungenügenden O_2-Angebots an lebenswichtige Organe mit dieser Methode noch größer, weshalb sie von anderen Autoren, zu denen auch wir uns zählen, abgelehnt wird.

Autotransfusion („cell saver")

Das während der Operation anfallende Blut kann in ein spezielles Gefäß gesaugt werden. Mit eigens dafür konstruierten Geräten („cell saver") werden die roten Blutkörperchen zentrifugiert und gewaschen, um sie dann retransfundieren zu können. Die derzeit erhältlichen Apparate sind wegen der relativ großen Volumina der Schläuche und der Auffangbehälter für Kleinkinder ungeeignet. Neue Geräte und Techniken werden voraussichtlich in den nächsten Jahren zur Verfügung stehen. Der Einsatz eines „cell saver" kann sinnvoll sein, wenn ein großer Blutverlust zu erwarten ist und wenn nicht mit einer Kontamination von Bakterien oder Tumorzellen gerechnet werden muß.

Eine einfache Methode der „Vollblutautotransfusion" stellen Systeme dar, die in einem speziellen Behälter Blut in einen Beutel mit CPD-A saugen. Das so gewonnene Blut kann anschließend über einen Filter retransfundiert werden. Dieses System eignet sich gut für postoperative Blutungen, es kann anstelle von anderen Saugdrainagen verwendet werden.

Eigenblutspende

Nur vereinzelte Berichte befassen sich mit der Eigenblutspende bei Kindern. Diese Technik bewährt sich für kooperative Kinder über 6 Jahre. Allerdings müssen einige Hindernisse überwunden werden, will man diese Methode an der eigenen Klinik etablieren. Die wenigsten Blutspendezentren erklären sich bereit, bei Kindern Blut zu entnehmen. Gründe dafür sind die evtl. schwierige psychologische Betreuung, die Größenverhältnisse der Venen und die Menge des zu entnehmenden Blutes im Vergleich zu den vorbereiteten Blutbeuteln, die eine fixe Menge eines Antikoagulans enthalten. Somit bleibt es im Einzelfall die Aufgabe der Klinik, einen eigenen Service aufzuziehen. Dabei müssen für das betreffende Land geltende legale Aspekte berücksichtigt werden. Wir entnehmen in der Regel 10–15 % des berechneten Blutvolumens. Es sollte angestrebt werden, die Zellen vom Plasma zu separieren, damit bei der Operation autologes FGP zur Verfügung steht. Eine orale Substitution mit Eisen, 5 mg/kgKG/Tag wird immer durchgeführt, die Entnahmen erfolgen i. allg. in 1wöchentlichen Abständen.

Gerichtete Blutspende   Es ist intuitiv leicht verständlich, wenn Eltern häufig den Wunsch äußern, für ihre Kinder Blut spenden zu dürfen (gerichtete Blutspende). Leider müssen diese Begehren abgelehnt werden, da aus genetischen Gründen transfundierte Immunzellen des Spenders im Empfänger nicht immer als fremd erkannt werden, deshalb im Empfänger anwachsen können und eine lebensbedrohliche Transplantat-gegen-Wirt-Krankheit („graft vs. host disease", GvHD) hervorrufen können. Zudem ist auch bei der gerichteten Blutspende das Infektionsrisiko vorhanden.

Ist medizinisch eine klare Indikation zur gerichteten Spende gegeben, z. B. bei der Knochenmarktransplantation, ist das Risiko einer transfusionsassoziierten GvHD durch Leukozytendepletion und Bestrahlung der Blutprodukte zwar minimal, jedoch nicht mit absoluter Sicherheit auszuschließen.

Erythropoietin   Ein hoher Hkt-Wert erlaubt einen größeren Blutverlust, bevor Blut transfundiert werden muß. Beträgt der Ausgangs-Hkt 30 % und wird 22 % als unteres Limit gesetzt, darf nur 1/4 des Blutvolumens verloren gehen, bevor transfundiert wird; beträgt er dagegen 40 %, kann ein Verlust der Hälfte des Blutvolumens akzeptiert werden. Bei Zeugen Jehovas haben wir Erythropoietin zusammen mit peroralem Eisen verabreicht. Die Dosierung beträgt 600 IE/kgKG s.c. einmal pro Woche während 2–4 Wochen. Das Eisen wird peroral verabreicht, sofern das Kind den Geschmack ertragen kann. Oft ist aber die intravenöse Gabe sicherer. Folsäure und Vitamin B12 sollten ebenfalls oral verabreicht werden. Mit dieser Empfehlung kann man einen Hb-Anstieg von ungefähr 10 g/l pro Woche erwarten. Hb- und Thrombozytenwerte sollten alle 1–2 Wochen kontrolliert werden.

Literatur

Biermann E (1993) Forensische Gesichtspunkte der Bluttransfusion. Anästhesist 42: 187–202

Coté CJ, Liu LMP, Szyfelbein SK et al. (1985) Changes in serial platelet
counts following massive blood transfusion in pediatric patients. Anesthesiology 62: 197–203

Coté CJ (1993) Strategies for blood product management and blood salvage.
In: Coté CJ, Ryan JF, Todres ID et al. (eds), A practice of anesthesia for
infants and children. Saunders, Philadelphia

Dong WK, Bledsoe SW, Chadwick HS et al. (1986) Electrical correlates of
brain injury resulting from severe hypotension and hemodilution in mon-
keys. Anesthesiology 65: 617–625

Hagemann H, Pohl B (1996) Blut, Bluttransfusion und Blutersatztherapie.
Perioperatives Volumenmanagement bei Kindern. Springer, Berlin, Heidelberg, New York

Huehns ER, Shooter EM (1965) Human hemoglobins. J Med Genet 2: 48

Kreienbühl G (1995) Therapie mit Blut und Blutprodukten. Anästhesist 44:
725–741

Landers DF, Hill GE, Wong KC, Fox IJ (1996) Blood transfusion-induced
immunomodulation. Anesth Analg 82: 187–204

Lerman J (1994) Special techniques: acute normovolemic hemodilution, controlled hypotension, and controlled hypothermia. In: Gregory GA (ed),
Pediatric anesthesia. Churchill Livingstone, New York

McMilin KD, Johnson RL (1993) HLA Homozygosity and the risk of related
donor transfusion associated graft vs. host disease. Transfus Med Rev 7:
37–41

Manno CS, Hedberg KW, Kim HC, Bunin GR, Nicolson S, Jobes D, Schwartz
E, Norwood WI (1991) Comparison of the hemostatic effects of fresh
whole blood, stored whole blood, and components after open heart surgery in children. Blood 77: 930–936

Martin E, Herfarth Ch, Buhr HJ et al. (1992) Autologe Blutransfusion. Juri-
stische und medizinische Aspekte. Kaden, Heidelberg

Oski AF (1993) The erythrocyte and its disorder. In: Nathan DG, Oski AF
(ed) Hematology of infancy and childhood. Saunders, Philadelphia

Perez de Sa, Bekassy A, Schou H et al. (1994) Bone marrow harvesting in
children managed without allogenic blood. Pediatr Anaesth 4: 375–381.

Ratcliffe JM, Elliot MJ, Wyse RKH et al. (1986) The metabolic load of stored
blood. Implications for major transfusions in infants. Arch Dis Child 61:
1208–1214

Shimpo H, Mizumoto T, Onoda K, Yuasa H, Yada I (1997) Erythropoietin in
pediatric cardiac surgery: Clinical efficacy and effective dose. Chest 111:
1565–1570

6 Anästhetika

Kinder und Medikamente

Dieses Kapitel enthält Informationen über Medikamente, die häufig in der Kinderanästhesie gebraucht werden. Lokalanästhetika werden in Kap. 16 und Analgetika, die vorwiegend in der postoperativen Phase verwendet werden, in Kap. 17 diskutiert.

Häufig sind die Empfehlungen zur Anwendung von neuen Medikamenten bei Kleinkindern sehr zurückhaltend. Dies kann nur selten mit medizinischen Besonderheiten im Kindesalter begründet werden, vielmehr sind medikolegale Überlegungen und der fehlende ökonomische Anreiz der Herstellerfirmen ausschlaggebend. Obwohl diese Haltung nachvollziehbar ist, verzögert sie oft die Einführung eines wirksamen, besseren Medikaments in die pädiatrische Praxis.

Auf der anderen Seite gibt es mehr Medikamente, als durch eine Person oder eine Abteilung angewendet werden können. Dadurch kann die Auswahl eines optimalen Sortiments für eine Abteilung schwerfallen. Dies ist auch der Grund, weshalb die unten aufgeführte Liste nicht Anspruch auf Vollständigkeit hat, vielmehr widerspiegelt sich darin die Erfahrung der Autoren. Es trägt mehr zur Patientensicherheit bei, wenige Medikamente detailliert kennenzulernen und Erfahrung mit verschiedenen Dosierung unter verschiedenen klinischen Situationen zu sammeln, als eine große Anzahl verschiedener Medikamente unkritisch zu gebrauchen.

Pharmako-kinetik

Die meisten Medikamente haben einen verlängerten Effekt bei Neugeborenen. Im Alter von einigen Monaten ist aber bei gesunden Kindern sowohl die Nieren- als auch die Leberfunktion ausgereift, und ältere Säuglinge und Vorschulkinder haben meistens eine schnellere Medikamentenmetabolisierung und -ausscheidung als Erwachsene (Tabelle 6.1).

Die längere Halbwertzeit während der Neugeborenenperiode beruht u. a. darauf, daß das Kind zu diesem Zeitpunkt proportional mehr Extrazellulärflüssigkeit hat und zudem eine niedrigere glomeruläre Filtrationsrate sowie eine weniger aktive Lebermetabolisierung aufweist. Neugeborene haben in der

Tabelle 6.1. Plasmahalbwertszeiten (Mittelwerte bei Gesunden) während der Eliminationsphase für einige Medikamente

Medikament	Halbwertszeit [h]		
	bei Neugeborenen	Vorschulkindern	Erwachsenen
Atropin	–	2–3	3–4
Diazepam	30–40	25–30	25–30
Flunitrazepam	–	–	20–25
Midazolam	–	1–2	2–4
Ketamin	3	0,5–1	1–2
Methohexital	–	3	4
Propofol	–	1	1
Thiopental	20	4–8	10–14
Bupivacain	25	–	1–2
Lidocain	3	–	2
Mepivacain	9	–	3
Alfentanil	–	1	1–2
Fentanyl	2–4	1–3	2–6
Morphin	7	1–3	1–4
Pethidin	20–25	–	2–4
Sufentanil	3–4	1–2	2–3
Remifentanil	–	0,1	0,1

Regel auch eine niedrigere Proteinbindung, was die Menge an nicht gebundenem, aktivem Medikament erhöht. Dies ist v. a. für Medikamente mit einer hohen Proteinbindung von Bedeutung. Eine Verminderung der Protcinbindung von 99 % auf 98 % bedeutet z. B. eine Verdoppelung der nicht gebundenen Fraktion. Beispiele von Medikamenten, die im Neugeborenenalter eine niedrigere Proteinbindung als im späteren Leben haben, sind Thiopental (87 % bzw. 93 % Bindung), Morphin (31 % bzw. 43 %) und Sufentanil (80 % bzw. 92 %). Dies könnte eine mögliche Erklärung für die größere Empfindlichkeit des Neugeborenen gegenüber diesen Medikamenten sein.

Wie bei Erwachsenen ist der Zeitpunkt des Wirkungseintritts stark abhängig von der Art der Verabreichung. Intravenöse Injektionen wirken schneller als intramuskuläre und diese wiederum schneller als subkutane. Obwohl die intramuskuäre Injektion bei Kindern einen schnelleren Wirkungseintitt als bei Erwachsenen zeigt, ist von dieser Applikationsform bei wachen Kindern wegen den entstehenden Schmerzen abzuraten.

Die Möglichkeit, den Dosisbedarf und den Medikamenteneffekt vorherzusagen, wird auch dadurch kompliziert, daß die Konzentration im Effektororgan nicht die gleiche wie im Plasma sein muß. So ist z. B. die ZNS-Konzentration von Morphin bei identischer freier Plasmakonzentration beim Neugeborenen höher als beim älteren Individuum, was durch die höhere Durch-

lässigkeit der Blut-Hirn-Schranke während der ersten Lebenswochen erklärt wird.

Pharmakody-
namik

Aufgrund der andauernden Organentwicklung bestehen ebenfalls pharmakodynamische Unterschiede zwischen dem jungen
Säugling und dem Erwachsenen. Neugeborene benötigen geringere Konzentrationen von Inhalationsanästhetika und niedrigere Dosen Hypnotika, um die gleiche Schlaftiefe zu erreichen,
und Opioide wirken stärker atemdepressiv als bei älteren Kindern. Teilweise beruhen diese pharmakodynamischen Unterschiede auf anderen anatomischen Verhältnissen. So hat das
ZNS des Neugeborenen einen höheren Wassergehalt, die Den-
driten sind weniger zahlreich und weniger verzweigt, die Anzahl
Gliazellen pro Neuron ist ebenfalls kleiner, und die Myelinisie-
rung der Neuronen ist unvollständig.

Anticholinergika

Atropin

Da die Resorption von Atropin nach oraler oder rektaler Zufuhr
unzuverlässig ist, wird es bei gegebener Indikation vor der Anästhesie meist intravenös oder (wenn notwendig) intramuskulär
verabreicht (s. S. 63). Eine nachweisbare Vagushemmung erfolgt
nach intravenöser bzw. intramuskulärer Darreichungsform
schnell (Tabelle 6.2). Neugeborene benötigen eine etwas
größere Atropindosis (mg/kg) als ältere Säuglinge, um eine vergleichbare Herzfrequenzsteigerung auszulösen.

Dosierung
intravenös

Folgende Dosierungsempfehlung berücksichtigt diesen
Zusammenhang: 0,02 mg/kgKG unter 5 kgKG, 0,1 mg zwischen
5 und 10 kgKG und 0,01 mg/kgKG für Kinder über 10 kgKG.
Hat das Kind eine Temperatur von über 38 °C, sollten Anticholinergika nur ausnahmsweise in der Prämedikation angewandt werden.

Tabelle 6.2.   Dosierungsempfehlungen für Atropin

| *Verabreichung* | *Beginn der Wirkung* | *Maximum des chronotropen Effekts* | *Normale Dosis* | *Maximale Dosis* |
	[min]	*[min]*	*[mg/kgKG]*	*[mg]*
Intravenös	< 1	1–2	0,01–0,02	0,5[a]
Intramuskulär	2–5	10–20	0,02	1,0

[a] Bei der Reversion der Muskelrelaxation wird Atropin und Neostigmin in
einer Dosis von 0,02 mg/kgKGKG bzw. 0,05–0,07 mg/kgKGKG gegeben.
Normalerweise werden 1 mg bzw. 2,5 mg nicht überschritten.

Glykopyrrolat   Glykopyrrolat beeinträchtigt im Gegensatz zu Scopolamin und Atropin das Bewußtsein nicht, weil es eine quarternäre Ammoniumverbindung mit minimaler Penetration in das ZNS ist. Das Medikament bewirkt eine gute Vagusblockade, ohne daß die Herzfrequenz stark beeinträchtigt wird. Der sekretionshemmende Effekt ist gut, und die Wirkdauer ist etwas länger als bei Atropin. Die normale i. v. Dosis beträgt 0,005–0,01 mg/kgKG bis zu 0,25 mg. Die Zeit bis zum Wirkungseintritt scheint die gleiche wie bei Atropin zu sein.

Sedativa und Anxiolytika

Benzodiazepine werden v. a. zur Sedierung angewendet. Indikationen dazu bestehen z. B. vor oder nach einem chirurgischen Eingriff, während einer Regionalanästhesie oder während einer diagnostischen Untersuchung (s. Kap. 12). Sie eignen sich nicht zur Anästhesieeinleitung bei Kleinkindern, da insbesondere Säuglinge sehr hohe Dosen benötigen. Benzodiazepine haben i. allg. einen guten anxiolytischen Effekt und eine große therapeutische Breite. Gefährliche Nebenwirkungen sind selten. Sie werden gut über die Schleimhäute (rektal, nasal, sublingual) resorbiert. Die perorale Resorption ist weniger zuverlässig, für den klinischen Gebrauch aber akzeptabel. Eine intramuskuläre Injektion sollte vermieden werden, da sie schmerzhaft ist. Zudem ist bei Diazepam die Blutkonzentration nach intramuskulärer Injektion niedriger als nach oraler oder rektaler Zufuhr.

Diazepam   Diazepam hat eine lange Halbwertszeit (Tabelle 6.1), die bei herabgesetzter Leberfunktion noch zunimmt. Neugeborene von Müttern, die während der Entbindung Diazepam bekommen haben, können noch mehrere Tage nach der Geburt entsprechende Symptome aufweisen. Diazepam wird hauptsächlich bei der Behandlung von Krampfanfällen eingesetzt, wo der lang andauernde Effekt ein Vorteil sein kann. Die normalerweise gut wirksame intravenöse Initialdosis beträgt 0,1–0,2 mg/kgKG. Rektal wird das Medikament in Form von Rektiolen gegeben, die Dosierung beträgt rektal 2,5 mg für Kinder zwischen 3 und 5 kgKG, 5 mg für Kinder zwischen 5 und 15 kgKG und 10 mg für Kinder über 15 kgKG. Wegen der schnellen Resorption kann mit einem Wirkungseintritt nach wenigen Minuten gerechnet werden.

Midazolam   Midazolam hat eine deutlich kürzere Halbwertszeit als Diazepam und ist deshalb i. allg. als Prämedikationsmittel anderen

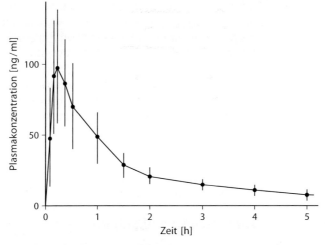

Abb. 6.1.

4.2

Plasmakonzentration von Midazolam nach rektaler Zufuhr von 0,3 mg/ kgKG bei Kindern zwischen 3 und 9 Jahren (Mittelwerte und SD). (Nach Saint-Maurice 1986)

Benzodiazepinen vorzuziehen (s. S. 62). Midazolam durchtritt rasch die Blut-Hirn-Schranke und hat deshalb einen rascheren Wirkungseintritt als Diazepam. Das Präparat ruft manchmal bei jüngeren Kindern eine Euphorie hervor. In den meisten Fällen kann eine Amnesie für die Zeit nach der Einnahme des Medikaments beobachtet werden (anterograde Amnesie), hingegen kann nicht mit einer retrograden Amnesie gerechnet werden.

Nach rektaler und nasaler Zufuhr werden maximale Plasmakonzentrationen schon nach 5–15 min beobachtet (Abb. 6.1). Nach oraler Gabe tritt die maximale Wirkung innerhalb von 10–30 min auf. Die Dosierung beträgt bei der oralen und der rektalen Applikationsform 0,3–0,5 mg/kgKG, während nasal maximal 0,3 mg/kgKG verabreicht wird. Bei intravenöser Sedierung ist eine passende Anfangsdosis 0,05–0,1 mg/kgKG. Bei höherer Dosierung, wie bei wiederholten Injektionen oder bei einer kontinuierlichen Infusion (z. B. für die postoperative Sedierung), steigt die Metabolisierung, und die Halbwertszeit sinkt.

Flumazenil   Eine Antagonisierung der Sedierung mit Benzodiazepinen kann mit Flumazenil i. v. 0,5–5 µg/kgKG innerhalb von 1 min erreicht werden. Dies kann nützlich sein, wenn das Kind z. B. stark auf die Midazolamprämedikation angesprochen hat und der Eingriff nur kurz gedauert hat. Da die Halbwertszeit von Flumazenil kürzer sein kann als diejenige von Benzodiazepinen (inkl. Midazolam), speziell wenn letzteres repetitiv verabreicht wurde, muß man damit rechnen, daß der Patient nach einer gewissen Zeit wieder einschläft und die Gabe von Flumazenil wiederholt werden muß. In seltenen Fällen haben wir das Medikament bei ausgeprägten postoperativen Verwirrungszuständen (die vielleicht mit einer fortdauernden Wirkung des Midazolams in Zusammenhang standen) mit gutem Erfolg gegeben. Schließlich kann Flumazenil eingesetzt werden, wenn nach lang dauernden Anästhesien, die mit Midazolam, einem Opioid und N_2O durchgeführt wurden, der Patient nach Unterbrechen der N_2O-Zufuhr nicht genügend schnell aufwacht.

Einleitungsmedikamente

Thiopental

Thiopental bewirkt nach intravenöser Gabe ein rasches Einschlafen. Das Präparat ist gut fettlöslich. Bei normaler Dosierung beruht die kurze Schlafphase v. a. auf einer Redistribution, d. h. der Patient wacht deshalb auf, weil das Medikament vom Gehirn in die Muskeln und das Fettgewebe umverteilt worden ist. Wenn die Dosis groß ist, wird die Dauer der sedativen und hypnotischen Wirkung in einem höheren Grad von der Metabolisierungszeit bestimmt, was ein langsames Aufwachen hervorrufen kann.

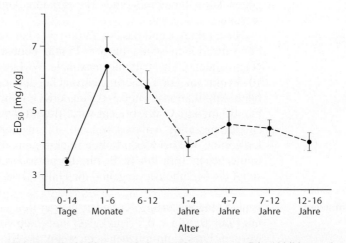

Abb. 6.2.
Thiopentalbedarf in verschiedenen Altersgruppen. Die Abbildung zeigt die Dosis, bei der 50 % der gesunden, nichtprämedizierten Kinder einer bestimmten Altersgruppe einschläft. (Mittelwert ± Standardfehler des Mittelwerts). (Nach Westrin 1989)

Tabelle 6.3. Richtlinien zur Dosierung von Thiopental zur Anästhesieeinleitung bei Kindern ohne Prämedikation

Alter	Dosis [mg/kgKGKG]
Neugeborene	3–4
1–12 Monate	6–8
> 1 Jahr	5

Die Abb. 6.2 zeigt die intravenöse Dosierung, die benötigt wird, damit nicht prämedizierte Kinder in 50 % der Fälle ruhig liegen und das Auflegen der Maske 30 s nach der Einleitung tolerieren. Kinder zwischen 1 und 12 Monaten benötigen relativ große Induktionsdosen sowohl von Thiopental (Tabelle 6.3) als auch von anderen kurzwirksamen Anästhetika (Methohexital, Propofol). Dies beruht vermutlich teilweise darauf, daß Säuglinge ein höheres Herzminutenvolumen im Verhältnis zum Körpergewicht haben. Die maximale Plasmakonzentration, die 20–30 s nach Thiopentalbolus das Gehirn erreicht, ist deshalb geringer. Nach Prämedikation mit Midazolam oder nach kleinen Dosen i.v. verabreichter Analgetika wird eine geringere Thiopentaldosis benötigt. Thiopental hat einen negativ inotropen Effekt, aber wenn der Patient normovolämisch ist, beträgt der Blutdruckabfall selten mehr als 10–20 % des Ausgangswertes. Barbiturate rufen eine Atemdepression hervor, deren Stärke abhängig von der Menge und der Geschwindigkeit der Injektion ist. Bei der schnellen Bolusapplikation einer „normalen" Einschlafdosis (Tabelle 6.3) tritt häufig eine kurz anhaltende Apnoe auf. Bronchospasmus und allergische Reaktionen sind beschrieben, treten aber sehr selten auf.

Methohexital

Methohexital hat eine kürzere Halbwertszeit als Thiopental (Tabelle 6.1) und kann u. a. zur rektalen Anästhesieeinleitung angewendet werden; dabei beträgt die übliche Dosis 25–40 mg/kgKG (Tabelle 3.7, S. 71). Für kurze Eingriffe bei Säuglingen hat i.v. verabreichtes Methohexital gegenüber Thiopental den Vorteil, daß die Aufwachphase kürzer ist. Die Dosierung beträgt 1,5–3 mg/kgKG, wobei die höhere Dosis bei nichtprämedizierten, gesunden Säuglingen verwendet wird. Die intravenöse Verabreichung von Methohexital in einer Verdünnung von 10 mg/ml (1 %) ruft bei der Injektion in kleinlumigen Gefäßen Schmerzen hervor. Diese Schmerzen können durch Mischen einer 10 %igen Methohexital-Lösung (100 mg/ml) mit der neunfachen Menge einer 20 %igen Fettemulsion (Intralipid) vermindert werden. Normalerweise ruft die intravenöse Injektion einen leichten Herzfrequenzanstieg und einen leichten Blutdruckanstieg hervor. Die Anwendbarkeit von Methohextial wird wegen häufigen

Auftretens von Singultus und Muskelzuckungen während der Einleitung limitiert, u. a. weil diese Symptome für die anwesenden Eltern beunruhigend sind.

Propofol   Propofol wird in der Leber metabolisiert. Ältere Kinder sind postoperativ oft ein bißchen euphorisch, jüngere Kinder dagegen weisen manchmal Zeichen von Dysphorie auf.

Kinder ohne Prämedikation benötigen eine Bolusdosis von 2,5–3,5 mg/kgKG i. v., um einzuschlafen. Wird das Medikament schnell gespritzt, tritt eine Apnoe relativ häufig auf. Propofol kann unwillkürliche Muskelzuckungen während der Anästhesieeinleitung hervorrufen, die jedoch nicht von Krampfpotentialen im EEG begleitet sind. Zudem ist mit einer negativen Inotropie, einer peripheren Vasodilatation und, als Konsequenz, mit einem Blutdruckabfall zu rechnen, der bei hypovolämen oder herzkranken Kindern ein Problem sein kann. Stabilere hämodynamische Verhältnisse und das Aufrechterhalten der Spontanatmung können durch langsames Spritzen (1 mg/kgKG/min) erreicht werden, so daß wir Propofol trotz der oben beschriebenen Eigenschaften auch bei herzkranken Kindern einsetzen. Schmerzen bei der Injektion treten v. a. dann auf, wenn die Kanüle in einem kleinen Gefäß liegt. Diese Schmerzen können durch Lidocainzusatz gemildert werden (Tabelle 3.4, S. 69).

Propofol hat eine negativ chronotrope Wirkung auf den Sinusknoten. Die daraus resultierende Bradykardie ist meistens bedeutungslos und kann, wenn notwendig, mit Atropin behoben werden. Seltene Fälle sind beschrieben, wo Atropin ineffektiv war, so daß die Injektion eines Sympathikomimetikums oder sogar Herzdruckmassage notwendig war.

Es ist möglich, nach einer Propofolinjektion eine Laryngealmaske in den Pharynx des Kindes einzuführen. Wird das Medikament in kurzer Zeit gegeben, sind unangenehm hohe Dosen (bis zu 5,5 mg/kgKG) notwendig, damit die Maske toleriert wird. Wir ziehen es deshalb vor, Propofol in einer Dosierung von 2–3 mg/kgKG langsam zu spritzen (1–2 min) und, wenn Zeichen von ungenügender Anästhesietiefe vorliegen, mit 1 mg/kgKG zu supplementieren.

Propofol kann für nicht schmerzhafte Eingriffe als Sedationsmittel oder Monoanästhetikum unter Spontanatmung angewendet werden (z. B. radiologische Untersuchungen, Hörprüfungen usw.; s. auch S. 272). Der Vorteil gegenüber anderen Sedationsmitteln besteht darin, daß die Atemwege unter Spontanatmung in den meisten Fällen offen bleiben. Um eine Anästhesie oder Sedation zu unterhalten, kann man wiederholte i. v.-Dosen von 0,5–1 mg/kgKG oder eine kontinuierliche Infusion geben. Die Dosierung beträgt 5–15 mg/kgKG/h, wobei die hohe Dosierung während der ersten 10 min gegeben wird, anschließend reichen 2–5 mg/kgKG/h bei nicht schmerzhaften Prozeduren meistens aus.

Die analgetische Wirkung von Propofol ist gering, deshalb empfiehlt es sich, für kurze, schmerzhafte Untersuchungen (z. B. Knochenmarkpunktion) Propofol mit Lachgas und/oder einem potenten, kurzwirksamen Analgetikum (z. B. Remifentanil oder Alfentanil) zu kombinieren.

Wenn man ganz auf Inhalationsanästhetika verzichten will, kann mit Propofol auch für größere Eingriffe eine totale intravenöse Anästhesie (TIVA) durchgeführt werden. Dabei wird eine Infusion (in obiger Dosierung) mit einem Opioid und einem Relaxans kombiniert.

Als Vorteil dieses Medikaments kann das relativ schnelle Aufwachen (auch nach längeren Eingriffen), die antiemetische Wirkung und die gute Steuerbarkeit erwähnt werden. Andererseits wurde von mehreren Kindern berichtet, bei denen nach langdauernden (mehrere Tage), hochdosierten Propofolinfusionen ein akutes Herzversagen mit letalem Ausgang auftrat. Die Ursache dieser Todesfälle ist nicht notwendigerweise Propofol selber, auch eine Überdosierung der stark fetthaltigen Trägersubstanz (10 % Intralipid) kommt in Frage. Es wird deshalb von einer Langzeitsedierung im Kindesalter abgeraten.

Ketamin

Ketamin ist ein Phencyclidinderivat, das einen dissoziativen Zustand bewirkt. Das Präparat ruft eine gute Analgesie und Amnesie hervor, wobei der Muskeltonus erhalten bleibt. Manchmal werden krampfähnliche Bewegungen beobachtet, und epileptische Anfälle sind beschrieben. Ketamin wird in der Leber metabolisiert, und bei Neugeborenen ist die Halbwertszeit verlängert (Tabelle 6.1). Ketamin ruft eine vermehrte Speichelsekretion hervor, deshalb wird die gleichzeitige Gabe von Anticholinergika empfohlen.

Normalerweise werden 2–3 mg/kgKG Ketamin zur intravenösen und 5–10 mg/kgKG zur intramuskulären Anästhesieeinleitung benötigt. Nach intravenöser Einzeldosis tritt in der Regel eine chirurgische Anästhesie nach 30 s auf, sie hält 5–10 min an.

Der Bewußtseinsverlust wird normalerweise durch einen Nystagmus angezeigt. Ketamin bewahrt den Sympatikotonus und erhöht Puls, Blutdruck und Herzminutenvolumen. Wenn die Atmung adäquat ist, steigt der Pulmonalisdruck nicht an. Ketamin kann eine gute Alternative bei hypovolämischen oder herzkranken Patienten sein.

Das Mittel bewirkt eine geringere Beeinträchtigung der Atmung als viele andere Anästhetika, und die funktionelle Residualkapazität (FRC) wird weniger reduziert als mit anderen

Anästhesiemitteln. Die Patienten atmen spontan, und die O_2-Sättigung bleibt in den meisten Fällen auch ohne Zufuhr von zusätzlichem Sauerstoff im Normbereich. Ketamin ruft keine Relaxation der Rachenmuskulatur hervor, und das Kind kann meistens die oberen Atemwege ohne Hilfe offenhalten. Die laryngealen Schutzreflexe sind wohl vorhanden, aber die Koordination der Reflexe ist nicht normal. Wegen der kräftigen Speichelsekretion kann diese Dyskoordination im Bereich der oberen Atemwege zu Husten oder Laryngospasmus führen. Ebenso könnte man sich vorstellen, daß eine Aspiration nicht ausgeschlossen ist, aber Berichte über diese Komplikation sind ausgesprochen selten.

Leider kommen Alpträume und Halluzinationen während der Aufwachphase vor. Man glaubt, daß die Inzidenz bei Kleinkindern geringer ist. Durch die gleichzeitige Verabreichung von Benzodiazepinen treten diese Nebenwirkungen bedeutend weniger häufig auf.

In letzter Zeit wurde das (S)-Ketamin entwickelt, ein Isomer des Ketamins, das bisher nur als Razemat vorlag. Die Potenz des (S)-Ketamins ist ca. doppelt so groß wie das Razemat, im klinischen Einsatz scheint die Aufwachzeit kürzer zu sein, was als Vorteil angesehen werden muß.

Etomidate

Als potentes und rasch wirksames Hypnotikum kann Etomidate auch bei Kindern zur Anästhesieeinleitung angewendet werden. Die Dosierung beträgt 0,2–0,3 mg/kgKG. Die Wirkung ist kurz; bereits nach 3–4 min sind die Patienten wieder ansprechbar.

Etomidate zeichnet sich durch seine relativ geringen respiratorischen und kardiovaskulären Nebenwirkungen aus. So tritt nach Bolusinjektion nur eine leichtgradige Abnahme des Atemzugvolumens und der Atemfrequenz ein; im Gegensatz zu Thiopental und Propofol beobachtet man selten eine Apnoe. Der periphere Widerstand nimmt geringfügig ab, der Blutdruck und die Herzfrequenz bleiben stabil, und das Herzminutenvolumen nimmt wenig zu.

Schmerzen während der Injektion treten in über 50 % der Fälle auf. Häufig zu beobachten sind unfreiwillige Muskelzuckungen, die allerdings in ihrem Ausmaß und ihrer Inzidenz durch Vorgabe eines Opioids (z. B. Fentanyl 1 µg/kgKG) vermindert werden. Etomidate führt bereits in Einleitungsdosen zu einer Abnahme der Nebennierenrindenfunktion. Die klinische Bedeutung der verminderten Kortisolsynthese ist unklar. Viele Autoren raten aber von einer lange dauernden Infusion dieses Medikaments ab.

Der Einsatz von Etomidate in der Kinderanästhesie ist denkbar in Situationen, wo die kardiodepressive und blutdrucksenkende Wirkung von Propofol oder Thiopental unerwünscht ist und wo ein sehr kurzdauerndes Mittel benötigt wird. Es eignet sich deshalb gut für Kardioversionen oder, zusammen mit Succinylcholin, für Notfallintubationen.

Relaxanzien

Succinylcholin Succinylcholin verteilt sich im Extrazellulärraum, und es werden, da dieser einen großen Teil des Körpergewichts bei Kleinkindern ausmacht (Abb. 4.3, S. 84), relativ große Dosen benötigt (Tabelle 6.4). Die Wirkung tritt ein, sobald das Mittel in die Muskeln gelangt, bei intravenöser Zufuhr innerhalb von 15–30 s, und Kinder sind in der Regel innerhalb 1 min vollkommen relaxiert. Der Abbau geschieht rasch, und die Relaxation dauert gewöhnlich nur einige Minuten an. Bei der intramuskulären Zufuhr dauert es je nach Verabreichungsort 3–4 min, bevor der Patient relaxiert ist (s. Kap. 10, S. 241). Nach wiederholter Verabreichung können bei einer kumulativen Dosis von mehr als 5 mg/kgKG Zeichen eines Dualblocks auftreten. Werden so hohe Dosen angewendet, sollte ein Monitoring mittels Nervenstimulator erfolgen (s. Kap. 13, S. 302). Nach Stoppen der Succinylcholingabe bildet sich der Dualblock spontan zurück. Meistens werden aber nach der Initialdosis von Succinylcholin nichtdepolarisierende Muskelrelaxanzien verwendet, wenn der Patient während der weiteren Anästhesie relaxiert werden soll.

Succinylcholin hat verschiedene unerwünschte Nebenwirkungen. Eine davon ist das Auftreten eines erhöhten Muskeltonus der Kiefermuskulatur, das allerdings klinisch selten zu Problemen führt. Über die Häufigkeit dieses Problems werden unterschiedliche Angaben gemacht (0,008–1,0 %). Dies hängt wahrscheinlich mit der subjektiven Beurteilung zusammen, was ein erhöhter Muskeltonus ist und was nicht. Zudem hängt es davon ab, welches Hypnotikum verwendet wurde; so ist die Inzidenz und die Ausprägung eines erhöhten Muskeltonus nach Propofol deutlich niedriger als nach Thiopental. Um Mißverständ-

Tabelle 6.4. Richtlinien für die Dosierung von Succinylcholin in verschiedenen Altersgruppen

Verabreichungsart	Alter	[mg/kgKG]
Intravenös	< 1 Jahr	2–3
	> 1 Jahr	1,5
Intramuskulär	< 6 Jahre	4–5
	> 6 Jahre	3

*Masseter-
spasmus*

nissen vorzubeugen, sollte man von „Masseterspasmus" nur sprechen, wenn der erhöhte Muskeltonus ausgeprägt vorhanden ist, lange dauert und evtl. zusammen mit einer Rigidität der übrigen Skelettmuskulatur auftritt. Die Bedeutung dieses Zustands liegt darin, daß er als erstes Zeichen einer malignen Hyperthermie betrachtet werden muß (s. auch Kap. 9, S. 232–234).

Hyperkaliämie

Eine weitere Nebenwirkung des Succinylcholins ist die Freisetzung von Kalium. Der bei gesunden Kindern zu beobachtende kurzfristige Anstieg des Serumkaliums von ungefähr 0,5 mmol/l hat keine hämodynamischen oder kardialen Auswirkungen. Bei Vorliegen einer neuromuskulären Erkrankung, Paraplegie oder Verbrennung kann der Kaliumanstieg im Serum aber bedrohliche Werte annehmen; im Extremfall kann die Hyperkaliämie zum Herzstillstand führen. Es gibt Muskelkrankheiten, die sich erst jenseits des 1. Lebensjahres klinisch bemerkbar machen; die Diagnose ist dementsprechend im Säuglingsalter nicht bekannt. Die Verabreichung von Succinylcholin bei solchen Patienten kann deletäre Folgen haben. Die Hyperkaliämie muß deshalb bei allen schweren Arrhythmien nach Succinylcholingabe differentialdiagnostisch in Erwägung gezogen werden, die typischen EKG-Veränderungen (Verbreiterung des QRS-Komplexes) sollten erkannt werden, und entsprechende therapeutische Maßnahmen müssen sofort erfolgen (s. Kap. 4, S. 112).

Arrhythmie

Eine Bradykardie nach Verabreichung von Succinylcholin kann auch unabhängig von einer Hyperkaliämie auftreten. Der Herzfrequenzabfall kann aber sehr beunruhigend sein, da er typischerweise zu einem Zeitpunkt auftritt, wenn durch die Laryngoskopie ein zusätzlicher vagaler Reiz gesetzt wird. Viele Kliniker erachten deshalb die Gabe von Atropin vor der Succinylcholininjektion immer als indiziert. Wenn die repetitive Gabe von Succinylcholin geplant ist, muß Atropin in jedem Fall gegeben werden, da die Häufigkeit von schweren Bradykardien (inklusive Herzstillständen) stark zunimmt.

*Plasmacholin-
esterasemangel*

Grundlage für die kurze Wirkungsdauer und die rasche Spontanerholung ist die Inaktivierung von Succinylcholin durch Plasmacholinesterase (Pseudocholinesterase). Eine Einschränkung der Plasmacholinesteraseaktivität führt zu einer entsprechenden Verlängerung der Wirkdauer des Succinylcholins. Bei Patienten, die homozygot für atypische Plasmacholinesterase sind, kann es zu einer neuromuskulären Blockade von mehreren Stunden kommen. In diesen Fällen sollten keine Antagonisierungsversuche unternommen werden, vielmehr sollten die Patienten nachbeatmet und die Spontanerholung abgewartet werden.

*Andere Kom-
plikationen*

Wird nach einer Inhalationseinleitung Succinylcholin gegeben und anschließend das Blut untersucht, so kann Myoglobin als sensibles Zeichen eines Muskelschadens in 40 % der Fälle nachgewiesen werden; in 20 % dieser Fälle findet man auch Myoglobin im Urin. Das Freisetzen von Myoglobin steht nicht in direktem Zusammenhang mit dem Auftreten von Faszikulationen. Diese sind vorwiegend bei älteren Kindern sichtbar und können durch Vorbehandlung mit Pancuronium (0,02 mg/ kgKG), Fentanyl (1–2 µg/kgKG) oder Alfentanil (50 µg/kgKG) in ihrer Häufigkeit und Intensität herabgesetzt werden. Ebenfalls unabhängig von Faszikulationen tritt eine kurzdauernde Erhöhung des intraokulären Drucks auf. Wenn möglich, soll deshalb bei offenen Bulbusverletzungen auf Succinylcholin verzichtet werden.

Succinylcholin bei elektiven Patienten?   Der Wert von Succinylcholin in bestimmten klinischen Situationen ist unbestritten. Vor allem der schnelle Wirkungseintritt und die kurze Wirkungsdauer sind Eigenschaften, die bisher von keinem anderen Medikament erreicht werden. Deshalb wird Succinylcholin bei nicht nüchternen Patienten weiterhin das Medikament erster Wahl sein. Auf der anderen Seite ist die oben aufgelistete Sammlung von unerwünschten Nebenwirkungen, Komplikationen und potentiell lebensbedrohlichen Zuständen so beeindruckend, daß der routinemäßige Einsatz von Succinylcholin bei elektiven Patienten fraglich ist. Statt dessen werden zur Intubation nichtdepolarisierende Muskelrelaxanzien verwendet.

Pancuronium   Pancuronium war lange Zeit das wichtigste nichtdepolarisierende Medikament (Tabelle 6.5). Es wird hauptsächlich über die Nieren eliminiert und verursacht sowohl eine leichte Sympathikusstimulation als auch eine partielle Vagolyse. Beide Effekte bewirken einen Puls- und Blutdruckanstieg. Pancuronium hat eine relativ lange Wirkungsdauer, die zwischen einzelnen Individuen stark variiert. Es wird heutzutage meistens für Eingriffe verwendet, bei denen die Patienten postoperativ beatmet werden oder bei denen eine Operationszeit über 2–3 h vorauszusehen ist.

Rocuronium   Rocuronium ist ein mittellang wirksames nichtdepolarisierendes Muskelrelaxans. Es wird von vielen Kinderanästhesisten auch für Notfälle an Stelle von Succinylcholin angewandt, weil es eine kurze Anschlagzeit hat. Die Intubationsbedingungen sind 60 s nach Verabreichung von 0,6 mg/kgKG meistens gut. Es wird empfohlen, nach 20–30 min eine Folgedosis von 0,2–0,3 mg/ kgKG zu verabreichen, falls die Muskelrelaxation aufrechterhalten werden soll. Diese Dosis kann alle 15–30 min wiederholt werden. Eine Erhöhung der Intubationsdosis auf 1,0 mg/kgKG verbessert die Intubationsbedingungen, die Wirkung wird in diesem

Tabelle 6.5.   Eigenschaften von nichtdepolarisierenden Relaxanzien

	Atra-curium	*Cis-atracurium*	*Miva-curium*	*Pan-curonium*	*Rapa-curonium*	*Ro-curonium*	*Ve-curonium*
Initialdosis für Intubation [2 · ED95; mg/kgKG]	0,5[a]	0,1	0,2	0,1[b]	0,6–0,8	0,6	0,1[b]
Erhaltungsdosis [mg/kgKG]	0,1	0,02	0,1	0,02	0,4	0,2–0,3	0,02
Zeitintervall bis zur Intubation [min][c]	2–3	3–4	2–3	2–3	1–2	1–2	2–3
Dauer der chirurgischen Relaxation (< 10 % der normalen Muskelkraft) nach Intubationsdosis [min]	20–30	20–30	10–15[d]	30–70	10–15	20–30	20–30
Zeit zur spontanen Erholung von 10 % auf 90 % der normalen Muskelkraft [min]	15–20	15–20	5–10	75[e]	5–10	10–20	20–25[e]
Elimination hauptsächlich über	Hydro-lyse	Hydro-lyse	Plasma-cholin-esterase	Nieren	Leber	Leber	Leber

[a] Histaminausschüttung kann bei höheren Dosen vorkommen.
[b] Niedrigere Dosis bei Neugeborenen und Säuglingen.
[c] Zeitintervall bei Säuglingen am kürzesten
[d] Wirkdauer bei Säuglingen kürzer
[e] Die Zeiten sind ca. 50 % länger und sehr variabel bei Säuglingen; bei Neugeborenen kann die
   Wirkdauer deutlich verlängert sein.

Fall 30–40 min andauern. Andererseits genügt eine Dosis von 0,4 mg/kgKG bei Säuglingen oft, um bereits 30–40 s nach Verabreichung laryngoskopieren und intubieren zu können. Das Medikament wird vorwiegend über die Leber ausgeschieden. Bevor weitere Untersuchungen vorliegen, sollte es deshalb nicht für Neugeborene oder Leberkranke verwendet werden.

Vecuronium   Vecuronium wird hauptsächlich von der Leber aufgenommen und über die Gallenwege ausgeschieden, ein kleiner Teil wird über die Nieren ausgeschieden. Für Kinder > 1 Jahr beträgt die Dosis, die zur Intubation empfohlen wird, 0,1 mg/kgKG; eine vollständige Relaxation entwickelt sich in der Regel nach 2–3 min. Bei Säuglingen kann der gleiche Effekt mit 0,07 mg/kgKG hervorgerufen werden. Eine Erhaltungsdosis (ca. 1/4 der

Initialdosis) muß bei Kindern nach ungefähr 20 min, bei Säuglingen nach 30–40 min gegeben werden. Wenn eine hohe Dosis
(0,2–0,3 mg/kgKG) gebraucht wird, kann das Zeitintervall bis
zur Intubation bis auf 60 s reduziert werden. Diese hohe Dosis
verdoppelt ungefähr die Wirkungsdauer verglichen mit 0,1 mg/
kgKG. Vecuronium hat praktisch keine kardiovaskulären
Nebenwirkungen. Ein Nachteil von Vecuronium ist das Vorliegen in Form einer Trockensubstanz, das Medikament muß demnach vor Gebrauch aufgelöst werden.

Atracurium   Atracurium hat mehrere Metabolisierungswege. Der größte Teil
wird spontan (Esterhydrolyse) zu unwirksamen Metaboliten
abgebaut, zusätzlich erfolgt eine enzymatische Hydrolyse, die
„Hofmann-Elimination". Atracurium hat ungefähr die gleiche
Wirkungsdauer wie Vecuronium, wenn man es in einer äquipo-
tenten Dosierung gibt. Das Medikament unterscheidet sich von
andern nichtdepolarisierenden Muskelrelaxanzien dadurch, daß
die Wirkungsdauer praktisch unabhängig von Leberfunktion,
Nierenfunktion und Alter ist. Die normale Dosierung zur Intubation und zur Erhaltung beträgt 0,5 bzw. 0,1 mg/kgKG. Atracurium hat einen gewissen histaminfreisetzenden Effekt, und
höhere Initialdosen als 0,6 mg/kgKG werden darum nicht empfohlen. Bei Neugeborenen und Säuglingen ziehen wir Atracurium wegen der sicheren Elimination dem Rocuronium und dem
Vecuronium vor.

Cis-atracurium   Beim Cis-atracurium handelt es sich um eines der 10 Stereoiso-
mere, aus denen das Atracurium zusammengesetzt ist. Wie Atra-
curium liegt es als fertige Injektionslösung vor. Der Abbau
erfolgt ebenfalls über die Hofmann-Elimination, im Gegensatz
zu anderen Komponenten des Atracurium unterliegt das Cis-
atracurium jedoch keiner Esterhydrolyse. Als Vorteil von Cis-
atracurium gegenüber Atracurium ist die wesentlich geringere
Histaminfreisetzung anzusehen, entsprechend werden weniger
Hautreaktionen gesehen als mit Atracurium. Die Intubationsdosis wird mit 0,1 mg/kgKG angegeben. Die Wirkungsdauer ist
etwa gleich lang (30 min), aber die Anschlagzeit länger als beim
Atracurium weswegen häufig eine höhere Dosierung gewählt
wird (0,15 mg/kgKG); als Nachteil muß dann allerdings eine verlängerte Wirkung (50–60 min) in Kauf genommen werden.

Mivacurium   Im Moment ist Mivacurium das am kürzesten wirksame nicht
depolarisierende Muskelrelaxans, das erhältlich ist. Der Metabolismus erfolgt via hydrolytische Spaltung durch Plasmacholinesterase. Nach einer Intubationsdosis von 0,2–0,25 mg/kgKG
können innerhalb von 2–3 min gute Intubationsbedingungen

und eine Wirkungsdauer von 10–15 min erwartet werden. Eine
Repetitionsdosis von 0,1 mg/kgKG führt zu einer Zunahme der
chirurgischen Relaxation von 5–10 min. Wegen der kurzen
Wirkungsdauer sind Antagonisten selten notwendig, dies wird
häufig als Vorteil angesehen. Die Dosierung bei Kindern
< 2 Jahren wird vom Hersteller nicht erwähnt, entsprechende
Daten aus der Literatur deuten aber darauf hin, daß bei gleicher
Dosierung die Wirkungsdauer noch kürzer ist als bei Kindern
> 2 Jahren.

Ein Plasmacholinesterasemangel kann genetisch oder in
Folge einer Leberinsuffizienz auftreten, er führt in beiden Fällen
zu einer Verlängerung der Mivacuriumwirkung.

Rapacuronium   Dieses neue Muskelrelaxans wird hauptsächlich von der Leber
aufgenommen und über die Gallenwege ausgeschieden, ein klei-
ner Teil wird über die Nieren ausgeschieden. Dies ist ein weniger
potentes Relaxans, die Dosierung zur Intubation ist entsprechend hoch (Tabelle 6.5). Die Anschlagzeit und die Wirkungsdauer sind kurz. Eine Reversion durch Neostigmin ist nach Verabreichung einer Intubationsdosis bereits nach wenigen Minuten
möglich. Das Medikament unterscheidet sich in dieser Beziehung von allen anderen nicht depolarisierenden Muskelrelaxanzien. Wir haben bisher keine eigenen Erfahrungen machen können.

Welches nicht   Damit eine ausreichende Erfahrung (und damit eine optimale
depolari-   Sicherheit für den Patienten) mit diesen Medikamenten erreicht
sierende   werden kann, wird empfohlen, eine kleine Auswahl zu treffen.
Relaxans?   Bei dieser Auswahl spielen verschiedene Prioritäten eine Rolle.
Die Autoren führen jetzt folgende Medikamente in ihrem Sorti-
ment: Pavulon (wegen langer Wirkungsdauer und sympatikomi-
metischen Eigenschaften) und Rocuronium (wegen schneller
Anschlagzeit und kurzer Wirkungsdauer). Für Kurzeingriffe bei
Neugeborenen und für Patienten mit Nieren- oder Leberkrank-
heiten wählen wir Atracurium oder Cis-atracurium.

Antagonisten

Nach Relaxation mit Atracurium und Rocuronium beträgt die
Zeitdauer von den ersten Zeichen, daß die Muskelkraft wieder-
kehrt, bis zu dem Zeitpunkt, an dem der Patient seine volle Kraft
wieder erlangt hat, ca. 30 min. Man kann deshalb damit rechnen,
daß die meisten Kinder ihre komplette Muskelkraft innerhalb
45–60 min nach der letzten Erhaltungsdosis wiedererlangt

haben. Bei vereinzelten Patienten kann jedoch die Erholung deutlich länger dauern. Da man nicht im voraus weiß, bei welchen Patienten Muskelrelaxanzien ungewöhnlich lange wirken, erleichtert die Anwendung eines Nervenstimulators (s. Kap. 13, S. 302) die Entscheidung, ob Antagonisten gegeben werden sollen oder nicht. Diese Entscheidung wird zusätzlich dadurch erschwert, daß 70 % der Rezeptoren weiterhin blockiert sein können, wenn die Train-of-four-Stimulation 4 gleich starke Kontraktionen hervorruft. Wenn kein Antagonist gegeben wird, kann unter diesen Umständen eine sehr kleine zusätzliche Dosis eines Muskelrelaxans (z. B. durch das Einspülen von Restmengen aus dem Ansatzstück eines Dreiwegehahns) eine erneute Muskelschwäche hervorrufen. Die Indikation zur Verabreichung von Antagonisten soll deshalb großzügig gestellt werden.

Neostigmin   Normalerweise werden 0,05–0,07 mg/kgKG Neostigmin i. v. und 0,02 mg/kgKG Atropin (oder 0,01 mg/kgKG Glykopyrrolat) verwendet. Neostigmin kann eine ausgeprägte Speichelsekretion hervorrufen, wenn der Patient nicht mit einem Anticholinergikum vorbehandelt wurde. Nausea und Erbrechen treten nach Neostigmin gehäuft auf.

Vor der Extubation wird die Muskelkraft kontrolliert. Bereits ein kleiner Prozentsatz der vollständigen Muskelkraft reicht aus, um ein normales Atemzugvolumen zu garantieren. Deshalb ist die (klinisch) normale Zwerchfellfunktion ein schlechtes Kriterium für das Vorhandensein der normalen Muskelkraft und garantiert nicht, daß der Patient die Luftwege selbst freihalten kann. Bei Säuglingen und Kleinkindern ist das Abheben der Beine von der Unterlage während mehrerer Sekunden ein gutes Kriterium für eine normale Muskelkraft (s. Tabelle 2.1, S. 51).

Analgetika

Morphin   Morphin hat eine geringe Lipidlöslichkeit und diffundiert nur langsam ins ZNS, der maximale Effekt bei intravenöser Zufuhr tritt erst nach 5–10 min ein. Wird Morphin intravenös gegeben, sollte diese Zeit abgewartet werden, bevor eine erneute Injektion verabreicht wird. Der Wirkungseintritt bei Neugeborenen ist wegen der noch durchlässigeren Blut-Hirn-Schranke schneller. Morphin hat eine lange Wirkungsdauer, ruft eine gute Sedierung hervor und wird deshalb an vielen Orten immer noch als Opioid erster Wahl zur postoperativen Schmerztherapie angewendet (s. Kap. 17, S. 372–374). Morphin kann eine Histaminfreisetzung auslösen.

Pethidin   Pethidin hat eine mittellange Wirkungsdauer, und bei normaler
i. v. Dosierung (0,5–1 mg/kgKG) hat der Patient während 1–2 h
eine gute Analgesie. Kleine Dosen Pethidin (0,25 mg/kgKG i. v.)
vermindern die Empfindlichkeit des Temperaturregulationszen-
trums und dämpfen das Muskelzittern, das manchmal nach
Anästhesien mit ungenügendem Schutz gegen Abkühlung auftritt. Pethidin kann – im Gegensatz zu vielen anderen Opioiden
(Morphin, Fentanyl, Alfentanil) – eine Tachykardie hervorrufen.
Das Ausmaß der Histaminfreisetzung unterscheidet sich nicht
wesentlich von derjenigen des Morphins.

Tramadol   Tramadol ist ein häufig verwendetes Analgetikum, das v. a. in der
postoperativen Phase verabreicht wird. Es ist ein Agonist mit
vorwiegender Aktivität am μ-Rezeptor, aber die Affinität ist
niedrig, was eine Erklärung für die geringe atemdepressorische
Wirkung des Medikaments ist. Ein wesentlicher Anteil der analgetischen Wirkung wird über andere Wirkungsmechanismen vermittelt. Tramadol hemmt die neuronale Wiederaufnahme von
Noradrenalin und verstärkt die Serotoninfreisetzung. Die
Nebenwirkungen (Übelkeit, Erbrechen, trockener Mund etc.)
unterscheiden sich nicht von denjenigen anderer Opioide. Die
intravenöse Dosierung beträgt 1 mg/kgKG (s. Kap. 17).

Fentanyl   Fentanyl hat eine hohe Fettlöslichkeit, wird rasch umverteilt und
hat eine lange definitive Eliminationshalbwertszeit; diese Pharmakokinetik errinnert an diejenige des Thiopentals. Im Gegensatz zum Thiopental erfolgt der Wirkungseintritt beim Erwachsenen erst ungefähr 1–2 min nach i. v. Applikation, und der volle
Effekt wird nach 4–5 min beobachtet. Die Wirkung beim Säugling tritt schneller ein. Gebräuchliche Dosierungsrichtlinien
schwanken je nach Indikation zwischen 1 und 50 μg/kgKG
(Tabelle 6.6). Fentanyl in hoher Dosierung (20–50 μg/kgKG i. v.)
setzt die Häufigkeit einer streßbedingten Drucksteigerung im
pulmonalen Kreislauf herab. Beim wachen Patienten ruft die
Injektion von Fentanyl als Bolus häufig einen kurz dauernden
Hustenreiz hervor. Bei höheren Dosierungen kann eine Muskelrigidität auftreten, allerdings kann dieses Problem durch gleichzeitige Hypnose und Muskelrelaxation vermieden werden. Weil
Fentanyl eine Bradykardie auslösen kann, wird gerne Pancuronium gegeben, das eine entgegengesetzte Wirkung hat.

Fentanyl hat keinen negativ inotropen Effekt, und wenn das
zirkulierende Blutvolumen normal ist, kann mit einer stabilen
Hämodynamik gerechnet werden. Ist der Patient hypovol-
ämisch, bewirkt die Sympathikolyse einen Blutdruckabfall. Wird
Fentanyl als einziges Anästhetikum in hohen Dosen eingesetzt,
so kann bei intensiver chirurgischer Stimulation (Thorakotomie,

Tabelle 6.6. Dosisempfehlungen für intravenöses Fentanyl bei Kindern (Alter > 3 Monate)

Indikation	Dosierung [µg/kgKG]
Schmerztherapie beim wachen Patienten	1–2
Zusatzdosis bei Propofolanästhesie	0,5–1[a]
Zusatzdosis bei Inhalationsanästhesien	2–3[b]
Initialdosis bei Lachgas-/Fentanylanästhesien, Extubation geplant	3–8
Repetitionsdosis bei Lachgas-/ Fentanylanästhesien, alle 20–30 min	2–3
Maximale Totaldosis, Extubation geplant	10–20[c]
Initialdosis für große Eingriffe, Extubation nicht geplant	20–50

[a] Sponatatmung i. allg. möglich (je nach Propofoldosierung).
[b] Bei kontrollierter Beatmung.
[c] Für Eingriffe, die < 2–3 h dauern.

Sternotomie) trotzdem ein starker Blutdruckanstieg festgestellt werden. Man muss deshalb zusätzlich ein Hypnotikum oder ein Inhalationsanästhetikum in niedriger Dosierung zuführen.

Die atemdepressorische Potenz von Fentanyl wurde bei Kindern > 3 Monate untersucht; dabei konnte weder bei identischen Dosierungen (in µg/kgKG) noch bei identischen Plasmaspiegeln ein Unterschied bezüglich Inzidenz der Apnoeanfälle gegenüber älteren Kindern festgestellt werden. Vergleichende Daten für Säuglinge < 3 Monate liegen aber nicht vor, die in Tabelle 6.6 angegebenen Dosierungen gelten deshalb nur für Kinder > 3 Monate.

Bei Zufuhr von niedrigen Mengen klingt der Effekt hauptsächlich aufgrund der Redistribution ab. Bei Zufuhr von hohen Dosen ist das definitive Abklingen der Wirkung abhängig von der Metabolisierung in der Leber. Ist die Leberfunktion eingeschränkt, z. B. bei einem erhöhten intraabdominalen Druck nach Verschluß einer Omphalozele im Neugeborenenalter, kann die Clearance von Fentanyl stark eingeschränkt und die Halbwertszeit entsprechend auf das 2- bis 3fache verlängert sein. Sehr lange Halbwertszeiten (bis zu 32 h) wurden ebenfalls bei Frühgeborenen beobachtet.

Fentanyl wird relativ gut über die Schleimhäute absorbiert, und die nasale Applikation wird praktiziert (s. S. 66, Kap. 3).

Alfentanil   Die Fettlöslichkeit von Alfentanil ist niedriger als diejenige von Fentanyl. Bei intravenöser Verabreichung tritt die Wirkung nach weniger als 1 min auf. Das Verteilungsvolumen ist kleiner als das von Fentanyl. Alfentanil wird schnell ausgeschieden, und bereits 1 h nach einer üblichen Dosis ist die analgetische und atemdepressorische Wirkung verschwunden. Alfentanil eignet sich deshalb gut für kurze, schmerzhafte Eingriffe, bei denen postoperativ wenig oder keine Schmerzen mehr vorhanden sind, wie z. B. die Knochenmarkpunktion. Ist bei einer Kombinationsanästhesie die Grundanalgesie mittels einer Epiduralanästhesie garantiert, kann man Alfentanil auch während lange dauernden Operationen bei kurzdauernden, sehr schmerzhaften Stimuli einsetzen. Leberfunktionsstörungen verzögern die Ausscheidung, hingegen scheint eine Niereninsuffizienz keinen großen Einfluß auf die Elimination zu haben.

Die analgetische Potenz beträgt 1/4 von derjenigen des Fentanyls. Wird der Patient bei einer intravenösen Kurzanästhesie mit Propofol oder Midazolam beatmet, so kann eine initiale Dosis von Alfentanil zwischen 10 und 40 µg/kgKG angewendet werden. Möchte man die Spontanatmung während eines kurzen Eingriffs aufrechterhalten, sollte Alfentanil vorsichtig dosiert werden (1–3 µg/kgKG, titrieren).

Sufentanil

Sufentanil ist ungefähr 10mal stärker wirksam als Fentanyl. Es hat eine etwas kürzere Halbwertszeit, unterscheidet sich aber von Fentanyl v. a. durch seinen raschen Wirkungseintritt. Eine maximale Analgesie und Sedierung wird in der Regel innerhalb von 1–2 min beobachtet. Das Präparat hat dieselben Nebenwirkungen wie Fentanyl (Bradykardie, Muskelrigidität bei höherer Dosierung) und wird genauso wie Fentanyl in der Leber metabolisiert. Bei Kindern mit Lebererkrankungen kann die Halbwertszeit deutlich verlängert sein. Die rasch einsetzende Wirkung macht es leichter, das Medikament zu titrieren, bis die gewünschte Analgesie eintritt (repetitive Dosen von 0,1–0,2 µg/ kgKG). Die Gabe von großen Dosen (1–10 µg/kgKG), die manchmal bei herzchirurgischen Eingriffen angewendet wird, ruft durch den raschen Wirkungseintritt eine plötzliche Sympathikolyse hervor, die bei hypovolämen Patienten zu einem Blutdruckabfall führen kann.

Die nasale Applikation von Sufentanil soll auch eine nützliche Prämedikationstechnik sein. Wir haben selber keine Erfahrung mit dieser Anwendung.

Remifentanil

Remifentanil ist ein neues, kurzwirksames Opioid, das subtypspezifisch am µ-Rezeptor wirkt. Die Esterstruktur des Medikaments erlaubt einen schnellen Abbau durch unspezifische Esterasen im Blut und Gewebe. Entsprechend ist die Halbwertszeit vom Remifentanil sehr kurz (5–10 min). Es kann also gut gesteuert werden, dies gilt auch, wenn es in Form einer kontinuierlichen Infusion verabreicht wird, da keine Kumulation auftritt. Die Anschlagzeit ist auch kurz und vergleichbar mit derjenigen von Alfentanil. Eine hepatische Metabolisierung erfolgt nicht, zudem hat Remifentanil keine unerwünschten hämodynamischen Nebenwirkungen. Der potentielle Nachteil besteht darin, daß die analgetische Wirkung ebenfalls schnell verschwunden ist, diese Eigenschaft limitiert die Anwendung vorwiegend auf Eingriffe, die postoperativ keine oder nur wenig Schmerzen verursachen.

Wir verwenden es v. a. für Knochenmarkpunktionen und Bronchoskopien mit dem starren Bronchoskop in Bolusform. Unter Propofolanästhesie bleibt die Spontanatmung mit repetitiven Dosen von 0,25–0,5 µg/kgKG erhalten, eine Steigerung der Bolusdosierung auf 1 µg/kgKG hat meistens eine Apnoe zur Folge.

Vom Hersteller wird die Verabreichung als Dauerinfusion in der Dosierung von 0,25 µg/kgKG/min (mit einem Bereich von 0,05–2,0 µg/kgKG/min) empfohlen. Damit kann die Dosis von gleichzeitig verabreichten Inhalationsanästhetika oder von Propofol deutlich reduziert werden.

Nalbuphin

Nalbuphin ist ein partieller Agonist-Antagonist. In hohen Dosen hat dieses Medikament eine deutlich weniger atemdepressorische Wirkung als reine Agonisten wie Morphin oder Fentanyl („ceiling effect"). Allerdings ist auch die analgetische Wirkung nicht so gut wie bei reinen Agonisten. Wegen der großen therapeutischen Breite wird es manchmal angewendet, wenn keine kontinuierliche Überwachung garantiert ist. In der Kinderanästhesie wird es gern eingesetzt, da die leicht sedierende Nebenwirkung häufig erwünscht ist. Die Dosierung beträgt 0,1–0,2 mg/kgKG und kann bei Bedarf wiederholt werden. Wegen der antagonistischen Wirkung sollte es nach einer Fentanylanästhesie nur vorsichtig verabreicht werden, da das Medikament nicht nur die atemdepressorische, sondern auch die analgetische Wirkung des Fentanyls z. T. aufheben kann.

Inhalationsanästhetika

Lachgas

Lachgas (N_2O) hat eine geringe anästhetische Potenz und wird häufig zur Supplementierung einer Allgemeinanästhesie eingesetzt. Lachgas hat eine relativ kleine Wirkung auf Kreislauf und Atmung, und wegen der geringen Löslichkeit im Blut erfolgt das An- und Abfluten schnell.

Der Blut-Gas-Verteilungskoeffizient von Lachgas ist ungefähr 30mal höher als derjenige von Stickstoff (0,46 gegenüber 0,015). Das bedeutet, daß N_2O schneller in luftgefüllte Körperhöhlen hineindiffundiert, als der Stickstoff austritt. Dementsprechend findet eine Volumenzunahme in den betroffenen Kompartimenten statt. So kann sich das Volumen eines Pneumothorax bei Zufuhr von 70 % Lachgas innerhalb 10 min verdoppeln.

Die Toxizität von Lachgas wird als gering eingeschätzt. Allerdings kann es bei langdauernder Zufuhr (mehrere Stunden bis Tage) eine reversible Störung der Erythrozyten- und Leukozytenproduktion im Knochenmark auslösen. Für kurzdauernde Eingriffe ist diese Störung aber nicht relevant, so daß wir die Verabreichung von Lachgas bei Kindern mit Knochenmarkerkrankungen nicht als kontraindiziert betrachten.

Potente Inhalationsanästhetika (MAC)

Der MAC („minimal alveolar concentration"), d. h. die minimale alveoläre Konzentration, bei der sich 50 % der Patienten auf einen chirurgischen Stimulus bewegen, ist altersabhängig (Abb. 6.3). Je jünger das Kind ist, desto höher sind die MAC-Werte. Die Ausnahme betrifft Neugeborene, die niedrigere Konzentrationen benötigen.

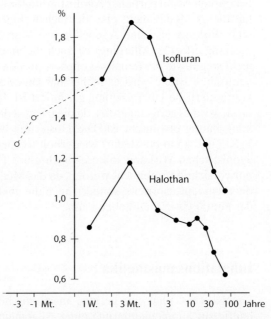

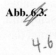

Abb. 6.3.   MAC-Werte von Halothan und Isofluran *(Mt.* Monate, *W.* Wochen). *Die beiden Punkte links der Y-Achse sind Werte für Säuglinge, die 1 bzw. 3 Monate zu früh geboren wurden.* (Nach Gregory 1969; Lerman 1983; Stevens 1975; Cameron 1984; LeDez 1987)

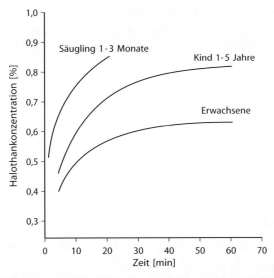

Abb. 6.4.

Vergleich der alveolären Konzentrationsanstiege zwischen Kindern und Erwachsenen (konstante inspiratorische Konzentration von 1 %). (Nach Salanitre 1969; Brandom 1983)

Anfluten beim Kleinkind schneller

Die alveoläre Konzentration von Inhalationsanästhetika steigt bei Neugeborenen und Kleinkindern schneller an als bei Erwachsenen (Abb. 6.4). Der Hauptgrund dafür ist die hohe alveoläre Ventilation im Vergleich zur funktionellen Residualkapazität. Ein weiterer Grund für die schnellere Aufsättigung ist der kleinere Blut-Gas-Verteilungskoeffizient (Tabelle 6.7)

Atem- und Kreislaufdepression

Potente Inhalationsanästhetika rufen eine dosisabhängige Depression von Kreislauf und Atmung hervor. Auch relativ niedrige Konzentrationen hemmen den Barorezeptorreflex, ein Blutdruckabfall wird also nicht durch eine erhöhte Herzfrequenz kompensiert. Tierstudien zeigen, daß der negativ inotrope Effekt im Neugeborenenalter deutlicher ausgeprägt ist als bei älteren Tieren. Diese Resultate und die klinische Erfahrung lassen vermuten, daß eine ausgeprägtere Myokarddepression auch bei Neugeborenen und Säuglingen vorliegt.

Neugeborene und kleine Säuglinge

Diese beiden Faktoren – rasches Ansteigen der alveolären Konzentration und erhöhte Empfindlichkeit – können erklären, warum Neugeborene und kleine Säuglinge ein größeres Risiko einer Kreislaufdepression bei der Inhalationseinleitung haben als ältere Kinder. Wenn Rücksicht auf diesen Sachverhalt genommen wird, kann die Einleitung auch bei Neugeborenen und kleinen Säuglingen mit der Inhalationstechnik vorgenommen werden (s. Kap. 2, S. 45–48).

Tabelle 6.7.   Eigenschaften von Inhalationsanästhetika

	Halothan	Isofluran	Sevofluran	Ethran	Desfluran
MAC					
Neugeborene	0,9 %	1,6 %	–	–	9,2 %
1–6 Monate	1,2 %	1,85 %	3,2 %	–	9,4 %
1–20 Jahre	0,9 %	1,6 %	2,5 %	1,7 %	8,0–8,7 %
Blut-Gas-Verteilungskoeffizient					
Neugeborene	2,1	1,2	0,7	1,8	–
Kinder (3–7 Jahre)	2,4	1,3	–	–	–
Erwachsene	2,7	1,5	0,6	1,9	0,4
Husten, Laryngospasmus bei Maskeneinleitung	Selten	Kommt vor	Selten	Kommt vor	Häufig
Atemdepression	Ja	Ja	Ja	Ja	Ja
Myokarddepression	Ja	Ja	Ja	Ja	Ja
Herzzeitvolumen	Fällt	Bleibt gleich	Fällt	Fällt	Fällt
Tachykardie	Nein	Ja	Nein[a]	Nein	Ja
Ventrikuläre Arrhythmien	Ja	Selten	Selten	Selten	Selten
Hirndurchblutung	Erhöht	Wenig erhöht	Wenig erhöht	Erhöht	?
Prozent metabolisiert	20 %	< 1 %	3 %	2 %	0,02 %
Freisetzung von Fluorid	Nein	Unbedeutend	Ja	Ja	Nein

[a] Außer während der Anästhesieeinleitung.

Halothan   Obwohl durch die Einführung von Sevofluran auf den Markt das Halothan an Bedeutung verloren hat, bleibt es doch das „Referenzinhalationsanästhetikum" in der Kinderanästhesie, gegen das neuere Medikamente verglichen werden sollten. Der Hauptgrund dafür dürfte darin liegen, daß Halothan den „Test der Zeit" bestanden hat, billig ist und sich gut für eine Inhalationseinleitung eignet. Die Häufigkeit von unerwünschten Nebenwirkungen während der Einleitung wie Husten, Apnoe, Laryngospasmus usw. ist gering. Der Geruch wird von den meisten Kindern akzeptiert, insbesondere, wenn sie gut prämediziert sind und bereits Lachgas eingeatmet haben.

Halothan ist potenter als die anderen Inhalationsanästhetika; eine inspiratorische Konzentration von 1 % ergibt für die meisten chirurgischen Eingriffe eine genügend tiefe Anästhesie, wenn gleichzeitig 50–70 % Lachgas verabreicht wird. Die MAC-Werte sind in Tabelle 6.7 angegeben. Die Aufwachzeit aus vergleichbarer Anästhesietiefe bei Halothan ist länger als bei Isofluran oder Sevofluran.

Die atemdepressive Eigenschaft von Halothan äußert sich in einer Abnahme des Atemzugvolumens, in einer oberflächlichen Atmung und einer Tachypnoe. Das Atemminutenvolumen nimmt unter Spontanatmung leicht ab, der arterielle CO_2-Partialdruck pendelt sich beim unstimulierten Kind auf 6–7,5 kPa ein.

Die Wirkung auf den Kreislauf ist durch eine Myokarddepression gekennzeichnet. Obwohl in einigen Organen eine Vasodilatation eintritt (Gehirn, Haut), wird durch die kompensatorische Vasokonstriktion in anderen Organen der Gesamtwiderstand des Gefäßsystems nicht wesentlich verändert. Daraus folgt, daß ein reduziertes Herzminutenvolumen die Hauptursache des regelmäßig zu beobachtenden Blutdruckabfalls ist.

Halothan dämpft auch die kardiale Sympathikusaktivität, dies führt oft zu einem Überwiegen der vagalen Aktivität und damit zur Bradykardie, die mit Atropin behandelt werden kann. Eine verlangsamte Impulsleitung im Reizleitungsgewebe des Herzens kann zu einem Block mit retrograder Erregungsleitung führen („Knotenrhythmus"). Halothan sensibilisiert das Reizleitungssystem gegenüber der Wirkung von Katecholaminen. Die Folge davon sind ventrikuläre Arrhythmien; dabei handelt es sich meistens um vereinzelte, unifokale Extrasystolen. Seltener treten multifokale ventrikuläre Extrasystolen und Tachyarrhythmien auf. Lokalanästhetika erweitern die Toleranzbreite, und bei gesunden Kindern können bis zu 10 µg/kgKG Adrenalin zusammen mit Lidocain gegeben werden, bevor die Inzidenz der ventrikulären Arrhythmien zunimmt. Bei der üblichen Verdünnung des Adrenalins von 5 µg/ml (=1:200.000) würde das 2 ml/kgKG Lokalanästhetikum mit Adrenalin bedeuten, d. h.eine sehr hohe Dosis, die in der Praxis kaum angewendet wird.

Ungenügende Anästhesietiefe und Hyperkapnie, allein oder in Kombination, sind häufige Gründe für eine endogene Katecholaminausschüttung. Obwohl eine Hypoxie selten als Ursache in Frage kommt, muß sie wegen ihrer zentralen Bedeutung als erstes ausgeschlossen werden, wenn Arrhythmien auftreten.

Halothan führt zu einer starken Zunahme der Hirndurchblutung und gilt deshalb bei Patienten mit erhöhtem intrakraniellem Druck als kontraindiziert.

Halothan-hepatitis

Bei erwachsenen Patienten kann nach Halothanexposition in seltenen Fällen (1:35.000) eine Hepatitis beobachtet werden, die manchmal in ein tödliches Leberversagen übergehen kann. Aufgrund dieser Tatsache wurde empfohlen, bei Erwachsenen Halothananästhesien nicht innerhalb kurzer Zeit (3 Monate) zu wiederholen. Diese Empfehlung wurde später auch für Kinder gegeben, obwohl die „halothaninduzierte Hepatitis" im Kindesalter noch seltener und der kausale Zusammenhang nicht belegt ist. Das theoretische Risiko einer wiederholten Halothananästhesie beim Kind muß abgewogen werden gegen diejenigen Risiken, die bei Verwendung anderer, weniger gut untersuchter Anästhetika bestehen.

Es gibt keine Hinweise, daß Halothan eine bestehende Leber- oder Gallenerkrankung verschlechtern könnte. In diesen Situationen besteht deshalb keine Kontraindikation für die Verwendung von Halothan. In der Praxis kann es trotzdem Sinn machen, auf Halothan zu verzichten, damit bei einer spontanen Verschlechterung der Grundkrankheit Halothan nicht in die komplizierten diagnostischen Überlegungen miteinbezogen werden muß.

Sevofluran

Obwohl in den letzten Jahren viele Kinderanästhesieabteilungen vorwiegend oder ausschließlich Sevofluran an Stelle von Halothan verwenden, ist die Diskussion bezüglich der Indikationen, der Nebenwirkungen und der Sicherheit (Toxizität, s. unten) noch nicht abgeschlossen.

Die Potenz ist geringer als diejenige von Halothan oder Isofluran, der MAC-Wert liegt im Säuglingsalter bei 3,2 % und im Kindesalter bei 2,5 % (Tabelle 6.7). Auffallend ist der niedrige Blut-Gas-Verteilungskoeffizient, der das schnelle Einschlafen bzw. Aufwachen erklärt.

Die atemdepressorische Wirkung von Sevofluran ist stärker ausgeprägt als mit Halothan. Läßt man Kinder während einer Sevofluraneinleitung (mit rascher Steigerung der Konzentration von 0–6 %) spontan atmen, tritt in den meisten Fällen eine oberflächliche Atmung oder eine Apnoe auf. Auf der anderen Seite ist die kardiovaskuläre Depression weniger ausgeprägt. Während der ersten 5 min der Anästhesieeinleitung läßt sich häufig ein Blutdruckanstieg und eine Tachykardie beobachten.

Die Aufwachzeit nach einer Sevoflurananästhesie ist kürzer als nach Halothan. Während Kinder nach einer Halothananästhesie im Aufwachraum häufig wieder einschlafen, sind etwa 1/3 der Kinder nach Sevoflurananästhesie in dieser Phase agitiert und verwirrt und lassen sich nur schwer beruhigen. Wir spritzen in dieser Phase manchmal Propofol, 1 mg/kgKG, oder Midazolam, 0,05–0,1 mg/kgKG i.v., wonach die Kinder wieder einschlafen und anschließend ruhig aufwachen.

Bezüglich der Toxizität stehen zwei Aspekte im Vordergrund: Sevofluran setzt dosisabhängig Fluoridionen frei und ist damit potentiell nephrotoxisch. Allerdings wurden auch bei Konzentrationen über 50 mmol/l im Gegensatz zum Methoxyfluran keine Zeichen einer Nierendysfunktion nachgewiesen. Eine mögliche Erklärung für diesen Unterschied ist der niedrigere intrarenale Metabolismus von Sevofluran gegenüber Methoxyfluran. Der zweite Aspekt, der zur Diskussion steht, ist die Bildung von Compound A, das in Anwesenheit von Atemkalk aus Sevofluran gebildet wird und das ebenfalls potentiell nephrotoxisch ist. Bis zum jetzigen Zeitpunkt konnten aber nur nach Langzeitapplikation von Sevofluran in hohen Konzentrationen mittels sensitiver Methoden Zeichen einer diskreten Nierendysfunktion nachgewiesen werden. Aufgrund solcher Untersuchungen wurde von der Herstellerfirma die Empfehlung herausgegeben, beim Einsatz von Sevofluran eine Mindestflowrate von 2 l/min anzuwenden.

Isofluran

Isofluran (Tabelle 6.7) ist potenter als Serofluran aber weniger potent als Halothan. Obwohl es möglich ist, eine Inhalationsanästhesie mit Isofluran zu beginnen, konnte sich diese Technik nie durchsetzen, weil Isofluran die oberen Atemwege irritiert und damit zu unerwünschten Reflexen (Husten, Atemanhalten usw.) führt.

Ein wichtiger Unterschied gegenüber den anderen potenten Inhalationsanästhetika ist die Tendenz zur Tachykardie und Hypotension, die – je nach den Umständen – erwünscht oder unerwünscht ist. Isofluran bewirkt eine Abnahme des peripheren Widerstandes und weist keine Myokardsensibilisierung gegenüber der arrhythmogenen Wirkung von Katecholaminen auf. In niedrigen Konzentrationen ($< 1\%$) hat Isofluran einen unbedeutenden Einfluß auf die Zunahme der Hirndurchblutung und ist deshalb bei Patienten mit erhöhtem Hirndruck nicht kontraindiziert.

Enfluran

Enfluran hat einen MAC-Wert von 1,7 %, d. h. es ist potenter als Sevofluran, aber weniger potent als Halothan (Tabelle 6.7). Der Blut-Gas-Verteilungskoeffizient liegt mit 1,8 über demjenigen von Isofluran. Für die Kinderanästhesie von Bedeutung ist die erhöhte Irritabilität der oberen Atemwege bei der Inhalationseinleitung. Die Atemdepression ist stärker ausgeprägt als diejenige von Halothan, das Ausmaß der Myokarddepression ist vergleichbar. Die Myokardsensibilisierung gegenüber Katecholaminen ist weniger ausgeprägt als bei Halothan. Enfluran kann durchaus zum Aufrechterhalten einer Anästhesie im Kindesalter eingesetzt werden.

Desfluran

Desfluran ist weniger potent als alle anderen gebräuchlichen Inhalationsanästhetika (außer N_2O); der MAC-Wert ist etwa 8–9 % bei pädiatrischen Patienten. Der Blut-Gas-Verteilungskoeffizient beträgt 0,42, ist also praktisch identisch mit dem von Lachgas. Erste Berichte über die klinische Anwendung bei Kindern ergaben ähnliche Probleme wie mit Isofluran und Enfluran, nämlich die starke Irritabilität der oberen Atemwege bei der

Inhalationseinleitung, und es eignet sich nicht für diese Anwendung. Ein Vorteil ist, daß das Gas wegen seines niedrigen Blut-Gas-Verteilungskoeffizienten gut steuerbar ist, nach Beendigung der Verabreichung wachen die Kinder schnell auf. Allerdings wurde wegen des schnellen Aufwachens in der frühen postoperativen Phase über unangenehme Erregungszustände berichtet. Dieses Phänomen ist jedoch beim schmerzfreien Kind selten. Desfluran kann deshalb gut für die Aufrechterhaltung einer Allgemeinanästhesie eingesetzt werden, wenn diese mit einer Regionalanästhesie ergänzt ist.

Welches Inhalationsanästhetikum?

Inhalationsanästhetika haben in jedem Falle erwünschte und unerwünschte Wirkungen und Nebenwirkungen. Es besteht kein Zweifel, daß Halothan und Sevofluran allen anderen Inhalationsanästhetika bezüglich der Qualität der Inhalationseinleitung überlegen sind, man sollte deshalb mindestens eines der beiden Medikamente vorrätig haben. Zum jetzigen Zeitpunkt benützen wir beide, da wir die kurze Wirkdauer des Sevoflurans schätzen, anderseits nicht auf die manchmal erwünschte lange Aufwachzeit des Halothans verzichten möchten. Weltweit besteht eine große Erfahrung beim Einsatz von Halothan beim Kind mit schwierigen Atemwegen (z. B. Epiglottitis s. S. 171). Ob Sevofluran mit seiner stark atemdepressorischen Wirkung das Halothan für diese Indikation ersetzen wird, ist ungewiß, da zuwenig Erfahrungen vorliegen.

Hat man sich für eines oder für beide „einleitungsfreundlichen" Gase entschieden, stellt sich die Frage, ob noch ein Platz für eines der andern Inhalationsanästhetika gegeben ist. Hat man sich für das Beibehalten von Sevofluran entschieden, wird das Argument der kurzen Wirksamkeit von Desfluran wenig Gewicht haben, und man wird auf dieses Medikament in der Kinderanästhesie verzichten können. Mißt man der potentiellen Nephrotoxizität von Sevofluran viel Gewicht bei, wird man bei langen Eingriffen gerne auf Enfluran oder Isofluran zurückgreifen wollen. Da Isofluran hämodynamisch ein günstigeres Profil hat, ziehen wir es dem Enfluran vor. Neben dem Halothan ist das Enfluran das billigste Inhalationsanästhetikum, was u. U. ein Argument für dieses Mittel ist. In unseren Kliniken haben wir uns für den Einsatz von Sevofluran, Halothan und Isofluran (die Reihenfolge entspricht der Häufigkeit des Einsatzes) entschieden.

Literatur

Adams HA, Werner C (1997) Vom Razemat zum Eutomer: (S)-Ketamin, Renaissance einer Substanz? Der Anästhesist 46: 1026–1042

Bacher A, Burton AW, Uchida T, Zornow MH (1997) Sevoflurane or halothane anesthesia: can we tell the difference? Anesth Analg 85: 1203–1206

Bevan JC, Donati F, Bevan DR (1986) Prolonged infusion of suxamethonium in infants and children. Br J Anaesth 58: 839–843

Borgeat A, Wilder-Smith OHG, Suter PM (1994) The nonhypnotic therapeutic applications of propofol. Anesthesiology 80: 642–656

Brandom BW, Brandom RB, Cook DR (1983) Uptake and distribution of halothane in infants: In vivo measurements and computer simulations. Anesth Analg 62: 404–410

Cameron CB, Robinson S, Gregory GA (1984) The minimum alveolar concentration of isoflurane in children. Anesth Analg 63: 418–422

Fuchs-Buder T (1997) Neue Muskelrelaxanzien. Anästhesist 46: 350–359

Gauntlett IS, Fisher DM, Hertzka RE et al. (1988) Pharmakokinetics of fentanyl in neonatal humans and lambs: effect of age. Anesthesiology 69: 683–687

Goudsouzian NG, Shorten G (1992) Myoneural blocking agents in infants: a review. Paediatr Anaesth 2: 3–16

Goudsouzian NG (1997) Mivacurium in infants and children. Paediatr Anesth 7: 183–90

Gregory GA, Eger EI, Munson ES (1969) The relationship between age and halothane requirement in man. Anesthesiology 30: 488–491

Hannallah RS, Baker SB, Casey W et al. (1991) Propofol: effective dose and induction characteristics in unpremedicated children. Anesthesiology 74: 217–219

Hertzka RE, Gauntlett IS, Fisher DM et al. (1989) Fentanyl-induced ventilatory depression: effects of age. Anesthesiology 70: 213–218

Hobbhahn J, Funk W (1996) Sevofluran in der Kinderanästhesie. Anästhesist 45, Suppl. 1: S22-S27

Karl HW, Swedlow DB, Lee KW et al. (1983) Epinephrine-halothane interactions in children. Anesthesiology 58: 142–145

Kataria B, Epstein R, Bailey A, Schmitz M, Backus WW, Schoeck D, Hackl W, Govaerts MJ, Rouge JC, Kern C, Van Ackern K, Hatch DJ (1996) A comparison of sevoflurance to halothane in paediatric surgical patients: results of a multicentre international study. Paediatr Anaesth 6: 283–92

Kern C, Erb T, Frei FJ (1997) Haemodynamic responses to sevoflurane compared with halothane during inhalational induction in children. Paediatr Anaesth 7/6: 439–444

LeDez KM, Lerman J (1987) The minimum alveolar concentration (MAC) of isoflurane in preterm neonates. Anesthesiology 67: 301–307

Lerman J (1992) Pharmacology of inhalational anaesthetics in infants and children. Paediatr Anaesth 2: 191–203

Lerman J, Robinson S, Willis MM et al. (1983) Anesthetic requirement for halothane in young children 0–1 months and 1–6 months of age. Anesthesiology 59: 421–424

Lerman J, Gregory GA, Willis MM et al. (1984) Age and solubility of volatile anesthetics in blood. Anesthesiology 61: 139–143

Lerman J, Sikich N, Kleinman S, Yentis S (1994) The pharmacology of sevoflurane in infants and children. Anesthesieology 80: 814–824

Levine MF, Spahr-Schopfer IA, Hartley E et al (1993) Oral midazolam premedication in children: The minimum time interval for separation from parents. Can J Anaesth 40: 726–729

Lynn AM, Nespeca MK, Opheim KE et al (1993) Respiratory effects of intravenous morphine infusions in neonates, infants and children after cardiac surgery. Anesth Analg 77: 695–701

Marsh DF, Hatch DJ, Fitzgerald M (1997) Opioid systems and the newborn. Br J Anesth 79: 787–795

Murray D, Vandewalker G, Matherne P et al. (1987) Pulsed doppler and two-dimensional echocardiography: comparison of halothane and isoflurane on cardiac function in infants and small children. Anesthesiology 67: 211–217

Nilsson A, Engberg G, Henneberg S et al. (1990) Inverse relationship between age-dependent erythrocyte activity of methaemoglobinreductase and prilocain induced methaemoglobinemia during infancy. Br J Anaesth 64: 72–76

Palmisano BW, Setlock MA, Brown MP et al. (1991) Dose response for atropine and heart rate in infants and children anesthetized with halothane and nitrous oxide. Anesthesiology 75: 238–242

Parke TJ, Stevens JE, Rice ASC et al. (1992) Metabolic acidosis and fatal myocardial failure after propofol infusion in children: five case reports. Br Med J 305: 613–616

Piotrowski R, Petrow N (1990) Narkoseeinleitung bei Kindern: Propofol im Vergleich zu Thiopental nach der Prämedikation mit Midazolam. Anästhesist 39: 398–405

Radbruch L, Grond S, Lehmann KA (1996) A risk-benefit assessment of tramadol in the management of pain. Drug Saf 15: 8–29

Saint-Maurice C, Meistelman C, Rey E et al. (1986) The pharmacokinetics of rectal midazolam for premedication in children. Anesthesiology 65: 536–538

Salanitre E, Rackow H (1969) The pulmonary exchange of nitrous oxide and halothane in infants and children. Anesthesiology 30: 388–394

Schulte-Sasse U, Eberlein HJ, Schmucker I et al. (1993) Sollte die Verwendung von Succinylcholin in der Kinderanästhesie neu überdacht werden? Anästhesiol Reanim 18: 13–19

Stevens WC, Dolan WM, Gibbons RT et al. (1975) Minimum alveolar concentrations (MAC) of isoflurane with and without nitrous oxide in patients of various ages. Anesthesiology 42: 197–200

Tramer MR (1997) Propofol and bradycardia: causation, frequency and severity. Br J Anaesth 78: 642–651

Westrin P, Jonmarker C, Werner O (1989) Thiopental requirements for induction of anesthesia in neonates and in infants one to six months of age. Anesthesiology 71: 344–346

Westrin P (1992) Methohexital dissolved in lipid emulsion for intravenous induction of anesthesia in infants and children. Anesthesiology 76: 917–921

Woolf RL, Crawford MW, Choo SM (1997) Dose-response of rocuronium bromide in children anesthetized with propofol: a comparison with succinylcholine. Anesthesiology 87: 1368–1372

7 Akute Notfälle

Anästhesisten sind häufig bei der Betreuung schwerkranker Kinder involviert. Absprachen mit Kinderchirurgen, Pädiatern und anderen Spezialisten sowie mit erfahrenem Pflegepersonal sind unabdingbar zur optimalen Versorgung. Das Erheben der Anamnese, die korrekte klinische Untersuchung, die (Differential)-diagnostik und die Behandlung müssen praktisch gleichzeitig ablaufen. Eine gute Koordination ist deshalb essentiell.

In diesem Kapitel sollen vorwiegend diejenigen Krankheitsbilder besprochen werden, die einer operativen Therapie bedürfen oder die wegen ihrer speziellen anatomischen Lokalisation (obere Luftwege) häufig anästhesiologische Betreuung benötigen. Die akute Behandlung von lebensbedrohlich erkrankten Kindern wird im Rahmen der Reanimation von Säuglingen und Kleinkindern in Kap. 18 besprochen.

Anästhesieeinleitung beim nicht nüchternen Patienten

Jede Anästhesie, die für ein akut erkranktes oder verunfalltes Kind durchgeführt werden muß, beinhaltet ein erhöhtes Aspirationsrisiko. Die üblichen Regeln für die Nüchternzeit (Tabelle 4.11, S. 93) sind dabei nicht relevant, da die Entleerung des Magens aufgrund von mechanischem Ileus, Peritonitis, Schmerzen, Streß oder neurologischen Veränderungen verlangsamt ist oder gänzlich zum Stillstand kommt. Grundsätzlich sollte deshalb jeder Notfallpatient als nicht nüchtern betrachtet und die Anästhesie dementsprechend geplant und durchgeführt werden. Das notwendige Material und das Procedere für die Anästhesieeinleitung beim nicht nüchternen Patienten ist in Tabelle 7.1 zusammengefaßt.

Vorbereitungen Der Einsatz von Medikamenten, die den Magen und den Darm tonisieren und damit die Magenentleerung beschleunigen (Metoclopramid, Domperidon) oder die H_2-Rezeptoren blockieren (Cimetidin, Ranitidin, Famotidin), ist theoretisch sinnvoll. In

Tabelle 7.1.   Anästhesieeinleitung bei Aspirationsrisiko („schnelle Einleitung", „rapid sequence induction")

Material: (zusätzlich zur Routine, s. Anhang B, S. 409)
- Führungsdraht im Tubus, evtl. gecuffter Tubus
- 1 zusätzliches, funktionstüchtiges Laryngoskop in Bereitschaft
- Sauger mit speziell großer Öffnung

Procedere
- Gegebenenfalls Magen über Magensonde entleeren
- Atropin 0,01–0,02 mg/kgKG i. v.
- Sonde entfernen
- 1 min präoxygenieren, evtl. nach leichter Sedierung
- 5–8 mg/kgKG (3–4 mg/kgKG bei Neugeborenen) Thiopental im Bolus geben, mit NaCl spülen
- (0,2–0,3 mg/kgKG Etomidat oder 1–2 mg/kgKG Ketamin bei hämodynamisch unstabilen Kindern)
- Krikoiddruck, Maske aufhalten
- 1,5 mg/kgKG (2–3 mg/kgKG < 1 J) Succinylcholin spritzen, mit NaCl spülen
- Succinylcholinwirkung abwarten (10–30 s), Maske aufhalten solange Spontanatmung vorhanden. Wenn möglich, nicht beatmen
- Intubieren, ev. Cuff aufblasen
- CO_2-Signal verifizieren, Krikoiddruck weglassen
- Anästhesiegase anstellen, auskultieren
- Magensonde evtl. wieder einführen

Wenn Succinylcholin ungeeignet erscheint:
- Vorbereitungen wie oben
- 1 min präoxygenieren
- Thiopental 3–8 mg/kgKG, mit NaCl spülen
- Rocuronium 0,6–1,0 mg/kgKG, mit NaCl spülen
- Krikoiddruck, Maske aufhalten, nicht beatmen,
- Etwa 60 s (beim Säugling 30–40 s) nach Rocuronium: Intubation
- Wie oben fortfahren

---

der Praxis verwenden wir diese Medikamente jedoch nicht, da eine Reduktion der Inzidenz von schweren Komplikationen nicht belegt ist.

Magensonde legen vor Einleitung?   Beim Säugling ist es einfach und meistens zumutbar, den Magen über eine Magensonde zu entleeren. Bei einem älteren, verängstigten Kind kann das Legen einer Magensonde vor der Einleitung schwierig und traumatisierend sein, und wir verzichten in den meisten Fällen darauf. Wir legen lediglich dann eine Magensonde vor der Einleitung, wenn wir viel dünne Flüssigkeit im Magen erwarten (Ileus); bei Patienten, die feste Nahrung im Magen haben, wird die Prozedur selten durchgeführt, da die Magensonde meistens verstopft.

Es ist nützlich, sich daran zu erinnern, daß eine liegende Magensonde es schwierig macht, die Gesichtsmaske während der Präoxygenierung dicht zu halten. Ein weiterer Nachteil kann darin liegen, daß sie die Sicht auf den Larynx beeinträchtigen kann. Zudem können auch Bedenken geäußert werden, daß der untere Ösophagussphinkter offengehalten wird, was das Regurgitationsrisiko erhöht. Deshalb empfielt es sich, die Magensonde vor der Anästhesieeinleitung zu entfernen. Vor allem bei kleinen Kindern ist es einfach, die Sonde nach der Intubation wieder einzuführen.

Lagerung?

Der hydrostatische Druck, der bei einer Regurgitation vom Magen aufgewendet werden muß, um das Erbrochene bis zum Larynx zu befördern, ist höher bei Oberkörperhochlage als beim flach liegenden Patienten. Ob allerdings diese Tatsache mit einem verminderten Aspirationsrisiko in Zusammenhang gebracht werden kann, ist ungewiß. Da die Intubation in dieser Stellung schwieriger ist, stufen wir das Risiko einer problematischen Intubation höher ein als das fraglich verminderte Aspirationsrisiko. Wir ziehen es deshalb vor, das Kind in Rückenlage auf horizontalem Tisch zu intubieren.

Anticholinergika?

Anticholinergika verlangsamen die Magenentleerung, reduzieren den unteren Ösophagussphinkterdruck und vermindern die Säuresekretion im Magen. Atropin soll trotzdem gegeben werden, um einer möglichen Bradykardie nach Succinylcholin und Intubation vorzubeugen.

Tubuswahl

Beim Einsatz von ungecufften Tuben besteht immer die Möglichkeit eines großen Luftlecks, was einen Tubuswechsel notwendig macht. Wir ziehen deshalb gecuffte Tuben vor, insbesondere wenn postoperativ eine Nachbeatmung zu erwarten ist (s. Kap. 14). Für die Intubation wird empfohlen, einen Führungsmandrin anzuwenden.

Die Absaugeinrichtung soll eine möglichst große Öffnung haben. Ein zweites funktionstüchtiges Laryngoskop soll bereit liegen.

Präoxygenierung

Vor dem Einschlafen sollte man die O_2-Reserven in den Lungen durch Präoxygenieren erhöhen. Untersuchungen bei Kindern < 20 kg mit gesunden Lungen zeigen, daß nach Einatmen von 100 % Sauerstoff während 1 min das alveoläre Gasgemisch einen Gesamtgehalt an Sauerstoff von 80–90 % hat. Ist das Kind kooperativ, kann der gleiche Effekt mit 3–4 maximalen Atemzügen erbracht werden. Um eine Rückatmung zu vermeiden, empfiehlt es sich, einen O_2-Frischgasfluß von mindestens 10 l/min zu verwenden. Da sich die Gaszusammensetzung in den Alveolen rasch ändert, fällt die O_2-Konzentration in den Lungen nach wenigen Atemzügen mit Raumluft schnell ab. Es muß deshalb darauf geachtet werden, daß die Maske dicht sitzt und daß sie erst dann entfernt wird, wenn das Kind nicht mehr atmet. Akzeptiert das Kind die Maske nicht und sind gutgemeinte Bemühungen, es zu beruhigen, erfolglos, so können kleine Dosen von Thiopental (1 mg/kgKG) oder Midazolam (0,05–0,1 mg/kgKG) die Kooperation ermöglichen.

Intravenöse
Einleitung
Thiopenthal,
Succinylcholin

Nach der Präoxygenierung werden Thiopental, Kochsalz und Succinylcholin in schneller Reihenfolge gespritzt. Je nach Zustand und Alter des Kindes beträgt die Thiopentaldosis zwischen 3 und 8 mg/kgKG (s. Kap. 6, S. 138). Bei hämodynamisch unstabilen Kindern sind Etomidat 0,2–0,3 mg/kgKG oder Ketamin 1–2 mg/kgKG bessere Alternativen. Es muß sichergestellt werden, daß das Kind nicht plötzlich den Arm, an welchem die Infusion angebracht ist, zurückzieht und den Katheter damit herausreißt. Dies kann v. a. dann der Fall sein, wenn an Stelle von Thiopental das schmerzhafte Etomidat gespritzt wurde. Sobald das Kind es toleriert, drückt ein Assistent mit Daumen und Zeigfinger auf das Krikoid. Dabei muß v. a. bei kleinen Kindern und Säuglingen darauf geachtet werden, daß der ausgeübte Druck nicht zu groß ist, da sonst eine Obstruktion der Trachea die Atmung beeinträchtigt. Zudem kann die Anatomie des Larynx verändert werden, was zu Intubationsproblemen führen kann. Die Maske wird dicht gehalten, bis die Atembewegungen aufhören. Treten Faszikulationen auf, soll nicht sofort anschließend intubiert werden, da ein erhöhter Massetertonus noch mehrere Sekunden fortbestehen kann und eine optimale Mundöffnung verhindert wird (s. Kap. 9, S. 234). Der Krikoiddruck sollte beibehalten werden, bis die korrekte Tubuslage mit dem exspiratorischen CO_2-Signal und einer sorgfältigen Auskultation verifiziert ist.

Schnelle Intu-
bation mit
Rocuronium

Wird Succinylcholin als ungeeignet angesehen, kann Rocuronium (0,6–1,0 mg/kgKG) verabreicht werden. Nach 60 s sind die Intubationsbedingungen mit der höheren Dosis sehr gut, mit 0,6 mg/kgKG akzeptabel (leichter Hustenreflex bei einzelnen Patienten). Relaxanzien und Thiopental haben einen entgegengesetzten pH und führen zu einer Ausflockung, wenn sie unmittelbar hintereinander gespritzt werden. Die Venenkanüle muß deshalb zwischen den Injektionen mit Kochsalz gespült werden. Ein Nachteil der Relaxation mit Rocuronium 0,6 mg/kgKG ist eine Wirkungsdauer von 20–30 min, mit 1,0 mg/kgKG von 40–50 min. Man kann diese Technik deshalb nur verwenden, wenn keine Intubationsschwierigkeiten erwartet werden.

Venenpunktion
schwierig oder
unmöglich

Ist der venöse Zugang schwierig, weil das Kind unruhig ist, kann 0,3–0,5 mg/kgKG Midazolam rektal bzw. 0,2–0,3 mg/kg nasal, 50 % Lachgas oder 2–3 mg/kgKG Ketamin i.m. oder s.c. verabreicht werden. Führt die Suche nach einer geeigneten Vene trotz viel Geduld und Ausdauer nicht zum Erfolg, so ist das weitere Vorgehen nicht standardisierbar. Je nach Patient, Krankheit und deren Schweregrad, Dringlichkeit, Erfahrungen und Präferenzen des betreffenden Anästhesisten können verschiedene Möglichkeiten in Frage kommen: i.m. Einleitung mit Ketamin (Kap. 6, S. 141), Inhalationseinleitung (s. Kap. 2, S. 45), Einlegen eines zentralvenösen Katheters (z. B. V. femoralis), Venenfreilegung oder intraossäre Punktion (v. a. bei akut lebensbedrohlichen Zuständen, s. Kap. 14, S. 319, und Anhang C, S. 431).

Akutes Schädel-Hirn-Trauma

Der Schweregrad eines Schädel-Hirn-Traumas (SHT) beim Kind wird mit der Glasgow-Coma-Score (GCS) eingestuft. Für Kleinkinder existiert ein modifizierter GCS (s. Tabelle 7.2). Bei schweren SHT muß mit einem erhöhten Hirndruck gerechnet werden. Im allgemeinen geht man davon aus, daß bei einem GCS < 7 die Atemwege durch einen trachealen Tubus gesichert werden sollten. In dieser Situation muß davon ausgegangen werden, daß der Patient nicht nüchtern ist. Zudem kann eine Hypovolämie bestehen und eine Halswirbelsäulenverletzung vorliegen.

Tabelle 7.2. Glasgow Coma Scale für Säuglinge und Kinder

Aktivität	Reaktion des Erwachsenen	Reaktion des Kindes	Score
Öffnen der Augen	Spontan	Spontan	4
	Auf Anrufen	Auf Anrufen	3
	Auf Schmerzen	Auf Schmerzen	2
	Keine Antwort	Keine Antwort	1
Bewußtsein/ Sprache	Orientiert	Plappert, folgt Gegenständen und Geräuschen adäquat	5
	Konfus	Schreit, inadäquate Reaktion auf Zuwendung, kann getröstet werden	4
	Einzelne Wörter	Stöhnt oder schreit, kann nicht getröstet werden	3
	Unverständliche Laute	Stöhnt oder schreit auf Schmerzen	2
	Keine Sprache	Keine Antwort	1
Motorik	Führt Befehle aus	Normale Spontanbewegungen	6
	Gezielte Abwehr	Gezielte Abwehr	5
	Ungezielte Abwehr	Ungezielte Abwehr	4
	Flexion auf Schmerzen	Flexion auf Schmerzen	3
	Extension auf Schmerzen	Extension auf Schmerzen	2
	Keine Antwort	Keine Antwort	1

Tabelle 7.3.   Anästhesieeinleitung beim akuten Schädel-Hirn-Trauma

- Atropin 0,01–0,02 mg/kgKG
- Fentanyl (1–)5 µg/kgKG, langsam injizieren, um Hustenattacke zu vermeiden. Gleichzeitig während 1 min präoxygenieren
- Thiopenthal 5–8 mg/kgKG, Krikoiddruck
- Succinylcholin 1,5 mg/kgKG (2–3 mg/kgKG < 1 Jahr)
- Hyperventilieren, Krikoiddruck beibehalten
- Intubieren, evtl. gecufften Tubus verwenden
- Weiterführen der Anästhesie mit Isofluran 0,5–1 % in Luft/O_2; repetitive Dosen von Fentanyl und Thiopental geben
- Hyperventilation bis pCO_2 3,5–4,0 kPa

Anästhesie-einleitung

Eine intravenöse Einleitung ist die Regel (s. Tab. 7.1, S. 164). Obwohl es wünschenswert wäre, das Kind in tief anästhesiertem Zustand zu intubieren, muß dieser Wunsch gegen eine bestehende Hypovolämie oder schwierige Intubation abgewogen werden. Im Einzelfall muß deshalb evtl. von den Vorschlägen in Tabelle 7.3 abgewichen werden. So kann Thiopental beim hypovolämen Patienten durch Etomidat ersetzt werden und die Fentanyldosierung teilweise oder ganz weggelassen werden. Erwartet man eine problemlose Intubation, kann anstelle von Succinylcholin Rocuronium 0,6–1,0 mg/kgKG als Relaxans verwendet werden. Bei diesen Patienten ist es wünschenswert, bereits vor der Intubation zu hyperventilieren, um einen Anstieg des pCO_2 und des Hirndrucks zu vermeiden. Dies ist möglich, während der Assistent den Krikoiddruck beibehält. Liegen zusätzlich schwere Gesichtsschädelverletzungen vor, müssen Maßnahmen für eine schwierige Intubation und eine Notfalltracheotomie bzw. Krikothyreotomie getroffen werden.

Traumatische Rückenmarkverletzungen

Halswirbel-säulen-verletzungen

Bei Halswirbelsäulenverletzungen können unvorsichtige Bewegungen, wie sie z. B. bei einer Intubation auftreten, die Gefahr einer Rückenmarkläsion erhöhen. Wenn möglich werden vor der Anästhesieeinleitung allfällige Wirbelfrakturen beurteilt und das Problem mit dem verantwortlichen Chirurg besprochen. Bei Jugendlichen, die dazu gebracht werden können, ganz still zu liegen, kann die wache fiberoptische Intubation die Alternative sein, die das geringste Risiko aufweist. Eine gute topische Anästhesie ist Vorbedingung, da sonst ein starker Hustenreiz auftritt. Meistens muß man jedoch unter Allgemeinanästhesie intubieren. Wichtig dabei ist, daß der Kopf in Neutralstellung gestreckt gehalten wird – am besten übernimmt der verantwortliche Neurochirurg oder Chirurg diese Aufgabe selbst. Sowohl Flexion als auch Hyperextension sollten vermieden werden. Damit eine optimale Mundöffnung gewährleistet ist, soll der Halskragen vor der Intubation entfernt werden.

Paraplegie und Tetraplegie   Denervierte Muskelgruppen können bei Anwendung von Succinylcholin nach 2–3 Tagen bis zu ca. 1/2 Jahr nach der Verletzung bedeutende Mengen Kalium freisetzen, deshalb soll in dieser Zeitspanne auf dieses Medikament verzichtet werden. Zu einem späteren Zeitpunkt dominieren bei den Anästhesieproblemen verschiedene Folgezustände. Bei der Tetraplegie besteht das Risiko von pulmonalen Problemen aufgrund von Ateminsuffizienz, Sekretretention und Luftwegsinfektion. Die Temperaturregulation kann aufgrund eines Unvermögens, bei Erwärmung zu schwitzen bzw. bei Abkühlung die Gefäße zu kontrahieren, beeinträchtigt sein. Eine autonome Hyperreflexie kann auftreten, wenn im betroffenen Gebiet ein Schmerzstimulus gesetzt oder die Harnblase gedehnt wird. Sie äußert sich in Unruhe, Dyspnoe und einer arteriellen Hypertension.

Penetrierende Augenverletzungen

Durch das Ansteigen des intraokulären Drucks kann der Glaskörper austreten, was deletäre Folgen für das zukünftige Sehvermögen hat. Deshalb ist die psychologische Betreuung und Sedierung wichtig, damit das Kind nicht schreit oder sich verspannt. Succinylcholin erhöht den intraokulären Druck durch seine Wirkung auf die äußeren Augenmuskeln. Der Anstieg des Drucks dauert 3–5 min, und anstelle von Succinylcholin kann ein nicht depolarisierendes Muskelrelaxans gegeben werden (Tabelle 7.1). Die Laryngoskopie und Intubation können ebenfalls einen intraokulären Druckanstieg bewirken, deshalb soll eine ausreichende Anästhesietiefe angestrebt werden.

Extremitätenfrakturen

Bei älteren Kindern ist die Regionalanästhesie manchmal eine geeignete Technik. Sie setzt aber eine gute Kooperation des Kindes voraus, und bei jüngeren Kindern wird deshalb meistens die Allgemeinanästhesie gewählt. Wenn der orthopädische Eingriff klein ist und nur kurz dauert (z. B. eine Reposition), kann i.v. Ketamin ohne tracheale Intubation eine mögliche Alternative sein. Bei längeren Eingriffen ist es jedoch empfehlenswert, tracheal zu intubieren.

Nachblutung nach Tonsillektomie oder Adenektomie

Nachblutungen treten typischerweise entweder unmittelbar postoperativ oder 5–10 Tage nach der Operation auf. Der Blutverlust ist häufig schwer abzuschätzen, da es sich i. allg. um Sickerblutungen handelt, die während mehrerer Stunden anhalten können. Das Kind kann viel Blut verschluckt haben, es besteht deshalb das Risiko einer Aspiration von blutigem Mageninhalt bei der Anästhesieeinleitung. Der Wert einer Magenentleerung über eine Sonde ist fragwürdig, da erstens Koagula nicht abgesaugt werden können und zweitens das Risiko einer sich verstärkenden Blutung besteht. Die Notwendigkeit einer präoperativen Transfusion wird anhand des Kreislaufstatus (Tachykardie? periphere Unterkühlung? Blässe? Hypotonie?) sowie mit Hilfe von Hämatokrit- oder Hämoglobingehalt beurteilt. Das zirkulierende Blutvolumen muß vor der Anästhesieeinleitung mit kristalloiden, kolloidalen Lösungen und/oder Blut wieder aufgefüllt werden. Bei der schnellen Einleitung (Tabelle 7.1) muß ein Operationssauger mit großer Öffnung zur Hand sein, so daß der Rachen effektiv von Blut und Koagula abgesaugt werden kann. Schon kleine Mengen Blut im Rachen erschweren die Orientierung bei der Intubation. Wenn die Luftwege durch die orale Intubation gesichert sind, wird eine neue Beurteilung des Kreislaufstatus durchgeführt und eine evtl. noch bestehende Hypovolämie korrigiert. Kleine Mengen von aspiriertem Blut können manchmal nach der Intubation in der Trachea festgestellt werden, sie sind aber ungefährlich.

Peritonsillärabszeß

Die Infektion geht meistens von den Tonsillen selbst aus. Die Inzision und Drainage wird am sichersten bei einem wachen Patienten mit intaktem Schluckreflex durchgeführt, Kinder werden aber in den meisten Fällen eine Allgemeinanästhesie benötigen. Dabei sind mehrere Probleme zu berücksichtigen:
- Infektion und ausgebliebene Flüssigkeitsaufnahme können zu einer Verschlechterung des Allgemeinzustandes führen.
- Die Einleitung der Anästhesie kann eine Atemwegsobstruktion hervorrufen.
- Die Mundöffnung kann erschwert sein (Trismus).
- Die veränderte Rachenanatomie kann die Intubation schwierig machen.
- Der Abszeß kann während der Intubation aufbrechen und eine Aspiration verursachen.

Vor der Anästhesieeinleitung wird darauf geachtet, daß der Patient genügend Flüssigkeit i.v. erhalten hat. Ein Trismus wird durch eine reflektorische Muskelverspannung bedingt und läßt sich nach Einleitung der Anästhesie meistens überwinden.

Die Wahl der Anästhesie hängt vom Schweregrad des Befundes und von der Kooperation des Kindes ab. Bei einem ausgeprägten Befund ist wahrscheinlich die Intubation mit einer Fiberoptik beim leicht sedierten Kind die sicherste Methode (s. Kap. 15, S. 341). Bei weniger ausgeprägten Befunden kann eine Inhalationseinleitung mit Sevofluran oder Halothan über die Maske durchgeführt werden, so daß die Spontanatmung nicht ausgeschaltet wird, bevor man sich vergewissert hat, daß es möglich ist, die Stimmbänder mit dem Laryngoskop einzustellen. Wenn das Kind leicht den Mund öffnen kann und die Schwellung nicht allzu groß ist, kann mit Thiopental und Succinylcholin intubiert werden. Die Möglichkeit der Maskenbeatmung soll vor Injektion des Relaxans geprüft werden. Die Möglichkeit einer Notfallkrikothyreotomie oder Tracheotomie sollte vorhanden sein.

Mundbodenphlegmone

Es handelt sich um eine Infektion des Mundbodens, die sich in den Hals hinab ausbreiten und Atembeschwerden verursachen kann. Im Bereich des Zungengrunds und des Larynx kann durch Ödembildung die Anatomie stark verändert sein. Die Zunge wird nach oben gegen den harten Gaumen gepreßt. Die Patienten können einen ausgeprägten Trismus entwickeln, der nach Einleitung der Anästhesie oder nach Relaxation evtl. nicht nachläßt. Die sicherste Art, lebensbedrohliche Atemstörungen während der Anästhesieeinleitung zu vermeiden, ist die nasale fiberoptische Intubation beim sedierten, spontanatmenden Patienten (s. Kap. 15, S. 341). Die Möglichkeit zur notfallmäßigen Koniotomie bzw. Tracheotomie sollte unmittelbar bereitstehen.

Epiglottitis

Symptome Wegen der effektiven Impfung gegen Haemophilus-influenzae-Bakterien, die heutzutage in den meisten Ländern empfohlen und durchgeführt wird, ist die Häufigkeit der Epiglottitis in den letzten Jahren stark zurückgegangen. Die Erkrankung ist gekennzeichnet durch eine Schwellung, nicht nur des Kehldekkels, sondern auch der Aryknorpel und der aryepiglottischen Falten, d. h. der Strukturen direkt oberhalb der Stimmbänder. Supraglottitis wäre also eine besserere Bezeichnung. Das Kind hat gewöhnlich hohes Fieber und kann aufgrund der mangelnden Flüssigkeitsaufnahme exsikkiert sein. Von der entzündeten Umgebung herrührende Schmerzen bewirken, daß das Kind den Speichel nicht schlucken kann, er läuft ihm aus dem Mund (Speichelfluß). Um genügend Luft zu bekommen, sitzen die Patienten aufrecht mit leicht nach vorne geschobenem Kopf.

Diagnose   Die Diagnose kann meistens bereits aufgrund der Anamnese und des klinischen Befundes mit einiger Sicherheit gestellt werden. In Einzelfällen kann bei der Inspektion des Rachens die hochrote Epiglottis gesehen werden. Ein forcierter Druck auf den Zungengrund sollte aber vermieden werden. Im Zweifelsfall ist es sicherer, den Patienten zu anästhesieren und dann die Epiglottis zu inspizieren. Die wichtigste Differentialdiagnose ist der schwere Pseudokrupp (Tabelle 7.4).

Anästhesie-technik   In den meisten Fällen wird bei feststehender Diagnose die tracheale Intubation in Allgemeinanästhesie durchgeführt. Bevor mit der unten beschriebenen Technik begonnen wird, muß man

Tabelle 7.4.   Differentialdiagnostik zwischen Pseudokrupp und Epiglottitis

	Pseudokrupp	*Epiglottitis*
Alter	3 Monate bis 4 Jahre	Jedes Alter
Jahreszcit	Herbst/Winter	Ganzes Jahr
Stärkste Symptome	Nacht/Morgen	Ganzer Tag
Ursache	viraler Infekt	Haemophilus influenzae
Beginn	Nach Erkältung	Akut
Stridor	Inspiratorisch, oft leise, karchelnd	Laut, evtl. auch exspiratorisch
Stimme	Belegt	Kloßig
Fieber	Selten > 39 °C	Hohes Fieber
Halsschmerzen	Möglich	Immer vorhanden
Schluckstörung	Nicht vorhanden	Immer vorhanden, Speichelfluß
Husten	Bellend	Selten Husten
Stellung	Wechselnd, unruhig	Sitzend, bewegt sich kaum
Epiglottis	Normal	Stark gerötet und geschwollen
Blutbild	Im Sinne eines viralen Infekts	Septisch
Halsweichteile (radiologisch)	Epiglottis normal	Epiglottis geschwollen
Röntgen (Thorax)	Im Sinne eines viralen Infekts	Umschriebene Infiltrate

Tabelle 7.5.   Beispiel einer Intubationsbehandlung für die Epiglottitis

Material (zusätzlich zur Routine, s. Anhang B)
- Instrumente für Konio- und/oder Tracheotomie
- Eventuell starres Bronchoskop
- Atropin, Thiopental und Succinylcholin in Bereitschaft
- Anästhesieapparat mit Halothan
- Sauger
- Trachealtubus ohne Cuff, verschiedene Größen
- Führungsdraht

Intubationsverfahren
- Kind sitzen lassen
- Wenn möglich, intravenöser Zugang, Beginn mit Atropin 0,01–0,02 mg/ kgKG, Antibiotika und Volumenlösung, 10 ml/kgKG (s. Tabelle 4.13, S. 96)
- Wenn sich das Kind stark wehrt: evtl. 0,5–1 mg/kgKG Thiopental
- Halothan in 100 % Sauerstoff in langsam steigender Konzentration, Kind vorsichtig hinlegen
- Leichter Überdruck im Anästhesiesystem, 5–10 cm H_2O
- Halothan: 2,5–3 % über mehrere Minuten unter Blutdruckkontrolle
- Beatmung assistieren, gegen Ende kontrollieren
- Orale Intubation mit kleinem Tubus (ID 0,5–1 mm kleiner als in Tab. 15.2 angegeben)
- 10 min warten und evtl. auf nasalen Tubus umtubieren
- Tubus sorgfältig fixieren

Vorberei-
tungen

Inhalations-
einleitung mit
Halothan

sich vergewissern, daß eine Tracheotomie durchgeführt werden könnte.

Die Anwesenheit eines erfahrenen Hals-Nasen-Ohrenarztes ist nützlich, in schwierigen Fällen kann er mit dem starren Bronchoskop intubieren. Verschiedene Intubationstechniken können angewendet werden, und der vorgängig entworfene Plan muß vielleicht modifiziert werden. Im folgenden wird eine Methode vorgestellt, die an vielen Kliniken mit Erfolg angewendet wird (Tabelle 7.5).

Das Kind kann aufrecht sitzen, wenn es will. Sofern sich eine gute Vene anbietet und das Kind dabei nicht in Panik gerät, wird ein i.v. Zugang angelegt und die erste Antibiotikadosis bereits jetzt gegeben. Atropin wird trotz des Fiebers gegeben, um der Salivation und der Bradykardie entgegenzuwirken. Man beginnt die Anästhesie mit O_2-Inhalation, evtl. nach einer Sedierung mit einer kleinen Menge Thiopental (0,5–1 mg/kgKG). Halothan wird in langsam steigender Konzentration dem Sauerstoff zugegeben. Das Kind wird langsam hingelegt, das Kinn wird hochgehoben, um die Luftwege freizuhalten. Der Stridor nimmt häufig ab, wenn die Anästhesie tiefer wird und der Lufthunger aufhört, aber der Kollaps der Rachenweichteile kann manchmal eine zusätzliche Obstruktion hervorrufen. In dieser Situation kann ein leichter kontinuierlicher Überdruck von 5–10 cm H_2O, der

Kontinuier-
licher
Überdruck

mit Hilfe des Überdruckventils aufgebaut wird, eine Verbesserung des inspiratorischen Stridors bewirken. In der Regel kann man die Atmung leicht übernehmen und das Kind aktiv beatmen. Ist der Esmarch-Handgriff notwendig (s. Abb. 2.4, S. 47), soll eine zweite Person beatmen. Vor der Intubation muß Halothan in ausreichender Konzentration, 2,5–3 % während mehrerer Minuten, zugeführt worden sein. Da unter diesen Bedingungen leicht eine Hypotension auftritt, sollte der Patient eine ausreichende Menge (ca. 10 ml/kgKG) Volumenlösungen (s. Tabelle 4.13, S. 95) erhalten. Die Intubation wird am besten dann durchgeführt, wenn man bis zur Apnoe beatmet hat, da bei

Genügende
Anästhesietiefe

noch vorhandener Spontanatmung Raumluft in die Lunge gelangt, sobald die Maske entfernt wird. Die Folgen davon sind eine schnelle Reduktion der O_2-Reserven und eine Abnahme der Anästhesietiefe.

Das Laryngoskop wird in üblicher Weise ventral der Epiglottis in die Vallekula geführt. Die Larynxöffnung kann schwer zu sehen sein, weil der stark geschwollene Larynxeingang und die

Orale
Intubation

Epiglottis die Stimmbänder verdecken. Leichter Druck auf den Thorax kann eine Speichelblase in der Luftwegsöffnung hervorrufen, die wegweisend ist. Ein oraler Tubus wird eingeführt. Dieser sollte mit einem Führungsdraht versehen sein und 0,5 mm (Innendurchmesser) kleiner sein als für das Alter berechnet (Tabelle 15.2, S. 330).

Sevofluran?

Sevofluran kann anstelle von Halothan verwendet werden. Als potentieller Vorteil kann die schnellere Einleitung aufgeführt werden, als Nachteil die kurze Wirkungsdauer, die die zur Verfügung stehende Zeitdauer bei einer schwierigen Intubation verkürzt. Ein möglicher Ausweg ist die Einleitung mit Sevofluran, bis das Kind anästhesiert ist, und die darauffolgende Weiterführung der Anästhesie mit Halothan.

Succinyl-
cholin?

In seltenen Fällen mag es berechtigt sein, Succinylcholin zu geben, um eine gute Muskelrelaxation während der Intubation sicherzustellen. Das Medikament kann dann gegeben werden, wenn man sich vergewissert hat, daß das Kind leicht zu beatmen ist und mit dem Laryngoskop die Anatomie im Rachen identifiziert wurde, um zu wissen, wie der Tubus gelegt werden soll.

Nasale
Intubation

War die orale Intubation ohne große Schwierigkeiten möglich, kann der orale Tubus zur besseren Fixation gegen einen nasalen ausgetauscht werden. Die Extubation kann i. allg. nach 24–48 h erfolgen.

Fremdkörper in den Luftwegen

Am häufigsten treten Fremdkörperaspirationen im Alter von 9 Monaten bis 6 Jahren mit einem Gipfel zwischen 1 und 2 Jahren auf. Oft werden Lebensmittel, z. B. eine Erdnuß, ein Karottenstückchen oder kleine Spielzeuge aspiriert. Der Gegenstand bleibt in der Regel in einem Hauptbronchus stecken, vorzugsweise im rechten (Abb. 7.1). Die Symptome können, müssen aber nicht, dramatisch sein. Manchmal wissen die Eltern gar nicht, daß das Kind aspiriert hat, vielmehr suchen sie ärztliche Hilfe wegen Hustenanfällen oder angestrengter Atmung auf. Da die Aspiration eines Fremdkörpers jederzeit zu einer kompletten Obstruktion der Atemwege führen kann, sollten diese Kinder als Notfälle behandelt werden. Wird die Bronchoskopie nicht sofort durchgeführt, muß das Kind zumindest auf einer Station hospitalisiert werden, auf der eine ständige Überwachung garantiert werden kann.

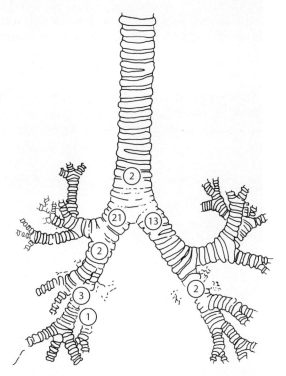

Abb. 7.1.   Verteilung von 44 aspirierten Fremdkörpern bei 41 Kindern. (Nach Kosloske 1982)

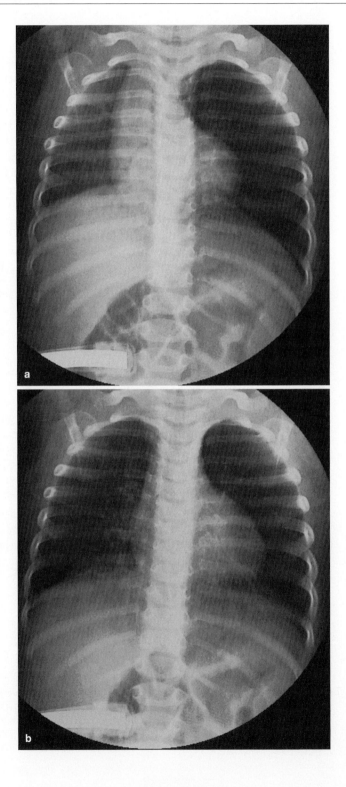

Fremdkörper unterhalb der Carina

Typischerweise ist das Atemgeräusch auf der betroffenen Seite herabgesetzt. Ist der Fremdkörper röntgendicht, bereitet die Diagnose keine Probleme. Andernfalls muß man durch eine Thoraxaufnahme indirekte Schlußfolgerungen ziehen. Der völlige Verschluß eines Bronchus führt zur Atelektase. Häufiger sieht man aber den partiellen Verschluß eines Bronchus, der wegen eines Ventilmechanismus (Lufteintritt bei Inspiration, ungenügender Luftaustritt während Exspiration) zu einer Überblähung des Lungenabschnitts distal des Fremdkörpers führt (Abb. 7.2). Diese ist am deutlichsten am Ende einer Exspiration zu sehen, und es ist empfehlenswert, ein Röntgenbild in Exspirationsstellung zu verordnen. Beim Durchleuchten zeigen sich abnorme Diaphragmabewegungen mit Mediastinalpendeln, d. h. während der Inspiration bewegt sich das Mediastinum gegen die kranke und während der Exspiration gegen die gesunde Seite.

Ist die Diagnose gesichert, muß die starre Bronchoskopie baldmöglichst durchgeführt werden, da der Fremdkörper eine Zunahme der Obstruktion hervorrufen kann. Auch eine Wanderung in den anderen Hauptbronchus kann gefährlich sein, weil die Schleimhaut an der „alten" Stelle anschwellen kann.

Anästhesietechnik
Jet-Beatmung

Die Anästhesietechnik wird den lokalen Gepflogenheiten angepaßt. Entscheidet man sich für die Jet-Beatmung, so muß eine i.v.-Anästhesie angewandt werden. Bei der Jet-Beatmung wird Sauerstoff intermittierend durch eine dünne Nadel in das Bronchoskop hineingeblasen (Tabelle 7.6). Der Sauerstoff strömt mit großer Geschwindigkeit aus der Nadel und nimmt das umgebende Gas mit sich (Venturi-Effekt), so daß die Lunge mit einem O_2-Luft-Gemisch beatmet wird. Mit einem Betriebsdruck von 4–5 bar und einer Nadel mit einem Innendurchmesser von 0,7 mm kann in einem Kinderbronchoskop mit einem Außendurchmesser von 3,0–4,0 mm gewöhnlich einen Druck von 15–25 cm H_2O erreicht werden, was einen geeigneten Beatmungsdruck darstellt. Der maximale Druck, den man aufbringen kann, muß vorher kontrolliert worden sein. Er steigt mit zunehmendem Durchmesser der Nadel. Der resultierende O_2-Gehalt hängt davon ab, wie groß die Zumischung von Luft wird. Bei

◄───────────────────────────────────

Abb. 7.2 a, b.   Aspiration einer Erdnuß im linken Hauptstammbronchus bei einem 15 Monate alten Knaben. Während der Exspiration **(a)** nimmt die rechte Lunge deutlich an Volumen ab. Der Fremdkörper im linken Hauptstammbronchus verhindert durch einen Ventilmechanismus die Exspiration auf der linken Seite, so daß die linke Lunge gebläht bleibt und das Mediastinum dadurch nach rechts verlagert wird. Während der Inspiration **(b)** füllt sich auch die rechte Lunge mit Luft, und das Mediastinum verlagert sich wieder in Mittelstellung

Tabelle 7.6.   Bronchoskopie mit Jet-Technik bei Fremdkörperverdacht

Material: (zusätzlich zur Routine, s. Anhang B)
- Injektionsnadel von richtiger Größe im Verhältnis zum Bronchoskop
- Laryngoskop, Tubus mit Führungsdraht in Bereitschaft
- O_2-Anschluß, am besten mit regelbarem Druck, 4–5 bar
- Eventuell transkutane CO_2-Messung

Anästhesie
- Intravenöse Leitung
- Hydrokortison 10 mg/kgKG
- Atropin 0,01–0,02 mg/kgKG
- Präoxygenierung
- Einleitung mit Thiopental i. v. oder mit Inhalation
- Probebeatmung mit der Maske
- Relaxans (Succinylcholin, Rocuronium oder Atracurium)
- Einführen des Bronchoskops
- Jet-Ventilation mit Sauerstoff über das Bronchoskop
- Thoraxbewegungen beobachten
- Relaxation fortsetzen
- Anästhesie weiter mit intravenösen Mitteln (Propofol, Midazolam, Ketamin) unterhalten
- Eventuell Analgetikum, z. B. Remifentanil, Alfentanil oder Fentanyl dazugeben
- Trachealintubation, sobald die Bronchoskopie abgeschlossen ist
- Wirkung der nichtdepolarisierenden Relaxanzien antagonisieren
- Eventuell Naloxon in adäquater Dosis (z. B. 5–10 µg/kgKG i. v.)
- Nach üblichen Kriterien extubieren

Alternative zur Jet-Technik
- Inhalationsanästhesie oder i. v.-Anästhesie mit kontrollierter Beatmung über den Nebenarm des Bronchoskops

geöffnetem Bronchoskop kann der Gehalt unter 30 % sein. Er wird höher, wenn der Luftstrom in das Bronchoskop hinab verringert wird, z. B. durch Einführen der Optik.

Es gibt bestimmte Gefahrenmomente bei der Jet-Technik. Bei zu großer Nadel (in Relation zum Bronchoskop) wird u. U. ein gefährlich hoher Atemwegsdruck erreicht. Ist das Lumen des Bronchoskops durch die Optik obstruiert, kann die Exspiration behindert sein, mit der Folge einer Überblähung der Lungen. Dies kann durch Beobachten der Thoraxbewegungen festgestellt werden. Der Beatmungswiderstand wird höher, wenn das Bronchoskop in den Hauptbronchus hinabgeführt wird. Es ist also nicht möglich, die ganze Zeit eine optimale Beatmung zu haben. Wichtiger ist es, keinen Überdruck aufzubauen, da sonst die Gefahr des Barotraumas und der Kreislaufdepression besteht.

Eine gute Zusammenarbeit zwischen dem Arzt, der die Bronchoskopie durchführt, und dem Anästhesisten ist notwendig. Husten oder Bewegungen beinhalten das Risiko einer Tracheal- oder Bronchialverletzung und kann zusätzlich den Operateur beim Extrahieren des Fremdkörpers stören. Eine gute Muskelrelaxation ist deshalb wichtig. Wenn die Bronchoskopie beendet ist, kann das Kind vorübergehend mit einem oralen Tubus intubiert werden, bis es wach ist. Ob eine Intubation durchgeführt wird, hängt von der Dauer der Bronchoskopie ab, ob sie schwierig war und ob der Patient noch relaxiert ist. Oft werden Kortikosteroide gegeben, um die Schwellung in den Luftwegen zu vermindern (Dosierung s. Kap. 17, S. 376).

Beatmung über ein Seitenstück des Bronchoskops

Als Alternative zur Jet-Ventilation kann man ein Beatmungssystem an ein Seitenstück des Bronchoskopes anschließen und damit eine Inhalations- oder i.v.-Anästhesie durchführen. Man benutzt dazu ein System mit Glasverschluß oder Gummimembran auf dem Bronchoskop, das eine Undichtigkeit verhindert. Ein Vorteil dieser Methode ist die Möglichkeit, die gewünschte O_2-Konzentration im zuführenden Gasgemisch wählen zu können. Ein Nachteil ist der erhöhte Beatmungswiderstand, wenn die Optik eingeführt ist.

Fremdkörper oberhalb der Carina

Befindet sich der Fremdkörper oberhalb der Carina, kann eine komplette Obstruktion eine lebensbedrohliche Situation hervorrufen. Die Maßnahmen, die außerhalb des Krankenhauses getroffen werden sollen, sind im Anhang C, S. 418 beschrieben.

Unter Krankenhausbedingungen kann eine Inhalationsanästhesie mit Sevofluran bzw. Halothan in 100 % Sauerstoff durchgeführt werden (Technik wie bei Epiglottits, s. S. 171). Befindet sich der Fremdkörper im Larynxbereich, soll versucht werden, die Spontanatmung aufrechtzuerhalten und den Fremdkörper laryngoskopisch zu entfernen. Als Alternative kann der Larynxeingang und die Trachea durch ein Kleinsasser-Rohr visualisiert und die Beatmung mittels Jet-Ventilation sichergestellt werden. Ist die Oxygenation nicht gewährleistet oder befindet sich der Fremdkörper in der Trachea, muß der Patient intubiert und beatmet werden. Es besteht dann die Möglichkeit, daß der Fremdkörper nach distal in einen Hauptstammbronchus verschoben wird. In dieser Situation können dieselben Techniken angewendet werden, wie sie oben beschrieben wurden.

Akutes Abdomen, Peritonitis

Vorbereitung

Vor dem Eingriff muß der Anästhesist die Möglichkeit haben, eine Anamnese aufnehmen zu können. Wann fingen die Symptome an? Wie war die Nahrungs- und Flüssigkeitsaufnahme in den letzten Tagen? Erbrechen? Diarrhö? War die Urinausscheidung normal, der Urin konzentriert? Ist das Kind schläfrig geworden? Der Flüssigkeitshaushalt wird zusätzlich mit Hilfe einer physikalischen Untersuchung und der Laborwerte beurteilt (s. Kap. 4, S. 93). Sind die Flüssigkeitsverschiebungen gering und liegt kein Infekt vor, kann das Kind ohne größere Vorbereitungen anästhesiert und operiert werden. Es ist jedoch eine gute Regel, in all diesen Fällen 10–15 ml/kgKG Kristalloide zu verabreichen. Mit einem erhöhten Aspirationsrisiko muß in jedem Fall gerechnet werden (s. S. 163).

Das schwer kranke Kind

Wenn das Kind abdominelle Symptome in Kombination mit einer Verschlechterung des Allgemeinzustands und Verschiebungen im Flüssigkeitshaushalt aufweist, muß ein Abwägen zwischen dem Wunsch nach präoperativer Stabilisierung und einer baldmöglichen Operation erfolgen. Zum Beispiel kann eine verzögerte Intervention bei einem torquierten Darm zur Darmgangrän führen. Andererseits ist es auch riskant, ein hypovolämisches, vielleicht septisches Kind zu anästhesieren. Die präoperative Behandlung (Tabelle 7.7) findet meistens im Operationssaal oder auf der Intensivstation statt, denn es kann schwierig sein, ausreichende Hilfe auf einer normalen Pflegestation zu erhalten. Die detaillierte Flüssigkeitsbehandlung bei einem schwerkranken Kind kann aus Kap. 4 entnommen werden (beachte auch den Fallbericht auf S. 100–102).

Vor der Anästhesieeinleitung

In dringenden Fällen ist es nicht möglich, das gesamte präoperative Defizit zu ersetzen. Wichtiger ist es, das zirkulierende Blutvolumen durch Infusionen von Kristalloiden (Tabelle 4.13,

---

Tabelle 7.7.　Perioperative Betreuung eines Kindes mit schwerer Peritonitis und Sepsisverdacht

- Intravenöse Kanüle einlegen
- Diagnostische Blutentnahme durchführen: Hb, Hkt, Leukozyten inkl. Differenzierung, Thrombozyten, Natrium, Kalium, Glukose, Harnstoff, Kreatinin, Blutgase, Blutkulturen (aerob und anaerob), Blutgruppe, evtl. Blut testen
- Sofort mit der Zufuhr von Kristalloiden, Proteinlösungen und evtl. Blut beginnen. Ziel: ausreichendes zirkulierendes Blutvolumen vor Anästhesieeinleitung
- Natriumbikarbonat entsprechend Blutgasen
- Antibiotika gegen aerobe und anaerobe Keime
- Grad der Dehydratation abschätzen (Tabelle 4.13, S. 95); Zeitdauer für Flüssigkeitsersatz in Absprache mit Chirurgen planen (s. auch Fallbeispiel S. 100–102)
- Nach (oder vor) Anästhesieeinleitung: intraarterielle Kanüle für Blutdruckmessung und Blutentnahmen einlegen
- Wenn notwendig, positiv inotropes Pharmakon geben (Tabelle 8.5, S. 189)
- Nach Anästhesieeinleitung: Dauerkatheter und evtl. zentralvenösen Katheter einlegen
- Postoperative Nachbehandlung planen, evtl. nachbeatmen

S. 95), Proteinen oder Blut wieder herzustellen. Eine evtl. bestehende metabolische Azidose soll korrigiert werden.

Anästhesie-
einleitung

Die Anästhesie wird mit Thiopental i. v. oder, wenn man eine
noch bestehende Hypovolämie fürchtet, mit Etomidat oder Ketamin eingeleitet (Dosierungen s. Kap. 6, S. 141–142). Obwohl
der Blutdruckabfall mit diesen Medikamenten geringer ausfällt,
garantieren sie nicht, daß der Blutdruck stabil bleibt. Zur Blutdrucküberwachung und Blutentnahme ist eine arterielle Kanüle
nützlich. Ein Blasenkatheter sollte eingelegt werden. Für die
weitere perioperative Betreuung ist die Messung des zentralen
Venendrucks wertvoll. Besteht eine Sepsis mit entsprechenden
hämodynamischen Störungen, müssen evtl. inotrope Medikamente, z. B. Dopamin, zugeführt werden. Es sollte ein Ventilator
eingesetzt werden, der die Verabreichung eines positiv-endex-
spiratorischen Drucks (PEEP) erlaubt. Dies garantiert eine optimale Kontrolle der Oxygenierung und vermindert das Risiko
eines Lungenödems, wenn eine allzu energische Flüssigkeitstherapie zu einer Überfüllung des Kreislaufs geführt hat. Bei kritischen Fällen soll postoperativ nachbeatmet werden.

Literatur

Brimacombe JR, Berry, AM (1997) Cricoid pressure. Can J Anaesth 44:
414–425

Diaz JH (1985) Croup and epiglottitis in children. The anesthesiologist as a
diagnostician. Anesth Analg 64: 621–633

Dimaio AM (1992) Pediatric emergency medicine. Ped Clin North America,
39/5

Frei FJ, Ummenhofer W (1994) Besonderheiten bei der Prä-Oxygenierung
von Kindern. Anästh Intens Notf Schmerz 29: 233–235

Kain ZN, O'Connor TZ, Berde CB (1994) Management of tracheobronchial
and esophageal foreign bodies in children: a survey study. J Clin Anesth 6:
28–32

Kosloske (1982) Bronchoscopic extraction of aspirated foreign bodies in
children. Am J Dis Child 136: 924–927

Mauro RD, Poole SR, Lockhart CH (1988) Differentiation of epiglottitis
from laryngotracheitis in the child with stridor. AJDC 142: 679–682

Moynihan RJ, Brock-Utne JG, Archer JH, Feld LH, Kreitzman TR (1993)
The effect of cricoid pressure on preventing gastric inflation in infants and
children. Anesthesiology 78: 652–656

Schimpl G, Weber G, Haberlik A et al. (1991) Fremdkörperaspiration im
Kindesalter. Vorteile der notfallmässigen Endoskopie und Fremdkörper-
entfernung. Anästhesist 40: 479–482

8 Chronische Erkrankungen

Herzerkrankungen

Allgemeine Aspekte
Kinder mit Herzerkrankungen bilden eine heterogene Gruppe. Die anästhesiologische Betreuung von Kindern, die einen erfolgreichen chirurgischen Eingriff bei unkomplizierten Vitien durchgemacht haben (Verschluß eines Vorhof- oder eines Ventrikelseptumdefekts, ASD bzw. VSD), unterscheidet sich häufig nicht von derjenigen gesunder Kinder. Auf der anderen Seite des Spektrums befinden sich schwerstkranke Kinder, deren Betreuung schwierig und aufwendig ist. Zu dieser Kategorie gehören Neugeborene und kleine Säuglinge, deren Herzfehler eine Notfalloperation erforderlich macht, und manchmal größere Kinder, die sich nach einer Palliativoperation in einem schlechten Zustand befinden und einen weiteren herzchirurgischen Eingriff benötigen.

Inzidenz
Die Inzidenz der angeborenen Herzfehler beträgt ca. 8 auf 1000 Geburten. Das Vorkommen ist bei Kindern mit Chromosomenanomalien erhöht. So haben z. B. 50 % der Kinder mit M. Down (Trisomie 21) einen Herzfehler. Zu den häufigeren Mißbildungen gehören ASD, VSD, Fallot-Tetralogie und Transposition der großen Gefäße. Es gibt eine große Anzahl anderer kongenitaler Herzvitien. Für alle gilt, daß die Kenntnis der Anatomie Voraussetzung für das Verständnis der Hämodynamik und die korrekte anästhesiologische Betreuung ist. Im folgenden sollen einige Beispiele erwähnt werden.

Neugeborene und junge Säuglinge
Diagnostik
Sogar schwere Mißbildungen können nach der Geburt initial unerkannt bleiben, weil der Ductus arteriosus den Blutfluß in die Lungen (Beispiel: ausgeprägte Fallot-Tetralogie, Abb. 8.1 und S. 194) oder in den Systemkreislauf (Beispiel: präduktale Koarktation, Abb. 8.2 und S. 195) aufrechterhält. Ernsthafte Symptome treten nach Stunden oder Tagen auf, wenn der Ductus sich zu verschließen beginnt. Der erhöhte Widerstand in den Lungengefäßen bei der Geburt kann ebenfalls zur verspäteten Diagnose beitra-

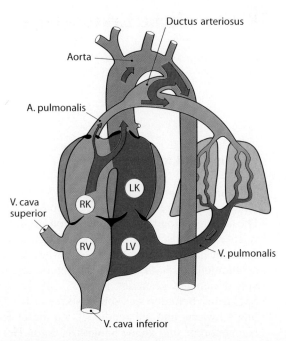

Ductus arteriosus

Aorta

A. pulmonalis

V. cava superior

RK

LK

RV

LV

V. pulmonalis

V. cava inferior

Abb. 8.1.

Fallot-Tetralogie (schematisch). Der Ausfluß aus der rechten Kammer in die A. pulmonalis ist erschwert. Ein großer Teil fließt anstelle dessen über einen Ventrikelseptumdefekt in die Aorta und senkt dort die O_2-Sättigung (Rechts-links-Shunt). Der Lungenkreislauf wird zum großen Teil von der Aorta über einen noch offenen Ductus versorgt. Wenn der Ductus sich zu verschließen beginnt, ist die Lungendurchblutung nicht mehr gewährleistet. Um die Lungendurchblutung zu verbessern, muß deshalb in ausgeprägten Fällen ein Shunt aus Kunststoff zwischen System- und Lungenkreislauf angelegt werden. Die definitive Korrektur des Herzfehlers geschieht später. Je nach Zeitpunkt des Auftretens der schweren hypoxämischen Symptome wird dieser Herzfehler an vielen Zentren bereits im Säuglingsalter primär total korrigiert. *RK* rechte Kammer, *LK* linke Kammer, *RV* rechter Vorhof, *LV* linker Vorhof

Abb. 8.2 a, b.

Präduktale Koarktation mit Ventrikelseptumdefekt *(VSD;* schematisch). **a** Die Anomalie ist charakterisiert durch eine Stenose zwischen Aortenbogen und Aorta descendens, dabei wird die untere Körperhälfte hauptsächlich über den Ductus arteriosus versorgt. **b** Bei der initialen Operation wird die Verengung beseitigt, wobei der Abgang der linken A. subclavia für die Erweiterungsplastik benutzt wird. **b** zeigt auch, wie ein Band um den Hauptstamm der A. pulmonalis gelegt wird, damit der tiefe Widerstand im Lungengefäßbett nicht zu einer Hyperzirkulation führt. Der VSD wird mit Hilfe der Herz-Lungen-Maschine bei einer späteren Gelegenheit geschlossen. Je nach Zeitpunkt des Auftretens der konservativ nicht behandelbaren Herzinsuffizienz wird dieser Herzfehler an vielen Zentren bereits im Säuglingsalter primär total korrigiert. *RK* rechte Kammer, *LK* linke Kammer, *RV* rechter Vorhof, *LV* linker Vorhof

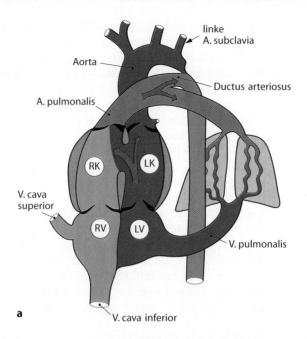

linke
A. subclavia

Aorta

Ductus arteriosus

A. pulmonalis

RK   LK

V. cava
superior

RV   LV

V. pulmonalis

a   V. cava inferior

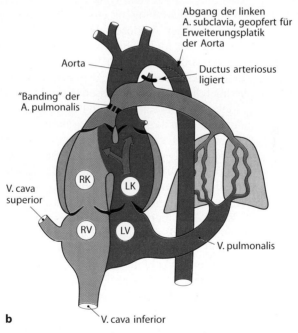

Abgang der linken
A. subclavia, geopfert für
Erweiterungsplatik
der Aorta

Aorta

Ductus arteriosus
ligiert

"Banding" der
A. pulmonalis

RK   LK

V. cava
superior

RV   LV

V. pulmonalis

b   V. cava inferior

Abb. 8.2 a, b.

17.2

gen. Zum Beispiel tritt beim VSD eine Hyperzirkulation in den Lungen erst dann auf, wenn der pulmonale Gefäßwiderstand sinkt.

Die Verdachtsdiagnose eines angeborenen Herzfehlers wird aufgrund eines Herzgeräusches oder von Allgemeinsymptomen wie Zyanose, Tachypnoe, Trinkschwäche, vermehrtes Schwitzen usw. geäußert. Ein klinisches Zeichen eines erhöhten Venendrucks („backward failure") ist die Vergrößerung der sehr dehnbaren Leber, deren Unterkante sich mehrere Zentimeter unterhalb des Rippenbogens befinden kann anstelle von 1–2 cm wie im Normalfall. Kardiomegalie und erweiterte Lungengefäße sind typische Röntgenbefunde der vermehrten Lungenzirkulation, wohingegen periphere Ödeme oder ein klinisch faßbares Lungenödem selten sind. Anstelle dessen äußert sich die Lungenstauung als Hypoxämie oder Hyperkapnie. In schweren Fällen von Herzinsuffizienz und Zyanose entwickelt das Kind eine metabolische Azidose aufgrund der unzureichenden Perfusion einzelner Organabschnitte. Die definitive Diagnose wird meistens mit Hilfe der Echokardiographie gestellt, evtl. ergänzt durch Herzkatheteruntersuchung und Angiographie.

Präoperative Betreuung

Neugeborene mit einem symptomatischen Herzfehler profitieren von einer Behandlung auf einer Intensivstation, welche u. a. die Korrektur einer Azidose oder einer eventuellen Hypovolämie beinhaltet. In vielen Fällen wird Prostaglandin E1 eingesetzt (s. unten), oder es wird im Katheterlabor unter Röntgendurchleuchtung eine Septostomie zwischen rechtem und linken Vorhof durchgeführt. Eventuell müssen Diuretika und Vasoaktiva bereits präoperativ eingesetzt werden (Tabelle 8.1 und 8.5). Diese Maßnahmen dienen dazu, das Kind zu stabilisieren, damit ein operativer Eingriff unter optimalen Bedingungen „elektiv" durchgeführt werden kann. Digoxin wird nur in Ausnahmefällen bereits vor der Operation gegeben, manchmal wird es postoperativ eingesetzt (Tabelle 8.2). Aufgrund der unterschiedlichen Kinetik sind wiederholte Bestimmungen des Digoxinspiegels nötig.

Wenn das Überleben des Kindes von einem offenen Ductus abhängt, wird Prostaglandin E1 gegeben (Tabelle 8.3). Es kann aufgrund der Vasodilatation im System- und Lungenkreislauf einen Blutdruckabfall hervorrufen. Andere Nebenwirkungen sind Apnoe und Krämpfe, weshalb eine sorgfältige Überwachung erforderlich ist. Wenn der Ductus offen ist, kann die Dosis i. allg. reduziert werden. Die Indikation zur präoperativen Beatmung soll großzügig gestellt werden, auch wenn nur geringgradige Zeichen einer respiratorischen Insuffizienz bestehen. Ist ein operativer Eingriff geplant, so legt man am besten bereits auf der Intensivstation einen arteriellen und zentralvenösen Katheter (evtl. Nabelvenen- oder Nabelarterienkatheter).

Tabelle 8.1.   Richtlinien für die Dosierung von Furosemid und Kalium

Furosemid
- Intravenöse Einzeldosis: 0,1–1 mg/kgKG, wiederholen, wenn nötig.
- Orale Erhaltungsdosis: 1–4 mg/kgKG, verteilt auf 2—3 Dosen

Kaliumersatz (bei wiederholter Diuretikatherapie)
- Orale Dosierung von KCl: 2 mmol/kgKG/Tag
- Kontrollen des Serumkaliums und Anpassung der Dosis

Tabelle 8.2.   Richtlinien für i.v.-Dosierung von Digoxin

	Sättigungsdosis *[µg/kgKG]*	*Unterhaltungsdosis/Tag* *[µg/kgKG]*
Frühgeborene	15	4
Neugeborene	20	7
Kinder unter 2 Jahren	30	10–20
2–5 Jahre	25	10
5–10 Jahre	15	7
> 10 Jahre	10	4

- Verdünnung auf 25 µg/ml herstellen
- Intitial: 2/3 der Sättigungsdosis
- 2. Injektion: 1/3 der Sättigungsdosis nach 6 h
- Erhaltungsdosis: 12 h nach Sättigung, 2 Injektionen/Tag, wenn Alter < 5 Jahre

Tabelle 8.3.   Zufuhr von Prostaglandin E_1, um den Ductus arteriosus in der Neugeborenenperiode offenzuhalten

• *Beispiel für Verdünnung:*	2 µg/ml in 5 %iger Glukose
• *Dosierung:*	Initial 0,05–0,4 µg/kgKG/min; sobald der Ductus offen ist, kann meistens auf 0,005–0,05 µg/kgKG/min reduziert werden
• *Nebenwirkungen:*	Blutdruckabfall, Atemstörungen, Apnoe, Krämpfe, Fieber, Flüssigkeitsretention
• *Achtung!*	Beatmungsbereitschaft

Eingriffe an der Herz-Lungen-Maschine

Die definitive Korrektur der meisten Herzvitien muß an der Herz-Lungen-Maschine (HLM, extrakorporaler Kreislauf, kardiopulmonaler Bypass) durchgeführt werden. Vor der Anästhesie werden vasoaktive Medikamente (z. B. Adrenalin, Noradrenalin, Kalziumchlorid etc.) und die für die Anästhesie notwendigen Medikamente aufgezogen. Die Dosierung für eine evtl. notwendige Bolusapplikation wird berechnet (Tabelle 8.4). Ein

Tabelle 8.4. Dosierung zur i. v.-Bolusverabreichung von einigen kardiovaskulär wirksamen Pharmaka und Natriumbikarbonat. Dosierung für kontinuierliche Infusionen s. Tabelle 8.5

	Beispiel für Verdünnung	Dosierung	Kommentar
Adrenalin	10 oder 100 µg/ml	0,1–1,0 µg/kgKG	Leichte bis kräftige kardiale Stimulation
		1–10 µg/kgKG	Für schwere anaphylaktische Reaktion
		10–100 µg/kgKG	Reanimation
Noradrenalin	10 oder 100 µg/ml	0,1–1,0 µg/kgKG	Leichte bis kräftige Erhöhung des systemvaskulären Widerstands
Phenylephrin	10 oder 100 µg/ml	1–10 µg/kgKG	Leichte bis kräftige Erhöhung des systemvaskulären Widerstands
Kalziumchlorid[a]	100 mg/ml (0,46 mmol/ml)	10–20 mg/kgKG (= 0,1–0,2 ml/kgKG)	Positiv inotrop, Zunahme des systemarteriellen Widerstands
Natrium-bikarbonat	1 mmol/ml (8,4 %)	2 mmol/kgKG (2 ml/kgKG)	Perakute Situationen mit vermuteter metabolischer Azidose. Langsam geben, maximal 1 mmol/kgKG/min
		0,1–0,3 × Basendefizit × Gewicht (= Anzahl mmol)	Übrige Fälle

[a] Bei der traditionellen Dosierung wird das Gewicht inkl. Chlorid und Wasser angegeben. $CaCl_2 \cdot 2H_2O$ enthält 27 mg Ca^{2+}-Ionen/ml. Ca^{2+} gibt es auch als Kalziumglukonat oder als Kalziumglubionat, beide enthalten 9 mg Ca^{2+}/ml. Man gibt die gleiche Anzahl mg ionisiertes Kalzium wie bei Kalziumchlorid, d. h. 0,3–0,6 ml/kgKG.

Infusomat muß für die Verabreichung von Vasoaktiva bereitstehen (Tabelle 8.5).

Anästhesie-einleitung   Ist der Patient nicht bereits intubiert, kann die nasale Intubation nach Gabe von – je nach Zustand des Kindes – Fentanyl 5–50 µg/kgKG, Pancuronium 0,1–0,2 mg/kgKG und Thiopental 0–5 mg/kgKG i. v. durchgeführt werden. Bestehen Zweifel, daß das intravasale Volumen ausreichend ist, lohnt es sich, kurz vor Gabe des Fentanyls Kristalloide oder Plasmaprotein 5–10 ml/kgKG zu infundieren. Diese Situation tritt v. a. dort auf, wo das Kind präoperativ diuretisch behandelt wurde. Die Wahl der Anästhetika ist i. allg. einfach, weil das Kind nach der Operation nachbeatmet werden muß. Man kann also i. v. Analgetika und Relaxanzien benutzen, ohne auf postoperative Resteffekte zu achten. Lachgas kann bis zum Bypass verwendet werden. Potente Inhalationsanästhetika können in geringen Konzentrationen (z. B. Halothan 0,5–1 %) nützlich sein, sie sollen aber bei bestimmten Herz-

Tabelle 8.5. Infusionslösungen für Sympathikomimetika (0 kein Effekt, 4 ausgeprägter Effekt)

Substanz	Dosierung [μg/kgKG/min]	Effekt an Gefäßen			Effekt am Herzen		Verdünnung in 5 % Glukose	Initialdosierung	Kommentar
		α	β_2	δ	β_1	β_2			
Dopamin	2–4 4–8 >10	0 0 2–4	2 2 0	1 2	0 1–2 1–2	0 0 0	60 mg/100 ml = 600 μg/ml	5 μg/kgKG/min (0,0083 ml/kgKG/min) = 0,5 ml/kgKG/h	Dilatiert in niedriger Dosierung (2,5–7,5 mg/kgKG) Splanchnikus- und Nierengefäße (δ-Effekt)
Dobutamin	2–20	1	2	0	3–4	2–3	60 mg/100 ml = 600 μg/ml	5 μg/kgKG/min (0,0083 ml/kgKG/min) = 0,5 ml/kgKG/h	Dobutamin ist inotrop und als Vasodilatator wirksam
Isoprenalin	0,05–0,5	0	4	0	4	4	1 mg/100 ml = 10 μg/ml	0,1 μg/kgKG/min (0,01 ml/kgKG/min) = 0,6 ml/kgKG/h	Stark chronotrop und inotrop, peripher (und pulmonal) als Vasodilatator wirksam
Adrenalin	0,1 0,2–0,5	2 2–4	1–2 2	0 0	2–3 4	2 3	1 mg/100 ml = 10 μg/ml	0,1 μg/kgKG/min (0,01 ml/kgKG/min) = 0,6 ml/kgKG/h	In niedriger Dosierung als Vasodilatator wirksam (β2-Effekt)
Noradrenalin	0,1–0,5	4	0	0	2	0	1 mg/100 ml = 10 μg/ml	0,1 μg/kgKG/min (0,01 ml/kgKG/min) = 0,6 ml/kgKG/h	Erhöht den Systemwiderstand, mäßig inotrop wirksam
Milrinon	0,3–0,7	0	4	0	3–4	1–2	5 mg/100 ml = 50 μg/ml	0,5 μg/kgKG/min[a] (0,01 ml/kgKG/min) = 0,6 ml/kgKG/h	Ähnliche Wirkung wie Dobutamin, lange Halbwertszeit. Kann Arrhythmien auslösen

[a] Wenn Milrinon innerhalb kurzer Zeit wirken soll, gibt man eine Sättigungsdosis von 50 μg/kgKG während 10 min. Dabei kann eine Hypotension auftreten.

vitien, deren Funktion von einer guten Inotropie und einem normalen Blutdruck abhängig ist, nicht ohne kontinuierliche Blutdruckmessung eingesetzt werden. Dies gilt z. B. bei der kongenitalen Aortenstenose, bei der das Blut in der Fetalperiode zum großen Teil über das rechte Herz und den Ductus arteriosus in den Systemkreislauf geflossen ist. Nach der Geburt muß aber die linke Kammer das gesamte Blut, das den Systemkreislauf versorgt, durch die stenotische Klappe auswerfen. Sie ist deswegen auf eine guten Funktion angewiesen und reagiert empfindlich auf negativ inotrope Medikamente.

Sofern es sich um stabile Patienten handelt, können die meisten Anästhesietechniken verwendet werden. Eine Maskeneinleitung ist durchaus akzeptabel, allerdings glauben wir, daß bei diesen Patienten nicht mit hohen Konzentration von Inhalationsanästhetika beatmet werden sollte. Handelt es sich um kranke Kinder, ist eine intravenöse Einleitung grundsätzlich zu empfehlen. Kleine Dosen von Fentanyl und Thiopental können verwendet werden, und sobald der Blutdruck invasiv überwacht werden kann, können Inhalationsanästhetika nach Bedarf dazugegeben werden.

Injektionen von Luftblasen müssen vermieden werden (Abb. 8.3, Tabelle 8.6). Dies gilt besonders bei Vitien mit einem

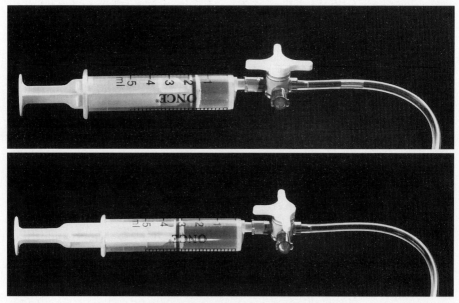

Abb. 8.3.   Vermeiden einer Luftinjektion. Beim Konnektieren einer Spritze mit einem Dreiwegehahn wird häufig eine Luftblase eingeschlossen, die bei Nichtbeachtung fälschlicherweise injiziert wird *(oben)*. Dieser Fehler kann vermieden werden, wenn der Dreiwegehahn vor der Injektion luftleer gespült wird *(unten)*

Tabelle 8.6. Maßnahmen zur Vermeidung einer Luftinjektion

- Beim Einführen von zentralvenösen Leitungen auf luftfreies Arbeiten achten
- Bei der Injektion oder beim Anschließen einer Infusion den Dreiwegehahn zuerst durchspülen (Abb. 8.3)
- Toträume bei gewissen Infusionssystemen (Zuspritzsystem über eine Gummimembran) mit Flüssigkeit füllen
- Während der Injektion Spritzenstempel gegen oben halten
- Die letzte Portion einer Spritze nicht injizieren
- Bei der Konnektion einer Infusion (z. B. Vasoaktiva) beide Konnektionsenden luftleer halten
- Falls trotz Vorsichtsmaßnahmen Luft in das Gefäßsystem des Patienten gelangt: Lachgas abstellen

intrakardialen Rechts-links-Shunt. Ein nasal eingeführter Trachealtubus ist am leichtesten zu fixieren und wird deshalb bevorzugt, wenn eine postoperative Nachbeatmung geplant ist. Eine arterielle Kanüle (evtl. Nabelarterienkatheter) und mindestens ein guter periphervenöser Zugang (evtl. Nabelvenenkatheter) wird eingelegt. Ein zentralvenöser Zugang für die Zufuhr von vasoaktiven Medikamenten, Pufferlösungen etc. und für die Messung des zentralen Venendrucks sollte am besten in Form eines Doppellumenkatheters in der V. jugularis interna liegen (s. Kap. 14, S. 310). Es ist von Vorteil, ein Pulsoxymeter an der oberen Extremität und eines an der unteren zu plazieren, erstens, weil sich die Pulsationen an einem Ort verschlechtern können, und zweitens, weil sich die O_2-Sättigung bei gewissen Vitien unterscheidet, je nachdem, ob prä- oder postduktal gemessen wird. Das Kapnogramm gibt u. a. einen Hinweis auf akute Änderungen der Lungendurchblutung.

2 mögliche Probleme während der Anästhesieeinleitung sind die Hypotension und/oder die Hypoxie als Folge einer Abnahme des peripheren Widerstands oder eines Anstiegs des pulmonalen Widerstandes. Tritt eine Hypotension auf, so soll eine Volumentherapie z. B. mit 10 ml/kgKG Albumin 4–5 % durchgeführt werden. Mit einer kleinen Dosis Noradrenalin (0,3–0,5 µg/kgKG) kann der Blutdruck des Säuglings während 2–3 min um 30–50 % angehoben werden (der gleiche Effekt wird mit Adrenalin 0,3–0,5 µg/kgKG erreicht), womit mehr Zeit für die Volumenzufuhr zur Verfügung steht. Eine Zyanose ist meistens verursacht durch eine Zunahme des pulmonalarteriellen Widerstands, welcher einen Rechts-links-Shunt auslöst bzw. einen bestehenden Rechts-links-Shunt verstärkt. In dieser Situation soll das Kind mit 100 % Sauerstoff hyperventiliert und, wenn notwendig, der systemvaskuläre Widerstand mit Noradrenalin, 0,5 µg/kgKG i. v., oder Phenylephrin, 5 µg/kgKG i. v., erhöht werden (Tabelle 8.4 und 8.5).

Falls der Patient bereits vor der Operation inotrope Medikamente benötigte, so sollen diese während der Anästhesieeinleitung beibehalten werden, ansonsten sind solche Medikamente vor dem Eingriff selten notwendig (Tabelle 8.5.). Ein plötzlicher Anstieg des pulmonalarteriellen Widerstands sollte beim gut anästhesierten, relaxierten und ventilierten Kind nicht vorkommen, allerdings tritt dieser Zustand manchmal postoperativ sogar unter optimalen Bedingungen auf.

Einige Zentren setzen nach der Anästhesieeinleitung α-Blocker (z. B. Phentolamin) bei allen kinderherzchirurgischen Eingriffen ein. Wir meinen, daß diese Methode keine bewiesenen Vorteile bringt, den Flüssigkeitsbedarf deutlich steigert und empfehlen deshalb die präoperative α-Blockade nicht.

Blutzucker

Während des Eingriffs werden wiederholte Bestimmungen der Blutgase, des Hämatokrits/Hämoglobins und der Elektrolyte (Na, K, ionisiertes Ca) durchgeführt. Eine perioperative Hypoglykämie ist bei schwerkranken Neugeborenen und Säuglingen eine mögliche Komplikation. Ein zu hoher Blutzucker muß ebenfalls vermieden werden, da bei einer allfälligen Hypoxie die Gefahr eines zentralnervösen Schadens bei einer bestehenden Hyperglykämie zunimmt. Wir kontrollieren den Blutzucker jede Stunde während der Operation, liegt er unter 4 mmol/l, werden 2 ml/kgKG/h 5 %ige Glukose infundiert. Während des Bypasses oder wenn der Wert über 6–8 mmol/l beträgt, wird die Infusion abgestellt.

Einrichten der Herz-Lungen-Maschine

Das Kind wird über eine große Kanüle im Aortenbogen an die Herz-Lungen-Maschine angeschlossen. Das venöse Blut wird über zwei Kanülen von den beiden großen Hohlvenen ins Reservoir geleitet. Vor dem Einlegen der Kanülen werden 300–400 IE/kgKG Heparin i.v. gegeben. Im weiteren Verlauf wird die aktivierte Gerinnungszeit (ACT = „activated clotting time") mehrere Male bestimmt, und bei Bedarf (ACT < 400 s) wird erneut Heparin gegeben. Mit der Herz-Lungen-Maschine wird das Blut gekühlt, so daß die Körpertemperatur auf den gewünschten Wert von 15–28 °C abfällt. Eine Verminderung der Temperatur um jeweils 8 °C bewirkt eine Halbierung des Metabolismus. Wird z. B. um 16 °C abgekühlt (von 37 auf 21 °C), so beträgt der basale Metabolismus noch 1/4 des Ausgangswerts. Die tiefe Temperatur erhöht demnach die Toleranz gegenüber niedrigem O_2-Angebot und bewirkt, daß die Perfusion mit niedrigem Druck und Fluß betrieben werden kann, so daß eine störende Blutung im Operationsfeld minimiert wird.

Kreislaufstillstand

Einige Chirurgen ziehen den totalen Kreislaufstillstand bei 15 °C für schwierige Eingriffe einer Perfusion mit niedrigem Flow vor, da sie ungestörter arbeiten können (die Kanülen werden zu diesem Zweck entfernt). Das Risiko einer zentralnervösen Schädigung steigt deutlich an, wenn der Kreislaufstillstand 60 min überschreitet, aber auch kürzere Stillstandzeiten erhöhen die Inzidenz von postoperativen Krampfanfällen.

Vorbereitungen für Weggehen von der HLM

Bevor das Herz seine eigene Funktion wieder aufnimmt, muß zwischen dem Anästhesisten und dem Chirurgen Klarheit darüber herrschen, ob und welche Vasoaktiva bei allfälligen Problemen eingesetzt werden sollen. Die notwendigen Medikamente müssen vorbereitet sein, und Blut- und Plasmaprodukte werden evtl. vorgewärmt. Werden Blutprodukte, speziell frisch gefrorenes Plasma, schnell gegeben (> 1–2 ml/kgKG/min), kann das Zitrat eine Hypokalzämie bewirken, was zu einem Blutdruckabfall führen kann (s. Kap. 5, S. 128). Die Therapie besteht in diesem Fall in der Gabe von Kalziumchlorid 10–20 mg/kgKG, evtl. muß diese Dosis mehrmals wiederholt werden.

Nachdem das Kind wieder auf 36 °C aufgewärmt wurde und das Herz die Funktion wieder übernommen hat, d. h. die HLM abgeschaltet und die Anschlußkanülen entfernt wurden, wird der Heparineffekt mit Protamin aufgehoben. Eine Möglichkeit ist die Gabe von 3 mg/kgKG, wobei 1 mg etwa 100 IE Heparin neutralisiert. Anschließend werden die Gerinnungszeiten (Thrombinzeit, Thromboplastinzeit, ACT) gemessen, sind sie verlängert, wird mehr Protamin gegeben. Ein Teil der Blut-Kristalloid-Mischung der HLM wird unmittelbar nach Bypassende zurücktransfundiert. Relativ große Volumina werden in dieser Phase wegen des chirurgischen Blutverlustes, der Vasodilatation während des Aufwärmens und des Verlustes in den extravasalen Raum benötigt.

Postoperativ

Postoperativ wird die Zufuhr von volumenexpandierenden Lösungen entsprechend den gemessenen hämodynamischen Parametern fortgesetzt. Die Urinproduktion wird evtl. mit Diuretika in Gang gehalten (Tabelle 8.1), so daß überschüssige Flüssigkeit, die sich während der Operation angesammelt hat, eliminiert werden kann. Wenn die Nierenfunktion nachläßt, muß frühzeitig mit einer Peritonealdialyse begonnen werden, um nicht in eine schwer zu beherrschende Situation mit zunehmendem Ödem und durch Hyperkaliämie verursachte Herzinsuffizienz zu gelangen.

Ein unangenehmes und manchmal schwierig zu behandelndes Problem in der frühen postoperativen Phase ist eine noch bestehende Hyperreaktivität im Lungenkreislauf. Vor allem Säuglinge und Kleinkinder, bei denen ein lange dauernder vorbestehender Links-rechts-Shunt zu reaktiven Gefäßveränderungen geführt hat, neigen zu dieser Komplikation. Stimuli wie CO_2-Retention, metabolische Azidose, Hypoxie und mechanische Reizung der Luftwege können bei diesen Kindern eine pulmonale Hypertension mit der Gefahr einer Rechtsherzinsuffizienz auslösen. Die therapeutischen Möglichkeiten in dieser Situation sind dieselben wie bei Neugeborenen (Tabelle 1.7, S. 30). Allerdings wird Magnesium selten verwendet.

Eingriffe ohne Herz-Lungen-Maschine

Ein offener Ductus arteriosus ist eine häufige Komplikation bei kranken Frühgeburten auf der Intensivstation. Der bestehende große Links-rechts-Shunt kann eine Herz- oder Ateminsuffizienz verursachen. Die Behandlung des offenen Ductus besteht in erster Linie in Flüssigkeitsrestriktion und der Verabreichung von Diuretika und Indomethacin. Ist dieses Vorgehen nicht erfolgreich und besteht der Eindruck, der Zustand des Kindes verschlechtere sich wegen des offenen Ductus, muß operativ vorgegangen werden. Das Kind ist i. allg. maschinell beatmet und hat einen i. v. Zugang. Während des Transportes zwischen der Neugeborenenintensivstation und dem Operationssaal können mit Hilfe von mobilen Einheiten eine gute Überwachung und Beatmung beibehalten werden. Das Kind wird, im Inkubator liegend, in den vorgewärmten Operationssaal hineingefahren. Man gibt Fentanyl 20–50 µg/kgKG und Pancuronium 0,1–0,2 mg/kgKG sowie ein Sauerstoff-Luft- oder Sauerstoff-Lachgas-Gemisch. Das Kind wird dann auf dem Operationstisch gelagert. Gewisse Inkubatoren lassen die komplette Enfernung der Plexiglashaube zu, in diesem Fall kann das Kind nach Lagerung im Inkubator operiert werden. Diese Methode minimiert das Risiko der Abkühlung, und das Kind muß nicht auf den Operationstisch hinübergehoben werden. Obwohl ein Katheter mittels Transillumination (s. S. 316) in die A. radialis eingeführt werden kann, verzichtet man in Anbetracht der kurzen Dauer des Eingriffs und der Größe des Kindes (Gewicht meistens < 1500 g) häufig darauf.

Mit Ausnahme der Behebung einer Aortenisthmusstenose und der Ligatur eines offenen Ductus Botalli handelt es sich bei den übrigen Eingriffen ohne Herz-Lungen-Maschine meistens um vorläufige Eingriffe, bei denen eine Totalkorrektur zu einem späteren Zeitpunkt geplant wird. Zwei Beispiele solcher Anomalien sind die Fallot-Tetralogie und die präduktale Aortenisthmusstenose kombiniert mit einem VSD. Je nach Zeitpunkt des Auftretens von konservativ nicht behandelbaren Symptomen werden diese Herzfehler an vielen Zentren allerdings bereits im Säuglingsalter primär total korrigiert.

Ausgeprägte Fallot-Tetralogie

Bei der Fallot-Tetralogie (Abb. 8.1) ist der Ausfluß aus der rechten Herzkammer sowohl durch eine valvuläre als auch durch eine muskuläre subvalvuläre Pulmonalstenose obstruiert. Das Blut aus dem rechten Ventrikel fließt zu einem großen Teil durch den VSD in die Aorta, was eine Untersättigung des arteriellen Blutes zur Folge hat. Manchmal ist die Verengung so ausgeprägt, daß die Lungendurchblutung abhängig von einem offenen Ductus ist. Da der Ductus sich jederzeit verschließen kann, muß operativ eine Verbindung zwischen dem Systemkreislauf und dem Lungenkreislauf geschaffen werden. Ein solcher Shunt wird oft zwischen der A. subclavia und der A. pulmonalis angelegt (Operation nach Blalock-Taussig). Der Eingriff wird in Seitenlage via Thorakotomie durchgeführt. Je nach präoperativem Zustand und Verlauf der Operation muß das Kind nicht unbedingt nachbeatmet werden, dementsprechend werden i. v. Medikamente sparsam eingesetzt. Nach der i. v. Einleitung mit z. B. einer kleinen Dosis Fentanyl (5 µg/kgKG), Thiopental und Intubation mit Hilfe eines Relaxans wird die Anästhesie deshalb mit Inhalationsanästhetika unterhalten, z. B. 0,5–0,75 % Halothan in Lachgas/Sauerstoff, evtl. in Kombination mit kurzwirksamen nichtdepolarisierenden Relaxanzien. Der Blutdruck wird über einen Katheter überwacht, der in die A. radialis oder A. brachialis der nichtoperierten Seite oder in eine Arterie der unteren Körperhälfte eingelegt wird. Häufig werden zwei venöse Zugänge benötigt, wobei einer davon vorzugsweise in einem zentralen Gefäß liegt. Postoperativ ist die arterielle Sättigung i. allg. druckabhängig, und eine Dopamininfusion in niedriger Dosierung (< 5 µg/kgKG/min) kann in dieser Situation indiziert sein. Die definitive Korrektur des Herzfehlers wird später durchgeführt.

Präduktale Aortenisthmusstenose + VSD

Bei dieser Anomalie ist die Blutversorgung der unteren Körperhälfte vom offenen Ductus abhängig. Der Lungenkreislauf ist wegen des großen VSD einem hohen Blutdruck exponiert, was die Hyperzirkulation erklärt (Abb. 8.2). Der Eingriff, der über eine linksseitige Thorakotomie durchgeführt wird, besteht in der Beseitigung der Aortenobstruktion. Entweder wird eine End-zu-End-Anastomose oder eine Aortenplastik mit Hilfe von Material aus der Wand der linken A. subclavia („subclavian flap") durchgeführt. Um die Hyperzirkulation der Lungen zu reduzieren, wird manchmal (in der gleichen oder in einer späteren Operation) auch der Hauptstamm der A. pulmonalis mit Hilfe eines Bandes eingeengt („pulmonary banding"). Dieselbe Anästhesietechnik wie für die Blalock-Taussig-Shunts kann auch für diese Operation angewendet werden (s. oben). Eine arterielle Kanüle zur Druckmessung muß im rechten Arm eingelegt werden, weil der Druck im linken Arm und den Beinen nicht den Druck in der linken Kammer und den Karotiden während der Operation widerspiegelt. Die kontinuierliche Drucküberwachung ist wichtig, nicht nur zur Beurteilung des Transfusionsbedarfs, sondern auch, weil während der Aortenabklemmung die Blutversorgung der unteren Körperhälfte vorübergehend unterbrochen wird. In dieser Phase sollte in der oberen Körperhälfte ein guter Perfusionsdruck herrschen, damit über die Kollateralen die distal der

Aortenklemme gelegenen Gebiete genügend perfundiert werden. Das Öffnen der Klemme führt plötzlich zu einem erniedrigten Strömungswiderstand, der zusammen mit den sauren Metaboliten aus den ischämischen Geweben einen kurz dauernden Blutdruckabfall bewirken kann.

Wenn ein Band um die A. pulmonalis gelegt wird, führt das Einengen der A. pulmonalis (künstliche Stenose) allmählich zu einem Rechts-links-Shunt. Man wünscht einen distalen Pulmonalisdruck, der etwa 50 % des Systemdrucks beträgt, und eine Sättigung zwischen 85–90 %. Um diese Forderung zu erfüllen, ist ein gut funktionierendes Pulsoxymeter notwendig. Eine niedrige Sättigung (< 80 %) und ein starker Abfall des kapnographisch gemessenen CO_2-Partialdrucks bedeuten, daß die Lungenperfusion zu klein ist und das Band gelockert werden muß.

Behandlung älterer Kinder
Im allgemeinen ist der Herzfehler in diesen Fällen schon länger bekannt, aber man hat sich dazu entschlossen, mit der definitiven Korrektur abzuwarten. Manchmal wurde eine Palliativoperation im Säuglingsalter durchgeführt. Die Kinder sind also i. allg. in einem stabilen Zustand, was bedeutet, daß man relativ frei zwischen den unterschiedlichen Einleitungsmethoden auswählen kann. Einen intravenösen Zugang zu haben ist sicherlich von Vorteil; bei stabilen Patienten ist die Inhalationseinleitung jedoch ebenso akzeptabel. Kann ein intravenöser Zugang nicht ohne große Schwierigkeiten platziert werden, eignet sich bei einem Vitium mit Rechts-links-Shunt die intramuskuläre Injektion von 5 mg/kgKG Ketamin, damit wird der Systemwiderstand aufrechterhalten und eine Zunahme des Rechts-links-Shunts verhindert.

Eingriffe mit Herz-Lungen-Maschine

Nach kürzeren Operationen, z. B. Korrektur eines ASD, kann das Kind auf dem Operationstisch extubiert werden, wenn die Anästhesie entsprechend durchgeführt wurde. Um den Bedarf an i. v. Anästhetika mit verlängerten postoperativen Wirkungen zu reduzieren, können z. B. während der Bypassperiode Inhalationsanästhetika über die Frischluftzufuhr des Oxygenators zugeführt werden. Bei komplizierterer Herzchirurgie sind die anästhesiologischen Probleme im wesentlichen dieselben wie beim Säugling.

Eingriffe ohne Herz-Lungen-Maschine

Offener Ductus arteriosus

Ältere Kinder, die sich der Ligatur eines persistierenden Ductus arteriosus unterziehen müssen, sind – im Gegensatz zum Frühgeborenen – fast immer asymptomatisch und in einem guten Allgemeinzustand. Die Anästhesie wirft keine speziellen Probleme auf. Man kann also mit derselben Methode anästhesieren, die man bei einem herzgesunden Kind wählen würde, und das Kind kann nach Abschluß der Operation extubiert werden.

Aortenisth-   Kinder mit Aortenisthmusstenose oder Koarktation sind i. allg.
musstenose   relativ gesund, haben aber einen erhöhten Blutdruck in der oberen Körperhälfte und einen erniedrigten in der unteren. Ein Problem bei älteren Kindern ist das erhöhte Blutungsrisiko von gut ausgebildeten Kollateralen, die entlang der Thoraxwand die Obstruktion umgehen. Der Blutdruck soll deshalb kontinuierlich über eine Kanüle im rechten Arm überwacht werden. Der Druck kann man mit Inhalationsanästhetika, z. B. Halothan oder Isofluran, kontrolliert werden. Allerdings soll in dieser Phase der Blutdruck relativ hoch bleiben, damit die über die Kollateralen durchbluteten Gebiete genügend Blut erhalten. Bei geringem kollateralem Blutfluß oder bei komplizierter Chirurgie können Rückenmarkschäden auftreten (Inzidenz ca. 0,5 %). Beim Öffnen der Aortenklemme fällt der Widerstand im Systemkreislauf ab, was einen kurz dauernden Blutdruckabfall zur Folge haben kann. Meistens sind keine speziellen Maßnahmen notwendig, Zufuhr von Volumen und Erhöhung des peripheren Widerstands durch Reduktion der Isoflurankonzentration reichen meistens aus, um eine evtl. aufgetretene Hypotension zu beheben.

Die postoperativ auftretende Hypertension und Tachykardie kann mit Vasodilatanzien und β-Blockern kontrolliert werden. Die Gabe eines β-Blockers ist sinnvoll, da dadurch die Kontraktilität und die Herzfrequenz herabgesetzt werden, Propranolol kann z. B. langsam i. v. in Dosen von 0,01–0,1 mg/kgKG (maximal 2 mg) appliziert werden und auch oral verabreicht werden (1 mg/kgKG, 3mal tgl.). Wenn notwendig, kann Nitroglyzerin oder (selten) Nitroprussidnatrium infundiert werden. Nitroprussidnatrium wird in einer Dosis von 0,5–8 µg/kgKG/min verabreicht. Eine Überdosierung beinhaltet das Risiko einer Zyanidvergiftung, und die kumulative Dosis sollte 1 mg/kgKG während 4 h nicht überschreiten, die Gesamtdosis sollte unter 3 mg/kgKG bleiben. Catapresan 1–2 µg/kgKG repetitiv (je nach Ansprechen alle 1–3 h) wirkt weniger stark antihypertensiv als Nitroprussidnatrium, kann aber wegen des negativ chronotropen Effekts und der sedierenden und analgetischen Eigenschaften gewisse Vorteile bringen. Hydralazin 0,15 mg/kgKG i. v. reduziert den Blutdruck durch eine periphere Vasodilatation. Die Dosis kann 4- bis 6mal tgl. wiederholt werden.

Herzkranke oder herzoperierte Kinder, die aufgrund einer anderen Erkrankung operiert werden müssen
Kinder mit angeborenen Herzfehlern können für nicht herzchirurgische Eingriffe in den meisten Fällen an nicht spezialisierten Krankenhäusern operiert werden. Es empfielt sich aber, daß der Anästhesist den pädiatrischen Kardiologen konsultiert, der das

Tabelle 8.7. Checkliste zur Anästhesieplanung bei Kindern mit einem Herzvitium

- Wie ist die Herzfunktion:
  – Rechtsherzinsuffizienz?
  – Linksherzinsuffizienz?
- Besteht eine Stenose oder eine Insuffizienz einer Klappe?
  (= turbulenter Flow = hohes Endokarditisrisiko)
- Ist das Vitium palliativ oder komplett korrigiert?
- Besteht ein Rechts-links-Shunt?
  (Gefahr von Luftblasen in den Systemkreislauf)
- Muß eine Endokarditisprophylaxe durchgeführt werden?
  (Tabelle 8.8)
- Welche Arrhythmie besteht? Hat das Kind einen Pacemaker?
- Auswirkungen auf den Systemkreislauf?
  (Hypertension)
- Auswirkungen auf den Pulmonalkreislauf (pulmonale Hypertension?
  Über-/Unterperfusion?)
- Besteht eine abnorme Funktion des Respirationstrakts?
  (obere Luftwege, Lungenfunktion)
- Welche Maßnahmen werde ich treffen wenn
  – eine Zyanose auftritt?
  – eine Hypotension auftritt?
  – eine Arrhythmie auftritt?

Kind betreut. Der Anästhesist muß die Möglichkeit haben, sich über einen ausreichenden Zeitraum in die Krankengeschichte einzuarbeiten und die Beurteilung des Kinderkardiologen zu studieren. Um die Anästhesie rational zu planen, empfiehlt es sich, eine gewisse Systematik einzuhalten (Tabelle 8.7).

Die wichtigste präoperative Information ist jedoch der allgemeine Gesundheitszustand des Kindes. Ist die physische Leistungsfähigkeit eingeschränkt, sind auch die Anästhesierisiken erhöht. Auf der anderen Seite ist ein guter allgemeiner Gesundheitszustand und eine gute physische Leistungsfähigkeit keine Garantie für einen komplikationslosen Anästhesieverlauf (s. Fallbericht S. 200).

Generell kann man sagen, daß Kinder mit Herzinsuffizienz nur niedrige Konzentrationen von potenten Inhalationsanästhetika erhalten sollten. Liegt ein Vitium mit einer valvulären Stenose vor, sollte eine ausgeprägte Tachykardie vermieden werden, besteht eine Regurgitation, werden Bradykardien schlecht toleriert.

Es ist wesentlich, sich mental über mögliche kardiovaskuläre Entgleisungen im klaren zu sein und entsprechende Behandlungsstrategien zu planen. Eine plötzlich auftretende Zyanose oder Hypotension sind die häufigsten Störungen und müssen evtl. anders als beim sonst gesunden Patienten therapiert werden.

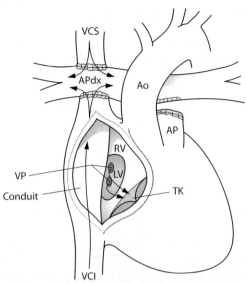

Abb. 8.4.   Modifizierte Fontan-Operation. Der Eingriff wird häufig in zwei Schritten durchgeführt. Anläßlich der ersten Operation wird die V. cava superior (VCS) mit der rechten Arteria pulmonalis *(APdx)* verbunden. Beim zweiten Eingriff wird dann die V. cava inferior (VCI) über einen intraatrial gelegenen Conduit aus Gore-Tex ebenfalls mit der rechten Pulmonalarterie verbunden. Die Abbildung zeigt die Situation nach dem zweiten Eingriff. Durch den geöffneten rechten Vorhof *(RV)* ist der linke Vorhof *(LV)* durch einen großen Vorhofseptumdefekt sichtbar. Das venöse Blut fließt von der oberen und unteren Hohlvene direkt in den Pulmonalkreislauf. Oxygeniertes Blut strömt durch die Vv. pulmonales (VP) über den gemeinsamen Vorhof und die Trikuspidalklappe (TK) in die einzige Kammer („single ventricle")

Fontan-Korrektur

Sogenannte Totalkorrekturen garantieren nicht notwendigerweise eine normale Physiologie. Ein entsprechendes Beispiel stellt die Korrektur nach Fontan dar, die für eine Vielzahl von Herzfehlern angewendet wird, wo nur eine funktionsfähige Kammer vorliegt und eine Korrektur zu einem biventrikulären Herz nicht möglich ist (Abb. 8.4.). Bei diesen Patienten fließt das Blut passiv durch die Lungen, es muß deshalb ein erhöhter zentralvenöser Druck und ein niedriger pulmonalarterieller Widerstand herrschen, um ein ausreichendes Herzminutenvolumen zu garantieren. Daraus folgt, daß eine Hypovolämie oder eine respiratorische Komplikation schlecht toleriert wird. Wegen des erhöhten Arrhythmie- und Thromboserisikos sind viele dieser Patienten antikoaguliert.

Endokarditis-prophylaxe

Intrakardiale turbulente Flows sind häufige Zustände bei korrigierten oder unkorrigierten kongenitalen Vitien. Sobald Turbulenz vorliegt, besteht ein erhöhtes Endokarditisrisiko. Solchen

Tabelle 8.8.   Eingriffe, die einer Endokarditisprophylaxe bedürfen

Mundhöhle:
   Zahnextraktion, Zahnfleischoperation, Biopsie, Tonsillektomie,
   Adenektomie
Atemwege:
   Bronchoskopie mit starrem Instrument, Biopsie, nasale Intubation
Magen-Darm-Trakt:
   Ösophagogastroskopie mit Biopsie, Ösophagusdilatation, Prokto-,
   Rekto-, Koloskopie mit Biopsie, Gallenblasen-, Kolon-, Rektumchirurgie
Urogenitaltrakt:
   Katheterwechsel bei Dauerkatheterträger, Urethrasondierung,
   Zystoskopie, Chirurgie an den ableitenden Harnwegen

Patienten muß vor bestimmten Operationen, die eine Bakteri-
ämie hervorrufen können (Tabelle 8.8), eine Antibiotikaprophy-
laxe verabreicht werden. Da bei einem VSD oder ASD, der vor
mehr als 6 Monaten verschlossen wurde, oder einem ligierten
Ductus Botalli keine turbulenten Flows mehr vorhanden sind,
benötigen diese Patienten normalerweise keine Endokarditis-
prophylaxe. Für Eingriffe in der Mundhöhle und in den Atemwegen wird ein Breitspektrumpenizillin empfohlen, für Eingriffe
im gastrointestinalen oder urogenitalen Bereich eine Kombination eines Breitspektrumpenizillins mit einem Aminoglykosid.
Für Details wird der Leser auf die momentan gültigen Richtlinien des betreffenden Landes verwiesen; sie werden regelmäßig
angepaßt. Bei Unsicherheiten empfiehlt es sich, mit dem betreu-
enden Kinderkardiologen Kontakt aufzunehmen.

Fallbericht   ## Anästhesie eines Kindes mit einem operierten kongenitalen Herzvitium

Ein 4jähriger Knabe mit einem Gewicht von 14 kg wird für
eine Herzkatheterisierung eingeliefert. Er ist mit einem
VSD und einem doppelten Abfluß aus der rechten Herzkammer („double outlet right ventricle", DORV) geboren
worden, d. h. sowohl die Aorta als auch die A. pulmonalis
gehen aus der rechten Herzkammer hervor. Ein Jahr zuvor
wurde eine Totalkorrektur durchgeführt, die aus dem Verschluß des VSD bestand. Zudem wurde mittels eines
Kunststoffpatchs eine Kontinuität zwischen dem linken
Ventrikel und der Aorta hergestellt. Der Knabe befand
sich nach der Korrektur in einem guten Zustand. Eine
echokardiographische Untersuchungen erweckte jedoch
den Verdacht auf eine zunehmende Obstruktion der

künstlichen Verbindung zwischen dem linken Ventrikel und der Aorta. Die Untersuchung war aber nicht konklusiv, und deshalb ist jetzt eine Herzkatheteruntersuchung in Anästhesie notwendig.

Während der präoperativen Vorbereitungen trägt der Junge ein Superman-Kostüm und rennt mit flatterndem Mantel durch die Gänge. Seine Eltern wähnen ihn bei guter Gesundheit, obwohl er etwas ruhiger ist als seine Geschwister. Er bekommt keine Medikamente, und die O_2-Sättigung ist normal. Ein Elektrokardiogramm zeigt einen Sinusrhythmus mit einem Rechtsschenkelblock. Anläßlich der Operation 1 Jahr zuvor wurde ein Druckgradient von 50 mmHg über dem Kanal gemessen. Der Kinderkardiologe hat dem nichts beizufügen.

Der Patient wird mit EMLA-Salbe und Midazolam 6 mg rektal prämediziert, bevor er und seine Eltern in der Röntgenabteilung erscheinen. Ein 24-G-Katheter wird in eine Vene der rechten Hand eingelegt. Nachdem das Elektrokardiogramm und das Pulsoxymeter angeschlossen sind, erhält der Patient 25 µg Fentanyl, gefolgt 2 min später von 0,15 mg Atropin, 75 mg Thiopental und 2 mg Vekuronium. Ein 22-G-Katheter wird in die linke A. radialis gelegt, während der Patient mit der Maske beatmet wird. Sein Puls ist langsam (60–70/min) und wird durch die Intubation nicht beschleunigt. Der arterielle Blutdruck beträgt unmittelbar nach der Intubation 90/45, fällt aber anschließend leicht ab. Zusätzliches i.v. Atropin, 0,1 und 0,1 mg, erhöhen die Herzfrequenz nicht. 15 min nach der Intubation (Herzfrequenz 65/min, Blutdruck 65/35 mmHg, pulsoxymetrisch gemessene Sättigung 100 %) manifestieren sich mehrere Male ventrikuläre Extrasystolen und ein kurz dauernder Knotenrhythmus. Aufgrund der Anamnese wird dies als Folge einer ventrikulären Ischämie interpretiert – wahrscheinlich wegen eines Abfalls des Verhältnisses zwischen dem linksventrikulären und aortalen Drucks. Es werden 150 ml Ringer-Laktat und 4 µg Noradrenalin i.v. verabreicht, was den arteriellen Druck auf 85/ 40 mmHg ansteigen läßt und in einem stabilen, aber langsamen, Sinusrhythmus resultiert (70/min). Das anschließende Angiogramm zeigt einen extrem schmalen Kanal mit einem systolischen Druckgradienten von 110 mmHg zwischen dem linken Ventrikel und der Aorta (Abb. 8.5.). Mit Ausnahme von gelegentlichen Extrasystolen während der intrakardiakalen Manipulation des Herzkatheters ist der weitere Anästhesieverlauf ereignislos.

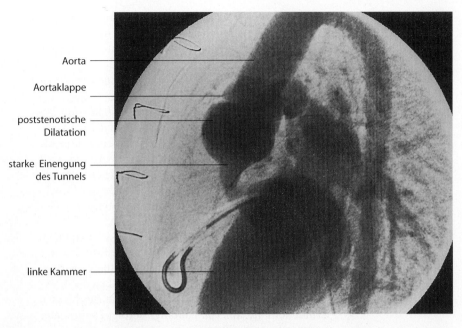

Aorta

Aortaklappe

poststenotische
Dilatation

starke Einengung
des Tunnels

linke Kammer

Abb. 8.5. Angiogramm eines 4jährigen Knaben (s. Fallbericht) mit operiertem VSD und doppeltem Abfluß aus der rechten Herzkammer. Die Aufnahme zeigt eine starke Einengung des mittels Kunststoffmaterial hergestellten Tunnels, der die linke Kammer mit der Aorta verbindet. Zudem ist eine poststenotische Dilatation sichtbar

Kommentar Kinder können, ohne offensichtliche Symptome, an bedeutenden Herzkrankheiten leiden. Die präoperative Beurteilung sollte eine sorgfältige Evaluation früherer Befunde und, wenn möglich, eine Konsultation mit dem Kardiologen des Kindes mit einschließen. Patienten mit ausgeprägter Aortenstenose ertragen eine Hypotension oder Hypovolämie schlecht; wäre der hohe Druckgradient präoperativ bekannt gewesen, hätten wir dieses Kind möglicherweise mit i. v. Ketamin oder Etomidate anästhesiert. Im vorliegenden Fall ergaben die präoperativen Resultate genügend Hinweise für die schwere Stenose, und man war vorbereitet für eine angemessene Behandlung der Hämodynamik im Fall von zirkulatorischen Veränderungen.

Erkrankungen des ZNS

Erhöhter intrakranieller Druck

Das Vorgehen beim akut aufgetretenen Anstieg des intrakraniellen Drucks (ICP) wird in Kap. 7, S. 167, diskutiert. Die Möglichkeit eines erhöhten intrakraniellen Drucks muß bei allen Kindern mit zerebraler Symptomatik erwogen werden. Typische Symptome sind Verlangsamung, Trägheit, Bewußtseinstrübung, Übelkeit und wiederholtes Erbrechen.

Anästhesie   Kinder mit einem erhöhten intrakraniellen Druck, die zur Operation kommen, haben meistens schon eine i. v. Infusion. Ansonsten sollte, wenn möglich, vor der Anästhesieeinleitung ein intravenöser Zugang gelegt werden.

Eine mögliche Einleitung ist in Tabelle 8.9 ersichtlich. Da die Intubation einen starken Stimulus darstellt, der den ICP steigert, soll versucht werden, zu diesem Zeitpunkt eine tiefe Anästhesie und gleichzeitig einen tiefen CO_2-Partialdruck im arteriellen Blut herbeizuführen. Thiopental i. v. senkt den ICP und ist deshalb ein geeignetes Einleitungsmittel. Als Muskelrelaxans kann ein nichtdepolarisierendes Medikament gewählt werden, da Succinylcholin bekannterweise den Hirndruck vorübergehend ansteigen läßt. Um die Anästhesie zu vertiefen, kann 1–2 min vor der Intubation Fentanyl, 5 µg/kgKG, gegeben werden. Bereits vor der Intubation kann über die Maske hyperventiliert und Isofluran 1–2 % verabreicht werden.

Die Lage des Tubus soll sorgfältig überprüft und der Tubus gut befestigt werden, da Korrekturen während intrakranieller Eingriffe schwierig durchzuführen sind. Eine mäßige Hyperventilation mit einem arteriellen CO_2-Partialdruck von 3,5–4,0 kPa

Tabelle 8.9.   Beispiel einer Anästhesieeinleitung bei erhöhtem intrakraniellem Druck

Übliche Einleitung
- Fentanyl 5 µg/kgKG, 1–2 min vor Intubation
- Thiopental 5–6 mg/kgKG
- Rocuronium 0,6–1,0 mg/kgKG
- Hyperventilation über Maske mit Isofluran 1–1,5 % in O_2
- Engmaschige Blutdruckkontrolle
- Intubation

Fortsetzen der Anästhesie
- 0,5–1 % Isofluran, O_2/Luft
- Hyperventilation bis pCO_2 3,5–4,0 kPa
- Gegebenenfalls Relaxans
- Fentanyl oder anderes Analgetikum, Dosierung je nachdem, ob postoperativ eine Beatmung geplant ist

wird angestrebt. Bei Kindern mit gesunden Herzen und Lungen entspricht der endtidale Wert ungefähr dem arteriellen und kann entsprechend als Richtgröße verwendet werden. Die Anästhesie wird z. B. mit Isofluran in einem O_2-Luft-Gemisch unterhalten. Es konnte wiederholt gezeigt werden, daß Lachgas zu einem Anstieg der zerebralen Durchblutung und des ICP führen kann. Während eines intrakraniellen Eingriffs können außerdem luftgefüllte Hohlräume entstehen, die mit Lachgas expandieren. Aus diesen Gründen wird die Anwendung von Lachgas bei erhöhtem ICP nicht empfohlen. Opioide (Remifentanil, Alfentanil, Sufentanil oder Fentanyl) werden routinemäßig eingesetzt; die Dosierung richtet sich danach, ob der Patient am Ende der Operation extubiert werden soll oder nicht. Wird ein ernsthafter ICP-Anstieg während des Eingriffs befürchtet oder sind Zeichen dafür vorhanden, können eine oder mehrere zusätzliche Injektionen von Thiopental, 1–2 mg/kgKG, vorgenommen werden. Dieses Procedere erfordert eine engmaschige Blutdrucküberwachung.

Mannitol   Die Indikation zur Verabreichung von osmotisch wirksamen Substanzen wie Mannitol beim erhöhten ICP wird von Klinik zu Klinik verschieden gestellt. Obwohl initial fast immer mit einer Reduktion des ICP gerechnet werden kann, ist der Effekt während längerer Zeit (Stunden) unsicher. Unerwünschte Reboundeffekte (verstärktes Anschwellen nach Nachlassen der osmotischen Wirkung durch Übertritt von Mannitol ins Hirngewebe) können auftreten. Die Auswirkungen auf die Langzeitprognose sind nicht gut belegt, i. allg. wird – wenn überhaupt – Mannitol in einer Dosis von 0,5–1 g/kgKG (entspricht 5–10 ml/kgKG einer 10 %igen Lösung) über 15 min infundiert. Es folgen evtl. zusätz-
Korticosteroide   lich 0,5–1 g/kgKG über 2–3 h. Kortikosteroide sollten beim Vorliegen eines Hirntumors eingesetzt werden. In dieser Situation haben sie einen bewiesenen abschwellenden Effekt auf das Ödem, das den Tumor umgibt, und senken auf diesem Wege den Hirndruck. Kortikosteroide sind bei Schädel-Hirn-Trauma nicht indiziert.

Zerebralparese (CP)

Die CP ist eine zusammenfassende Bezeichnung für eine Vielzahl von Zuständen, die durch eine abnorme fetale Entwicklung, neonatale Asphyxie, Hirnblutung oder andere Hirnschäden während der ersten Lebensjahre verursacht wurden. Die CP äußert sich meistens in einer spastischen Parese der Körpermuskulatur. Die CP kann mit einer mehr oder weniger ausgeprägten mentalen Retardierung gepaart sein. Viele Kinder sind aber normal intelligent. Die psychische Betreuung dieser Kinder (und auch der Eltern) ist wichtig. Meistens sprechen geistig schwerbehinderte Kinder sehr gut auf nichtverbale Kommunikation an.

Ungefähr 1/3 der Kinder mit CP leidet an einer Epilepsie. Die antiepileptische, medikamentöse Therapie sollte perioperativ lückenlos weitergeführt werden, damit kein Abfall der Blutspiegel und keine Zunahme der Epilepsieanfälle auftritt. Die Nebenwirkungen der Medikamente soll berücksichtigt werden (Valproinsäure z. B. verursacht Blutgerinnungsstörungen). CP-Kinder mit schwerer mentaler Retardierung, die Antiepileptika einnehmen, haben erniedrigte MAC-Werte für Inhalationsanästhetika. Succinylcholin kann verabreicht werden, ebenso auch alle anderen Relaxanzien. Einige Kinder haben Probleme mit der motorischen Koordination der oberen Atemwege, sie neigen v. a. postoperativ zu Obstruktionen in diesem Bereich. Einige Kinder sprechen empfindlich auf Opioide an, die intraoperative Verabreichung soll deshalb zurückhaltend geschehen, damit postoperativ keine Probleme auftreten (verzögertes Aufwachen, Apnoe). Auf dem Operationstisch sollte Wert darauf gelegt werden, daß Arme und Beine sorgfältig gelagert sind, da häufig Muskelatrophien oder Kontrakturen vorhanden sind.

Der perioperative Blutverlust bei ausgedehnten Hüft- oder Rückenoperationen ist bei Kindern mit CP größer als bei vergleichbaren Operationen bei gesunden Kindern. Ursächlich in Frage kommt eine gestörte Gerinnung infolge eines schlechten Ernährungszustandes, leichter Leberfunktionsstörung oder antiepileptischer Therapie mit Valproinsäure.

Hydrozephalus

Ein Hydrozephalus kann als isoliertes Phänomen oder als eine Komplikation einer intrazerebralen Blutung, eines Hirntumors oder eines anderen Prozesses auftreten. So entwickeln etwa 90 % der Patienten mit Myelomeningozele im Verlauf der ersten Lebensjahre einen Hydrozephalus (s. Kap. 1, S. 38). Da die Schädelnähte im ersten Lebensjahr noch offen sind, ist der Anstieg des intrakraniellen Drucks nur wenig erhöht – anstelle dessen nimmt das Kopfwachstum stark zu.

Die chirurgische Behandlung besteht im Einlegen eines ventrikuloperitonealen Shunts, d. h. einer Verbindung zwischen dem Ventrikelsystem und dem intraabdominalen Raum. Bei gewissen Fällen wird ein ventrikuloatrialer Shunt eingelegt, d. h. der Liquor wird über eine Jugularvene in den rechten Vorhof geleitet. Deshalb sollen die Venen am Hals nach Möglichkeit nicht punktiert werden.

Wenn Verdacht auf eine ausgeprägte intrakranielle Drucksteigerung besteht, wird die Anästhesie so durchgeführt wie in Tabelle 8.9 angegeben. Bei Säuglingen, die selten einen stark erhöhten Hirndruck aufweisen, ist die Gefahr einer Herniation der Kleinhirntonsillen mit Kompression des Hirnstamms kleiner

– entsprechend muß weniger streng vorgegangen werden. Kinder mit funktionierendem Shunt und normalem intrakraniellem Druck können wie gesunde Kinder anästhesiert werden.

Epilepsie

Eine Epilepsie ist häufig bedingt durch einen zurückliegenden oder noch andauernden ZNS-Schaden wie neonatale Asphyxie, Infektion oder Tumor. Bei manchen Kindern findet man keine Ursache. Meistens ist die medikamentöse Therapie gut eingestellt. Beim elektiven Eingriff gibt man gewöhnlich die normale morgendliche Medikation des Antiepileptikums zusammen mit einem Schluck Wasser. Mit den allermeisten verfügbaren Anästhetika wird die Krampfschwelle heraufgesetzt, das Risiko eines epileptischen Anfalls während der Anästhesie ist dementsprechend gering. Sowohl Benzodiazepine als auch Thiopental haben z. B. einen krampfdämpfenden Effekt. Schon 1–2 mg/kgKG Thiopental i.v. genügen i. allg., um einen Grand-mal-Anfall zu durchbrechen. Enfluran in hoher Dosierung kann mit Epilepsiepotentialen im EEG und tonisch-klonischen Bewegungen assoziiert sein. Es wird deswegen bei diesen Patienten nicht verwendet (Tabelle 8.10).

Mentale Retardierung

Es kann schwer sein, das Vertrauen eines retardierten Kindes zu gewinnen. Die Anwesenheit der Mutter, des Vaters oder einer Pflegeperson, die das Kind kennt, sowie das Einplanen von genügend Zeit für die Betreuung des Kindes vor Anästhesieeinleitung können die Kooperation verbessern. Ist diese Strategie nicht erfolgreich, so besteht eine Möglichkeit der Anästhesieeinleitung in der rektalen Verabreichung eines Barbiturats (Tabelle 3.6, S. 70). Hat das Kind gute Venen, kann ein i.v. Zugang und die Injektion eines Schlafmittels trotz fehlender Kooperation eine Alternative sein. Die intramuskuläre Ketamingabe (Kap. 3, S. 70) kann angewendet werden, wenn andere Möglichkeiten erfolglos sind. Dagegen erzwingt man ungern das Aufsetzen einer Anästhesiemaske auf das Gesicht eines Kindes, das sich kräftig dagegen wehrt.

Trisomie 21 (Mb. Down)

Ungefähr 50 % dieser Kinder haben ein Herzvitium, und die Inzidenz von intraabdominalen Anomalien, z. B. der Duodenalatresie, ist ebenfalls erhöht. Der Kinderanästhesist wird entsprechend häufig mit diesen „mongoloiden" Patienten konfrontiert. Das Anästhesierisiko wird v. a. durch die Auswirkungen des Herzfehlers bestimmt. Ein typisches Herzvitium ist der sog. AV-Kanal, der durch einen Defekt im Vorhof- und Kammerseptum sowie einer

Tabelle 8.10.   Erkrankungen, bei denen bestimmte Anästhetika ungeeignet sind oder einer besonderen Vorsicht bei der Anwendung bedürfen

Erkrankung	Anästhetikum	Art des Problems, Kommentar
Hydrozephalus ohne funktionierenden Shunt	– Halothan, – Ketamin, – Lachgas	Zunahme des intrakraniellen Drucks
Epilepsie	– Enfluran	Kann die Krampfaktivität im EEG verschlechtern
Traumatische Rückenmarkverletzungen	– Succinylcholin	Hyperkaliämie (2–3 Tage bis 6 Monate nach der Verletzung)
Myotonie (verschiedene Varianten)	– Succinylcholin	Masseterspasmus, generelle Rigidität
Muskeldystrophie (verschiedene Varianten)	– Succinylcholin, – Volatile Inhalationsanästhetika	Massive Hyperkaliämie, Maligne Hyperthermie wurde in seltenen Fällen beschrieben
Lebererkrankungen	– Benzodiazepine, – Barbiturate, – i.v.-Analgetika, – Relaxanzien mit Ausnahme von (Cis-)Atracurium	Verzögerter Abbau bei ausgesprochenem Leberschaden
Porphyrie	– Barbiturat und verschiedene andere Medikamente (s. Text)	Können einen Schub auslösen
Urämie	– Enfluran, Sevofluran, – Pancuronium, Vekuronium	Das freigesetzte Fluorid kann evtl. nephrotoxisch sein, verzögerter Abbau
Zystische Fibrose	– Ketamin	Erhöhte Sekretion in den Atemwegen
Asthma	– Enfluran, – Isofluran, – Desfluran, – Atracurium	Atemwegsirritation bei Maskeneinleitung, Histaminfreisetzung

Malformation der AV-Klappen charakterisiert ist. Die bereits im Säuglingsalter auftretende Herzinsuffizienz verlangt intensive medizinische und meistens auch chirurgische Betreuung.

Die mentale Retardierung ist unterschiedlich stark ausgeprägt, eine gute Kooperation ist bei vielen Patienten möglich. Die Kinder sind häufig übergewichtig, und das gut ausgebildete subkutane Fettgewebe macht die Venenkanülierung manchmal schwierig. Eine muskuläre Hypotonie und ein laxer Bandapparat kann zu einer Instabilität und Subluxation des atlantoaxialen Gelenks führen, neurologische Folgen sind aber selten. Trotzdem müssen extreme Bewegungen des Kopfes bei der Intubation vermieden werden.

Die oberen Atemwege zeichnen sich durch eine große Zunge, hypertrophe Adenoide und Tonsillen sowie eine muskuläre Hypotonie aus. Als Folge davon leiden diese Patienten häufig an Atemwegsobstruktion, nächtlichem Schnarchen und Apnoeanfällen. In seltenen Fällen entwickelt sich daraus eine Druckerhöhung im kleinen Kreislauf, ein Cor pulmonale und eine Rechtsherzinsuffizienz. Es lohnt sich deshalb, während der präoperativen Visite die Eltern diesbezüglich zu befragen und die Kinder entsprechend zu untersuchen. Das mangelnde Stützgewebe der oberen Atemwege kann eine Laryngo- oder Tracheomalazie zur Folge haben, andererseits ist die Inzidenz von subglottischen Stenosen höher als bei gesunden Kindern. Meistens kann man altersentsprechende Tuben auswählen, trotzdem sollte der Anästhesist ein besonderes Augenmerk auf die Tubusgröße haben (Tabelle 15.2, S. 330). Einen oralen Rachentubus (Guedel) sollte man frühzeitig einführen, wenn nach Anästhesieeinleitung Zeichen der Obstruktion auftreten. Trotz der großen Zunge ist eine schwierige Intubation nicht häufiger als bei gesunden Kindern. Postoperativ ist wiederum auf das Vorhandensein einer Obstruktion der oberen Atemwege zu achten.

Infantile spinale Muskelatrophie (M. Werdnig Hoffman)

Bei dieser vererbbaren Erkrankung degenerieren die Vorderhornzellen des Rückenmarks und die motorischen Neurone der Hirnnerven. Die Patienten sterben infolge der respiratorischen Insuffizienz und deren Komplikationen bereits im frühen Säuglings- oder Kindesalter, vereinzelt erreichen sie das Adoleszentenalter. Orthopädische Eingriffe können notwendig sein, um die Wirbelsäule zu stabilisieren. Anästhesiologische Probleme treten meistens infolge der limitierten respiratorischen Reserven auf, und die perioperative Betreuung sollte auf die Vermeidung von entsprechenden Komplikationen fokussiert werden. Succinylcholin kann eine lebensbedrohliche Hyperkaliämie hervorrufen und ist absolut kontraindiziert.

Muskelerkrankungen

Myotonien

Es handelt sich hierbei um Erbkrankheiten, bei denen eine Muskelkontraktion, spontan oder willkürlich, einen langanhaltenden erhöhten Muskeltonus hervorrufen kann. Kardiale Schäden mit Rhythmusstörungen oder Myokardschwäche und herabgesetzte Atemantwort auf CO_2-Stimulation können ebenfalls bei diesem Krankheitsbild vorkommen. In einem späten Krankheitsstadium kann sich eine pulmonale Hypertension aufgrund einer chronischen Hypoventilation entwickeln.

Muskelrela-
xanzien

Succinylcholin löst eine generelle Muskelrigidität und einen Masseterspasmus aus, was sowohl die Intubation als auch die Beatmung über die Maske erschwert. Dieses Medikament sollte deshalb nicht verwendet werden. Nichtdepolarisierende Präparate können in reduzierter Dosierung angewandt werden. Es ist am sichersten, kurzwirksame Medikamente auszuwählen. Die Wirkung von Neostigmin kann nicht vorausgesagt werden, in Einzelfällen wurde über eine ungenügende Reversion oder gar Zunahme der Relaxation berichtet. Es wird empfohlen, sowohl bei Anwendung von Muskelrelaxanzien als auch von Reversionsmittel ein exaktes neuromuskuläres Monitoring durchzuführen.

Die Patienten können abnorm empfindlich sein gegenüber der atemdepressiven Wirkung von Benzodiazepinen, Analgetika, Barbituraten und Inhalationsanästhetika. Aufgrund des Risikos einer Atemdepression ist eine Intubation und kontrollierte Beatmung vorzuziehen. Thiopental-Rocuronium-Halothan (oder Sevofluran)-N_2O/O_2 ist eine denkbare Anästhesiekombination. Eine Hypothermie muß vermieden werden, weil diese die Tendenz zur Rigidität erhöht. Postoperativ steht v. a. die respiratorische Überwachung im Vordergrund.

Muskeldystro-
phien

Muskeldystrophien kommen in verschiedenen erblichen Formen vor. Bei allen ist Succinylcholin absolut kontraindiziert wegen der Hyperkaliämie, die dadurch ausgelöst wird. Die häufigste Form ist die sog. pseudohypertrophische Muskeldystrophie (Duchenne). Sie tritt i. allg. im Kleinkindesalter auf und ist mit Schwierigkeiten beim Gehen und Aufstehen aufgrund einer Schwäche der stammnahen Muskulatur verbunden. Die distalen Muskeln, z. B. die Waden, können hypertrophisch sein. Der Herzmuskel ist ebenfalls befallen, meistens sind jedoch keine Symptome zu verzeichnen. Erst wenn die Krankheit weit fortgeschritten ist, können sich Tachyarrhythmien, Überleitungsstörungen mit AV-Blockierung und Linksherzinsuffizienz einstellen. Die Erkrankung verläuft progressiv und ist im 2. oder 3. Lebensjahrzehnt tödlich. Andere Typen von Muskeldystrophien haben gewöhnlich einen gutartigeren Verlauf. Die Schwäche der Atemmuskulatur führt zu eingeschränkter Vitalkapazität und später zu Problemen der Sekretmobilisation. Eine schwere Skoliose verschlechtert die Atemmechanik zusätzlich, so daß die Patienten in fortgeschrittenem Stadium postoperativ Atemprobleme haben können; eine prophylaktische Atemgymnastik ist deshalb wichtig.

Viele Autoren warnen aufgrund einer vermuteten erhöhten Inzidenz einer malignen Hyperthermie vor der Anwendung von volatilen Inhalationsanästhetika, was bis jetzt nicht schlüssig nachgewiesen ist.

Die Empfindlichkeit gegenüber nichtdepolarisierenden Muskelrelaxanzien ist gesteigert, was bedeutet, daß die Dosierung vorsichtig unter Monitoring der Muskelfunktion titriert werden sollte.

Ein ungelöstes Problem tritt bei Säuglingen auf, die eine Duchenne-Muskeldystrophie haben, wo aber aufgrund des jungen Alters die Diagnose noch nicht gestellt worden ist. Erhalten solche Kinder Succinylcholin, kann ein Herzstillstand eintreten. Dies ist einer der Gründe, weshalb der Einsatz von Succinylcholin zunehmend restriktiv gehandhabt wird.

Lebererkrankungen

Die Leber führt den Hauptanteil der Verstoffwechselung einer großen Anzahl von Medikamenten durch. Hat der Patient keine manifeste Leberinsuffizienz, sind keine wesentlichen Probleme bei der Gabe von Barbituraten, Benzodiazepinen oder Analgetika zu erwarten: allenfalls muß man auf einen verlangsamten Medikamentenabbau vorbereitet sein. Es hat sich nicht gezeigt, daß eine Halothanexposition die Leberfunktion bei Kindern mit Lebererkrankungen verschlechtert, aber es ist üblich, Halothan zu vermeiden (s. Kap. 6, S. 157). Sevofluran oder Isofluran kann benutzt werden. Bei schwerer Lebererkrankung kann ein Mangel an Pseudocholinesterase die Wirkung von Succinylcholin verlängern. Cis-atracurium sollte den anderen Muskelrelaxanzien vorgezogen werden. Eine Leberinsuffizienz kann eine verminderte Produktion von bestimmten Gerinnungsfaktoren wie Fibrinogen und Prothrombin verursachen, was eine erhöhte Blutungsbereitschaft bewirken kann. Die Infusion von frischgefrorenem Plasma kann notwendig werden, wenn solche Kinder operiert werden müssen.

Porphyrie

Es existieren mehrere Formen der Porphyrie. Diese Krankheiten werden durch eine ungenügende oder fehlende Aktivität von Enzymen hervorgerufen, die für die Hämoglobinsynthese verantwortlich sind. Die Folge davon ist eine Akkumulation von toxischen Substanzen wie Aminolävulinsäure und Porphobilinogen. Die unten angeführte Beschreibung bezieht sich auf häufigste und gefürchtetste Form der Porphyrie, die akute intermittierende Porphyrie, aber die meisten Informationen treffen für die anderen Formen in geringerem Ausmaß auch zu.

Porphyrien treten in Schüben auf, die z. B. durch Medikamente, Infektionen, Streß, Trauma, Alkohol, Gewichtsabnahme oder Menstruation ausgelöst werden können. Die Symptome sind variabel: psychische Verstimmungen, Muskelschmerzen, Bauchschmerzen, Krämpfe, Bewegungsstörungen, Sehstörungen, Paresen (manchmal auch der Atemmuskulatur) und Parästhesien. Man glaubt, daß alle diese Symptome auf einer Störung der Nerventransmission beruhen.

Bei diesen Patienten sind Barbiturate absolut kontraindiziert. Für eine große Zahl von Medikamenten gibt es isolierte Berichte, die einen Zusammenhang zwischen dem entsprechenden Medikament und einem Porphyrieschub beschreiben. Darunter befinden sich Halothan, Lidocain, Pancuronium und Enfluran. Folgende Anästhetika und Medikamente sind als relativ sicher zu betrachten: Propofol, Ketamin, Morphin, Pethidin, Fentanyl, Lachgas, Isofluran, Bupivacain, Prilocain, Succinylcholin, Droperidol, Vecuronium, Atropin und Neostigmin. Ein Problem bei diesen Patienten ist die Tatsache, daß Schmerzen und Streß selber eine akute Porphyrieattacke auslösen können.

Nierenerkrankungen

Eine geringe Funktionseinschränkung der Nieren beeinträchtigt die Auswahl der Anästhesiemittel nicht. Bei der Metabolisierung von Enfluran und Sevofluran treten Fluoridionen auf, die nephrotoxisch sein können, dies ist jedoch nur der Fall, wenn diese Inhalationsanästhetika während längerer Zeit (Stunden) in hohen Konzentrationen gegeben werden. Man weiß bis jetzt nicht, ob diese Tatsache eine Bedeutung für nierenkranke Kinder hat, und es ist üblich, Sevofluran und Enfluran sowohl bei leicht als auch bei schwer niereninsuffizienten Patienten ganz wegzulassen.

Bei akuter Niereninsuffizienz muß im Einzelfall entschieden werden, ob einer geplanten Operation eine Dialyse vorausgehen soll. Intravenöse Flüssigkeit muß vorsichtig zugeführt werden, und Flüssigkeitsschemata für Kinder mit gesunden Nieren können nicht angewendet werden. Auf Succinylcholin soll bei einer Hyperkaliämie verzichtet werden.

Bei stabiler, dialysepflichtiger Niereninsuffizienz sind das Serumkalzium und das Serumalbumin oft niedrig. Eine Anämie mit Hb-Werten von 60–70 g/l kommt häufig vor, und der Basenüberschuß kann stark negativ sein (metabolische Azidose). Die Patienten sind an eine Anämie adaptiert, und eine Korrektur ist deshalb selten notwendig, aber die Kompensationsgrenzen bezüglich O_2-Versorgung des Gewebes sind natürlich reduziert. Pancuronium wird über die Nieren eliminiert und i. allg. wegen der langen Wirkungszeit vermieden. Als Alternative bieten sich Atracurium oder Cis-atracurium an, deren Abbau durch Esterhydrolyse und Hofmann-Elimination unabhängig von den Nieren geschieht.

Hämolytisch-urämisches Syndrom (HUS)

Diese Erkrankung tritt üblicherweise bei Säuglingen, Kleinkindern oder Kindern im Vorschulalter auf. Ihr geht nicht selten eine Darminfektion voraus. Das auslösende Agens ist das Bakterium E. Coli O157:H7, das zwei verschiedene sog. Verozytotoxine absondert. Charakteristisch für dieses Syndrom sind Urämie, hämolytische Anämie, hoher Blutdruck und Thrombozytopenie. Die Leber kann in Mitleidenschaft gezogen sein. Bauchschmerzen sind häufig. Aufgrund von Hirngefäßbeteiligung und Elektrolytverschiebungen können Krämpfe vorkommen. Eine Thrombosierung der Nierenarteriolen tritt relativ häufig auf. Im akuten Stadium kann eine Anästhesie zur Einlage eines Peritonealdialysekatheters oder eines zentralen Venenkatheters benötigt werden.

Der arterielle Druck ist gewöhnlich instabil und eine Überwachung durch einen arteriellen Katheter ist während der Anästhesie von großem Nutzen. Es besteht das Risiko einer Herzinsuffizienz sowohl aufgrund der direkten Myokardbeteiligung als auch durch die Hypertonie und eventuelle Überwässerung, die beide als Folge der Niereninsuffizienz auftreten können. Eine Transfusion von Thrombozyten soll nur bei klinisch manifester Blutung gegeben werden, weil die neuen Thrombozyten zur verstärkten Thrombosierung der Arteriolen und zur Antikörperbildung beitragen können. Ebenso restriktiv wird die Indikation zur Bluttransfusion gestellt, da die Hämolyse dadurch verstärkt werden kann. Man akzeptiert deshalb Hb-Werte von 60–70 g/l. Eine Transfusion von FGP wird dagegen als nützlich angesehen, ohne daß bekannt wäre, welche Faktoren im Plasma den Krankheitsverlauf günstig beeinflussen. Die Plasmapherese, d. h. die Beseitigung des eigenen Plasmas des Patienten, kann eingesetzt werden, um Raum für Spenderplasma zu lassen und um gleichzeitig evtl. schädliche Antikörper zu eliminieren.

Lungenerkrankungen

Traditionelle Lungenfunktionsprüfungen können bei jüngeren Kindern nicht ohne Schwierigkeiten durchgeführt werden, und die präoperative Beurteilung muß darum häufig aufgrund der Anamnese, der klinischen Untersuchung, des Thoraxbildes, des EKG, der Pulsoxymetrie und evtl. einer Blutgasanalyse erfolgen.

Eine Echokardiographie ist bei schweren Lungenerkrankungen indiziert, um den pulmonalarteriellen Druck abzuschätzen und eine Rechtsherzhypertrophie oder eine Rechtsherzinsuffizienz diagnostizieren zu können. Eine Lungenfunktionsprüfung ist bei Kindern mit herabgesetzter physischer Leistungsfähigkeit wertvoll zur Abschätzung des perioperativen Risikos.

**Broncho-
pulmonale
Dysplasie
(BPD)**

Die BPD ist ein Folgezustand nach langdauernder Respiratorbehandlung von Neugeborenen mit schweren Lungenerkrankungen. Als Ursachen werden hoher Beatmungsdruck, O_2-Toxizität und rezidivierende Infektionen angesehen. Die Erkrankung ist durch eine Störung der Alveolarsepten charakterisiert mit Bildung von Emphysemblasen einerseits sowie Fibrosierung und Verdickung der Wände andererseits. Auch die kleinen Bronchiolen verändern sich, erhöhte Schleimbildung und Umwandlung des Epithels sind charakteristisch. Die Bronchien können verengt oder erweitert sein, und die Stützfunktion der Knorpelspangen kann verloren gehen (Bronchomalazie). Die schweren Lungenveränderungen können zu pulmonaler Hypertension und zum Cor pulmonale führen.

Die BPD ist zum großen Teil das Resultat der intensivmedizinischen Bemühungen, auch kleinste frühgeborene Kinder am Leben zu erhalten. Die Langzeitprognose ist recht gut, weil die Lunge während der Säuglings- und frühen Kleinkinderzeit wächst und neue Alveolen gebildet werden, allerdings müssen Kinder über Monate (in Extremfällen über mehrere Jahre) beatmet werden.

Die häufigste Operationsdiagnose bei kleinen Säuglingen mit BPD ist der Leistenbruch. Wenn das Kind schon beatmet wird, ist die Aufgabe des Anästhesisten hauptsächlich organisatorischer Natur – d. h. den Transport vom und zum Operationssaal durchzuführen, ohne daß es zu einem Beatmungszwischenfall kommt. Die Anästhesie kann i. v. oder inhalativ geführt werden, auf Lachgas soll wegen der großen Emphysemblasen, die nicht unmittelbar am Gasaustausch beteiligt sind, verzichtet werden. Besteht ein Cor pulmonale, sollen nur niedrige Konzentrationen von potenten Inhalationsanästhetika verwendet werden, da sonst das Risiko eines Rechtsherzversagens besteht.

Bei Kindern, die keine Respiratorbehandlung mehr benötigen, aber noch Atembeschwerden haben, kann eine Regionalanästhesie (Kap. 15) eine Alternative sein (s. Fallbericht Kap. 2, S. 53).

**Zystische
Fibrose**

Diese Erkrankung wird autosomal-rezessiv vererbt. Die Patienten haben einen abnorm zähen Schleim, der die kleinen Atemwege der Lungen und die Ausführungsgänge des Pankreas obstruieren kann. Nachdem diese Patienten früher bereits im Kindesalter starben, ist dank der verbesserten Behandlung die Lebenserwartung bis ins Jugend- oder frühe Erwachsenenalter verlängert worden. Die Erkrankung befällt verschiedene Organe, aber die Lungen sind am stärksten betroffen. Durch die Obstruktion der Bronchiolen und durch wiederholte Infektionen werden die Luftwege und die Lungen allmählich zerstört, und es tritt eine partielle oder eine globale respiratorische Insuffizienz auf. Im Spätstadium kommt die pulmonale Hypertension und das Cor pulmonale dazu.

Ein anderes Problem stellt die unzureichende Sekretion von Verdauungsenzymen der Bauchspeicheldrüse dar, was bedeutet, daß die Patienten Fett und Proteine nur ungenügend verwerten können. Aus diesem Grund und weil zudem eine stark erhöhte Atemarbeit besteht, sind ältere Patienten häufig kachektisch. Als weitere Folge der Pankreasinsuffizienz kann ein Diabetes mellitus auftreten. Der Mekoniumileus ist in der Neugeborenenperiode häufig. Die Leber ist bei fast der Hälfte der Kinder betroffen, und im späteren Alter kann eine Hepatomegalie und Leberdysfunktion ein großes Problem werden.

Bei der präoperativen Beurteilung sollte man sich ein Bild über den Schweregrad des Lungenbefalls machen. Sind die pulmonalen Probleme ausgeprägt, ist eine Lokal- oder Regionalanästhesie vorzuziehen. Oft bleibt jedoch die Allgemeinanästhesie die einzige realistische Möglichkeit, wobei die Ansammlung von zähem Schleim in den Atemwegen das Hauptproblem darstellt. Damit dieses Sekret nicht eindickt und deshalb weniger gut abgehustet werden kann, soll auf Anticholinergika, wenn möglich, verzichtet werden. Bei Intubationsanästhesien ist es häufig am einfachsten, den Patienten während dem Eingriff zu relaxieren, damit keine Hustenattacken auftreten. Bei längeren Eingriffen ist eine regelmäßige Trachealtoilette wichtig. Es wird manchmal empfohlen, auf Ketamin zu verzichten, da dieses Medikament die Schleimbildung in den Bronchien erhöht. Grundsätzlich ist jedoch kein Anästhetikum kontraindiziert. Das größte Anästhesierisiko besteht in der kleinen Gruppe von Kindern mit Cor pulmonale. Potente Inhalationsanästhetika sollten wegen ihrer negativ inotropen Eigenschaften nur in niedrigen Konzentrationen gegeben werden. Propofol in niedriger Dosierung (z. B. 4–6 mg/kgKG/h) zusammen mit Opioiden und einem Relaxans ist eine gute Alternative zum Gebrauch von Inhalationsanästhetika.

Asthma

Kinder mit Asthma haben eine bronchiale Hyperreaktivität. Meistens findet man bei der Durchführung von Lungenfunktionstests einen gewissen Grad von Bronchokonstriktion, auch wenn der Patient asymptomatisch ist. Infektionen der Luftwege,

Tabelle 8.11. Anästhesie bei schwerem Asthma

Prämedikation:
- Mit z. B. Midazolam 0,3–0,5 mg/kgKG (maximal 15 mg) rektal und Atropin 0,02 mg/kg rektal (Maskeneinleitung) oder 0,01 mg/kg i.v.

Mögliche Einleitungsmethoden:
- Propofol 3–5 mg/kgKG
- Etomidate 0,2–0,3 mg/kgKG i.v.
- Ketamin 2–3 mg/kgKG i.v.
- Halothan oder Sevofluran über die Maske

Fortfahren bei der Maskenanästhesie:
- Inhalation von Halothan oder Sevofluran, Lachgas, Sauerstoff

Fortfahren bei der Intubationsanästhesie:
- Relaxation mit Rocuronium
- Mit Halothan oder Sevofluran und Lachgas/Sauerstoff beatmen
- In tiefer Anästhesie intubieren
- In tiefer Anästhesie extubieren (Tabelle 8.12)

Regionalanästhesie:
- Wenn möglich anwenden

kalte Luft, emotionale Faktoren und Manipulationen an den Luftwegen können Beschwerden auslösen oder das Asthma verschlechtern. Die Obstruktion beruht auf Bronchospasmus, Ödem, Entzündung und/oder erhöhter Schleimsekretion. Oft wirken alle diese Mechanismen zusammen. Verschlechtert sich der Zustand des Kindes, wird ein elektiver Eingriff aufgeschoben. Ist dies nicht möglich, sollte der Patient vor der Anästhesie intensiv behandelt werden und die Therapie, z. B. Inhalation mit β2-Stimulatoren, Theophyllininfusion und Kortikosteroide, während und nach der Operation fortgesetzt werden (Tabelle 8.11).

Prämedikation   Eine Prämedikation ist nicht notwendig, aber erleichtert häufig die Betreuung. Wir geben gewöhnlich Anticholinergika i.v.,
i.v.-Einleitung   da sie den Widerstand in den großen Luftwegen vermindern. Aufgrund der bekannten Histaminausschüttung durch Thiopenthal sollte dieses Medikament theoretisch nicht eingesetzt werden, da eine Zunahme der Bronchokonstriktion zu erwarten wäre. Trotzdem wird es an vielen Kliniken – offenbar ohne schlechte Erfahrungen – bei Asthmatikern angewendet. Alternative Medikamente für die i.v. Einleitung sind Propofol, Mida-
Inhalationsein-   zolam, Ketamin oder Etomidat. Die Inhalationseinleitung mit
gleitung   Halothan oder Sevofluran ist eine gangbare Methode.
Intubation   Der mechanische Stimulus der trachealen Intubation kann eine Bronchokonstriktion hervorrufen, wenn die Anästhesie zu oberflächlich ist. Zusätzlich zu einer tiefen Inhalationsanästhesie kann Lidocain, 1,5 mg/kgKG i.v., 30–60 s vor der Intubation gegeben, das Risiko einer starken bronchokonstriktorischen

Tabelle 8.12. Ablauf einer „tiefen Extubation"

- Relaxanzien revertieren, sofern notwendig
- Patient mit Halothan während mindestens 5–10 min spontan atmen lassen
- Halothankonzentration[a] nicht reduzieren (inspiratorische Konzentration ca. 1,5 %)
- Lachgas abstellen, Halothan auf ca. 2 % stellen
- Mund und Rachen absaugen; wenn Patient nicht reagiert: extubieren und mit Maske weiteratmen lassen, evtl. CPAP geben
- Halothan abstellen

[a] Die Konzentrationsempfehlungen werden mit Halothan gemacht. Wird Sevofluran verwendet, müssen die Konzentrationen entsprechend verdoppelt werden

Reaktion vermindern. Als Relaxans kann Rocuronium, das einen relativ schnellen Wirkungseintritt hat und dem ein histaminfreisetzender Effekt fehlt, verwendet werden. Es wird angegeben, daß Succinylcholin einen Bronchospasmus auslösen kann, es handelt sich dabei aber um ein seltenes Ereignis, das den Einsatz dieses Medikaments bei guter Indikation nicht verbietet. Bei den Opioiden bietet sich v. a. das Fentanyl an, da es kein Histamin freisetzt. Um eine Hustenattacke zu vermeiden, sollte allerdings Fentanyl in kleinen, fraktionierten Dosen langsam verabreicht werden. Pethidin und Morphin können beide Histamin freisetzen und werden bei schweren Asthmatikern seltener gegeben.

„Tiefe Extubation" Nach Abschluß der Operation muß die Trachea evtl. abgesaugt werden. Die Extubation in tiefer Inhalationsanästhesie (Tabelle 8.12) kann von Vorteil sein, man vermeidet damit das Husten am Tubus, das zu einer schweren bronchialen Reaktion führen kann. Hat das Kind eine schwierige Anatomie der oberen Luftwege oder ein erhöhtes Aspirationsrisiko, müssen auch Asthmakinder bei der Extubation die üblichen Extubationskriterien erfüllen (s. Tabelle 2.1, S. 51).

Erkrankungen der oberen Luftwege

Choanalatresie Die Choanalatresie beinhaltet einen Passagestop zwischen den Nasengängen und dem Epipharynx. Wenn die Atresie einseitig ist, kann die Diagnose verschleppt werden. Tritt sie beidseitig auf, beginnen die Probleme unmittelbar nach der Geburt, da die meisten Neugeborenen während der ersten 1–2 Lebenswochen obligate Nasenatmer sind. Damit das Kind durch den Mund atmen kann, benötigt es häufig einen Rachentubus bis zur Operation. Der Eingriff besteht in der Perforation des atretischen Nasengangs auf beiden Seiten und dem Einlegen von Röhrchen, die die Löcher offenhalten sollen. Die Röhrchen, die nun Teil der Atemwege des Kindes sind, müssen 6–12 Wochen liegenbleiben. Der Eingriff bedarf einer trachealen Intubation. Nach der Anästhesieeinleitung, aber bevor ein Relaxans gespritzt wird, soll man sich vergewissern, daß mit der Maske über den Rachentubus beatmet werden kann.

Lippen-Kiefer-Gaumenspalte

Die einzelnen Defekte werden i. allg. in mehreren Sitzungen im Alter zwischen 3 Monaten und 2 Jahren verschlossen. Einige Chirurgen ziehen den Verschluß aller 3 Spalten in einer einzigen Operation während des 1. Lebensjahres vor. Atemwegsprobleme sind bei den meisten Patienten unbedeutend, sofern der Defekt nicht zu einem Symptomenkomplex mit zusätzlichen Mißbildungen gehört. Die Einleitung kann i. v. oder inhalativ durchgeführt werden. Bei Kindern mit großer Gaumenspalte kann die Zunge nach der Anästhesieeinleitung in den Nasopharynx fallen und die Atemwege obstruieren, ein Guedel-Tubus wirkt dem entgegen. Im allgemeinen wird ein Muskelrelaxans zur Intubation eingesetzt, nachdem man probebeatmet hat. Die Laryngoskopie ist bei bilateraler Lippen-Kieferspalte schwieriger als bei einseitiger. Probleme können bei der Intubation auftreten, indem das Laryngoskop in die Kieferspalte rutscht. Dies wird verhindert, indem man den Oberkiefer mit einer zusammengerollten Kompresse schützt. Sind weitere Mißbildungen oder Gesichtsanomalien wie z. B. eine Retrognathie vorhanden, kann die Intubation schwierig sein, und eine fiberoptische Intubation sollte erwogen werden (s. S. 341).

Schwierigkeiten kann die Fixation des trachealen Tubus bereiten, da der oral liegende Tubus im Operationsgebiet liegt und bei Unachtsamkeit des Chirurgen eine ungewollte Extubation leicht möglich ist. Je nach Operationstechnik werden verschiedene Lösungen gefunden; in jedem Fall muß das Vorgehen mit dem Operateur diskutiert werden. Trotz optimaler Tubusfixation sollten mentale und materielle Vorbereitungen für eine sofortige Reintubation getroffen werden.

Pierre-Robin-Syndrom

Diese Anomalie besteht aus einer Mikrognathie (kleiner Unterkiefer) in Kombination mit einer Glossoptose (Zurückfallen der Zunge). Zusätzlich besteht fast immer eine Gaumenspalte. Das Kind kann in Rückenlage deshalb nicht atmen, weil die Zunge durch die Gaumenspalte zurückfällt und den Nasopharynx obstruiert. Ein kurzabgeschnittener Tubus, über die Nase in den Rachen hinabgeschoben, kann hilfreich sein. Häufig wird auch eine Gaumenplatte aus Hartplastik eingesetzt. Bei einzelnen

Patienten führen evtl. beide Methoden nicht zum gewünschten Erfolg; in diesen Fällen muß eine Langzeitintubation ins Auge gefaßt werden.

Der Anästhesist kann zur Intubation auf die Intensivstation gerufen werden, oder es wird ein elektiver Eingriff geplant (z. B. Verschluß der Gaumenspalte). Die Probleme beginnen mit dem Offenhalten der Atemwege im Normalzustand. Wird mit der Anästhesie begonnen, nehmen diese Schwierigkeiten i. allg. zu. Zudem kann das Dichthalten der Maske schwierig sein. Die Visualisierung des Larynx und das Einführen eines trachealen Tubus sind häufig nur mit speziellen Techniken möglich (s. Kap. 15). Diese Fälle sollen deshalb von spezialisierten Abteilungen betreut werden, die Erfahrung und entsprechende Ressourcen haben.

Treacher-Collins-Syndrom (mandibulofaziale Dystrophie) Hierzu gehören u. a. Deformitäten der Augenlider, eine Hypotrophie mehrerer Gesichtsknochen, v. a. des Jochbeins und des Unterkiefers, Mißbildungen des Mittelohrs sowie des äußeren Ohrs mit herabgesetztem Hörvermögen und häufig eine Gaumenspalte. Atemwegshindernisse in Zusammenhang mit der Anästhesie beziehen sich u. a. auf einen deutlich verengten Rachen direkt oberhalb des Larynx und Ösophagus. Die Kinder sind meistens schwierig zu intubieren.

Zystisches Hygrom Lymphangiom Es handelt sich bei diesen Tumoren um histologisch benigne Schwellungen, die sich häufig in der Halsregion manifestieren. Die Geschwulst kann lebensbedrohlich werden, wenn sie in den Mundboden und den Zungengrund einwächst, so daß die Atmung behindert wird. Seltener findet man diese Tumoren auch mediastinal, hier können sie die Trachea verdrängen. Die Geschwulst besteht schon bei der Geburt, kann aber z. B. bei einer Infektion der oberen Luftwege zusätzlich rasch anschwellen, was mit dem lymphatischen Ursprung der Veränderung zusammenhängt. Intubiert werden muß für die Behandlung der Atemwegsobstruktion oder im Zusammenhang mit einem chirurgischen Eingriff. Die anatomischen Veränderungen sind unvorhersehbar, in solchen Fällen ist ein Intubationsversuch unter leichter Sedation zu befürworten, damit man sich ein Bild über die anatomische Situation machen kann. Können die wichtigen Strukturen gut eingesehen werden, kann eine i. v. Einleitung durchgeführt werden. Andernfalls sind die Vorschläge in Kap. 15 zu beachten.

Laryngomalazie Ein Stridor bei Neugeborenen und Säuglingen wird am häufigsten durch eine Laryngomalazie verursacht. Er wird manchmal bei der Geburt bemerkt, kann aber auch erst im Alter von 1–2

Monaten auftreten. Der Stridor beruht darauf, daß die knorpeligen Strukturen im Larynx abnorm weich sind und sich das Gewebe oberhalb der Stimmbänder (Aryknorpel, aryepiglottische Falte, Epiglottis) bei der Inspiration durch den negativen intrathorakalen Druck vor den Larynxeingang legt (Abb. 8.6).

Patient a)

Patient b)

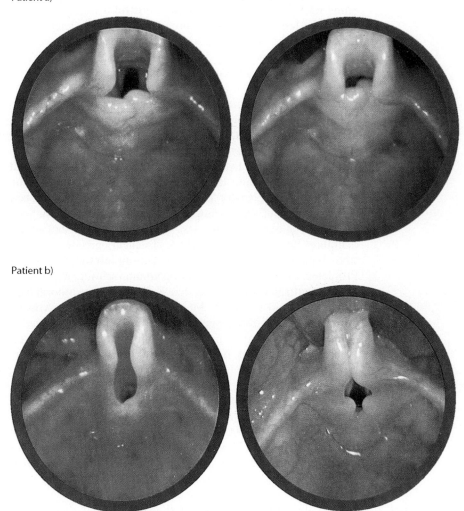

Abb. 8.6 a, b.   Die Laryngomalazie ist durch einen inspiratorischen Kollaps der supraglottischen Strukturen beim spontanatmenden Säugling charakterisiert. Die Obstruktion kann entweder durch den Vorfall der Arytenoidhöcker und aryepiglottische Falten (Patient **a)** oder durch Kollaps der Hinterränder der Epiglottis (Patient **b)** verursacht sein. Alle Aufnahmen wurden während der Inspiration aufgenommen: *links* zu Beginn, *rechts* zum Zeitpunkt des minimalen intrathorakalen Drucks

Die Exspiration ist unbehindert. Die Beschwerden wechseln mit der Körperlage und dem Aktivitätszustand des Kindes. Sie sind häufig, aber nicht immer, geringer, wenn das Kind auf dem Bauch liegt. Die Krankheit ist i. allg. ungefährlich, und die Symptome verschwinden, wenn der Larynx im Alter von einigen Monaten bis 2 Jahren stabiler wird. Anästhesiologisch können diese Kinder bei einer Inhalationseinleitung unter Spontanatmung während der Exzitationsphase obstruktive Probleme bieten. Diese lassen sich jedoch durch CPAP meistens leicht beheben. Sobald die Anästhesie tiefer ist, nimmt auch der erzeugte negative Druck während der Inspiration ab. Der Stridor verschwindet in vielen Fällen vollständig.

Tracheo-malazie

Abnorme weiche Knorpelspangen können zum Verlust der Stabilität der Trachea führen. Die Folge davon kann ein Kollaps des Tracheallumens sein, der vorwiegend im intrathorakalen Bereich während einer (forcierten) Exspiration auftritt.

Die Erkrankung tritt nicht selten im Zusammenhang mit einer tracheoösophagealen Fistel bei der Ösophagusatresie auf. Der instabile Bereich der Trachea kann dabei sehr umschrieben sein und sich auf die unmittelbare Umgebung der ehemaligen Fistelöffnung beschränken; es ist aber auch möglich, daß ausgedehntere Bereiche über mehrere Trachealsegmente befallen sind. Typischerweise bieten diese Patienten intraoperativ keine Probleme. Erst nach der Extubation können schwere hypoxische Anfälle auftreten, die durch den Kollaps der intrathorakalen Trachea ausgelöst werden. Meistens wird eine solche Attacke durch eine Erregung ausgelöst (Pressen, Schreien, Schlucken von fester Nahrung); ein pulmonaler Infekt kann durch eine vermehrte Sekretproduktion die Obstruktion noch verstärken. Andererseits führt die Obstruktion zu rezidivierenden Infekten. Die Notfallbehandlung eines zyanotischen Anfalls besteht in der Zufuhr von Sauerstoff über eine Maske. Bei einer schweren Hypoxie kann die Anwendung eines kontinuierlichen positiven Atemwegsdrucks (CPAP) den Circulus vitiosus unterbrechen, evtl. muß das Kind sediert werden. Bei ausgedehntem Befall der Trachea und schweren hypoxischen Anfällen kommen eine Operation (Aortopexie) oder die Langzeitintubation in Frage.

Larynxsegel („laryngeal web")

Dies ist eine angeborene Veränderung, bei der die Stimmbänder teilweise durch eine Membran verbunden sind. Der Grad der Atembehinderung ist abhängig davon, wie ausgeprägt die Verengung ist. Die Membran kann mit Laserchirurgie entfernt werden. Zur Beatmung des Kindes wird entweder intubiert oder – in schweren Fällen – tracheotomiert.

**Laryngo-
tracheo-
ösophageale
Spalte
(„laryngo-
tracheo-
esophageal
cleft")**

Die Mißbildung ist dadurch charakterisiert, daß die Plicae inter-arytenoideae und der M. interarytenoidus, die normalerweise Larynx- und Ösophagusöffnung trennen, fehlen. Dies hat zur Folge, daß der Larynx nach hinten in den Ösophagus mündet. Der Defekt kann sich hinunter in die Trachea erstrecken, so daß der Larynx, die Trachea und der Ösophagus ein einziges Rohr bilden. Wenn der Defekt nur im Bereich des Larynx besteht, muß damit gerechnet werden, daß zusätzlich eine tracheoöso-phageale Fistel besteht. Das präoperative Aspirationsrisiko bei diesen Patienten ist hoch, aber die tracheale Intubation ist nicht schwierig. Die postoperativen Probleme können beträchtlich und eine Langzeitintubation kann erforderlich sein.

**Neurofibro-
matose
(M. von
Reckling-
hausen)**

Es handelt sich um eine Erbkrankheit, bei der Tumoren, ausge-hend vom Nervengewebe, über viele Stellen des Körpers ver-streut sind. Diese sog. Neurofibrome kommen u. a. subkutan vor, können aber ebenso im ZNS beschränkt sein. Wenn ein Neurofibromknoten eine Nierenarterie verdrängt, kann eine renale Hypertension daraus resultieren. Tumoren kommen in seltenen Fällen im Rachen oder Larynx vor und können dort eine Obstruktion hervorrufen.

**Gefäß-
anomalien**

Die häufigste Anomalie ist der doppelte Aortenbogen, wo die Trachea zwischen den beiden Anteilen der Aorta eingeklemmt wird (Abb. 8.7). Sie kann auch durch eine prominente A. anonyma der rechten Seite oder durch andere seltenere Gefäßmißbildungen eingeengt werden. Die Verengung sitzt mei-stens unmittelbar oberhalb der Carina. Symptome der Atem-wegsobstruktion treten gewöhnlich schon während der ersten Lebenstage auf, die definitive Diagnose wird aber häufig erst später gestellt.

Meistens reicht es, die Tubusspitze oberhalb der Verengung zu plazieren und den weitenden Effekt, den die Überdruckbeat-mung hervorruft, auszunutzen. Bei anhaltender Atembehinde-rung kann es notwendig werden, den Trachealtubus am Hinder-nis vorbei hinab in den rechten Hauptbronchus vorzuschieben. Intraoperative Probleme sind selten, allerdings kann ein präope-rativ vorhandener Stridor postoperativ akzentuiert werden.

**Mediastinale
Tumoren**

Die häufigste mediastinale Tumorform ist das Lymphom, das mit Chemotherapie oder Bestrahlung behandelt werden kann. Zur Sicherstellung der histologischen Diagnose kann eine Thorako-tomie mit Probeexzision notwendig sein. Durch Kompression der großen Luftwege können diese Tumoren Atemwegsobstruk-tionen verursachen. Es ist wichtig, den Schweregrad dieser Sym-ptome abzuschätzen. Wenn Rückenlage wegen Zunahme der

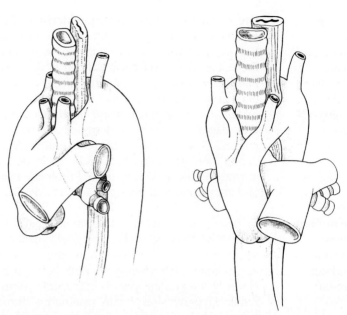

Abb. 8.7.   Doppelter Aortenbogen, der die Trachea einklemmt. Es handelt sich dabei um die häufigste Variante einer Mißbildung der großen Gefäße. (Nach Myer 1995)

Schweregrad der Obstruktion   Atembeschwerden nicht mehr toleriert wird, liegt eine hochgradige Obstruktion vor. Eine Sprechdyspnoe im Sitzen sollte für den Anästhesisten ein Alarmzeichen sein. Lungenröntgen, Computertomographie usw. geben Aufschluß darüber, wo genau der Tumor die Atemwege komprimiert. Dies ist wichtig für den Anästhesisten, denn er muß wissen, ob er die Obstruktion mit einem Tubus überbrücken kann, falls nach der Anästhesieeinleitung Probleme auftreten. In dieser Phase muß auf jeden Fall damit gerechnet werden, daß sich die Symptome verschlechtern, da der Tonus der Atemmuskulatur wegfällt, der noch dazu beigetragen hat, die intrathorakal gelegenen Atemwege offenzuhalten. Ist die Atmung stark eingeschränkt und obstruiert der Tumor große Teile der Trachea und der Hauptbronchien, muß u. U. ganz auf eine Anästhesie verzichtet werden. Die Chemotherapie oder die Strahlentherapie muß in solchen Fällen ohne histologische Diagnose begonnen werden.

Anästhesieeinleitung   Eine Maskeneinleitung mit Halothan, Lachgas und Sauerstoff kann gewählt werden. Die Atmung wird möglichst bald unterstützt, um sie schließlich ganz zu übernehmen. Ist die Beatmung unter Kontrolle, wird ein Relaxans gegeben, um die Laryngoskopie und Intubation zu erleichtern. Man strebt i. allg. nicht an, die Verengung mit dem Trachealtubus zu passieren; er soll jedoch nicht gekürzt werden, damit man immer die Möglichkeit hat, ihn am Hindernis vorbeizuschieben. Bei schweren Obstruktionen kann es postoperativ vorsichtiger sein, das Kind während der ersten Tage der Therapie intubiert zu lassen. Die Wirkung der Therapie ist oft dramatisch, und es kann damit gerechnet werden, daß der Tumor schnell an Größe abnimmt.

Endokrine Erkrankungen

Insulin-pflichtiger Diabetes mellitus

Es gibt viele Schemata für die perioperative Behandlung. Eine Möglichkeit wird in Tabelle 8.13 angegeben. Man muß darauf achten, Veränderungen in der normalen Nahrungsaufnahme zu minimieren. So ist es sinnvoll, das Kind für einen kleinen Eingriff an erster Stelle des Operationsprogrammes zu setzen. Entschließt man sich dazu, vor der Anästhesie Insulin zu geben, so ist es wichtig, Glukose kontinuierlich zu infundieren, solange das Kind anästhesiert ist, da in dieser Phase die wichtigen Warnsymptome der Hypoglykämie außer Kraft gesetzt sind. Der Blutzucker wird häufig kontrolliert, z. B. 1- bis 2stündlich.

Hypophysen-insuffizienz

Diese kommt v. a. bei Hypophysentumoren vor. Die verminderte Ausschüttung von ACTH und TSH bewirkt, daß die normale Sekretion der Nebennieren und der Schilddrüse durch künstlich zugeführtes Kortisol bzw. Schilddrüsenhormon ersetzt werden muß. Ein Diabetes insipidus, d. h. eine starke Diurese

Tabelle 8.13. Beispiel für perioperative Behandlung des juvenilen Diabetes

Am Morgen:
- Blutzucker bestimmen
- Erhaltungsbedarf mit 5 % Glukose und Elektrolyten (Tabelle 4.9, S. 91) bereits auf der Abteilung beginnen
- Die Hälfte der normalen morgendlichen Insulindosis spritzen

Während der Operation:
- Glukoseinfusion wie oben
- Übrige Flüssigkeit zuckerfrei
- Jede Stunde Blutzucker bestimmen
- Intraoperativ möglichst kein Insulin geben (Gefahr der nicht entdeckten Hypoglykämie mit deletären Folgen)

Postoperativ:
- Glukoseinfusion wie oben
- Perorale Nahrungszufuhr sobald wie möglich
- Kurzwirkendes Insulin geben, 0,1 IE/kgKG i. v., wenn der Blutzuckerwert 12 mmol/l übersteigt
- Zusätzlich Zucker (p.o. oder i. v.) geben, wenn der Wert niedriger als 4 mmol/l ist oder wenn klinische Symptome der Hypoglykämie auftreten

aufgrund eines Mangels an antidiuretischem Hormon (ADH), wird v. a. postoperativ nach neurochirurgischen Eingriffen beobachtet. Die Behandlung besteht in der i. v. Zufuhr von Desaminovasopressin (Desmopressin, DDAVP), welches ein synthetisches ADH-Präparat ist. Bei älteren Kindern beträgt die Dosierung 0,4–1 µg i. v. einmal tgl. oder 5–15 µg intranasal 1- bis 2mal tgl. Bei Säuglingen soll mit 0,1 µg i. v. oder 1 µg intranasal einmal tgl. begonnen werden.

Nebennierenrindeninsuffizienz

Diese kann auf einem primären Nebennierenschaden beruhen, z. B. nach einer fulminanten Sepsis mit Nebennierenrindennekrose oder, häufiger, in der Folge eines Autoimmungeschehens. Eine sekundäre Insuffizienz findet man bei Schäden der Hypophyse und des Hypothalamus (ACTH-Mangel). Die normale tägliche Kortisolproduktion des Körpers beträgt 12–15 mg/m^2, d. h. etwa 25 mg/Tag bei Erwachsenen. Bei einer schweren Infektion oder einer größeren Operation kann der Bedarf um das Mehrfache gesteigert sein. Dies muß bei der Substitution des Kortisols durch extern zugeführte Kortikosteroide in Betracht gezogen werden (Tabelle 8.14). Die verminderte oder fehlende Mineralokortikoidwirkung wird in Form von Fludrocortison, 0,05–0,1 mg/Tag, ausgeglichen. Von diesem Präparat existiert keine parenterale Form, die Tablette wird deshalb am Morgen des Operationstages gegeben. Die genannte Dosierung kann für alle Alters- und Gewichtsklassen angewendet werden. Wird eine Kortikosteroidprophylaxe gemäß Tabelle 8.14 durchgeführt, dann ist die mineralokortikoide Komponente durch das Kortisol bereits abgedeckt – 20 mg Kortisol haben eine Wirkung, die 0,1 mg Fludrocortison entspricht. Ist die perorale Zufuhr von Fludrocortison nicht möglich, entsteht deshalb bei adäquater Kortisolzufuhr kein Mangel an mineralokortikoider Wirkung.

Langzeitkortisonbehandlung

Das Vermögen der Nebennierenrinden, normal auf ACTH zu antworten, nimmt schon nach 10 Tagen oraler oder parenteraler Behandlung mit Steroiden ab. Damit wird auch die normale Antwort des Körpers auf Streß unterdrückt; dies wurde als Ursache

Tabelle 8.14.   Richtlinien für die i. v.-Kortisolprophylaxe bei Operationen für Kinder mit bekannter primärer oder sekundärer Nebennierenrindeninsuffizienz und bei Kindern, die während längerer Zeit (> 10 Tage) Kortikosteroide innerhalb der letzten 6 Monate erhalten haben

Einfache chirurgische Eingriffe (z. B. Leistenhernie):
  Hydrokortison (Kortisol), 2 mg/kgKG, als Einzeldosis

Größere chirurgische Eingriffe (z. B. Laparotomie):
  Hydrokortison (Kortisol), 1–2 mg/kgKG alle 6 h bis zum 3. Tag oder so lange, bis der Patient eine orale Behandlung wieder aufnehmen kann

für einen Kreislaufkollaps angesehen, der in Zusammenhang mit chirurgischen Eingriffen bei mit Kortisol vorbehandelten Patienten auftrat. Weil es nach Abschluß der Behandlung mehrere Monate dauern kann, bevor die Nebennierenfunktion wieder normal auf Streß reagieren kann und weil eine kurzfristige Zufuhr von Kortisol kaum schädliche Wirkungen hat, ist es üblich, all jenen Patienten Kortisol zu geben, die erst kürzlich mit Steroiden behandelt worden sind (Tabelle 8.14) und operiert werden müssen.

Angeborene Nebennierenrindenhyperplasie, adrenogenitales Syndrom (AGS)

Es gibt verschiedene Typen. Alle sind dadurch charakterisiert, daß die Nebennierenrinde aufgrund eines Enzymdefektes kein Kortisol produzieren kann. Das Fehlen des Kortisols bewirkt, daß die Hypophyse große Mengen ACTH ausschüttet, welches die Nebennierenrinde zur Produktion von intermediären Metaboliten anregt. Unter anderem werden auch vermehrt männliche Geschlechtshormone gebildet, was bereits beim Neugeborenen zu einer Virilisierung führt. Die Therapie besteht aus oraler Zufuhr von Kortisol inklusive dem Mineralokortikoid Fludrocortison oder Desoxycortisonacetat (DOCA). Im Zusammenhang mit chirurgischen Eingriffen wird Kortisol i.v. nach dem Schema in Tabelle 8.14 gegeben.

Speicherkrankheiten

Glykogenspeicherkrankheiten

Insgesamt existieren 12 verschiedene Formen. Typ I–VII haben Eigennamen: von Gierke, Pompe, Cori, Andersen, McArdle, Hers und Tauri. Sie haben alle gemeinsam, daß ein Defekt im Metabolismus den normalen Umsatz von Glykogen hemmt, welches statt dessen in der Leber, in der Skelettmuskulatur und in einigen Fällen im Herzmuskel angereichert wird. Die Wahl des Anästhesieverfahrens richtet sich nach den Symptomen der betroffenen Organe. Speziell erwähnt werden muß die Gefahr einer Hypoglykämie. Die kontinuierliche Zufuhr einer glukosehaltigen (5 %) Infusion und regelmäßige Blutzuckerkontrollen sind deshalb angezeigt. Einige relativ gutartige Formen (Typ V, McArdle, und Typ VII, Tauri) befallen lediglich die Skelettmuskulatur, bei den anderen Formen müssen myokarddepressive Anästhetika mit Vorsicht eingesetzt werden. Bei gewissen Formen (Typ V, McArdle) kann Succinylcholin eine Myoglobinurie auslösen.

Mukopolysycharidosen

Diese Erkrankungen (Hurler, Scheie, Hunter, Sanfilippo u. a.) beruhen auf einem Defekt der lysosomalen Enzyme und verur-

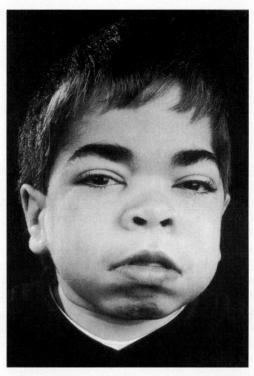

Abb. 8.8.   8jähriger Patient mit Mukopolysaccharidose, Typ I (M. Hurler)

sachen eine Anreicherung von Glukosaminoglykanen (Mukopo-
lysacchariden) im Gewebe. Als Beispiel für alle kann das Hurler-
Syndrom dienen. Es verursacht Zwergwuchs und eine Volumen-
zunahme von Kopf, Zunge und Lippen (Abb. 8.8). Die Einlage-
rungen können im Rachen, am Kehldeckel, im Herzen, in der
Leber und in den Lungen gefunden werden. Die betroffenen
Kinder sind mental retardiert und entwickeln mit zunehmendem
Alter eine Herzinsuffizienz. Ursachen dafür sind Einlagerungen
im Herzmuskel selbst, daneben können die Klappen und die
Koronargefäße betroffen sein.

Schwierige   Wegen des kurzen Halses, der großen Zunge und der engen
Intubation   Verhältnisse im Bereich des Rachens und des Larynx ist die Intubation problematisch. Je älter die Kinder werden, desto ausgeprägter sind die Einlagerungen und damit auch die assoziierten
Probleme. Eine Inhalationsanästhesie kann eine Atemobstruktion nach Erschlaffen der Rachenmuskulatur hervorrufen, und
das Kind kann evtl. schwierig zu beatmen sein. Eine Möglichkeit
besteht darin, diese Kinder in sediertem Zustand fiberoptisch zu
intubieren (s. S. 341)

Maligne Erkrankungen

Die meisten Kinder mit Malignomen benötigen wiederholte Anästhesien für diagnostische und therapeutische Eingriffe. Nicht selten muß der Eingriff durchgeführt werden, wenn das Kind in einem schlechten Zustand ist. Anämie, Thrombozytopenie, Sepsis und andere Komplikationen sind häufig. Es gibt eine Anzahl von Nebenwirkungen, die für bestimmte Zytostatika typisch sind (Tabelle 8.15). Gefürchtet sind kardiotoxische Komplikationen nach Doxorubicin oder Adriamycin, die eine schwere Kardiomyopathie hervorrufen können.

Vor kleineren diagnostischen Eingriffen besteht selten die Indikation zur Bluttransfusion, es sei denn, der Patient ist durch seine Anämie beeinträchtigt. Ein Hämoglobingehalt von 70 g/l kann i allg. toleriert werden. Eine Thrombozytopenie mit pathologischer Blutungsbereitschaft stellt keine Kontraindikation für eine Anästhesie dar. Das Einlegen eines zentralen Venenkatheters (ZVK) über eine Punktion der V. jugularis interna, V. femoralis oder V. subclavia bedarf jedoch einer intakten Blutgerinnung. Eine ausgeprägte Thrombozytopenie ($< 50 \times 10^9$/l) oder eine verlängerte Blutungszeit soll vor der Prozedur korrigiert werden. Im allgemeinen besteht bei diesen Kindern eine Immunsuppression; sie sollten deswegen besonders gut vor viralen Infekten des Personals und anderen Kindern geschützt werden.

Tabelle 8.15.   Einige Nebenwirkungen der Zytostatika

Nebenwirkung	Zytostatika	Präoperative Untersuchungen, Anästhesiegesichtspunkte
Anämie, Thrombozytopenie, Leukopenie	Alle	Hb, Leuko- und Thrombozyten
Verzögerte Magenentleerung	Alle	Aspirationsrisiko
Kardiomyopathie	Adriamycin, Doxorubicin, Cyclophosphamid	EKG, evtl. Thoraxröntgen, Echokardiogramm, Vorsicht bei Inhalationsanästhetika
Lungenfibrose	BCNU, Busulfan, Bleomycin, Methotrexat	Eventuell herabgesetzte Lungenfunktion
Leberschäden	Viele, u. a. Methotrexat	Leberenzyme; wenn deutlich pathologisch, Halothan vermeiden
Nierenschäden	Methotrexat u. a.	Kreatinin

Bauchtumoren Ein Tumor kann die Passage im Magen-Darm-Trakt verzögern oder verhindern; es ist deswegen mit einem erhöhten Aspirationsrisiko zu rechnen. Er kann auch durch seine Größe das Diaphragma nach oben verdrängen und die Atmung erschweren. Die Anästhesieeinleitung führt zu einem Tonusverlust des Diaphragmas und der übrigen Atemmuskulatur, was die Lungenkompression akzentuieren kann. Das Problem wird durch Hochlagern des Oberkörpers und eine frühzeitig einsetzende assistierte Beatmung vermindert. Nach der Intubation kann PEEP gegeben werden, um die Lungen und Atemwege offenzuhalten. Während der Operation kann eine massive Blutung auftreten; großkalibrige venöse Zugänge, eine kontinuierliche arterielle Druckmessung, Blutwärmer und eine gute personelle Besetzung müssen deshalb garantiert sein. Die Kompression der V. cava inferior während der Operation kann einen Blutdruckabfall hervorrufen (s. Fallbericht, S. 73).

Seltene Syndrome

Abgesehen von den Erkrankungen, die in diesem Kapitel erwähnt worden sind, gibt es viele seltene kongenitale Erkrankungen, die bei der Anästhesieplanung berücksichtigt werden müssen. Einige Medikamente, z. B. Muskelrelaxanzien (sicherlich Succinylcholin), Benzodiazepine, Opioide und Inhalationsanästhetika, können kontraindiziert sein oder müssen in erheblich reduzierter Dosierung gegeben werden. Eine gute Beschreibung dieser ungewöhnlichen Krankheiten findet sich im Lehrbuch von Katz u. Steward.

Literatur

Abel M, Reinhardt A, Henn H (1991) Computergestützte Konsultationsdatei für kinderanästhesiologische Problempatienten. Anästhesist 40: 350–351

Aldridge LM (1985) Anaesthetic problems in myotonic dystrophy. Br J Anaesth 57: 1119–1130

Boland BJ, Silbert PL, Groover RV, Wollan PC, Silverstein MD (1996) Skeletal, cardiac, and smooth muscle failure in Duchenne muscular dystrophy. Pediatric Neurology 14: 7–12

Borland LM (1992) The pediatric airway. Int Anesth Clin 30/4

Braunstein PW, Sade RM (1991) Vascular malformation with airway obstruction. In: Otherson HB (ed) The pediatric airway. Saunders, Philadelphia

Corno A, Giamberti A, Giannico S et al. (1990) Airway obstruction associated with congenital heart disease in infancy. J Thorac Cardiovasc Surg 99: 1091–1098

Diaz JH, Belani K (1993) Perioperative management of children with muco-polysaccharidoses. Anesth Analg 77: 1261–1271

Dajanai AS, Bisno AL, Chung KJ et al. (1990) Prevention of bacterial endocarditis. JAMA 264: 2919–2922

Dierdorf SF, McNiece WL, Rao CC et al. (1985) Effect of succinylcholin on plasma potassium in children with cerebral palsy. Anesthesiology 62: 88–90

Frei FJ, Haemmerle MH, Brunner R, Kern C (1997) Minimum alveolar concentration for halothane in children with cerebral palsy and severe mental retardation. Anaesthesia 52: 1056–1060

Greeley WJ, Bushman GA, Davis DP et al. (1986) Comparative effects of halothane and ketamine on systemic arterial oxygen saturation in children with cyanotic heart disease. Anesthesiology 65: 666–668

Gunawardana RH (1996) Difficult laryngoscopy in cleft lip and palate surgery. Br J Anaesth 76: 757–759

Harrison GG, Messiner PN, Hift RJ (1993) Anaesthesia for the porphyric patient. Anaesthesia 48: 417–421

Hatch DJ, Sumner E (1986) Neonatal anaesthesia and perioperative care. Arnold, London

Jacobs IN, Gray RF, Todd W (1996) Upper airway obstruction in children with Down syndrome. Arch Otolaryngol Head Neck Surg 122: 945–950

Katz J, Steward DJ (1993) Anesthesia and uncommon pediatric diseases. 2nd edition. Saunders, Philadelphia

Lamberts WJ, Bruining A, De Jong FH (1997) Corticosteroid therapy in severe illness. N Engl J Med 337: 1285–1292

Lamberty JM, Rubin BK (1985) The management of anesthesia for patients with cystic fibrosis. Anaesthesia 40: 448–459

Mehler J, Bachour H, Simons F et al. (1991) Herzstillstand während der Anästhesieeinleitung mit Halothan und Succinylcholin bei einem Säugling. Massive Hyperkaliämie und Rhabdomyolyse bei Verdacht auf Myopathie und/oder maligne Hyperthermie. Anästhesist 40: 497–501

Meier-Stauss P, Schmid ER, Weiss BM et al. (1989) Anwendbarkeit und Grenzen der Pulsoxymetrie bei Korrektur zyanotischer Herzvitien. Anästhesist 38: 302–308

Moore RA, McNicholas KW, Warran SP (1987) Atlantoaxial subluxation with symptomatic spinal cord compression in a child with Down's syndrom. Anesth Analg 66: 89–90

Myer CM, Cotton RT, Scott SR (1995) Pediatric Airway: An interdisciplinary approach. J.B. Lippincott Company, Philadelphia

Politano L, Nigro V, Nigro G, Petretta, VR Passamano L, Papparella S, Disomma S, Comi LI (1996) Development of cardiomyopathy in female carriers of Duchenne and Becker muscular dystrophics. JAMA 275: 1335–1338.

Pullerits J, Holzman R (1989) Anaesthesia for patients with mediastinal masses. Can J Anaesth 36: 681–688

Risser WL, Anderson SJ, Bolduc SP, Griesemer B, Harris SS, Mclain L, Tanner SM, Kelly K, Malacrea R, Young JC, Pappa AM, Washington RL, Baror O (1995) Atlantoaxial instability in Down syndrome: Subject review. Pediatrics 96: 151–154

Rudolph AM (1974) Congenital diseases of the heart. Year book medical publisher, Inc.

Schiffner H, Muller U, Reiche E et al. (1986) Anästhesiologische Probleme bei der Ligatur des persistierenden Ductus arteriosus bei Frühgeborenen. Anästhesiol Reanim 11: 109–116

Strebel S, Frei FJ, Skarvan K (1991) Phenylefrine for the treatment of a protracted severe hypoxemic „spell" after induction of anesthesia. Eur J Anaesthesiol 8: 167–170

Tokgozoglu LS, Ashizawa T, Pacifico A, Armstrong RM, Epstein HF, Zoghbi WA (1995) Cardiac involvement in a large kindred with myotonic dystrophy. Quantitative assessment and relation to size of CTG repeat expansion. JAMA 274: 813–819

Walsh TS, Young CH (1995) Anaesthesia and cystic fibrosis. Anaesthesia 50: 614–622

Winter SL, Kriel RL, Novacheck TF, Luxenberg MG, Leutgelb VJ, Erickson, PA (1996) Perioperative blood loss: the effect of valproate. Pediatric Neurology 15: 19–22

Wippermann CF, Beck M, Schranz D, Huth R, Michel-Behnke I, Jüngst BK (1995) Mitral and aortic regurgitation in 84 patients with mucopolysaccharidoses. Europ J Pediatr 154: 98–101

9 Maligne Hyperthermie

Hintergrund

Die maligne Hyperthermie (MH) ist eine akute, lebensbedrohliche Entgleisung des Stoffwechsels. Der Zustand kann sich schnell (innerhalb von Minuten) ausbilden und tritt praktisch ausschließlich während oder nach einer Anästhesie auf. Die Haupttriggersubstanzen sind die bekannten potenten Inhalationsanästhetika und Succinylcholin (Tabelle 9.1). Bei Kindern rechnet man mit einem Fall pro 15.000–50.000 Anästhesien. Die Prädisposition zur MH wird vererbt.

Die MH-Reaktion ist mit einem pathologischen Anstieg des intrazellulären Kalziums assoziiert. Der daraus resultierende Hypermetabolismus führt zu einem erhöhten O_2-Bedarf, einer erhöhten CO_2-Produktion und einem erhöhten Laktatspiegel. Die Temperatur steigt an, das sympathische Nervensystem wird aktiviert, und der entstehende Defekt der Zellmembranen manifestiert sich durch ein Leck von Flüssigkeit, Elektrolyten und Enzymen.

Diagnose

Es wird empfohlen, bei Patienten, die intra- oder postoperativ eine stark MH-verdächtige Episode entwickelt haben, zu einem späteren Zeitpunkt eine Muskelbiopsie durchzuführen. Die MH-Empfindlichkeit kann dann mittels eines In-vitro-Kontrakturtests belegt oder ausgeschlossen werden. Zentren, die diese Untersuchung durchführen, werden am Ende dieses Kapitels aufgeführt. Kinder werden wegen der relativ kleinen Muskelmasse als ungeeignete Kandidaten für eine Muskelbiopsie betrachtet (das Volumen der zu entnehmenden Biopsie ist rela-

Tabelle 9.1. Medikamente, die eine maligne Hyperthermie auslösen können

Potente Inhalationsanästhetika
- Äther
- Desfluran
- Enfluran
- Halothan
- Isofluran
- Sevofluran

Succinylcholin

tiv groß). Es besteht keine Einigkeit über die untere Altersgrenze bzw. das untere Gewichtslimit, bei denen eine Biopsie
noch durchgeführt werden soll. Im allgemeinen werden aber
Kinder im Vorschulalter bzw. mit einem Gewicht unter 20–30 kg
nicht biopsiert. In diesen Fällen wird die Verdachtsdiagnose aufgrund des Krankheitsverlaufs und eines positiven Tests bei
einem der Eltern gemacht.

Die MH beruht auf heterogenetischen Defekten, und derzeit
versucht man herauszufinden, ob mittels DNS-Diagnostik das
Vorhandensein einer MH-Empfindlichkeit nachzuweisen ist.

Ausweis   Alle Patienten mit einer bewiesenen MH-Empfindlichkeit
sollten einen Ausweis bzw. ein Armband oder eine Halskette mit
entsprechender Information mit sich führen.

MH-Reaktion   Die klinischen Zeichen einer MH treten meistens innerhalb der
ersten 2 h nach Beginn einer Anästhesie auf (Tabelle 9.2). Allerdings sind auch Fälle bekannt, bei denen erst Stunden nach Ende
der Anästhesie MH-Symptome auftraten. Der Temperaturanstieg ist ein Spätzeichen der MH, die ersten Symptome sind
Tachypnoe und Tachykardie. Bei einer unklaren Tachykardie
und/oder einer Arrhythmie, die nicht auf eine oberflächliche
Anästhesie oder Halothan zurückgeführt werden kann, sollte
eine MH als Ursache in Betracht gezogen werden. Bei nicht
spontan atmenden Patienten ist der Anstieg des endtidalen CO_2-
Partialdrucks trotz Erhöhung des Atemminutenvolumens ein
frühes Zeichen, das den Verdacht einer MH nahelegt.

Besteht der Verdacht auf eine MH-Raktion, sollte eine Blut-
gasanalyse durchgeführt sowie die Kaliumkonzentration
bestimmt werden. Das Vorliegen einer Azidose oder einer
Hyperkaliämie bestätigt den Verdacht und gibt Anlaß dazu, alle
Maßnahmen bereitzustellen, um eine MH zu behandeln
(Tabelle 9.3). Ein anderes charakteristisches Symptom ist das
Auftreten einer Muskelrigidität, die sich durch eine Erhöhung

Tabelle 9.2.   Symptome der malignen Hyperthermie

- Masseterspasmus nach Succinylcholingabe
- Muskelrigidität
- Tachypnoe, steigender CO_2-Partialdruck in der Ausatemluft
- Metabolische und respiratorische Azidose
- Hyperkaliämie
- Tachykardie, Arrhythmie
- Hypertension
- Starker Temperaturanstieg
- Marmorierte Haut
- Postoperative Myoglobinurie
- Erhöhte Serumkreatininkinase

der Beatmungsdrücke äußern kann. Wird die drohende MH nicht sofort behandelt, kann die Körpertemperatur innerhalb weniger Minuten mehr als 40 °C erreichen.

Tabelle 9.3.   Richtlinien zur Behandlung der malignen Hyperthermie

1. Zufuhr von Succinylcholin und Inhalationsanästhetika stoppen

2. Zufuhr von 100 % Sauerstoff, Atemminutenvolumen erhöhen, um eine normale endtidale CO_2-Konzentration zu erreichen

3. Anästhesie mit „sicheren" Anästhetika (Tabelle 9.4) weiterführen. Wenn möglich, Operation abbrechen

4. Dantrolen 2,5 mg/kgKG (7,5 ml/kgKG der frisch zubereiteten Lösung, die 0,33 mg/ml enthält) innerhalb 15 min i.v. Wiederholen derselben Dosis, wenn die Symptome der MH nicht innerhalb 30 min verschwunden sind. Eine Gesamtdosis über 10 mg/kgKG sollte nicht notwendig sein

5. Abkühlung mit
   - intravenösem Ringer-Laktat oder NaCl 0,9 % aus dem Kühlschrank, 15 ml/kgKG über 10 min; wiederholen, wenn notwendig
   - Spülung innerer Organe (Magen, Blase, Rektum, Peritoneum) mit kaltem NaCl 0,9 %
   - Oberflächenkühlung mit Eisbeutel (Achtung: nicht direkt auf Haut legen, da Gefahr von Erfrierungen)

6. Natriumbikarbonat, 2 mmol/kgKG, i.v.

7. Kontrolle der Überwachung: EKG, Temperatur, endtidale CO_2-Konzentration. Einlegen einer arteriellen Kanüle

8. Blutentnahme für Labor: Na, K, Blutgase, CK, Gerinnung

9. Aufrechterhalten einer Urinausscheidung von mindestens 2 ml/kgKG/h, diuretische Therapie, wenn nötig, mit Furosemid 1 mg/kgKG i.v. (Mannitol wurde schon mit der Dantrolenlösung verabreicht)

10. Behandlung der Hyperkaliämie mit Bikarbonat, Glukose/Insulin und Resonium (Tabelle 4.20, S. 112)

11. Überwachung auf der Intensivstation für mindestens 36 h

12. Einholen weiterer Informationen:
    Deutschland: „Rund-um-die-Uhr"-Informationsdienst bei MH-Notfällen:
    Klinik für Anästhesie und operative Intensivmedizin
    Städtisches Krankenhaus
    D-74024 Heilbronn
    Tel. 0049-71 31-48 20 50
    Schweiz: 24-h MH-Hotline:
    Dienstoberarzt des Departements Anästhesie, Kantonsspital Basel
    Tel. 0041-61-265 25 25, intern 181-4452
    Österreich: Rund-um-die-Uhr-Informationsdienst für Maligne-Hyperthermie-Notfälle:
    0043-1-40400 6423

Erhöhter
Tonus der
Masseter-
muskulatur

Intravenös verabreichtes Succinylcholin führt regelmäßig zu einem erhöhten Tonus der Massetermuskulatur. Der Effekt bleibt meistens klinisch unbemerkt, erreicht sein Maximum ungefähr 30 s nach Injektion und kommt bei Inhalationseinleitungen häufiger vor als bei intravenösen Einleitungen. Tritt der Zustand isoliert an der Massetermuskulatur auf, ist er zeitlich begrenzt (weniger als 60–90 s nach Succinylcholingabe bzw. 20–30 s nach dem Auftreten der Faszikulationen). Treten keine weiteren MH-verdächtigen Symptome auf, handelt es sich um eine normale Reaktion, sie sollte keinen Anlaß zu Beunruhigung oder weiteren Abklärungen geben.

Masseter-
spasmus

Ist der Tonus der Massetermuskulatur stark erhöht (passive Mundöffnung unmöglich) und bleibt er während Minuten bestehen, spricht man von einem Masseterspasmus. Insbesondere, wenn er in Kombination mit einer erhöhten Rigidität anderer Muskeln auftritt, besteht der dringende Verdacht auf eine beginnende MH oder eine vorbestehende Muskelerkrankung (Myotonie). Wurde die MH-Episode nicht durch Succinylcholin ausgelöst, tritt die Zunahme des Muskeltonus manchmal erst später im Verlauf der Krankheit auf.

Falls ein isolierter Masseterspasmus wieder verschwindet und trotz vermehrter Aufmerksamkeit und optimalem Monitoring keine weiteren Zeichen einer drohenden MH-Krise festgestellt werden können, kann die Anästhesie mit den Medikamenten fortgesetzt werden, die als sicher bezüglich der Auslösung einer MH gelten (Tabelle 9.4). Postoperativ muß ein solcher Patient während mindestens 24 h klinisch und labormäßig überwacht werden. Hat eine Muskelschädigung stattgefunden, kann eine erhöhte Aktivität der Kreatinkinase (CK) im Serum und evtl. eine Myoglobinurie nachgewiesen werden. Ob in einem solchen Fall eine Muskelbiopsie zur Feststellung einer MH-Empfindlichkeit durchgeführt werden soll, ist eine umstrittene Frage. Zur Zeit sehen wir die Indikation dann gegeben, wenn ein starker Anstieg der Serum-CK (über 10.000 IE/l) während den nächsten 24 h nachgewiesen werden kann.

Tabelle 9.4.   Anästhetika, die bei MH-empfindlichen Patienten verwendet werden dürfen

- Lachgas
- Opioide
- Barbiturate
- Propofol
- Benzodiazepine
- Nichtdepolarisierende Muskelrelaxanzien
- Antagonisten von Muskelrelaxanzien
- Lokalanästhetika

Behandlung

Die Behandlung (Tabelle 9.3) muß schnell einsetzen. Die auslösenden Faktoren müssen eliminiert werden, d. h. Abstellen der Inhalationsanästhetika! Wird eine hohe Frischgaszufuhr gewählt, sind die geringen Konzentrationen im Inspirationsgas gegenüber den Konzentrationen, die noch im Körper des Patienten sind, zu vernachlässigen. Das Auswechseln des Anästhesiegeräts ist deshalb nicht nötig, es verzögert allenfalls die viel wichtigere kausale Behandlung mit Dantrolen. Dieses Medikament

Dantrolen

verhindert die Freisetzung von Kalzium in der Skelettmuskulatur. Dantrolen wird als Trockensubstanz gelagert, 20 mg befinden sich in 1 Amp. zusammen mit 3 g Mannitol. Dieser Inhalt wird mit 60 ml Wasser verdünnt. Die so hergestellte Lösung enthält also 0,33 mg/ml Dantrolen und 50 mg/ml Mannitol. Die Zubereitung erfolgt unmittelbar vor dem Gebrauch und nimmt einige Minuten Zeit in Anspruch. Wenn die initiale Dosis von 2,5 mg/kgKG innerhalb 30 min nicht den gewünschten Erfolg bringt, wird dieselbe Menge erneut appliziert. Maximaldosen des Dantrolens sind nicht bekannt, man weiß aber, daß eine gewisse Muskelschwäche auftritt, wenn die Dosis gesteigert wird. Im Tierversuch wurden bei sehr hohen Dosen kardiale und hepatotoxische Nebenwirkungen beobachtet. Eine Dosis von 10 mg/kgKG gilt als unproblematisch; mehr sollte erst nach einer Risikoabschätzung verabreicht werden (Nutzen einer hohen Dantrolendosierung vs. potentielle, nicht genau bekannte Nebenwirkungen).

Symptomatische Behandlung

Die übrige Therapie ist rein symptomatisch: Zufuhr von genügend Sauerstoff und Elimination des vermehrt anfallenden Kohlendioxids. Durch Dantrolen und die physikalischen Abkühlungsmaßnahmen wird die Temperatur, der O_2-Bedarf und die CO_2-Produktion abnehmen. Sobald die Temperatur 38 °C erreicht hat, sollen die aktiven Kühlungsmaßnahmen gestoppt werden, da sonst die Gefahr einer Hypothermie entsteht. Wegen des Muskelzellzerfalls kann der Patient eine Hyperkaliämie und ein interstitielles Ödem entwickeln. Kalzium soll nicht gegeben werden, die Hyperkaliämie soll mit Bicarbonat und allenfalls mit Glukose/Insulin behandelt werden (Tabelle 4.20, S. 112); die Urinausscheidung muß unbedingt aufrechterhalten bleiben, wenn nötig mit Diuretika.

Treten supraventrikuläre Tachyarrhythmien oder Zeichen ventrikulärer Irritabilität auf, wird die Gabe von Lidocain empfohlen. Die i.v. Dosierung beträgt 1,5 mg/kgKG als initialer Bolus und danach 2–4 mg/kgKG/h als Infusion.

Auch wenn die initiale Therapie mit Dantrolen erfolgreich war, können Symptome der MH bis 36 h nach der initialen Attacke erneut auftreten. Manchmal bleibt die Erholung von der ersten Episode unvollständig; Hyperkaliämie, Rigidität, Oligurie

Weitere
Behandlung

oder ein großer Flüssigkeitsbedarf wegen starker Ödemtendenz bestehen weiter. Hier sollte die Dantrolentherapie fortgesetzt werden (z. B. mit 1–3 mg/kgKG/h). Erholt sich der Patient schnell von der initialen Episode und gibt es keine erneuten Zeichen einer MH, braucht man keine weitere Behandlung durchzuführen. Der Patient muß aber engmaschig auf einer Intensivstation überwacht werden. In einer Dosierung von über 5 mg/kgKG verursacht Dantrolen eine Muskelschwäche, die während 1–2 Tagen weiterbestehen kann (die Halbwertszeit von Dantrolen beträgt 12 h).

Nachgewiesene oder vermutete MH-Empfindlichkeit

Muß ein Kind, das eine MH-Krise durchgemacht hat oder bei dem eine MH-Empfindlichkeit besteht, anästhesiert werden, so soll die Anästhesie im voraus gut geplant werden. Wenn auf die bekannten Triggersubstanzen (Tabelle 9.1) verzichtet wird, ist das Risiko einer MH minimal. Obwohl Atropin zu einem leichten Temperaturanstieg führen kann, ist es nicht kontraindiziert. Tabelle 9.4 listet die Medikamente auf, die als „sicher" betrachtet werden.

Die Patienten sollen stationär aufgenommen werden. Eine gute Prämedikation vermindert den Streß. Eine prophylaktische Behandlung mit Dantrolen ist nicht notwendig, allerdings ist eine gute postoperative Überwachung während der ersten Nacht indiziert. Die gasführenden Teile des verwendeten Narkosegeräts sollen gut mit Sauerstoff durchgespült werden (10 l/min Flow während 10 min) und die Vaporizer von der Maschine entfernt werden. Benützt man ein Kreissystem, sollte ein neuer CO_2-Absorber angewendet werden. Unter diesen Vorsichtsmaßnahmen erachten wir es als nicht notwendig, ein spezielles Anästhesiegerät für diese Fälle bereitzuhalten.

Wenn möglich, ziehen wir eine Regionalanästhesie kombiniert mit einer Sedation der Allgemeinanästhesie vor. Die klinische Erfahrung spricht dafür, daß alle Lokalanästhestetika bei MH-empfindlichen Patienten ohne Probleme eingesetzt werden können. Alle in diesem Buch erwähnten intravenösen Einleitungsmittel werden als sicher angesehen. Dies gilt z. B. für Propofol. Nicht depolarisierende Muskelrelaxanzien können auch eingesetzt werden, einzig Pancuronium hat den Nachteil, daß es eine Tachykardie auslöst und somit den Beginn einer eventuellen MH verschleiern kann. Das Monitoring sollte EKG, Pulsoxymetrie, Kapnometrie sowie die Messung von Blutdruck und Temperatur umfassen.

Zentren, die den In-vitro-Kontrakturtest durchführen

Deutschland

- Dr. F. Wappler
  Universitätklinik Eppendorf,
  Departement Anästhesie,
  Martinistrasse 52,
  D-20246 Hamburg,
  Tel: ++49 40 47 17 46 04,
  Fax: ++49 40 47 17 34 16,
  E-Mail: wappler@uke.uni-hamburg.de
- Dr. I. Tzanova
  Klinik für Anästhesiologie,
  Johannes Gutenberg Universität,
  Langenbeckstrasse 1,
  D-55131 Mainz,
  Tel: ++49 61 31 17 35 70,
  Fax: ++49 61 31 17 20 66,
  e-mail: mh@anesthesie.klinik.uni-mainz.de
- Prof. F. Lehmann-Horn
  Institut für angewandte Physiologie der Universität Ulm,
  Albert-Einstein-Allee 11,
  D-89069 Ulm,
  Tel: ++49 731 502 32 50,
  Fax: ++49 731 502 32 60,
  E-Mail: Frank.Lehmann-Horn@medizin.uni-ulm.de
- PD Dr. E. Hartung
  Institut für Anästhesiologie der Universität Würzburg,
  Josef Schneider Strasse 2,
  D-97080 Würzburg,
  Tel: ++49 931 201 51 25,
  Fax: ++49 931 201 34 44,
  E-Mail: admin@anästhesie.uni-wuerzburg.de
- Prof. Dr. med. habil. D. Olthoff
  Klinik und Poliklinik für Anästhesiologie und Intensivtherapie,
  Universität Leipzig – Bereich Medizin,
  Liebigstraße 20 A,
  D-04103 Leipzig,
  Tel: ++49 341 397 329 (-631),
  Fax: ++49 341 397 329,
  E-Mail: olthoff@server3.medizin.uni-leipzig.de

Schweiz
- PD Dr. A. Urwyler
  Departement Anästhesie,
  Universitätskliniken,
  Kantonsspital,
  CH-4031 Basel,
  Hotline (24 h): ++41 61 265 25 25/181–4452,
  Tel: ++41 61 265 77 77,
  Fax: ++41 61 265 73 20,
  E-Mail: urwyler@ubaclu.unibas.ch

Österreich
- Dr. Ruth Fricker
  Klinik für Anästhesie und allgemeine Intensivmedizin der
  Universität Wien,
  Spitalgasse 23,
  A-1090 Wien,
  Tel: ++43 1 404 00 41 44,
  Fax: ++43 1 404 00 64 22,
  E-Mail: Ruth.Fricker@vm.akh-wien.ac.at
- Dr. Werner W. Lingnau
  Univ. Klinik für Anästhesie und Allgemeine Intensivmedizin,
  Anichstrasse 35,
  A-6020 Innsbruck,
  Tel: ++43 512 504 2465,
  Fax: ++43 512 328 1877,
  E-Mail: werncr.lingnau@uibk.ac.at

Internet-Adressen
- Homepage European MH-Group:
  http://www.medana.unibas.ch/emhghome.htm
- Homepage Schweizerische MH Vereinigung:
  http://www.magnet.ch/smhv/
- Homepage MHAUS (MH Vereinigung der USA):
  http://www.mhaus.org/

Literatur

Breucking E, Mortier W (1993) Diagnostik der Disposition zur malignen Hyperthermie. Teil 2: Anästhesie zur Muskelbiopsie. Differentialdiagnosen bei negativem Testergebnis. Der Anästhesist 42: 684–690

Flewellen EH, Nelson TE, Jones WP (1983) Dantrolen dose response in awake man: implications for management of malignant hyperthermia. Anesthesiology 59: 275–280

Hannallah RS, Kaplan RF (1994) Jaw relaxation after halothane/succinylcholine sequence in children. Anesthesiology 81: 99–103

Lerman J, McLeod E, Strong A (1989) Pharmakokinetics of intravenous dantrolene in children. Anesthesiology 70: 625–629

Mortier W, Breucking E (1993) Diagnostik der Disposition zur malignen Hyperthermie. Teil 1: Bedeutung des In vitro-Kontraktur-Tests. Anästhesist 42: 675–683

Schulte-Sasse U, Eberlein HJ (1991) Gründe für die persistierende Letalität der malignen Hyperthermie und Empfehlungen für deren Senkung. Anästhesiol Reanim 16: 202–207

Urwyler A, Hartung E (1994) Die maligne Hyperthermie. Anästhesist 43: 557–569

10 Intraoperative Probleme

Laryngospasmus

Husten, Apnoe, Schlucken und Laryngospasmus sind Schutzreflexe, die eine Aspiration beim wachen Kind verhindern. Die Reflexe bestehen bei oberflächlicher Anästhesie weiter und werden durch Reize im Rachen (Sekret oder Berührung) ausgelöst.

Während Anästhesieeinleitung
Beim Laryngospasmus ist der Larynx teilweise oder komplett verschlossen. Wenn die O_2-Reserven vermindert sind, folgt die Hypoxie. Um einen O_2-Transport in die Lungen zu gewährleisten, müssen die Atemwege oberhalb der Stimmritze optimal offen sein, die einzelnen Maßnahmen hierfür werden in Kap. 2, S. 45–48 beschrieben. Ist der Larynx nicht vollständig verschlossen, kann ein kontinuierlicher Überdruck (CPAP) von ca. 10 cm H_2O die notwendige O_2-Zufuhr gewährleisten: die Frischgaszufuhr wird erhöht und das Exspirationsventil entsprechend eingestellt. Aktive Überdruckbeatmung mit hohem Druck bewirkt ein Aufblasen des Magens, erhöht das Risiko der Regurgitation und Aspiration und sollte vermieden werden. Ist der Larynx komplett verschlossen, kann es notwendig sein, Succinylcholin zu geben. Eine kleine i.v. Dosis (0,5 mg/kgKG) kann ausreichen, um den Spasmus zu lösen und ein Fortsetzen der Maskenanästhesie zuzulassen, aber es ist häufig sicherer, den Plan zu ändern, 1–2 mg/kgKG Succinylcholin i.v. zu spritzen und den Patienten zu intubieren. Wenn kein i.v. Zugang besteht, keine freien Atemwege erreicht werden können und die O_2-Sättigung evtl. bereits abfällt, soll 4–5 mg/kgKG Succinylcholin (3 mg/kgKG > 6 Jahre) i.m. gegeben werden. Die intramuskuläre Injektion kann in den M. deltoideus, den M. quadriceps oder den M. genioglossus gegeben werden. Beim letzteren Zugang wird das Medikament unmittelbar hinter der Protuberantia mentalis von außen in den M. genioglossus gespritzt (Abb. 10.1) und anschließend einmassiert. Es konnte gezeigt werden, daß dabei die Zeitdauer zwischen der Injektion bis zur 90 %igen Relaxation ca. 2 min beträgt (gegenüber 3–4 min nach Injektion in den M. deltoideus). Allerdings kann Sauerstoff schon nach 30–60 s zugeführt werden, da die Intensität des Laryngospasmus nach dieser Zeit nachlässt und die Stimmritze nicht mehr vollständig verschlossen ist.

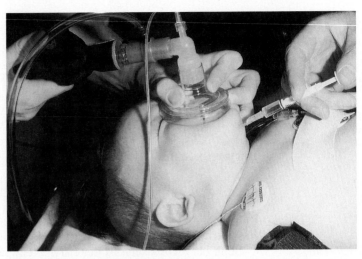

Abb. 10.1.   Der Injektionsort beim submentalen Zugang liegt 0,5–1 cm hinter der Protuberantia mentalis. Es wird ca. 1–1,5 cm tief eingestochen

Nach der
Extubation

Hatte das Kind bereits Atemwegsprobleme bei der Einleitung einer Intubationsanästhesie, kann Lidocain (1,5 mg/kgKG i. v. während 30–50 s) 2–3 min vor der Extubation gegeben werden, um die Irritabilität der Luftwege zu vermindern. Ebenso soll der Zeitpunkt der Extubation richtig gewählt werden. Der Tubus wird entweder in tiefer Anästhesie (Tabelle 8.12, S. 216) oder beim fast wachen Patienten entfernt (Tabelle 2.1, S. 51).

Erbrechen

Erbrechen ist ein aktiver Vorgang. Wenn das Kind während der Einleitung oder während des Aufwachens erbricht, so geschieht dies normalerweise im Wachzustand oder bei relativ oberflächlicher Anästhesie. Meistens bestehen deshalb ausreichende Reflexe, die das Kind zum Husten veranlassen und damit eine Aspiration vermeiden. Das Kind soll auf die Seite gelegt werden und zusätzlich Sauerstoff erhalten, während der Rachen abgesaugt wird. Das weitere Procedere hängt von den Umständen ab.

Erbricht das Kind frühzeitig während der Einleitung und erscheint eine Aspiration unwahrscheinlich, kann es gerechtfertigt sein, die Anästhesie weiterzuführen und den Eingriff wie geplant durchzuführen.

Aspiration

Eine deutlich gefährlichere Situation liegt vor, wenn sich in tiefer Anästhesie beim evtl. bereits relaxierten Patienten plötzlich der Mageninhalt in den Rachen entleert („Regurgitation"). Dies kann beispielsweise während der Maskenbeatmung auftreten, v. a. dann, wenn hohe Beatmungsdrücke notwendig sind und dadurch viel Luft in den Magen gelangt. Die Aspiration von Mageninhalt kann auch beim nicht (oder nicht vollständig) relaxierten Patienten während der Intubation durch Pressen ausgelöst werden (erhöhter intraabdominaler Druck). In diesem Fall wird der Patient auf die Seite gelagert und der Rachen mit einem großlumigen Katheter oder direkt mit dem Absaugschlauch abgesaugt. Man intubiert tracheal und saugt dann die Trachea so schnell wie möglich ab. Voraussetzung für eine effektive Behandlung sind ausreichende Anästhesietiefe und Relaxation (Tabelle 10.1).

Manchmal führt die Aspiration zu Bronchospasmen und zur Entwicklung von Atelektasen, die mit Inhalation von β_2-Stimulanzien oder Theophyllin (6–8 mg/kgKG während 10–15 min i. v.) und Überdruckbeatmung mit PEEP behandelt werden. Die Anästhesie kann mit bronchodilatierenden Inhalationsanästhetika (Halothan oder Sevofluran) und Sauerstoff fortgesetzt werden. Sobald der Patient stabilisiert ist, kann ein arterieller Katheter zur Kontrolle der Blutgase gelegt werden. Eine Bronchoskopie ist nötig, wenn das Kind geformtes Material aspiriert hat. War das aspirierte Material bakteriell kontaminiert, ist eine prophylaktische Antibiotikagabe indiziert. Kortikosteroide haben in dieser Situation keinen therapeutischen Effekt.

Das Kind wird so lange beatmet, bis die üblichen Kriterien für eine Extubation eines lungenkranken Patienten gegeben sind. Ein Lungenröntgenbild direkt postoperativ und am Morgen nach der Operation gibt einen Hinweis auf das Ausmaß der Lungenschädigung. Die arterielle O_2-Sättigung und der arterielle pO_2 geben jedoch bessere Informationen hinsichtlich des Schweregrades der Komplikation. Auch Kinder, die klinisch und blut-

Tabelle 10.1.   Akute Behandlung der schweren Aspiration

- Intubation und Absaugen der Trachea
- Beatmung mit 100 % Sauerstoff und Inhalationsanästhetika
- Muskelrelaxation
- Zufuhr von Bronchodilatanzien
- Überdruckbeatmung mit PEEP
- Bronchoskopie, wenn feste Partikel aspiriert wurden
- Arterieller Katheter
- Eventuell Antibiotikatherapie

gasmäßig wieder eine ganz normale Lungenfunktion haben und deshalb direkt nach dem Eingriff extubiert werden, müssen im Hinblick auf das Risiko einer späteren Lungenkomplikation überwacht werden.

Beatmungsprobleme und Bronchospasmus

Tubuslage   Beatmungsprobleme nach Intubation sind bei Säuglingen und Kleinkindern häufiger als bei Erwachsenen (Tabelle 10.2) und erfordern rasches Handeln (Tabelle 10.3). Die höchste Priorität hat die Frage, ob der Tubus in der Trachea und nicht im Ösophagus liegt. Mit der sofortigen Kontrolle der Tubuslage durch einen Kapnographen kann die ösophageale Intubation innerhalb von Sekunden entdeckt werden (Abb. 13.7 b, S. 299), d. h. wesentlich schneller als mit dem Pulsoxymeter. Deshalb sollte die Tubuslage wenn möglich mit einem Kapnographen geprüft werden, dies um so mehr, als auch der Erfahrene sich bei der Auskultation täuschen kann.

Wird der Tubus zu tief eingeführt, gelangt er fast immer in den rechten Hauptstammbronchus. Durch Auskultation in beiden Axillen kann dieser Fehler festgestellt werden. Bei Unsicherheit soll die Tubuslage und die Intubationstiefe nochmals laryngoskopisch kontrolliert werden.

Hat der Patient eine Trachealdeformität, kann die Tubusöffnung an der Trachealwand anliegen, was durch ein Drehen des

---

Tabelle 10.2.   Einige Ursachen für Beatmungsprobleme nach Intubation

- Falsche Tubuslage (Ösophagus- oder Bronchusintubation)
- Tubusobstruktion (abgeknickter Tubus, Sekret)
- Unzureichende Relaxation
- Aspiration von Fremdkörpern (Zahn, Adenoidgewebe)
- Bronchospasmus

Tabelle 10.3.   Maßnahmen bei Verdacht auf Bronchospasmus

- Beurteilung der Tubuslage
- Kontrolle des Tubus (Passage?)
- Kontrolle der Anästhesietiefe/Relaxation (verhindern spontane Atembewegungen eine kontrollierte Ventilation?)
- Beatmung mit Sauerstoff + Halothan/Sevofluran
- Trachealtoilette durch NaCl-Instillation und Absaugen
- Wenn kein direkter Effekt: Inhalation mit einem β_2-Stimulator, z. B. Salbutamol mittels Dosieraerosol (Abb. 10.3),
- Ketamin (1–2 mg/kgKG i. v.), Lidocain (1,5 mg/kgKG i. v.) oder Theophyllin (6–8 mg/kgKG, langsam i. v.)

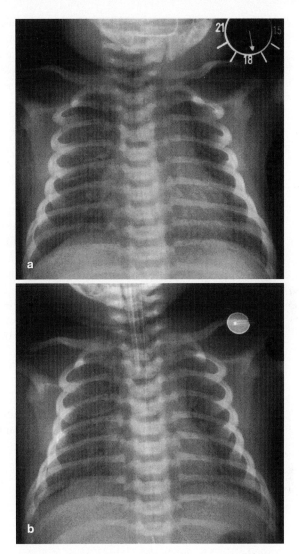

Abb. 10.2 a, b.   Abgeknickter Trachealtubus. Dieses Neugeborene mußte unmittelbar nach der Geburt intubiert werden. Der Beatmungsdruck war hoch, die Thoraxexkursionen nur mangelhaft. Die Oxygenation war immer gut, aber das Kind entwickelte eine zunehmende respiratorische Azidose; **a** zeigt die Erklärung: Die Öffnung der Tubusspitze liegt am Larynxeingang, der Tubus selbst ist im Rachen abgeknickt. Diese Situation erlaubte die Zufuhr von Sauerstoff mit hohem Beatmungsdruck, aber die Exspiration war schwer behindert, was die CO_2-Retention erklärt; **b** zeigt den trachealen Tubus in korrekter Lage

Tubus zu überprüfen ist, während die Atemgeräusche auskultiert werden. Eventuell muß die Körperlage des Kindes geändert werden. Meistens hat man Zeit für diese Maßnahmen, aber wenn der Zustand des Kindes eine gründlichere Diagnostik nicht zuläßt, muß der Tubus entfernt und das Kind über eine Maske beatmet werden.

Tubus-obstruktion

Eine partielle Obstruktion des Trachealtubus kann durch dickes Sekret hervorgerufen werden. Eine ähnliche Situation entsteht, wenn der Tubus abknickt (Abb. 10.2). Im typischen Fall entwickelt sich dadurch ein Ventilmechanismus, d. h. das Kind kann während der Inspiration gegen einen erhöhten Widerstand beatmet werden, und die Exspiration ist stark behindert. Die Folge davon ist eine Überblähung der Lungen mit guter Oxygenierung und mangelhafter oder fehlender CO_2-Elimination. Vermutet man eine Tubusobstruktion, soll die Abwesenheit einer freien Passage mittels eines in den Tubus eingeführten Absaugkatheters verifiziert werden.

Die Aspiration eines Zahnes oder von Adenoidgewebe kann ebenfalls zu Beatmungsschwierigkeiten führen. Besteht diese Vermutung, muß der Patient bronchoskopiert werden.

Broncho-spasmus

Ein Bronchospasmus nach Intubation kann sich dadurch äußern, daß es praktisch unmöglich ist, das Kind zu beatmen. Er beruht auf einer Reizung der Luftwege (durch Tubus, Sekret oder Magensaft) bei evtl. oberflächlicher Anästhesie. Nach Kontrolle der Tubuslage wird der Patient mit Sauerstoff und einem Inhalationsanästhetikum beatmet. Sofern das Kind nicht aspiriert hat, verschwinden i. allg. die Beschwerden, sobald ein tieferes Anästhesiestadium erreicht ist. Häufig findet man Sekret in den Atemwegen, welches abgesaugt werden kann, sobald der Spasmus nachläßt.

Tritt ein Bronchospasmus nach der Intubation älterer Kinder auf, bei denen die Vertiefung der Anästhesie mit Inhalationsanästhetika länger dauert, kann Ketamin (1–2 mg/kgKG i.v.) oder Lidocain (1,5 mg/kgKG i.v.) einen günstigeren Effekt haben. Mit einem speziellen Applikator (Abb. 10.3) können β_2-Stimulanzien beim intubierten Patienten zugeführt werden. Es ist allerdings schwierig vorauszusagen, wieviel von der Wirksubstanz effektiv die Bronchien erreicht und wieviel an den Tubuswänden deponiert wird. Deshalb soll nach Effekt dosiert werden. Manchmal sind dazu 10—20 Dosen notwendig. An zweiter Stelle kann Theophyllin 6–8 mg/kgKG i.v. während 10–15 min infundiert werden. Die Dosis muß auf die Hälfte vermindert werden, wenn der Patient bereits regelmäßig ein Theophyllinpräparat einnimmt (Tabelle 10.3). Bei schwer zu behandelnden Zuständen

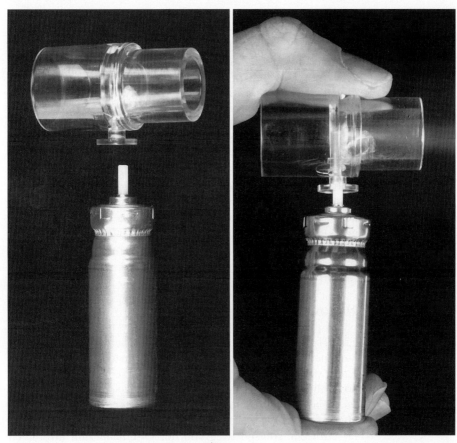

Abb. 10.3.   Während der Beatmung kann mittels eines speziellen Applikators ein β_2-Stimulator verabreicht werden *(links)*. Durch Druck des Dosieraerosols auf den kleinlumigen Konnektor wird das Aerosol in Längsrichtung des Luftstromes versprüht *(rechts)*. Die Verabreichung erfolgt während der Inspiration

können β_2-Stimulanzien auch intravenös appliziert werden (Dosierung s. Anhang D, S. 442).

Eine Sekreteindickung in den mittelgroßen und großen Atemwegen des Säuglings kann sich wie ein Bronchospasmus äußern. Diese Situation kann dann auftreten, wenn bei langdauernden Eingriffen (> 1 h) die Atemgase nicht befeuchtet werden. In solchen Fällen wird man mit Absaugen keinen Erfolg haben, vielmehr muß zunächst eine Trachealtoilette mit NaCl oder Natriumbikarbonat 1,4 % erfolgen, um das Sekret zu verdünnen.

Neuaufgetretenes Giemen, Pfeifen oder Brummen während einer etablierten Anästhesie hat meistens mechanische Ursachen (Bronchusintubation, Tubusabknickung, Schleim im Tubus etc.).

Husten und Pressen

Der tracheale Tubus wirkt als Fremdkörper und kann verschiedene Reflexe wie z. B. Husten und Pressen auslösen. Treten diese Reflexe in einem oberflächlichen Stadium einer Inhalationsanästhesie auf, kann die Atmung manchmal in Exspirationsstellung verharren. Das Kind preßt dann kontinuierlich gegen den Tubus, ohne daß eine Inspiration erfolgt. Eine Hypoxämie kann in dieser Phase schnell auftreten, da das exspiratorische Reservevolumen praktisch 0 ist und die O_2-Reserven aus dem Residualvolumen bald aufgebraucht sind. Da die Exspirationsmuskulatur in dieser Phase maximal aktiviert ist, müssen je nach Situation sehr hohe Beatmungsdrücke aufgewendet werden, um wieder Sauerstoff oder Inhalationsanästhetika in die Lungen zu bringen. Aus diesem Grund ist auch die Zufuhr von Inhalationsanästhetika kein günstiges Mittel, um die Anästhesie zu vertiefen, vielmehr empfehlen wir die i.v. Zufuhr eines kurz wirksamen Hypnotikums (z. B. Thiopental 1 mg/kgKG oder Propofol 1 mg/kgKG).

Hypoxämie

Eine Hypoxämie ist häufig visuell nur schwer feststellbar. Sogar bei guten Lichtverhältnissen und bei normalen Hb-Werten wird eine Zyanose selten diagnostiziert, bevor die O_2-Sättigung unter 80 % abgefallen ist. Die Pulsoxymetrie erleichtert eine frühzeitige Diagnose. Oft kann die Geschwindigkeit, mit der sich die Hypoxämie entwickelt, einen Hinweis darauf geben, wo der Fehler auf dem Transportweg von der O_2-Quelle zum arteriellen Blut entstanden ist. Tabelle 10.4. listet verschiedene mögliche Ursachen auf.

Rechts-links-Shunt

Beim Neugeborenen können verschiedene Ursachen wie Stimulation der Atemwege bei ungenügender Anästhesietiefe, Azidose, Hypoxie usw. zu einem plötzlichen Ansteigen des Pulmonalisdrucks und einem Rechts-links-Shunt durch den Ductus arteriosus und das Foramen ovale führen. Eine solche Hypoxämie entwickelt sich schnell. Bei der Therapie strebt man

Tabelle 10.4. Ursachen der rasch auftretenden bzw. langsam sich entwickelnden Hypoxämie während der Anästhesie

Rasch	*Langsam*
Verlegter Luftweg	Bronchusintubation
Ösophagusintubation	Hypoventilation
Kardialer Shunt	Herzinsuffizienz
Niedriger O_2-Gehalt der Inspirationsgase	Bronchospasmus
	Atelektasen

danach, den pulmonalarteriellen Gefäßwiderstand zu senken und den Widerstand im großen Kreislauf zu erhöhen. Eine Injektion von Fentanyl 3–5 µg/kgKG, eine gute Relaxation und Hyperventilation mit 100 % Sauerstoff können meistens eine Shuntumkehr herbeiführen. Eine kleine Dosis Noradrenalin oder Phenylephrin zum Anheben des systemarteriellen Widerstandes (Tabelle 8.4, S. 188) kann evtl. nützlich sein.

Bronchus-intubation und Atelektasen

Die akzidentelle Intubation eines Hauptstammbronchus oder eine Atelektasenentwicklung äußern sich normalerweise in einem langsameren Absinken der O_2-Sättigung bis zu einem stabilen Wert, der deutlich unter dem Ausgangswert liegt. Eine korrekte Intubationstechnik (Kap. 15, S. 329–344) hilft, eine Bronchusintubation zu verhindern. Sie kann in der Regel durch Auskultation und Kontrolle der Thoraxbewegungen ausgeschlossen werden. Zur Belüftung von atelektatischen Bezirken werden die Lungen mit langandauernden (einigen Sekunden) Insufflationen mit mäßigem Beatmungsdruck (20–30 cm H_2O) gedehnt. Zudem kann PEEP (10–15 cm H_2O) während 1–2 min gegeben werden.

Niedrige O_2-Zufuhr

Ein niedriger O_2-Gehalt der Frischgaszufuhr ist zwar eine sehr ungewöhnliche Ursache der Hypoxie, kann jedoch vorkommen. Mit einem funktionstüchtigen O_2-Analysator im Beatmungssystem kann diese Komplikation vermieden werden. Ein solches Gerät sollte deshalb zu den minimalen Sicherheitsanforderungen (s. Anhang A, S. 407) jedes Anästhesieplatzes gehören.

Pneumothorax

Der Spannungspneumothorax ist eine andere ungewöhnliche, jedoch potentiell lebensbedrohliche Komplikation, die eine Hypoxämie hervorrufen kann. An diese Diagnose muß v. a. bei Frühgeburten und Säuglingen mit bronchopulmonaler Dysplasie, nach Trauma oder nach Einlegen eines zentralen Venenkatheters gedacht werden. Bei Verdacht auf Pneumothorax wird die Lachgaszufuhr gestoppt und 100 % Sauerstoff gegeben, bis eine genauere Diagnostik durchgeführt wurde. Bei Frühgeborenen wird die Diagnose gestellt, indem man eine starke Lichtquelle auf die Thoraxwand aufsetzt. Eine im Vergleich zur Gegenseite diffuse Streuung des Lichtes über einen größeren Bereich spricht für Luft im Pleuraraum. Bis zur Anlage einer definitiven Pleuradrainage kann die Spannung vorübergehend durch Punktion des Pleuraraumes mit einer gewöhnlichen Venenkanüle beseitigt werden.

Hyperkapnie

Ein erhöhter CO_2-Partialdruck im arteriellen Blut (p_aCO_2) beruht auf einem Ungleichgewicht zwischen Metabolismus und alveolärer Ventilation (Tabelle 10.5). Er ruft eine respiratorische Azidose und eine zerebrale Vasodilatation hervor und kann ernsthafte Konsequenzen bei Patienten mit erhöhtem intrakraniellem Druck (Zunahme der Hirndurchblutung und des Hirndrucks) oder mit kongenitalem Herzfehler (Anstieg des pulmonalarteriellen Widerstandes, evtl. Zunahme eines Rechts-links-Shunt, Arrhythmien) haben. Ist der Patient aber gesund und die O_2-Zufuhr adäquat, ist eine leichte Hyperkapnie (p_aCO_2 zwischen 6 und 9 kPa) ungefährlich. Bei diesen p_aCO_2-Werten werden spontan atmende Patienten tachypnoisch, wenn die Anästhesie nicht tief ist. Bei massiv erhöhtem p_aCO_2 (über 13 kPa) tritt ein Anästhesieeffekt auf, und die Ansprechbarkeit des Atemzentrums kann unterdrückt sein.

Einige Ursachen der Hyperkapnie werden in Tabelle 10.5 aufgezeigt. Die Hyperkapnie muß in der Differentialdiagnose bei verzögertem Aufwachen, speziell bei jungen Säuglingen, in Betracht gezogen werden. Ein überhängender Effekt von Inhalationsanästhetika, Relaxanzien oder ein zu großer Apparatetotraum kann, zusammen mit dem Widerstand des Trachealtubus, ausreichen, daß der Patient in eine CO_2-Anästhesie hinübergleitet, wenn die Atmung nicht ausreichend lange während der Aufwachphase assistiert wird. Dies ist einer der Gründe für ein kontinuierliches exspiratorisches CO_2-Monitoring während der Anästhesie.

Tabelle 10.5.   Ursachen eines erhöhten arteriellen CO_2-Partialdrucks im Blut

Vermehrte Produktion:
- Maligne Hyperthermie
- Streß und oberflächliche Anästhesie
- Infekt, Fieber, Sepsis
- Shivering

Verzögerter Abtransport:
- Zu geringer Frischgasfluß im Mapleson-D-System
- Nicht funktionierende CO_2-Absorber oder defekte Ventile im Kreissystem, falsch zusammengesetztes Anästhesiesystem
- Zu kleines Tidalvolumen oder zu niedrige Atemfrequenz (tiefe Anästhesie, restliche Relaxantienwirkung etc.)
- Zu großer Apparatetotraum
- Großer Rechts-links-Shunt (Herzfehler, Bronchusintubation, Atelektase)
- Großer Atemwiderstand (kleiner Tubus, abgeknickter Tubus, Asthma)
- Herabgesetzte Compliance (Pneumothorax, restriktive Lungenkrankheit)

Bradykardie

Im Gegensatz zur sympathischen Innervation ist die parasympathische Innervation des Herzens und der Gefäße bei der Geburt gut entwickelt, und Bradykardien sind darum häufiger als bei älteren Kindern. Eine Bradykardie kann einen dramatischen Abfall des Herzminutenvolumens verursachen und ist ein ernstzunehmendes Symptom. Da die Hypoxie die gefährlichste Ursache einer Bradykardie ist, hat die Sicherstellung der Oxygenierung erste Priorität. Anschließend soll die Ursache der Bradykardie eruiert werden (Tabelle 10.6); gleichzeitig sollen therapeutische Maßnahmen ergriffen werden, falls dies aufgrund der hämodynamischen Situation notwendig ist.

Mit der symptomatischen Gabe von Atropin 0,01–0,02 mg/kgKG i.v. kann meistens ein Herzfrequenzanstieg beobachtet werden. Wenn die Ursache der Bradykardie nicht behoben ist, wirkt Atropin evtl. nur vorübergehend, und die Bradykardie kann sich zu einer Asystolie entwickeln.

Es ist bekannt, daß medikamentös ausgelöste Bradykardien (z. B. nach Succinylcholin, Neostigmin oder Propofol) in seltenen Fällen auf Atropin nicht ansprechen und es in Extremfällen zur Asystolie kommen kann. Wir glauben, daß dieses Problem mit dem Zeitpunkt der Atropinverabreichung zusammenhängt. Wenn Atropin erst dann gegeben wird, wenn das Herzminutenvolumen bereits stark reduziet ist, kann es lange dauern, bis die chronotrope Wirkung am Herzen eintritt. Um diese Zeit zu verkürzen, kann die Herzdruckmassage in seltenen Fällen indiziert sein.

Tachykardie

Die häufigste Ursache einer Tachykardie ist eine oberflächliche Anästhesie, die potentiell gefährlichste die Hypoxie. Allerdings gibt es viele andere Ursachen (Tabelle 10.7). Eine Tachykardie kann z. B. ein frühes Zeichen einer malignen Hyperthermie sein (s. Kap. 9, S. 232). Eine kausale Therapie der Tachykardie sollte

Tabelle 10.6.   Ursachen der Bradykardie

- Hypoxie
- Ausgeprägte Hypovolämie (!)
- Stimulation im Ausbreitungsgebiet des N. vagus
- Medikamente (Succinylcholin, Neostigmin, Fentanyl, Propofol)
- Erhöhter intrakranieller Druck

Tabelle 10.7. Ursachen der intraoperativen Tachykardie

- Oberflächliche Anästhesie
- Hyperkapnie
- Hypoxie
- Hypovolämie
- Medikamente
  - Inhalationsanästhetika (Isofluran, Desfluran, Sevofluran)
  - Sympatikomimetika (Dopamin, Dobutamin, Isoproterenol, Adrenalin)
  - Andere (Atropin, Theophyllin)
- Hyperthermie
- Azidose
- Herzinsuffizienz
- Hirnstammschäden

immer angestrebt werden. Die Entscheidung, ob bei einer Tachykardie die Konzentration des Inhalationsanästhetikums (Isofluran, Desfluran) erhöht oder erniedrigt werden soll, kann im Einzelfall schwierig sein. Kleine Konzentrationsänderungen und eine Neubeurteilung werden i. allg. die Antwort geben.

Kann keine Ursache gefunden werden, muß, je nachdem wie die Arrhythmie hämodynamisch toleriert wird, eine symptomatische Therapie erfolgen. Die Therapie der Wahl bei der paroxysmalen supraventrikulären Tachykardie ist Adenosin, es wird im Bolus intravenös in einer Dosierung von 50 μg/kgKG gegeben. Bei ausbleibender Wirkung wird die Dosis in Dreiminutenabständen um jeweils 50 μg/kgKG bis maximal 250 μg/kgKG gesteigert. Das Medikament hat eine äußerst kurze Halbwertszeit von weniger als 30 s. Es kann eine kurzdauernde Asystolie hervorrufen, die aber nach 5–10 s spontan in Sinusrhythmus (oder in die vorbestehende Tachyarrhythmie) umschlägt. Bei nicht paroxysmalen Tachykardien kann man Esmolol, 0,1–0,5 mg/kgKG, oder Propranolol, 0,01–0,1 mg/kgKG (maximal 2 mg) langsam i. v. geben. Die empfohlene Dosierung muß evtl. wiederholt werden, insbesondere beim Esmolol, das eine Halbwertszeit von nur 10 min hat. Diese Medikamente sind myokarddepressiv, und eine Hypotension muß insbesondere beim hypovolämischen Patienten antizipiert werden.

Hypotension

Die normalen Blutdruckwerte für die verschiedenen Altersgruppen sind in Abb. 4.6 und 4.7 (S. 89) angegeben. Während einer Anästhesie ist die Hypovolämie die häufigste Ursache der arteriellen Hypotension. Am wichtigsten ist es aber, eine Hypoxie als Ursache auszuschließen (Tabelle 10.8). Stimmt ein niedrig gemessener Blutdruck nicht mit dem klinischen Bild überein

Tabelle 10.8.   Ursachen der intraoperativen Hypotension

- Hypoxie
- Hypovolämie
- Überdosierung von Anästhetika
- Herzinsuffizienz
- Vena-cava-Kompression
- Pneumothorax
- Herztamponade (z. B. infolge einer Perforation durch einen ZVK)
- Hypokapnie
- Niedriges Serumkalzium (z. B. aufgrund einer schnellen Zufuhr von zitrathaltigen Blutprodukten)
- Nebennierenrindeninsuffizienz
- Anaphylaxie (Medikamente, Latex)

(man tastet gute arterielle Pulsationen), soll der Blutdruckwert mit einer anderen Methode verifiziert werden (palpatorische Blutdruckmessung mit Manometer, Dopplerblutdruckmessung etc.). Bestätigt sich der niedrige Druck, wird die Zufuhr des Anästhetikums vermindert und die O_2-Zufuhr erhöht. Die geschätzten Flüssigkeitsverluste werden mit den zugeführten Volumina verglichen. Nicht vergessen werden dürfen Verluste, die nicht unmittelbar sichtbar sind, wie z. B. Exsudat oder Blut in der Bauchhöhle, in der Thoraxhöhle oder im Darmlumen. Wenn die übrigen Informationen nicht dagegen sprechen (z. B. deutlich erhöhter Zentralvenendruck), soll der Patient kristalloide Volumenlösungen, Plasma oder Blut bekommen. Bei definitiver Hypovolämie werden 20 ml/kgKG gegeben, wenn die Hypovolämiediagnose unsicher ist, 10 ml/kgKG. Spricht der Patient gut auf die Zufuhr an, wird dieselbe Menge evtl. wiederholt.

Eine herabgesetzte Vorlast im rechten und linken Herzen als Folge einer V.-cava-Kompression, eines Pneumothorax oder einer Herztamponade kann einen plötzlichen Blutdruckabfall hervorrufen.

Die Nebennierenrindeninsuffizienz (M. Addison) ist eine sehr seltene Ursache für eine Hypotension, die eine Zufuhr von Steroiden (z. B. 5–10 mg/kgKG Hydrokortison) und Volumenlösungen notwendig macht. Die Behandlung von anaphylaktischen Reaktionen ist in Tabelle 10.9 angegeben.

Tabelle 10.9.   Behandlung des anaphylaktischen Schocks

- 100 % Sauerstoff, Luftwege freihalten, bei Bedarf intubieren
- Adrenalin, 1–10 µg/kgKG i. v. oder 10 µg/kgKG s. c. oder i. m., nach Bedarf wiederholen. Evtl. Infusion mit Vasopressoren
- Rasche Volumenexpansion (isotonische Salzlösung, initial werden 20 ml/kgKG gegeben)
- Bronchodilatanzien bei Bronchospasmus
- Hydrokortison 10 mg/kgKG i. v.

Hypertension

Eine Hypertension ist in der Kinderanästhesie ungewöhnlich. Kinder haben in der Regel gesunde Gefäße, und die üblichen Anästhetika tendieren dazu, den Blutdruck zu senken. Einige Ursachen der Hypertension sind in Tabelle 10.10 angegeben. Antihypertensive Medikamente sind selten nötig.

Ein „hoher Blutdruck" kann auf einer Fehlmessung beruhen, z. B. aufgrund einer zu schmalen oder zu kurzen Manschette (Abb. 13.6, S. 295). Am einfachsten wählt man die breiteste Manschette aus, die am Oberarm Platz hat, ohne auf die Humerusepikondylen am Ellbogen zu drücken.

Ist die Messung korrekt, beruht der Blutdruckanstieg normalerweise auf einer oberflächlichen Anästhesie oder einer Sympathikusstimulation, z. B. als Folge chirurgisch ausgelöster Schmerzen, CO_2-Retention oder einer vollen Harnblase. Weiter muß an die Möglichkeit einer Katecholaminfreisetzung aus Tumoren (Phäochromozytom, Neuroblastom) gedacht werden. Patienten mit einer Aortenisthmusstenose haben an den oberen Extremitäten eine Hypertension, die auch nach operativer Korrektur während Monaten oder Jahren weiterbestehen kann.

Anaphylaxie

Unter Anaphylaxie versteht man eine plötzlich auftretende allergische Reaktion mit Kreislaufbeeinträchtigung. Anaphylaktische Reaktionen sind selten, können jedoch nach Gabe der meisten Pharmaka (Einleitungsmedikamente, Muskelrelaxanzien, Antibiotika, Lokalanästhetika) sowie Infusionslösungen (Blut, Albumin, Dextran) oder nach direktem Allergenkontakt (Latex) auftreten.

Die Symptome können i. allg. innerhalb weniger Minuten nach Exposition entdeckt werden und umfassen Urtikaria, Anschwellen der Augenlider, Lippen, Zunge und des Pharynx

Tabelle 10.10.   Ursachen der intraoperativen Hypertension

- Fehlerhafte Messung, am häufigsten aufgrund einer zu schmalen oder zu kurzen Manschette
- Oberflächliche Anästhesie
- Hyperkapnie
- Hypervolämie
- Medikamente (Ketamin, Adrenalin)
- Chronische Krankheit (Aortenisthmusstenose, Nierenerkrankung, Phäochromozytom)

(Angioödem), Bronchospasmus und arterielle Hypotension. Beim wachen Patient treten auch Juckreiz, Parästhesien und Bewußtseinstrübung auf. Die Therapie (Tabelle 10.9) besteht in erster Linie in der Gabe von Adrenalin. Je nach Ausmaß der Kreislaufinstabilität werden 1–10 µg/kgKG i.v. als Bolus gegeben. Fehlt ein funktionstüchtiger i.v. Zugang, kann Adrenalin 10 µg/kgKG in Form der unverdünnten Lösung (1 mg/ml) s.c. oder i.m. verabreicht werden. Die Wirksamkeit der trachealen Gabe ist unzuverlässig, die Dosierungsempfehlungen variieren stark (s. Anhang C, S. 431). Die übrige Therapie richtet sich nach den Symptomen des Patienten. Eine Infusion mit Vasopressoren (Tabelle 8.5, S. 189) kann notwendig sein, um den Kreislauf nach der akuten Therapie stabil zu halten. Hydrokortison hat keine Wirkung auf die akute Episode, sollte aber gegeben werden, um sekundäre Symptome im weiteren Verlauf (fortbestehender Bronchospasmus, Urtikaria, Ödem) zu bekämpfen.

Latexallergie

Durch Latex induzierte anaphylaktische Zustände werden v. a. bei Kindern beobachtet, die bereits eine oder mehrere Operationen hinter sich haben. Latex ist in vielen im Operationssaal gebräuchlichen Utensilien enthalten, eine Expositionsprophylaxe kann deshalb schwierig sein. Am häufigsten wird die Anaphylaxie durch chirurgische Handschuhe hervorgerufen, v. a. wenn Schleimhäute damit in Berührung kommen (Peritoneum, Blasenschleimhaut).

Liegt bei einem Patienten eine Latexallergie vor, müssen alle potentiell latexhaltigen Gebrauchsgegenstände entfernt werden. Man muß die in einer Anästhesieabteilung vorhandenen Gegenstände, Verbrauchsmaterialien, Monitoringzubehör etc. auf ihren Latexgehalt überprüfen und eine Liste erstellen, mit welchen Materialien gearbeitet werden darf. Latexfreie chirurgische Handschuhe müssen zur Verfügung stehen.

Ergibt sich anamnestisch der Verdacht auf eine Latexallergie, ist eine präoperative Diagnostik mittels Hauttestung in Form des Prick-Tests und in vitro mittels eines ELISA („enzyme linked immunosorbent assay") oder RAST („radioallergosorbent assay") sinnvoll. Vorteil des Prick-Tests ist die einfachere Durchführbarkeit und die höhere Sensitivität und Spezifität gegenüber den In-vitro-Tests. Allerdings kann bereits durch die Hauttestung, die eine leichte Form eines Provokationstests darstellt, eine schwere anaphylaktische Reaktion ausgelöst werden.

Verzögertes Aufwachen

Ein verzögertes Aufwachen beruht i. allg. darauf, daß der Bedarf an Anästhetika während der Schlußphase der Operation falsch beurteilt wurde. Das Risiko einer fortbestehenden Sedierung ist während der ersten Lebenswochen am größten. Neugeborene sind sehr empfindlich gegenüber zentral dämpfenden Pharmaka und haben eine verzögerte Elimination von vielen i. v. Medikamenten (Tabelle 6.1, S. 134). Eine fortbestehende Muskelrelaxation muß durch neuromuskuläres Monitoring ausgeschlossen werden. Einige andere Ursachen sind in Tabelle 10.11 angegeben. Eine ernsthafte Hypoglykämie ist bei gesunden Patienten unwahrscheinlich, der Zustand ist aber leicht zu diagnostizieren und muß bald ausgeschlossen werden.

Tabelle 10.11. Einige Ursachen des verzögerten Aufwachens nach Anästhesie

- Nichteliminierte Sedativa und Hypnotika (Faktoren, die die Elimination herabsetzen: Hypokapnie, Hypothermie, Alkalose, Azidose, geringes Lebensalter)
- Restrelaxation
- Schwere Hypoxie
- Hyperkapnie
- Hypoglykämie
- Elektrolytabweichungen (Hyponatriämie)
- Erhöhter ICP (Ödem, Blutung, Abflußhindernis)
- Zentrales anticholinerges Syndrom

Literatur

Kisch H, Jacobs P, Thiel M (1996) Anästhesiologische Besonderheiten bei Patienten mit Latexallergie. Anästhesist 45: 587–596

Kreienbühl G (1992) Überprüfung der Tubuslage. Anästhesist 41: 571–581

Pfammatter JP, Stocker FP, Weber JW et al (1993) Behandlung der paroxysmalen supraventrikulären Tachykardie im Kindesalter mit Adenosin i. v. Schweiz Med Wochenschr 123: 1870–1874

Ralston MA, Knilans TK, Hannon DW et al (1994) Use of adenosine for diagnosis and treatment of tachyarrhythmias in pediatric patients. J Ped 124: 139–143

Redden RJ, Miller M, Campbell RL (1990) Submental administration of succinylcholin in children. Anesth Prog 37: 296–300

11 Anästhesie für ambulante Eingriffe

Bei ambulant durchgeführten Eingriffen (Tageschirurgie) verläßt der Patient noch am Aufnahmetag wieder das Krankenhaus. Neben der Kostenersparnis sprechen gerade bei Kindern auch andere Aspekte für die Tageschirurgie: Durch die verkürzte Zeit der Trennung von zu Hause oder von den Eltern ist die Angst kleiner, und Verhaltensstörungen treten seltener auf. Zudem reduziert man das Risiko einer Infektionskrankheit im Krankenhaus. Aus diesen Gründen überrascht es nicht, daß die Anzahl ambulant durchgeführter Eingriffe zunimmt. In einer Kinderklinik mit einem „normalen" Krankengut werden zwischen 20 und 60 % der Operationen ambulant durchgeführt.

Organisation

Eine gute Organisation muß im Mittelpunkt der Bemühungen stehen, wenn ambulante Eingriffe zur Zufriedenheit aller Beteiligten durchgeführt werden sollen. Tabelle 11.1 zeigt eine Zusammenstellung der Fragen, die zu beantworten sind.

Patientenselektion

Operations-
dauer

Verschiedene Voraussetzungen sollten erfüllt sein, damit ein Kind ambulant operiert und anästhesiert werden kann. Die Operationsdauer sollte in der Regel nicht mehr als 2–3 h betragen. Schwerkranke Patienten, die sich in einem instabilen Zustand befinden, sollten nicht ambulant operiert werden. Auf der anderen Seite können chronisch Kranke, die in die Risikoklasse II oder sogar III eingeteilt werden, durchaus ambulant betreut werden (z. B. zahnärztliche Behandlung bei einem Kind mit zerebraler Bewegungsstörung, Knochenmarkentnahme bei Malignompatienten).

Risikoklasse

Art des
Eingriffs

In der Regel wird es sich um kleine Eingriffe handeln, d. h. es werden keine Körperhöhlen (Thorax, Abdomen) eröffnet. Als

Tabelle 11.1. Organisation ambulant durchgeführter Eingriffe: Zu beantwortende Fragen

Vorbereitungen:
- Wer stellt wann die Indikation zur Operation?
- Welche Operationen in welchen Alterskategorien können in Anbetracht der bestehenden Infrastrukturen sicher durchgeführt werden?
- Wann findet der Vorbesuch statt, d. h. wann kann der Anästhesist das Kind zum ersten Mal sehen?
- Sollen Laboruntersuchungen durchgeführt werden; wenn ja, welche?
- Wie werden Kinder bzw. Eltern über den Ablauf am Operationstag informiert? Wird ein schriftliches Informationsblatt abgegeben?
- Wie erfahren die Eltern, wann sie mit dem Kind am Operationstag eintreten können?

Operationstag:
- Wo halten sich die Eltern mit dem Kind vor bzw. nach dem Eingriff auf?
- Wo halten sich die Eltern während des Eingriffs auf?
- Wie lauten die Entlassungskriterien?
- Von wem und wie werden die Eltern über potentielle postoperativ auftretende Probleme informiert?
- Wen können die Eltern anrufen, wenn Schwierigkeiten zu Hause auftreten?

Beispiele seien erwähnt: Herniotomie bei Inguinalhernien, Zirkumzision bei Phimose, diagnostische Eingriffe wie Zystoskopie und Gastroskopie. Unterschiedliche Meinungen bestehen bei den klassischen Hals-Nasen-Ohren-Eingriffen: Während vielerorts Kinder nach Tonsillektomien während ein bis mehrerer Tage hospitalisiert werden, führen andere Krankenhäuser diese Eingriffe auch ambulant durch.

Alter

Unterschiedlich gehandhabt wird auch die Altersbegrenzung nach unten: Es gibt Krankenhäuser, die Säuglinge unterhalb 6 Monaten nicht ambulant operieren, weil in diesem Alter das Problem des plötzlichen Kindstodes besteht und ein kausaler Zusammenhang zwischen der Anästhesie und dem Eintreten eines solchen Ereignisses aus naheliegenden Gründen von den Eltern in Betracht gezogen wird. Allerdings existieren keine Daten, die eine erhöhte Inzidenz des plötzlichen Kindstodes nach einer Allgemeinanästhesie vermuten ließen. Unserer Meinung nach sollten Säuglinge, die zu früh geboren wurden und ein postkonzeptionelles Alter von weniger als 60 Wochen haben, nicht ambulant operiert werden (s. Kap. 2, S. 52).

Selbstverständlich sind auch äußere Gegebenheiten zu berücksichtigen: So muß die Pflege durch die Eltern nach der Operation gewährleistet sein. Dies hängt nicht nur von sozialen Umständen ab, sondern auch von der Verständigung. Ist eine

Kommuni-
kation

Kommunikation zwischen den Eltern und dem Personal des Krankenhauses trotz aller Anstrengungen aus sprachlichen Gründen ungenügend, so ist es wahrscheinlich besser, das Kind

zu hospitalisieren. Die Entfernung des Wohnorts vom Krankenhaus sollte nicht zu groß sein, d. h. es sollte möglich sein, innerhalb einer angemessenen Zeit (maximal 1 h) das Spital wieder zu
erreichen, wenn postoperativ Probleme auftreten. Ebenso muß
der Transport nach Hause sichergestellt sein (s. unten).

Vorbesuch und Vorgespräch

Untersuchung
des Kindes

Grundsätzlich soll der Anästhesiearzt vor jeder Anästhesie die
Möglichkeit haben, mit den Eltern und – sofern möglich – mit
dem Kind ein Gespräch zu führen und das Kind kurz zu untersuchen. Er bekommt so die Möglichkeit, sich mit dem Kind
bekanntzumachen und erhält die notwendigen Informationen,
um die Anästhesie zu planen. Es ist wichtig, sich ein Bild über
den Gesundheitszustand des Kindes zu machen; speziell interes-
sieren Atemwegsprobleme (Infektionen? Obstruktion?), lose
Zähne, Blutungsneigung, Allergien, Medikamentengebrauch
und frühere Anästhesieerfahrungen des Patienten oder der
Familie.

Vertrauens-
verhältnis

Meistens ist ein gemeinsames Gespräch mit Kind und Eltern
möglich. Idealerweise erhalten die Eltern die wichtigste Information bereits vor dem Vorgespräch schriftlich zugeschickt. Der
Hauptzweck des präoperativen Gesprächs ist das Herstellen
eines Vertrauensverhältnisses zwischen den Eltern, dem Kind
und dem Anästhesisten. Die Voraussetzung dazu ist eine gelöste

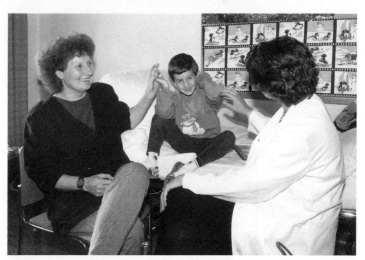

Abb. 11.1.   Eine gelöste Atmosphäre bei der Voruntersuchung fördert das Vertrauensverhältnis zwischen Eltern, Kind und Anästhesiearzt

Atmosphäre (Abb. 11.1), die nicht durch Zeitdruck geprägt ist, sowie die Präsenz eines Anästhesiearztes, der eine gewisse Erfahrung im Umgang mit Kindern hat.

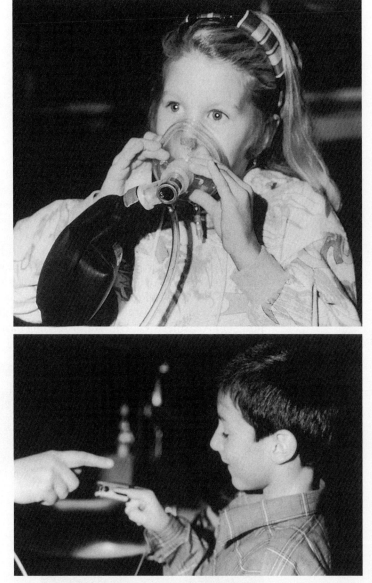

Abb. 11.2, a, b.   Bereits während des Vorbesuchs wird Kindern der geeigneten Alterskategorien Material gezeigt, welches sie anläßlich der bevorstehenden Operation im Anästhesievorbereitungsraum zu sehen bekommen werden (**a** Maske, **b** Fingerclip für Pulsoxymeter)

Demonstration von Anästhesieobjekten

Kinder zwischen 3 und 7 Jahren haben Schwierigkeiten, sich aufgrund von abstrakten Beschreibungen vorstellen zu können, was im Vorbereitungsraum mit ihnen passieren wird. Es lohnt sich, solche Erklärungen mit konkreten Gegenständen zu illustrieren, denn Kinder in diesem Alter lassen sich sehr leicht von solchen Demonstrationen faszinieren. So kann z. B. eine Maske, wie sie zur Einleitung gebraucht wird (Abb. 11.2 a) oder ein Fingerclip für das Pulsoxymeter (Abb. 11.2 b) bereits zu diesem Zeitpunkt gezeigt werden.

Anwesenheit der Eltern während der Anästhesieeinleitung

Während des Gesprächs mit Kind und Eltern soll informiert werden, ob ein Elternteil bei der Anästhesieeinleitung anwesend sein kann oder nicht. Falls diese Möglichkeit besteht, soll festgelegt werden, ob die Mutter oder der Vater dabei ist und wie sie bzw. er sich im Einleitungsraum verhalten sollte. Sie müssen z. B. den Raum verlassen, wenn sie dazu aufgefordert werden. Es ist auch notwendig, im voraus festzulegen, wer sich der begleitenden Person annimmt, wenn das Kind eingeschlafen ist. Dies kann eine Schwester der Abteilung, eine Operationssaalschwester oder speziell ausgebildetes Personal sein, das die Eltern während der Operation ihres Kindes betreut.

Wer führt die Anästhesie durch?

Eventuell kann der Anästhesiearzt anläßlich des Vorgesprächs nicht sagen, ob er selber die Anästhesie durchführt, oder ob einer seiner Kollegen oder eine Anästhesieschwester diese Aufgabe übernimmt. Diese Möglichkeit muß bereits zu Beginn des Gesprächs angesprochen werden, ansonsten das zum Anästhesiearzt aufgebaute Vertrauensverhältnis am Ende des Gesprächs hinfällig wird. Wird diese Information ganz unterlassen, sind die Eltern und das Kind evtl. enttäuscht, anläßlich der Anästhesie nur fremde Gesichter zu sehen.

„Unwesentliche" Informationen

Für die Eltern und das Kind sind manchmal für den Anästhesisten scheinbar unwesentliche Dinge von zentraler Bedeutung. So soll z. B. vereinbart werden, auf welche Art und Weise das Kind einschläft, an welcher Hand die Infusion gewünscht wird etc. Alle Abmachungen, die während dieses Gesprächs getroffen werden, sind möglichst einzuhalten, seien sie noch so banal. Des weiteren werden die Eltern über die geplante Anästhesie und die postoperative Betreuung aufgeklärt. Schriftliche Informationen sollten den Eltern möglichst frühzeitig ausgehändigt werden, damit ihnen genügend Zeit bleibt, die Informationen durchzulesen, um zu einem späteren Zeitpunkt Fragen stellen zu können (Abb. 11.3).

Aufwachphase

Kinder wachen sehr unterschiedlich aus der Narkose auf. Es gilt, die Eltern darauf hinzuweisen, daß das Kind evtl. wach und zufrieden ist, daß einzelne Kinder aber auch verwirrt, sehr unruhig und unkooperativ sein können und daß dieser Zustand manchmal schwierig zu beeinflussen ist. Da unvorbereitete

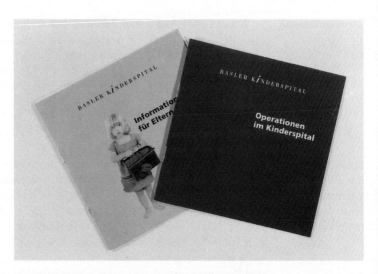

Abb. 11.3.   Schriftliche Informationen an die Eltern möglichst frühzeitig, damit zu einem späteren Zeitpunkt Fragen gestellt werden können

Eltern beim Miterleben eines solchen traumatischen Aufwacherlebnisses den Eindruck erhalten, die Anästhesie sei nicht korrekt durchgeführt worden, sind entsprechende Hinweise im Vorgespräch wertvoll.

Zeitpunkt des Vorbesuchs   Bei stationären Patienten wird der Vorbesuch i. allg. am Vorabend des geplanten Operationstages stattfinden. Immer häufiger treten aber auch stationär behandelte Kinder erst am Tag der Operation ins Krankenhaus ein, so daß der Vorbesuch entsprechend geplant werden muß. Das Erheben der Anamnese und die Durchführung einer Kurzuntersuchung unmittelbar vor der Einleitung der Anästhesie (evtl. sogar auf dem Operationstisch) ist abzulehnen. Es ist kaum denkbar, daß beunruhigte Eltern in dieser Phase dem ihnen unbekannten, teilweise vermummten Anästhesiearzt das notwendige Vertrauen entgegenbringen können. Zudem setzt der Anästhesist sich selbst einem unnötigen Druck aus, denn lehnt er die Durchführung der Anästhesie zu diesem Zeitpunkt – aus welchen Gründen auch immer – ab, ist dies gegenüber den Eltern und dem Chirurgen meistens schwer zu vertreten (insbesondere, wenn das Kind bereits eine Prämedikation erhalten hat) und löst Frustrationen bei allen Beteiligten aus.

In vielen Fällen wird ein Gespräch am gleichen Tag des Krankenhauseintritts möglich sein. Der Vorbesuch kann aber auch anläßlich des Gesprächs zwischen Kind, Eltern und Chirurg stattfinden. Dabei spielt es keine wesentliche Rolle, ob das Gespräch 1, 3 oder 14 Tage vor dem geplanten Operationstermin durchgeführt wird.

Wurde das Kind einige Tage vor dem geplanten Eingriff gesehen und war damals gesund, hat jedoch in der Zwischenzeit einen Infekt der oberen Luftwege entwickelt, so bitten wir die Eltern, daß sie uns diese Information frühzeitig telefonisch mitteilen. Die Entscheidung, ob das Kind überhaupt ins Krankenhaus eintreten soll, kann häufig während dieses Gespräches erfolgen.

Wann soll die Operation nicht durchgeführt werden?

Elektive Eingriffe sollten dann durchgeführt werden, wenn das Kind in einem bestmöglichen Zustand für Anästhesie und Operation ist. Leider sind nicht wenige Kinder des öfteren von einem Infekt der oberen Luftwege befallen, und es kann schwierig sein, einen Eingriff in einem infektfreien Intervall durchzuführen. Der Dringlichkeitsgrad der Operation muß gegen die eventuellen Symptome des Patienten abgewogen und mit den Eltern und dem verantwortlichen Chirurgen diskutiert werden. Ein leichter Infekt der oberen Luftwege kann akzeptiert werden, sofern das Kind nicht hochfebril ist (rektale Temperatur < 38 °C) und keine Zeichen von Beteiligung der unteren Luftwege vorhanden sind (Giemen, Pfeifen). Fieber ohne Anzeichen von Luftwegs- oder Racheninfektionen muß von Fall zu Fall beurteilt werden. Erhöhte Temperatur kann durchaus ein Teil der Erkrankung sein, die die Operation veranlaßt (z. B. Harnwegsmißbildung mit wiederholten Infektionen, Tumorerkrankung). Es kann auch vorkommen, daß Kinder, die sehr ängstlich und aufgeregt sind und zudem wenig Flüssigkeit zu sich genommen haben, Temperaturen bis zu 38,5 °C entwickeln, ohne daß ein Infekt vorliegt („Durstfieber"). In diesen Fällen macht es keinen Sinn, den Eingriff zu verschieben.

Gastroenteritis

Bei einer Gastroenteritis wird der Eingriff am besten aufgeschoben, weil bei dieser Erkrankung die Magenentleerung verzögert sein kann und die Erkrankung häufig sehr infektiös ist und damit eine Ansteckungsgefahr für andere, hospitalisierte Kinder bedeutet.

Nüchternzeit und Laboruntersuchungen

Die Nüchternzeiten bei ambulanten Patienten unterscheiden sich nicht von denen bei hospitalisierten Patienten (Tabelle 4.11, S. 93). Ist ein diagnostischer Eingriff erst am frühen Nachmittag geplant, so sollten die Kinder bis 6 h vorher ein leichtes Frühstück zu sich nehmen. Bei gesunden Kindern kann auf routinemäßig durchgeführte Laboruntersuchungen meistens verzichtet werden. Allerdings werden gezielt Blut- oder Urinuntersuchungen durchgeführt, wenn irgendwelche Verdachtsmomente vorliegen.

Zeitpunkt des Eintritts in das Krankenhaus

Der Zeitpunkt des Eintritts in das Krankenhaus sollte so gewählt werden, daß die Wartezeit möglichst kurz gehalten werden kann. Die Eltern können sich beispielsweise am Vorabend des geplanten Eingriffs telefonisch erkundigen, wann sie mit

Entlassung

dem Kind eintreten sollen und bis wann das Kind trinken oder essen darf.

Idealerweise existieren spezielle Räumlichkeiten, in denen sich das Kind mit seinen Eltern vor und nach dem Eingriff aufhalten kann. Die Zeitdauer nach dem Eingriff, bis das Kind wieder nach Hause entlassen werden kann, die Organisation der Rückreise sowie allfällige Probleme, die postoperativ auftreten können, sind weitere Themen, die während des Vorbereitungsgesprächs diskutiert werden. Erfahrungsgemäß sind die Eltern sehr interessiert daran, daß der Klinikaufenthalt reibungslos abläuft und halten sich i. allg. genau an die Abmachungen. Da aber im Klinikalltag häufig unvorhergesehene Änderungen eintreten können, muß auch dies den Eltern übermittelt werden, damit das notwendige Verständnis aufgebracht werden kann.

Prämedikation

Ist eine intravenöse Einleitung geplant, kann dem Kind eine topisch wirksame Salbe (EMLA, s. S. 347) am Ort der Punktion aufgetragen werden. Da diese Salbe aber mindestens 60, besser 90 min braucht, um ihre volle Wirkung zu entfalten, muß das Kind mindestens 1 1/2–2 h vor Anästhesieeinleitung ins Krankenhaus kommen, es sei denn, die Salbe wird bereits zu Hause durch die Eltern appliziert, was bei entsprechender Information durchaus möglich ist. Eine rektale oder orale Prämedikation mit Midazolam benötigt 5–15 bzw. 10–30 min, bis eine gute Wirkung eintritt (Kap. 6, S. 137). Auf langwirksame Medikamente wie Chlorprothixen, Flunitrazepam oder Diazepam wird i. allg. verzichtet. Natürlich kann – v. a. bei älteren Kindern – die Prämedikation auch ganz weggelassen werden.

Anästhesie

Masken-anästhesie

Die Prinzipien der anästhesiologischen Betreuung sind dieselben wie bei hospitalisierten Patienten. Eine tracheale Intubation stellt keinen Grund gegen einen ambulanten Eingriff dar; bei kleinen Eingriffen von kurzer Dauer ist aber meistens eine Anästhesie mit einer Maske oder einer Laryngealmaske vorzuziehen (s. S. 326 bzw. 327).

Medikamente

Für ambulante Eingriffe können die meisten kurzwirksamen Medikamente eingesetzt werden: Thiopenthal, Methohexital, Propofol, Lachgas, Isofluran, Desfluran, Sevofluran, Halothan,

Atracurium, Rocuronium. Im allgemeinen sind Opioide nicht notwendig, da viele Patienten eine Regionalanästhesie erhalten. Sollte trotzdem eine Indikation dafür bestehen, so kann Alfentanil benutzt werden.

Regional-
anästhesie

Bei einer großen Zahl der ambulanten Patienten kann zur postoperativen Schmerztherapie sofort nach der Anästhesieeinleitung eine regionale Anästhesie durchgeführt werden. In den meisten Fällen handelt es sich dabei um eine Kaudalblockade, eine Penisblockade, um eine Blockade des N. iliohypogastricus und N. ilioinguinalis oder einfach um eine Infiltrationsanästhesie. Andere Leitungsblockaden wie die Axillarisblockade oder die Femoralisblockade können ebenfalls angewendet werden und stellen keine Kontraindikation für die ambulante Betreuung dar. Rückenmarknahe Anästhesien können – bei entsprechenden Vorsichtsmaßnahmen und Information der Eltern – ebenfalls ambulant durchgeführt werden (zu den einzelnen Techniken s. Kap. 16).

Postoperativer Verlauf

Es gelten die Maßnahmen, wie sie im Kap. 17 beschrieben werden. Die Entlassung aus dem Krankenhaus erfolgt je nach Verlauf 1–4 h nach Ende des operativen Eingriffs. Es ist empfehlenswert, den Eltern 2–3 analgetisch wirksame Suppositorien oder Tabletten mit nach Hause zu geben, damit Schmerzen, die in der ersten Nacht auftreten, behandelt werden können, ohne daß die Eltern zuerst eine Apotheke aufsuchen müssen.

Analgesie

Perorale
Flüssigkeits-
zufuhr

Verschiedene Ursachen sind verantwortlich für das postoperative Erbrechen (Kap. 17, S. 374). Bei ambulanten Patienten ist die frühzeitige Mobilisation eine weitere Ursache. Insbesondere nach Strabismusoperationen scheinen „Trage- und Schaukelbewegungen" vermehrt Übelkeit und Erbrechen auszulösen. Vielerorts werden aus diesem Grund Kinder, die eine Strabismusoperation hatten, in der ersten Nacht im Krankenhaus behalten. Nehmen Kinder vor dem Transport viel Flüssigkeit oder Nahrung zu sich, scheint die Inzidenz des Erbrechens höher zu sein. Aus diesem Grund soll man mit der peroralen Flüssigkeitszufuhr vor der Entlassung zurückhaltend sein.

Nachblutung

Bevor der Patient das Krankenhaus verläßt, muß der Chirurg die Wundverhältnisse nochmals kontrolliert haben. Kleine Blutungen können bei den Eltern große Sorge hervorrufen und einen Wiedereintritt verursachen.

Es wurde verschiedentlich die Meinung geäußert, daß die vom Anästhesisten angelegte Kaudalblockade zu einer verzögerten Blasenentleerung und damit zu einer verspäteten Entlassung führt. Neuere Untersuchungen konnten keinen Unterschied in der Zeitdauer zwischen dem Operationsende und der Entleerung der Blase bei Patienten mit oder ohne Kaudalblockade (Leistenhernienoperationen, 1 ml/kg 0,25 % Bupivacain kaudal) feststellen; wahrscheinlich ist es nicht notwendig, daß das Kind vor der Entlassung Wasser gelöst hat. Lediglich Kinder, die eine Zirkumzision hatten, behalten wir im Krankenhaus, bis sie einmal uriniert haben.

Ist das Kind wach, sind Kreislauf und Atmung stabil, und hat es entweder gar nicht oder nur vereinzelt erbrochen, kann das Kind nach Hause entlassen werden. Erfolgt der Transport nach Hause mit dem Auto, ist es empfehlenswert, außer dem Fahrer eine zusätzliche Person dabei zu haben, die das Kind betreuen kann, wenn z. B. Übelkeit eintritt.

Komplikationen   Wiedereintritte aufgrund von Komplikationen sind selten. In der Literatur ist eine Inzidenz von 0,1–5 % beschrieben. Unsere eigenen Zahlen liegen unter 1 %. Die häufigsten Gründe für Wiedereintritte sind rezidivierendes Erbrechen, Fieber und chirurgische Komplikationen (Blutungen). Die Möglichkeit der telefonischen Nachfrage durch die Eltern sollte in allen Fällen gegeben sein.

Literatur

Fisher QA, McComiskey CM, Hill JL et al. (1993) Postoperative voiding interval and duration of analgesia following peripheral or caudal nerve blocks in children. Anesth Analg 75: 173–177

Hackmann T, Steward DJ, Sheps SB (1991) Anemia in pediatric day-surgery patients: prevalence and detection. Anesthesiology 75: 27–31

Kotiniemi LH, Ryhanen PT, Valanne J, Jokela R, Mustonen A, Poukkula E (1997) Postoperative symptoms at home following day-case surgery in children: a multicentre survey of 551 children. Anaesthesia 52: 963–969

Kotiniemi LH, Ryhanen PT, Moilanen IK (1997) Behavioural changes in children following day-case surgery: a 4-week follow-up of 551 children. Anaesthesia 52: 970–976

Morton NS (1992) Modern paediatric day case anaesthesia: a review. Paediatr Anaesth 2: 235

Patel RI, Hannallah RS (1988) Anesthetic complications following pediatric ambulatory surgery: a three year study. Anesthesiology 69: 1009

Schreiner M, Nicolson S, Martin T et al. (1992) Should children drink before discharge from day surgery. Anesthesiology 76: 528–533

Steward DJ (1991) Screening tests before surgery in children. Can J Anaesth 38: 693–695

Woods AM, Berry FA, Carter BJ (1992) Strabismus surgery and postoperative vomiting: clinical observation and review of the current literature; a medical opinion. Paediatr Anaesth 2: 223–229

12 Sedation, Analgesie und Anästhesie für diagnostische Eingriffe

Problematik und Aufgabenverteilung

Die Anzahl der diagnostischen Eingriffe nimmt dank der modernen Methoden, die heute zur Verfügung stehen, ständig zu. Viele dieser Eingriffe können – v. a. bei jüngeren Kindern – nur unter Sedation oder Anästhesie durchgeführt werden. Da Anästhesisten häufig für die Betreuung dieser Kinder herangezogen werden, müssen sie mit den Schwierigkeiten, die auftreten können, vertraut sein. Die rein anästhesiologischen Probleme stehen dabei weniger im Vordergrund als die organisatorischen und örtlichen Gegebenheiten. Fachlich steht die Tatsache im Zentrum, daß es sich bei der Bewußtseinsveränderung zwischen einem wachen Kind und einem anästhesierten Kind um ein Kontinuum handelt. Leichte Sedation, tiefe Sedation, leichte Anästhesie, oberflächliche Anästhesie, tiefe Anästhesie usw. sind relativ unspezifische Beschreibungen dieses Kontinuums. Zentral bei der Beurteilung des Sedationszustands ist, ob das Kind in der Lage ist, die Atemwege offenzuhalten und adäquate Abwehrreflexe aufrechtzuerhalten. Diese Beurteilung ist im Einzelfall allerdings schwierig und kann sich jederzeit ändern, so daß die unten aufgeführten Begriffe „leichte Sedation" und „tiefe Sedation" mit Vorbehalt zu betrachten sind.

Leichte Sedation
Die leichte Sedation ist definiert als eine leichte Beeinträchtigung des Bewußtseinszustands, charakterisiert durch die Fähigkeit, die Atemwege kontinuierlich und unabhängig von fremder Hilfe offenzuhalten und auf Anrufen oder auf einen physischen Reiz adäquat zu reagieren. Um eine leichte Sedation zu garantieren, müssen Medikamente eingesetzt werden, die ein breites Sicherheitsspektrum aufweisen, damit die Wahrscheinlichkeit einer nicht geplanten, tiefen Sedation gering ist.

Tiefe Sedation
Die tiefe Sedation ist definiert als ein kontrollierter Zustand einer partiellen oder vollständigen Bewußtlosigkeit. Der Patient ist entweder nicht oder nur schwer weckbar. Der Zustand ist charakterisiert durch den partiellen oder vollständigen Verlust der protektiven Reflexe.

Praktische Bedeutung der Sedationstiefe

Diese Definitionen sind deshalb wichtig, weil bereits bei der Planung einer Untersuchung Klarheit darüber bestehen muß, ob eine leichte oder eine tiefe Sedation vorgesehen ist. Ist nur eine leichte Sedation geplant, muß bei Unruhe oder Schmerzen des Kindes konsequenterweise die Untersuchung abgebrochen und ein neuer Termin vereinbart werden, der die Möglichkeiten der tiefen Sedation oder der Allgemeinanästhesie beinhaltet.

Wird hingegen im voraus gewünscht, daß die Untersuchung in jedem Fall durchgeführt werden soll, so müssen die Bedingungen für die Durchführung einer tiefen Sedation oder einer Allgemeinanästhesie garantiert sein. Dieses Vorgehen ist mit bedeutend größerem Aufwand bezüglich Personal, Ausrüstung etc. verbunden und entsprechend teurer.

Häufig besteht eine örtliche Tradition, wer für die Sedation während der Untersuchung für das Kind verantwortlich ist (Radiologe, Pädiater, Anästhesist usw.). Da nicht alle diese Personen mit den potentiellen Problemen und den zu treffenden Maßnahmen vertraut sind, können Komplikationen auftreten. Gewisse Minimalanforderungen bezüglich Ausbildung des Personals, Monitoring, Organisation und Ablauf der Untersuchung sollten deshalb eingehalten werden.

Ort der Untersuchung

Typischerweise finden diagnostische und therapeutische Eingriffe an Orten statt, die sich mehr oder weniger weit entfernt von der gewohnten Umgebung der Operationsräume befinden. Der zuständige Arzt muß sich deshalb vorerst vergewissern, ob er die Verantwortung übernehmen kann, ein Kind zu sedieren bzw. zu anästhesieren. In Tabelle 12.1 sind dazu einige Fragen aufgeführt, die gestellt und beantwortet werden müssen, bevor die Verantwortung übernommen werden kann.

Personal

Der verantwortliche Arzt (Radiologe, Kardiologe, Pädiater, Anästhesist etc.) sollte kompetent in der Anwendung der entsprechenden Sedierungstechnik sein. Er sollte in der Lage sein, das Kind vor der Untersuchung zu beurteilen, und er sollte die verwendeten Sedativa und deren Nebenwirkungen kennen. Er sollte auch in der Lage sein, das Kind adäquat zu überwachen und eventuelle Komplikationen wie Atemwegsobstruktion,

Tabelle 12.1. Evaluation des Ortes, an dem die Untersuchung stattfindet

Kriterium	Zu beantwortende Fragen
Platzverhältnisse	• Wo ist Platz für die Ausrüstung? • Wo ist Platz für die Monitoren? • Wie weit weg vom Kopf des Patienten steht man? • Wie schnell erreicht man den Kopf des Patienten? • Besteht ein starkes Magnetfeld (MRI)?
Gasanschlüsse	• Ist ein zentraler Anschluß für Sauerstoff, Druckluft und evtl. Lachgas vorhanden? • Wo sind O_2-Reserven (O_2-Flaschen)?
Vakuum	• Besteht ein zentraler Anschluß, oder muß ein Absauggerät mitgenommen werden? • Können Anästhesiegase abgesaugt werden? • Wie ist die Qualität der Vakuumanlage?
Temperatur	• Wie hoch ist die Temperatur im Raum? • Kann geheizt werden, wie hoch? • Existiert ein Infrarotheizgerät? • Wie ist die Ventilation des Raumes?
Monitoring	• Können die üblichen Sicherheitsanforderungen eingehalten werden (z. B. Anhang A, S. 358)?
Notfallausrüstung	• Ist die Ausrüstung vollständig? • Kann eine Reanimation durchgeführt werden? • Sind alle Notfallmedikamente vorhanden? • Sind alle Vorbereitungen für Kontrastmittelzwischenfälle getroffen?
Aufwachraum	• Wo kann das Kind nach dem Eingriff liegen? • Wer beobachtet und betreut das Kind nach dem Eingriff?

Hypoventilation und Hypoxie zu erkennen und zu behandeln. Ist eine leichte Sedation geplant, sollte er die primären Techniken der Reanimation beherrschen („basic life support", Anhang C, S. 412). Zudem muß Gewähr dafür bestehen, daß ein Notfallteam mit Kenntnissen in der Anwendung der erweiterten Reanimationstechniken innerhalb kürzester Zeit nach Alarmierung am Ort des Geschehens eintrifft. Zusätzlich zum verantwortlichen Arzt sollte eine Person die physiologischen Parameter ununterbrochen überwachen und bei Auftreten von Problemen den Arzt in seinen Maßnahmen unterstützen. Wenn möglich, sollte auch diese Person die primären Techniken der Reanimation beherrschen.

Ist eine tiefe Sedation geplant, sollte der Arzt auch die erweiterten Maßnahmen der Reanimation beherrschen.

Voruntersuchung

Bei der Voruntersuchung sollte eine Anamnese und eine kurze Untersuchung durchgeführt werden. Obwohl potentiell bei allen Patienten Schwierigkeiten während einer Sedation auftreten können, ist v. a. bei folgenden Zuständen mit einem erhöhten Risiko zu rechnen:

- abnorme obere Luftwege; dies beinhaltet sowohl anatomische (Mikrognathie, Makroglossie, mediastinale Tumoren mit Tracheal- oder Bronchuskompression, etc.), als auch physiologische Abnormitäten (Schluckstörungen, obstruktive Schlafapnoe etc.)
- Störungen des Atemzentrums (zerebral geschädigte Kinder, ehemalige Frühgeburten)
- metabolische Störungen oder Ausscheidungsprobleme (Leber- und Nierenfunktionsstörungen, Neugeborene)
- erhöhter intrakranieller Druck.

Nüchternheit

Es besteht kein Konsens darüber, ob ein Kind für eine Untersuchung, die in leichter Sedation durchgeführt wird, nüchtern sein muß. Vorausgesetzt, der verantwortliche Arzt plant lediglich eine leichte Sedierung, und das Kind befindet sich in gutem Zustand, scheint es gerechtfertigt zu sein, wenn das Kind nicht nüchtern zur Untersuchung kommt. Vor allem kleine Kinder sind leichter zu sedieren, wenn sie gegessen haben. Wird ein solches Vorgehen gewählt, so muß der verantwortliche Arzt aber akzeptieren, daß ein bestimmter Prozentsatz der Untersuchungen nicht durchgeführt werden kann, da das Kind nicht genügend sediert ist und eine Vertiefung der Sedation sich in diesem Fall verbietet.

Wird erwartet, daß der betreuende Arzt das Kind in jedem Fällen in einen Zustand versetzen kann, der die Durchführung der Untersuchung erlaubt, d. h. Vertiefung der Sedation ist eine Eventualität, müssen die üblichen Nüchternregeln beachtet werden (s. Tabelle 4.11, S. 93). Findet die Untersuchung erst am Nachmittag statt, so sollte das Kind ein Frühstück am Morgen des betreffenden Tages einnehmen.

Überwachung

Eine leichte Sedierung kann ohne spezielles Monitoring durchgeführt werden. Sobald aber Medikamente verwendet werden, die zu einer tiefen Sedierung führen können, sollte als absolutes Minimum gelten, daß eine Person den Patienten beobachtet und die Atemfrequenz, die O_2-Sättigung und die Herzfrequenz regelmäßig mißt und registriert.

Ist eine tiefe Sedation oder eine Allgemeinanästhesie geplant, so müssen die üblichen für das Krankenhaus geltenden Sicherheitsmaßnahmen eingehalten werden (z. B. Anhang A, S. 407).

Medikamente

Sauerstoff

Sauerstoff ist ein optimales Medikament: er ist effektiv, billig und – sofern er nicht lange und in hohen Konzentrationen gebraucht wird – nicht toxisch. Die Indikation zur Anwendung soll deshalb liberal gehandhabt werden.

Leichte Sedation

In der Literatur sind die verschiedensten Medikamente allein oder in Kombination für die Sedierung von Säuglingen und Kleinkindern angepriesen worden. Von erfahrenem Personal verwendet, erfüllen die meisten dieser Medikamente ihren Dienst; werden sie von unerfahrenen Personen angewendet, sind alle potentiell gefährlich. Für eine leichte Sedierung eignen sich i. allg. rektal (z. B. Chloralhydrat, 50–75 mg/kgKG; Midazolam, 0,3–0,5 mg/kgKG, maximal 15 mg) oder oral (z. B. Midazolam in derselben Dosierung) verabreichte Medikamente. Intramuskuläre Injektionen sollten vermieden werden. Für schmerzhafte Eingriffe können bei sonst gesunden Kindern von über 3 Monaten Opioide intravenös verabreicht werden (z. B. Morphin, 0,1 mg/kgKG i. v. oder eine äquipotente Dosis eines anderen Opioids). Kombinationen von Sedativa und Opioiden sowie die intravenöse Supplementierung von Sedativa oder Opioiden sind möglich und sinnvoll, in beiden Fällen ist aber mit einer tiefen Sedation zu rechnen.

Tiefe Sedation

Ist eine tiefe Sedation geplant, wird aus Sicherheitsgründen eine intravenöse Kanüle gelegt. Die Kinder werden i. allg. prämediziert wie üblich (Kap. 3, S. 62). Die Wahl der Sedationsmethode wird man davon abhängig machen, ob der Eingriff schmerzhaft ist oder ob nur Immobilität gefordert ist. Im ersten Fall kann entweder eine Inhalationsanästhesie, eine Kombination von Propofol und Alfentanil mit oder ohne Lachgas oder

Ketamin gegeben werden, im zweiten Fall eignet sich Propofol gut. Die Medikamente werden so titriert, daß der gewünschte Erfolg eintritt (Immobilität, Analgesie).

Die einzelnen diagnostischen und therapeutischen Eingriffe

**Computer-
tomographie**

Diese Untersuchung dauert häufig nur 5–10 min und verursacht keine Schmerzen. Säuglinge von unter 3 Monaten erhalten am besten kurz vor dem Eingriff eine Mahlzeit und werden vom Pädiater meist ohne weitere Sedation betreut. Führt diese Maßnahme nicht zum Erfolg, wird häufig Chloralhydrat, 50–75 mg/kgKG rektal verabreicht. Für Kinder im Alter zwischen 3 Monaten und 5–6 Jahren ist in 80–90 % der Fälle eine leichte Sedation ausreichend.

Soll die Untersuchung in 100 % der Fälle erfolgreich sein, ist eine tiefe Sedation notwendig. Aus diesem Grund werden vielerorts Anästhesisten beauftragt, die Betreuung für diese Kinder zu übernehmen. Kleine, wiederholte i.v. Dosen von Thiopental oder Propofol oder eine Propofolinfusion haben sich für diese Situation bewährt.

Kinder mit intraabdominalen Tumoren benötigen manchmal eine CT-Untersuchung mit Kontrastmitteln. Um eine optimale Bildgebung zu erreichen, wird vom Radiologen die orale Einnahme von 20–25 ml/kgKG Kontrastmittel ungefähr 45 min vor Beginn der Untersuchung verordnet. Diese Verordnung bringt den Anästhesisten in Verlegenheit, da das Kind in dieser Situation nicht mehr als nüchtern zu betrachten ist und eine tiefe Sedation deshalb problematisch ist. Aus diesem Grund versuchen wir, die Pädiater davon zu überzeugen, daß lediglich eine leichte Sedation geplant werden soll. Wird allerdings auf einer tiefen Sedation bestanden, empfehlen wir eine normale Anästhesie und intubieren das Kind entsprechend der Routine für nicht nüchterne Patienten (Tabelle 7.1, S. 164).

**Magnet-
resonanz-
unter-
suchungen**

Diese Untersuchungen sind schmerzlos, dauern aber länger als die Computertomographie und sind lärmintensiv. Es ist schwierig oder sogar unmöglich, Kinder während 30–60 min in leichter Sedation bewegungslos zu halten (Abb. 12.1). Deshalb ist eine tiefe Sedation oder eine Allgemeinanästhesie fast immer notwendig. Das Einbringen von metallischen Gegenständen (O_2-Flaschen etc.). in die Nähe eines MR-Gerätes kann sehr gefährlich sein. Es ist wichtig, daß alle Angestellten, die in der Umgebung eines Magnetresonanzgerätes arbeiten, sich dieser Tatsache bewußt und entsprechend ausgebildet sind.

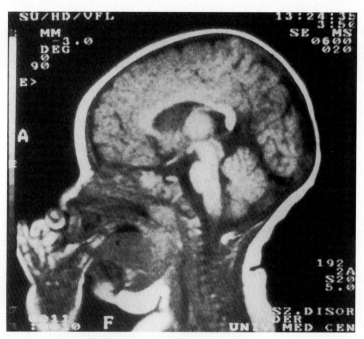

Abb. 12.1.   Leider ist eine leichte Sedation für MR-Untersuchungen nur selten möglich

   Es existieren unterschiedliche Meinungen darüber, ob der
Atemweg während der Untersuchung mit einem trachealen
Tubus gesichert werden soll. Aufgrund unserer guten Erfahrungen der vergangenen Jahre sedieren wir die Kinder mit Propofol
(6–8 mg/kgKG/h) und lassen sie spontan atmen, ohne daß der
Atemweg gesichert ist. Da die überwachende Person einige
Meter entfernt vom Kopf des Patienten steht, kann die Atmung
nicht direkt überwacht werden. Um eine Obstruktion der Atemwege frühzeitig zu erkennen, hat sich der Einsatz der nasalen
Kapnographie bewährt; jeder einzelne Atemzug kann damit
überwacht werden. Mit einer speziellen nasalen Brille kann
durch einen Kanal CO_2 aspiriert werden, während durch den
andern Kanal gleichzeitig Sauerstoff zugeführt werden kann
(Abb. 12.2. a–c.). Um die Atemwege unter Propofolanästhesie
optimal zu öffnen, kann das Kinn des Kindes an der Kopfspule
des MR-Geräts mit einem Pflaster befestigt werden (Abb. 12.3).
In seltenen Fällen muß der Atemweg von Anfang an mit einem
trachealen Tubus gesichert werden. Die Beatmung kann mit
einem Ventilator, der im Untersuchungsraum steht, erfolgen.
Werden lange Beatmungsschläuche (z. B. ein Bain-System,
s. Kap. 13, S. 282) verwendet, kann die Beatmung auch außerhalb des Untersuchungsraums erfolgen.

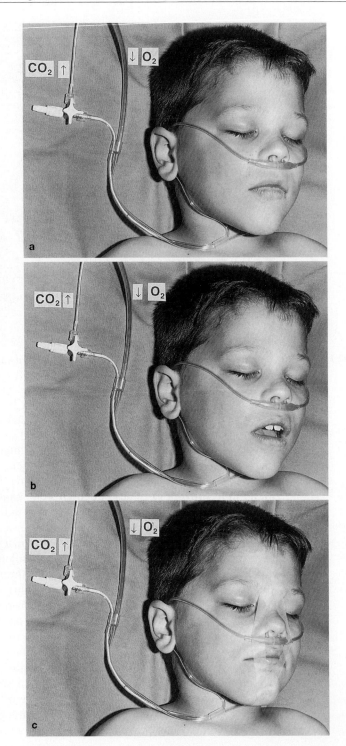

Abb. 12.2 a–c.

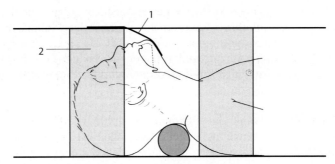

Abb. 12.3.   Durch das Anheben des Kinns mittels eines Pflasters *(1)*, das an der Kopf-spule *(2)* des MR-Geräts befestigt wird, können die Atemwege unter Seda-tion besser offengehalten werden. Gleichzeitig wird der Mund verschlossen, was die Nasenatmung verbessert, die O_2-Zufuhr gewährleistet und ein gutes Kapnographiesignal garantiert

Wird gewünscht, daß sich das Anästhesiegerät und die Über-wachungsmonitore innerhalb des Untersuchungsraums befin-den, sind wegen der hohen Magnetfelder spezielle Geräte erfor-derlich. Die Überwachungsmonitore können auch außerhalb des Untersuchungsraums plaziert werden, im Falle des EKG und des Pulsoxymeters sind spezielle Geräte notwendig; im Falle des Blutdruckmeßgerätes und des Seitenstromkapnographen kön-nen konventionelle Geräte eingesetzt werden. Bei MR-Untersu-chungen kann durch das hohe Magnetfeld bei einem aufgerollten Pulsoxymeter- oder EKG-Kabel ein elektrischer Strom induziert werden, der zu Hautverbrennungen führen kann.

Neuerdings sind speziell für MR-Untersuchungen konstru-ierte Kompaktmonitore erhältlich, die alle gewünschten Meß-größen liefern (Pulsoxymetrie, Kapnographie, EKG, invasiver und nichtinvasiver Blutdruck) und die störungsfrei in den Unter-suchungsraum gestellt werden können.

Lumbalpunk-tion, Knochen-markpunktion   Es handelt sich um schmerzhafte, unangenehme Eingriffe, die nicht in leichter Sedation durchgeführt werden können. Da es sich bei diesen Kindern meist um onkologische Patienten han-delt, die diese diagnostischen Eingriffe besonders fürchten, sollte auf jeden Fall eine ausreichende Sedation mit entsprechend

Abb. 12.2 a–c.   **a** Eine kombinierte O_2/CO_2-Sonde garantiert die Zufuhr von Sauerstoff und gleichzeitig die Überwachung der Atmung mittels der nasalen (Seiten-strom-)kapnographie. **b** Atmet der Patient vorwiegend oder ausschließlich durch den Mund, kann es schwierig sein, ein gutes Kapnographiesignal zu erhalten. **c** Um die Nasenatmung zu erzwingen, kann der Mund einfach mit einem Klebeband geschlossen werden

guter Analgesie gewährleistet werden. Für die Knochenmarkpunktion wird manchmal eine Allgemeinanästhesie mit Inhalationsanästhetika durchgeführt. Da viele dieser Kinder einen Port-a-Cath implantiert haben, wird häufig eine intravenöse Anästhesie mit Propofol/Alfentanyl oder Propofol/Remifentanyl vorgezogen.

Herzkatheter-untersuchungen

Dank der Echokardiographie werden diese Untersuchungen heutzutage seltener durchgeführt als früher. Auf der anderen Seite werden im Katheterlabor immer häufiger invasive kardiologische Interventionen durchgeführt. Obwohl diese Untersuchungen bei optimalem Verlauf praktisch schmerzlos sind, kann es schwierig sein, die Femoralgefäße zu kanülieren. Die Kinder können dabei Schmerzen haben und unruhig werden.

An vielen Orten wird die Betreuung der Patienten während einer Herzkatheteruntersuchung dem Anästhesisten anvertraut. Es ist notwendig, daß der verantwortliche Anästhesist sich eine Vorstellung von der Hämodynamik des betreffenden Herzvitiums machen kann, damit er Medikamente sinnvoll einsetzt (s. Fallbericht, S. 200). Da die verwendeten Sedative oder Anästhetika die Resultate der Untersuchung beeinflussen können, bestehen i. allg. Absprachen zwischen dem Anästhesisten und dem Kardiologen über deren Einsatz. Ebenso müssen potentielle Komplikationen bei der interventionellen Kardiologie vorausgesehen werden, um bei Problemen sofort reagieren zu können.

Eine leichte Sedation mit einer gut wirksamen Lokalanästhesie ist für ältere, kooperative Kinder häufig ausreichend. Kinder unter 5–6 Jahren benötigen aber meistens eine tiefe Sedation oder eine Allgemeinanästhesie. Viele Kliniker bevorzugen – insbesondere bei zyanotischen Herzvitien – Ketamin und lassen den Patienten spontan atmen. Für kleine Säuglinge oder für schwierige interventionelle Eingriffe sind jedoch gut kontrollierte Bedingungen notwendig. In diesen Fällen empfiehlt es sich, die Atmung mit kontrollierter Ventilation durch einen trachealen Tubus zu sichern. Die notwendige Allgemeinanästhesie kann dann mit niedrigdosierten Inhalationsanästhetika, mit oder ohne Lachgas, durchgeführt werden.

Broncho-skopien

Bis vor wenigen Jahren wurden die allermeisten diagnostischen und therapeutischen Bronchoskopien mit dem starren Bronchoskop unter Allgemeinanästhesie durchgeführt. Durch die Verbreitung der fiberoptischen Instrumente werden aber immer mehr diagnostische Bronchoskopien von Kinderpneumologen unter Sedation und Spontanatmung durchgeführt. Über die Indikation und mit welcher Technik die Eingriffe am besten durchgeführt werden sollen, herrscht nur teilweise Einigkeit. Die Vorteile der flexiblen Bronchoskopie bestehen u. a. darin, daß keine Allgemeinanästhesie notwendig ist. Allerdings muß das Kind sediert werden, und die Schleimhäute müssen gut mit Lokalanästhetika vorbehandelt werden. Funktionelle Störungen können leicht beurteilt werden, da die Spontanatmung erhalten bleibt.

Die Sedation kann mit einer Kombination eines Sedativums und einem Opioid (z. B. Midazolam/Fentanyl) oder mit Propofol (mit oder ohne Opioide) durchgeführt werden. Lidocain 1 % wird für die Schleimhautanästhesie verwendet. Wegen der schnellen Resorption des Lidocains über die Schleimhäute sollte eine Gesamtdosis von 3 mg/kgKG nicht überschritten werden.

Wenn die flexible Bronchoskopie bei schwerkranken Kindern oder bei Säuglingen eingesetzt werden soll, ist die Gefahr einer Hypoxämie groß. Mit der Endoskopiemaske kann die Zufuhr von 100 % Sauerstoff und die Applikation von CPAP garantiert werden, was die Wahrscheinlichkeit einer Hypoxämie vermindert (s. Abb. 15.18, S. 342).

Radiotherapie   Es können hier besondere Schwierigkeiten auftreten, da die Patienten in 1- bis 2tägigen Abständen für relativ kurze Zeit (einige Minuten) völlig bewegungslos liegen müssen. Insgesamt beansprucht die gesamte Therapie etwa 30 solcher Sitzungen. Da diese Patienten häufig wegen ihrer Grundkrankheit und der Therapie Ernährungsprobleme haben und zudem Nüchternzeiten eingehalten werden sollten, muß die Anästhesietechnik so gewählt werden, daß die Kinder schnell aufwachen und wieder Nahrung zu sich nehmen können. Vor der Behandlung sollte das Kind einen zentralvenösen Zugang (z. B. ein tunnelierter Katheter oder ein Port-a-Cath) erhalten. Die Sedation kann dann relativ einfach mit Thiopental, Propofol oder Ketamin intravenös durchgeführt werden.

Während der ersten Sitzung muß das Bestrahlungsfeld genau eingerichtet werden. Da diese Maßnahme länger als 1 h dauern kann, wird das Kind meistens intubiert. Manchmal ist es notwendig, die einzelnen Sitzungen in Bauchlage durchzuführen. In diesen Fällen sind unsere Erfahrungen mit Propofolsedierung ohne Verwendung von Atemhilfen gut, allerdings wird man bei jedem einzelnen Patienten die geeignetste Methode (Intubation, Laryngealmaske, Guedel-Tubus) finden müssen.

Während der Bestrahlung müssen keine Einschränkungen bezüglich Sicherheit gemacht werden, der Patient und die notwendigen Monitore können über eine Videokamera beobachtet werden.

Zahnmedizinische Eingriffe   Bei vielen Kindern müssen bereits im Alter von 2–6 Jahren zahnärztliche Eingriffe durchgeführt werden. Handelt es sich dabei um ausgedehnte Behandlungen, so erfolgen diese in der Regel in Intubationsanästhesie. Die Anwendung von Lachgas ohne Intubation ist v. a. in England und in den USA weit verbreitet und scheint eine sichere Methode zu sein, wenn die gewählte Konzentration 50 % nicht übersteigt. Obwohl eine Abnahme der Schluckreflexe nachgewiesen wurde, scheint der Patient bei der Einatmung von 50 % Lachgas nicht vermehrt aspirationsgefährdet zu sein. Kleine, kurz dauernde Eingriffe (Extraktion eines Zahnes, Inzision eines kleinen Abszesses, Setzen einer Lokalanästhesie) können auch in Sedation durchgeführt werden. Wir verwenden dafür Midazolam rektal in der für die Prämedikation üblichen Dosierung (s. Kap. 3, S. 62).

Literatur

Bashein G, Syrovy G (1991) Burns associated with pulse oximetry during magnetic resonance imaging. Anesthesiology 75: 382–383

Cohen MD (1990) Pediatric sedation. Radiology 175: 611–612

Fisher DM (1990) Sedation of pediatric patients: an anesthesiologist's perspective. Radiology 175: 613–615

Frankville DD, Spear RM, Dyck JB (1993) The dose of propofol required to prevent children from moving during magnetic resonance imaging. Anesthesiology 79: 953–958

Guidelines for monitoring and management of pediatric patients during and after sedation for diagnostic and therapeutic procedures (1992) Pediatrics 89: 1110–1115

Jay S, Elliott CH, Fitzgibbons I, Woody P, Siegel S (1995) A comparative study of cognitive behavior therapy vs. general anesthesia for painful medical procedures in children. Pain 62: 3–9

Kaufmann M, Scheidegger D (1991) Minimal Safety Standards in der Anästhesie. Schweiz. Ärztezeitung 72: 1065–1066

Keeter S, Benator RM, Weinberg SM et al. (1990) Sedation in pediatric CT: National survey of current practice. Radiology 175: 745–752

Kessler P, Alemdag Y, Hill M, Dietz S, Vettermann J (1997) Intravenöse Sedierung von spontanatmenden Säuglingen und Kleinkindern während der Magentresonanztomographie. Anästhesist 45: 1158–1166

Lebovic Saul, Reich DL, Steinberg G et al. (1992) Comparison of propofol vs. ketamin in pediatric patients undergoing cardiac catheterization. Anesth Analg 74: 490–494

Menon DK, Peden CJ, Hall AS et al. (1992) Magnetic resonance imaging for the anaesthetist. Part I: physical principles, applications and safety aspects. Anaesthesia 47: 240–255

Maxwell LG, Yaster M (1996) The myth of conscious sedation. Arch Pediatr Adolesc Med 150: 665–667

Morray JP, Lynn AM, Stamm SJ et al. (1984) Hemodynamic effects of ketamine in children with congenital heart disease. Anesth Analg 63: 895–899

Peden CJ, Menon DK, Hall AS, et al. (1992) Magnetic resonance imaging for the anaesthetist. Part II: anaesthesia and monitoring in MR units. Anaesthesia 47: 508–517

Sanderson PM (1997) A survey of pentobarbital sedation for children under-going abdominal CT scans after oral contrast medium. Pediatr Anaesth 7: 309–315

Sandler ES, Weyman C, Conner K et al. (1992) Midazolam vs. fentanyl as pre-medication for painful procedures in children with cancer. Pediatrics 89: 631–634

Shepherd JK, Hall-Crags MA, Finn JP et al. (1990) Sedation in children scan-ned with high-field magnetic resonance; the experience at the Hospital for Sick Children, Great Ormond Street. Br J Radiol 63: 794–797

Sievers TD, Yee JD, Foley ME et al. (1991) Midazolam for conscious sedation during pediatric oncology procedures: safety and recovery parameters. Pediatrics 88: 1172–1179

Yaster M, Nichols DG, Deshpande JK et al. (1990) Midazolam – fentanyl intravenous sedation in children: case report of respiratory arrest. Pedia-trics 86: 463–467

13 Anästhesiegeräte und Monitoring

Anästhesieausrüstung

Kinderanästhesisten müssen Kinder mit unterschiedlichem Gewicht betreuen. Kleine Frühgeborene sind weniger als 1 kg schwer, übergewichtige Adoleszente können über 100 kg wiegen. Es existieren keine Geräte (Respiratoren, Monitore), die alle Bedürfnisse für jede Gewichtsklasse abdecken. Für den Routinebetrieb wird man deshalb für bestimmte Ausrüstungsgegenstände einen Kompromiß eingehen müssen. Anderseits soll man sich für besondere Fälle nicht scheuen, spezielle Geräte in den Operationssaal zu transferieren (Hochfrequenzventilatoren, Stickoxid, transkutane CO_2-Meßgeräte etc.) und die notwendige Unterstützung von geschultem Personal anzufordern.

Anästhesieapparat

Die meisten modernen Anästhesiemaschinen können für kleine Kinder verwendet werden. Es sollte möglich sein, Luft mit einem Rotameter ins Gasgemisch einzuführen. Reiner Sauerstoff kann –auch bei einer kurzfristigen Verabreichung (Stunden) – eine toxische Wirkung auf die Retina des Frühgeborenen haben. Patienten mit Darmpassagehindernissen oder Emphysemblasen darf kein Lachgas zugeführt werden. Der Anästhesieapparat muß mit einem O_2-Analysator und einem Alarmsystem versehen sein, das eine Unterbrechung der O_2-Versorgung anzeigt. Ebenso wird ein Druckmanometer benötigt, um die erzeugten Beatmungsdrücke messen zu können. Die Einrichtung muß ergonomisch optimal gestaltet sein. Eine gute Beleuchtung sollte auch im Dunkeln gewährleistet sein (z. B. während Endoskopien).

Beatmungssysteme

Halboffene Systeme

Das Ayre-T-Stück bzw. die Modifikationen davon, v. a. das Mapleson-D-System (Abb. 13.1), werden weiterhin in der Kinderanästhesie angewendet. Die Systeme sind einfach, haben einen kleinen Totraum und einen geringen Widerstand. Ein Nachteil ist der relativ hohe Frischgasfluß (FGF), der notwendig ist, um eine Rückatmung zu vermeiden. Während der Exspirationsphase sammelt sich CO_2 im Ausatmungsschlauch an, und wenn der FGF gering ist, wird das CO_2 nicht weggespült, sondern wird während der nächsten Inspiration rückgeatmet (Abb. 13.2). Vorausgesetzt, daß 1.) das rückgeatmete CO_2 die Alveolen erreicht und 2.) das Kind das erhöhte CO_2-Angebot nicht durch eine erhöhte alveoläre Ventilation kompensieren kann, resultiert daraus ein Anstieg des arteriellen CO_2-Partialdrucks ($paCO_2$). Der Nettoeffekt hängt also von mehreren Faktoren ab:

Mapleson-D-(inklusive Bain)System

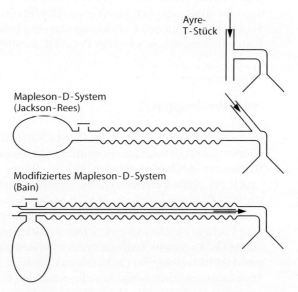

Ayre-T-Stück

Mapleson-D-System
(Jackson-Rees)

Modifiziertes Mapleson-D-System
(Bain)

Abb. 13.1.

7.3

Das T-Stück („the T-piece") wurde 1937 von Phillip Ayre beschrieben. Durch intermittierenden Verschluß des Exspirationsteils des T konnte der Patient auch mit Überdruck beatmet werden. Verschiedene Varianten dieses Systems wurden seither vorgestellt, wobei das Mapleson-D-System am weitesten verbreitet ist (die verschiedenen Systeme wurden 1954 von William Mapleson klassifiziert). Bei allen Systemen wird Frischgas (Pfeile in Abb.) patientennah zugeführt, und das ausgeatmete Gas wird nach Durchströmen durch einen Faltenschlauch entweder über ein Ventil oder durch ein Loch im Beutel (Kuhn-System, Jackson-Rees-System) abgelassen. Beim Bain-System ist der Frischgasschlauch in den Exspirationsschlauch hineingezogen

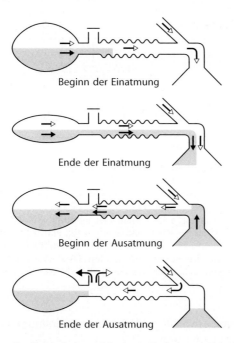

Beginn der Einatmung

Ende der Einatmung

Beginn der Ausatmung

Ende der Ausatmung

Abb. 13.2.   Gasfluß bei einem Mapleson-D-System während Spontanatmung. Die *weißen Pfeile* zeigen den Frischgasfluß, die *schwarzen Pfeile* und die *gestrichelten Flächen* zeigen das Gas, das im Patienten gewesen ist. Während der Exspirationsphase wird das ausgeatmete Gas in den Atemballon hinausgespült. Weil der Frischgasfluß in dem dargestellten Fall im Verhältnis zum Minutenvolumen klein ist, wird ein Teil des Gases während der nächsten Inspiration rückgeatmet

dem FGF, dem inspiratorischen Flußmuster und der Reaktion des Kindes auf CO_2.

Da das inspiratorische Flußmuster bei jedem Kind wieder anders ist, existieren verschiedene Vorschläge, wie hoch der FGF sein soll. Bei Spontanatmung ist es wünschenswert, daß der Patient einen akzeptablen $paCO_2$ aufrechterhält, ohne daß die Atemarbeit deshalb größer wird. Handelt es sich um Säuglinge, bedeutet dies, daß Rückatmung nicht zulässig ist. Ältere Kinder können eine geringgradige CO_2-Rückatmung gut kompensieren. Eine einfache Art zu bestimmen, welcher Fluß verwendet werden soll, ist es, den pCO_2 in der Inspirations- und Exspirationsluft zu messen (Abb. 13.3). Wenn diese Möglichkeit nicht besteht und man eine erhöhte Atemarbeit und Hyperkapnie vermeiden will, kann man den Fluß wählen, der erfahrungsgemäß nicht zu Rückatmung führt. 300 ml/kgKG/min (Minimum 3 l/min, Maximum 9 l/min) sind normalerweise ausreichend.

Bei kontrollierter Beatmung, bei der die Atemarbeit nicht vom Patienten ausgeführt wird, kann man einen niedrigeren

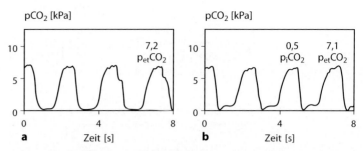

Abb. 13.3 a, b.   In- und exspiratorischer CO_2-Partialdruck (p_iCO_2, $p_{et}CO_2$) gemessen mit einem Hauptstromkapnographen zwischen dem Tubus und dem Konnektor eines Mapleson-D-Systems während Spontanatmung. Der Patient ist ein 2½jähriger Junge mit einem Gewicht von 13 kg, der Halothan-N_2O-O_2 über die Maske atmet. **a** Bei einem Frischgasfluß von 400 ml/kgKG/min treten keine Zeichen der Rückatmung auf. **b** Bei einem Frischgasfluß von 300 ml/kgKG/min ist p_iCO_2 nicht länger 0, trotzdem hat sich $p_{et}CO_2$ nicht erhöht, und die Atemfrequenz ist unverändert. Dies beweist, daß keine wesentlichen Mengen von rückgeatmetem Gas in die Alveolen des Patienten gelangt sind

Fluß von etwa 200 ml/kgKG/min (Minimum 3 l/min, Maximum 9 l/min) verwenden.

Kreissystem   Kreissysteme können auch für Kinder eingesetzt werden (Abb. 13.4). Es empfiehlt sich, für kleine Kinder (z. B. unterhalb 5–10 kg) spezielle Kinderkreissysteme zu verwenden. Diese können sogar für Säuglinge, Neugeborene und Frühgeborene eingesetzt werden. Im Gegensatz zu Erwachsenenkreissystemen zeichnen sie sich durch dünne Schläuche mit niedriger Dehnbar-

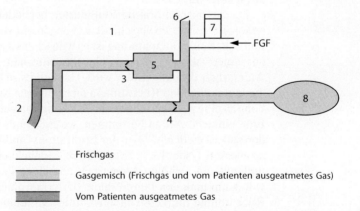

— Frischgas

— Gasgemisch (Frischgas und vom Patienten ausgeatmetes Gas)

— Vom Patienten ausgeatmetes Gas

Abb. 13.4.   Manuelle Beatmung über ein Kreissystem. *1* Kreissystem, *2* endotrachealer Tubus, *3* Inspirationsventil, *4* Exspirationsventil, *5* CO_2-Absorber, *6* Überdruckventil, *7* Verdampfer, *8* Beatmungsbeutel, *FGF* Frischgasfluß

keit (Compliance) und kleinen Y-Stücken mit geringem Totraum aus.

Im Vergleich zu halboffenen Beatmungssystemen kann man bei Kreissystemen geringe Frischgasflows wählen (0,5–1 l/min), und das Absaugen der überschüssigen Anästhesiegase ist problemlos. Das „Verkleben" der Ventilscheiben kann vorkommen und muß als Nachteil gewertet werden, allerdings tritt dieses Problem mit den heutigen Materialien nur selten auf. Das Wahrnehmen (bei der manuellen Beatmung) bzw. das Registrieren (bei der maschinellen Beatmung) von Änderungen der respiratorischen Compliance bei kleinen Säuglingen ist bei halboffenen Systemen theoretisch besser, da die zu komprimierende Luftsäule kleiner ist und keine Ventile bewegt werden müssen. Obwohl wir ein Mapleson-D-System bei Neugeborenen vorziehen, ist die Meinung geteilt, ob dieser Unterschied in der Praxis eine wesentliche Rolle spielt oder nicht.

Anfeuchtung

Der höhere Frischgasfluß, der bei der Verwendung des Mapleson-D-Systems und seinen Varianten benötigt wird, birgt das Risiko einer Austrocknung und Abkühlung der Schleimhäute in sich. Bei Anästhesien, die länger als 30 min dauern, sollten deshalb die Atemgase angefeuchtet und erwärmt werden, z. B. mit einem Feuchtigkeits-/Wärmeaustauscher (FWA). Der Totraum solcher Austauscher sollte möglichst klein sein. Effektive FWA sind auf dem Markt erhältlich, die kleinsten haben ein Totraumvolumen von weniger als 1 ml. Für die Gewichtskategorien unter 5 kg, 5–30 kg und über 30 kg sind FWA-Volumina von 1, 10 und 60 ml akzeptabel. Besteht am Tubus ein großes Leck, ist der FWA weniger effektiv. Will man 100 % angefeuchtetes Gas mit einer bestimmten Temperatur garantieren, ist ein Verdampfer, der die Inspirationsgase aktiv erwärmt, notwendig. Damit keine Wärmeschäden entstehen, sollte in diesem Fall die Temperatur des inspiratorischen Gases kontinuierlich patientennah gemessen werden und zwischen 32 und 37 °C liegen.

Narkosegasbelastung

In der Kinderanästhesie wird das Personal höheren Narkosegasbelastungen ausgesetzt als in der Erwachsenenanästhesie. Die inhalative Einleitung, die halboffenen Systeme und nicht gecufften Tuben sind die Hauptursachen für diesen Unterschied. Verschiedene Möglichkeiten können eingesetzt werden, um die Narkosegaskonzentrationen auch in der Kinderanästhesie unterhalb der festgesetzten Grenzwerte zu halten. Diese betragen in Deutschland, Österreich und der Schweiz für N_2O 100 ppm und für Halothan 5 ppm (Mittelwert während 8 Std.). Hoher Raumluftwechsel, gute Gasabsauganlage, Doppelmasken und Kreissysteme, die mit kleinen Frischgasflüssen betrieben werden, sind effiziente Methoden, um die Narkosegasbelastung niedrig zu halten. Der wichtigste Faktor zur Reduktion dieser Gasbelastung ist jedoch das Einhalten einer optimalen Arbeitstechnik. Dazu gehört Dichthalten der Maske während der Inhalationseinleitung und der vermehrte Einsatz von gemufften Tuben.

Maschinelle Beatmung

Es ist durchaus möglich, auch bei großen, lange dauernden Operationen manuell zu beatmen. Allerdings wird für solche Eingriffe die maschinelle Beatmung bevorzugt, da der Anästhesist hierbei seine Hände für andere Tätigkeiten einsetzen kann. Um einen niedrigen Frischgasfluß wählen zu können, empfiehlt es sich, einen Respirator zu verwenden, der die Beatmung über ein Kreissystem vollzieht (Abb. 13.5 a, b). Allerdings sind auch Respiratoren im Einsatz, die den Patienten direkt beatmen (ganz offenes System, Abb 13.5 c).

„Idealer Respirator" Ein idealer Respirator für die Beatmung von Kindern muß viele Anforderungen erfüllen. Der apparative Totraum, die Widerstände und die Systemcompliance sollten niedrig sein. Die kontrollierte Klimatisierung der Atemgase sollte gewährleistet sein. Obwohl die volumenkontrollierte Beatmung die wichtigste Beatmungstechnik ist, sollte v. a. für Kleinkinder auch druckkontrolliert beatmet werden können. Die Beatmungsfrequenz muß in weiten Bereichen variierbar sein (z. B. zwischen 6 und 60/min), und das Verhältnis der Inspirations- zur Exspirationszeit sollte variabel einstellbar sein. Die genaue Angabe von kleinen Tidalvolumina, die durch eine Änderung des FGF nicht beeinflußt werden, ist eine wünscheswerte Eigenschaft an einen modernen Ventilator.

Die Möglichkeit der PEEP-Beatmung sollte ebenfalls vorhanden sein. Es sollte möglich sein, mit niedrigen Frischgasflows arbeiten zu können. Das Umschalten zwischen manueller und maschineller Beatmung muß einfach und sicher sein. Die Zufuhr und das Messen der inspiratorischen Konzentration von Stickoxid (NO) sollte möglich sein. Alarmvorrichtungen für Beatmungsdrücke, Minutenvolumen und Sauerstoffkonzentration sollten integriert sein.

Beatmungsart Wenn das Kind eine gute Lungenfunktion und der Tubus ein kleines oder gar kein Luftleck hat, kann sowohl die volumenkontrollierte als auch die druckkontrollierte Beatmung gewählt werden. Beim Auftreten einer akuten Verminderung der respiratorischen Compliance (z. B. chirurgische Manipulationen) sind die Auswirkungen allerdings unterschiedlich: im ersteren Fall nimmt der Beatmungsdruck bei gleichbleibenden Atemzugvolumen zu,

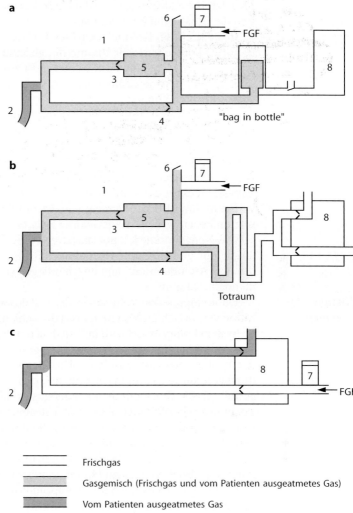

Frischgas

Gasgemisch (Frischgas und vom Patienten ausgeatmetes Gas)

Vom Patienten ausgeatmetes Gas

Abb. 13.5 a–c. Mögliche maschinelle Beatmungsarten während der Anästhesie, wie sie in Basel und Lund eingesetzt werden. **a** Die Beatmung übernimmt ein Respirator, der über einen Druckaufbau in einem geschlossenen System einen Beatmungsbalg komprimiert ("bag in bottle"). Der Beatmungsbalg ist in direktem Kontakt mit dem Kreissystem. Das Frischgas wird über einen Verdampfer ins Kreissystem geleitet. **b** Die Beatmung geschieht direkt durch den Respirator, der während der Inspiration für den Druckaufbau im Kreissystem sorgt. Damit das Gas des Respirators nicht in Kontakt mit dem Patientengas im Kreissystem gelangt, wird ein Totraum zwischen Kreissystem und Respirator geschaltet. Die Frischgaszufuhr ist dieselbe wie bei **a**. **c** Offenes System: Das Frischgas fließt über einen Verdampfer in den Respirator (z. B. Siemens 900 C), über den der Patient direkt beatmet wird. *1* Kreissystem, *2* endotrachealer Tubus, *3* Inspirationsventil, *4* Exspirationsventil, *5* CO_2-Absorber, *6* Überdruckventil, *7* Verdampfer, *8* Beatmungsbeutel, *FGF* Frischgasfluß

im letzteren Fall hingegen bleibt der Beatmungsdruck gleich, und das Tidalvolumen nimmt ab.

Besteht ein großes und variables Luftleck am Tubus, ergibt die druckkontrollierte Beatmung die gleichmäßigeren Verhältnisse, da bei der volumenkontrollierten Beatmung große Unterschiede der Atemzugvolumina, die tatsächlich die Lungen erreichen, auftreten können.

Normalerweise atmen sowohl Kinder als auch Erwachsene mit einem Atemzugvolumen von ca. 7 ml/kgKG. Um einen Patienten korrekt zu beatmen, muß zu diesem Atemzugvolumen der Apparatetotraum und das kompressible Volumen hinzugerechnet werden. Der Apparatetotraum, d. h. das Volumen vom Tubuskonnektor bis zum Y-Stück, kann zwischen 2 und 70 ml variieren und ist u. a. abhängig von der Größe eines evtl. eingesetzten Feuchtigkeits-/Wärmeaustauschers.

Das Neugeborene hat normalerweise eine Atemfrequenz von 30–50/min, und ein Einjähriger atmet mit 20–30 Atemzügen/min, d. h. das Atemminutenvolumen (in ml/kgKG) nimmt mit zunehmendem Alter ab.

Kompressibles Volumen

Das kompressible Volumen ist der Teil des während der Inspiration verabreichten Volumens, das die Schläuche ausdehnt und im System komprimiert wird und an dem der Patient deshalb keinen Anteil hat. Dieses Volumen kann gemessen werden, bevor der Patient angeschlossen wird: Das Beatmungsgerät wird auf druckgesteuerte Beatmung mit einem Druck von 20 cm H_2O eingestellt, das Y-Stück mit dem Daumen zugehalten und dann das exspiratorische Volumen abgelesen. Ein abgemessenes „exspiratorisches" Tidalvolumen von 10 ml bedeutet, daß die Dehnbarkeit (Compliance) des Schlauchsystems 10/20 = 0,5 ml/cm H_2O beträgt. Wenn der Patient während der Inspirationsphase einen Atemwegsdruck von 15 cm H_2O hat, müssen dementsprechend ungefähr 15 · 0,5 ml = 7,5 ml komprimiertes Volumen vom gemessenen Volumen abgezogen werden, um das effektive Atemzugvolumen zu erhalten.

Bei lungengesunden Kindern kann die Einstellung des Beatmungsgerätes bezüglich Tidalvolumen und Frequenz innerhalb breiter Grenzen geschehen. Man sollte jedoch hohe Spitzendrücke (über 25–30 cm H_2O) wegen des Risikos eines Barotraumas vermeiden. Die initiale Einstellung wird zu Beginn berechnet (Tabelle 13.1) und anschließend anhand der endtidalen CO_2-Werte angeglichen und – zumindest bei größeren Eingriffen bzw. bei lungenkranken Patienten – mittels einer Blutgasanalyse kontrolliert.

Beispiel einer initialen Respiratoreinstellung

Das Beispiel in Tabelle 13.1 zeigt ein ganz offenes System. Es berücksichtigt ein „angemessenes" kompressibles Volumen und den Einsatz eines altersentsprechenden FWA (s. S. 285). Das I:E-Verhältnis wird i. allg. 1:2 oder 1:1 eingestellt. Die meisten

Tabelle 13.1. Initiale Einstellung eines Respirators für volumenkontrollierte Beatmung via eines Feuchtigkeits-Wärme-Austauschers, der der Körpergröße des Kindes angepaßt ist (s. S. 285)

Gewicht des Patienten [kg]	Ungefährer Apparatetotraum [ml]	Atemfrequenz [/min]	Atemzugvolumen [ml/kgKG]	Minutenvolumen [ml/kgKG]
2–5	5	30–40	12–-15	400–600
5–10	15	25–35	10–12	300–400
10–15	15	20–30	10	200–300
15–30	15	20	8–9	160–180
30–70	70	20	8	160

Das eingestellte Volumen wird später aufgrund des endtidalen CO_2 und/oder der Blutgase verändert.

Patienten profitieren von einem PEEP zwischen 2 und 5 cm H_2O.

Verwendet man einen Respirator, der den Patienten über ein Kreissystem beatmet (Abb. 13.5 a, b), so muß bei der Einstellung des Atemminutenvolumens auch der in den Kreis zugeführte FGF in die Rechnung miteinbezogen werden. Dabei wird nur der während der Inspirationszeit zugeführte Fluß berücksichtigt. Beträgt z. B. der FGF 3 l/min und das Inspirations-Exspirations-Verhältnis (I:E) 1:1, so muß zusätzlich zum eingestellten Atemminutenvolumen 1,5 l/min hinzugerechnet werden. Werden niedrige Frischgasflows verwendet (0,5–1 l/min), reduziert sich dieses Problem. Bei modernen, integrierten Respiratoren wird dieser Faktor mittels der sog. Frischgasentkoppelung automatisch berücksichtigt, so daß keine Korrekturen mehr notwendig sind.

Venöse Zugänge und Kontrolle der Infusionen

Kanülen   Der Außendruchmesser einer Kanüle. Diese Größe wird häufig mit einer Zahl und dem englischen Begriff „Gauge" (G) gekennzeichnet. 24-G-Kanülen werden vorwiegend für Neugeborene und kleine Säuglinge verwendet, allerdings empfiehlt es sich – sofern möglich –, für die schnelle Verabreichung von Volumen in dieser Altersgruppe eine 22-G-Kanüle zu verwenden. Bei Kindern > 1 Jahr werden meistens 24- oder 22-G-Kanülen verwendet. Rechnet man damit, daß Volumen schnell verabreicht werden muß, werden bei Kleinkindern und Kindern 20-G- oder 18-G- und bei Adoleszenten 16-G- oder 14-G-Kanülen verwendet. Nach kleinen Eingriffen ist es für das Kind angenehmer, wenn die Infusion entfernt wird. Will man die Kanüle aber belassen (z. B. für die Zufuhr von Medikamenten), kann ein spezieller

Plastikmandrin in die Kanüle eingeschoben werden, damit sie nicht verstopft. Als Alternative kann die Kanüle auch mit 1–2 ml heparinhaltiger NaCl-Lösung gespült werden (10–20 IE Heparin/ml).

Dreiwege-hähne

Lufteintritt ins Infusionssystem (und damit ins venöse System des Patienten) sollte, wenn immer möglich, vermieden werden, da etwa 20 % aller Kinder ein offenes Foramen ovale haben und Luft unter bestimmten Umständen in den linken Kreislauf gelangen kann. Dreiwegehähne oder sog. T-Anschlußstücke mit Gummimembranen zur Injektion von Medikamenten sollten deshalb bei allen venösen Zugängen vorhanden sein. T-Anschlußstücke haben einen kleineren Totraum als Dreiwegehähne, andererseits kann sich das Personal durch Nadelstiche verletzen, und die Gefahr der Diskonnektion ist größer, sofern kein Luer-lock-Ansatz vorhanden ist. Dreiwegehähne sollten nicht direkt an intravenöse Kanülen konnektiert werden, da beim Manipulieren die Kanüle leicht abknicken oder aus der Vene herausrutschen kann. Dieses Problem kann umgangen werden, wenn ein Dreiwegehahn mit einer kurzen Verlängerung eingesetzt wird (Abb. 8.3, S. 190).

Werden Medikamente über einen Dreiwegehahn verabreicht, kann ein Teil davon in der zuführenden Öffnung verbleiben (ca. 0,03 ml). Wenn das Kind klein ist und man konzentrierte Lösungen von z. B. Muskelrelaxanzien oder potente Analgetika verwendet, müssen die Dreiwegehähne deshalb nach jeder Injektion ausreichend durchgespült werden.

Infusions-ausrüstung

Um eine akzidentelle Volumenüberlastung bei Kleinkindern zu verhindern, kann man Dosierkammern verwenden, die zwischen Infusionsbehältern und Patienten geschaltet werden („Metriset"). Wünscht man eine genaue Kontrolle der Einfuhrgeschwindigkeit, muß eine Infusionspumpe (Infusomat) oder eine Spritzenpumpe (Perfusor) verwendet werden. Die exakte Zufuhr von vasoaktiven Substanzen wird meistens mittels einer Spritzenpumpe (Perfusor) durchgeführt. Beide Systeme können einen hohen Druck erzeugen, wenn die Infusionsleitung verstopft ist. Dies kann zur Folge haben, daß es bei niedriger Infusionsgeschwindigkeit lange Zeit dauern kann, bevor man entdeckt, daß der Patient eine wichtige Substanz nicht bekommen hat. Wird der Infusionsstopp dann behoben, wird plötzlich ein Bolus infundiert, was gefährlich sein kann, wenn die Flüssigkeit ein vasoaktives Medikament enthält. Die Messung des Infusionsdrucks und das Einstellen einer Alarmgrenze zwischen 100 und 300 mmHg reduziert die Inzidenz und den Schweregrad solcher Komplikationen.

Wenn möglich sollen Spritzenpumpen immer in der gleichen Höhe (in bezug auf den Patienten) fixiert sein, da beim plötzlichen Hochheben der Pumpe durch den erhöhten hydrostatischen Druck ein Bolus von 0,1-1,5 ml (je nach Hersteller9 infundiert wird, während beim Senken der Pumpe dem Patienten während kurzer Zeit (einige Sekunden bis mehrere Minuten gar nichts mehr infundiert wird. Wenn die Pumpe bewegt werden muß (Transport, etc.), so soll sie von Patienten diskonnektiert werden, z. B. indem man einen Dreiwegehahn zum Patienten hin verschließt und zur Pumpe hin öffnet. Bevor die Pumpe wieder konnektiert wird, sollen die zuführenden Infusionsschläuche geflusht werden.

Kleinkindern werden Blutprodukte und andere Plasmaexpander am einfachsten manuell mit einer 10- oder 20-ml-Spritze über einen Dreiwegehahn gegeben.

Müssen große Flüssigkeitsvolumina innerhalb kurzer Zeit infundiert oder transfundiert werden, kann ein eigens dafür konstruiertes Infusionsgerät (Flüssigkeitswärmer, Level 1) verwendet werden. Es ist charakterisiert durch 2 separat bedienbare Druckkammern, in denen Infusions- oder Blutbeutel aufgehängt werden können. Durch einen einfachen Schalter wird ein Druck von 300 mmHg aufgebaut. Die Flüssigkeit wird dann über einen großlumigen Infusionsschlauch und über ein effizientes Wärmesystem dem Patienten zugeführt.

Temperaturkontrolle

Sowohl Hyper- als auch Hypothermie kann sich negativ auswirken. Weil Kinder eine relativ große Körperoberfläche haben, geschieht die Wärmeabgabe und -aufnahme rascher als bei Erwachsenen.

Monitoring   Die Kerntemperatur kann im Rektum, Ösophagus, Nasopharynx, in der Harnblase oder im Gehörgang gemessen werden. Die Registrierung in der Axilla ist bei kurzen Eingriffen einfach, sie entspricht ebenfalls der Kerntemperatur, sofern die Messung direkt über der A. axillaris erfolgt und der Arm adduziert ist. Bei intubierten Kindern kann ein Ösophagusstethoskop mit einem eingebauten Thermometer oral eingeführt werden; man kann damit zusätzlich Herztöne und Atemgeräusche abhören (Abb. 2.5, S. 49). Die kombinierte Sonde soll dabei im distalen Ösophagus zu liegen kommen, da hier die Temperatur der Atemgase aus der Trachea die Messung am wenigsten beeinflußt.

**Raum-
temperatur**

Ohne spezielle wärmeerhaltende Maßnahmen kann eine normale Raumtemperatur im Operationssaal (20–22 °C) zu raschen Wärmeverlusten führen. Eine hohe Raumtemperatur ist wichtig zur Erhaltung der Körpertemperatur, beträgt sie 30–32 °C, sind andere wärmeerhaltenden Maßnahmen kaum mehr notwendig. Da diese Temperatur jedoch in den meisten Operationssälen nicht zur Verfügung steht und zudem von den Operateuren kaum toleriert würde, ist es bei großen Operationen an Säuglingen oder kleinen Kindern üblich, die Raumtemperatur auf 24–26 °C einzustellen.

Warmluftgerät

Der Einsatz eines Warmluftgeräts erlaubt es in den meisten Fällen, eine normale Raumtemperatur (20–22 °C) beizubehalten. Dieses Gerät (z. B. Bair Hugger) führt warme Luft in die Hohlräume einer speziellen Wärmedecke, die direkt auf den Patienten gelegt wird. Die Decke hat auf Patientenseite eine große Zahl von Löchern, durch die die warme Luft auf die Haut des Patienten gelangt. Die Temperatur der eingeblasenen Luft kann in verschiedenen Stufen zwischen Raumlufttemperatur und 43 °C variiert werden, so daß das System zum Kühlen oder zum Aufwärmen benützt werden kann. Wärmedecken werden in verschiedenen Größen und Formen angeboten, so daß bei verschiedenartigen Eingriffen die durchströmende Luft mit mehr oder weniger großen Arealen der Haut in Kontakt steht und damit seine konvektive temperaturregulatorische Wirkung erzielt. Erfahrungsgemäß ist es möglich, eine normale Körpertemperatur aufrechtzuerhalten, wenn lediglich 1/3 der gesamten Körperoberfläche mit der Wärmedecke abgedeckt wird.

**Infusionen
und Spül-
lösungen**

Spüllösungen sollten am besten vor der Verwendung erwärmt werden – bei Zystoskopie und Elektroresektion von Urethralklappen bei einem Neugeborenen benötigt man große Volumina Spülflüssigkeit im Verhältnis zur Größe des Patienten, und die Abkühlung kann beträchtlich werden, wenn die Spülflüssigkeit kalt ist. Das Aufwärmen von relativ langsam (< 15 ml/kgKG/h) verabreichten Infusionslösungen trägt wenig zur Aufrechterhaltung der Körpertemperatur bei.

Notfallausrüstung

Ein Defibrillator sollte bei jeder Anästhesie innerhalb kurzer Zeit zur Verfügung stehen. Beatmungs- und Intubationsausrüstung für jedes Alter, intravenöse Kanülen und Medikamente sollten zur Verwendung bei Anästhesien außerhalb der eigenen Operationsabteilung und für Transporte von instabilen Patienten in einem speziellen Notfallkoffer bereitstehen. Ein sich selbst füllender Beatmungsbeutel und eine Flasche mit komprimiertem Sauerstoff sollten ebenfalls für Transporte und Notfalleinsätze zur Verfügung stehen.

Überwachung

Monitorunabhängige Überwachung

Die Sicherheitsgrenzen sind bei Anästhesien von Kleinkindern eng, deshalb sind gut funktionierende Überwachungsmaßnahmen und Monitore unabdingbar. Es muß jedoch betont werden, daß wichtige Informationen auch durch Beobachten, Fühlen und Abhören eingeholt werden können. Dazu gehört die Palpation und Interpretation der zentralen und peripheren Pulse, das Abschätzen der peripheren Durchblutung, die Beurteilung der Atembewegungen und der Atemgeräusche usw. Nur wenn Übung im Erheben solcher Befunde besteht und wenn sie mit den gemessenen Werten in Beziehung gebracht werden, besteht auch Gewähr dafür, daß sie beim Ausfall eines Monitors richtig interpretiert werden. Gegen diese „klinischen" Informationen müssen die Befunde von anderen Arten des Monitorings abgewogen werden. Plötzlich auftretende, starke Abweichungen der Meßwerte müssen primär ernst genommen werden und dürfen nicht als „Artefakte" verharmlost werden. Stimmen die Meßwerte nicht mit dem klinischen Bild überein, sollten sie mit einer einfachen und direkten Methode bestätigt oder widerlegt werden, bevor mit einer Therapie begonnen wird.

Stethoskop

Das Stethoskop kann über der linken oberen Thoraxhälfte (präkordial) plaziert werden, oder man kann die Herz- und Beatmungsgeräusche mit einem Ösophagusstethoskop auskultieren. Als einfaches Überwachungsinstrument ist das Stethoskop vielseitig verwendbar und kann zur raschen Diagnostik bei Veränderungen der Beatmung und Herzfrequenz verwendet werden. Die Lautstärke der Herztöne gibt einen Hinweis auf die Füllung und die Kontraktionskraft des Herzens. Das Stethoskop hat deshalb eine lange Tradition in der Kinderanästhesie, und viele sehen die kontinuierliche Auskultation als unumgänglich an. Ein einfacher Stethoskopschlauch mit passenden Ohrstücken erleichtert die Benutzung, das System schränkt aber die Bewegungsfreiheit des Anästhesisten ein. In der Praxis ist die Auskultation selten kontinuierlich und wird häufiger angewandt, um Veränderungen von Beatmung und Kreislauf zu verifizieren, die auf andere Weise bemerkt werden.

Elektrokardiogramm

Das EKG ist für die zuverlässige Anzeige der Herzfrequenz und die Diagnostik von Arrhythmien auch in der Kinderanästhesie wertvoller Monitor. Arrhythmien treten v. a. bei Kindern auf, die ein vorbestehendes kongenitales Herzvitium haben. Bei sonst gesunden Kindern sind schwerwiegende Arrhythmien selten, können aber unter bestimmten Umständen, wie z.B. bei einer unbeabsichtigten intravasalen Injektion von Lokalanästhetika, auftreten.

Ein anderer Grund für die Verwendung des EKG ist die Möglichkeit, die Herzfrequenzanzeige des Pulsoxymeters mit derjenigen des EKG zu vergleichen, bei einer Differenz handelt es sich meistens um eine Artefaktanzeige, und der angezeigte Sättigungswert ist nicht mehr verwertbar.

Ischämisch bedingte ST-Veränderungen können bei herzkranken Kindern manchmal beobachtet werden. Bei herzgesunden bedeuten sie eine Rarität, können aber bei extremer Hämodilution als Warnzeichen dienen.

Blutdruckmessung

Die Blutdruckmessung ergibt wesentliche Informationen über den Kreislaufstatus des Patienten. Eine nichtinvasive (unblutige) Messung mit einer Manschette über dem Oberarm ist meistens ausreichend. Der Blutdruck kann auch am Ober- oder Unterschenkel gemessen werden, allerdings ist die Korrelation zu den am Arm gemessenen Werten unbefriedigend, so daß es spezielle Normwerte für diese Lokalisationen gibt.

Manschetten-breite und -länge

Die Wahl der Manschette ist wichtig, da zu schmale Manschetten deutlich falsch-hohe Werte ergeben können. Auf der anderen Seite ist das Ausmaß von falsch-tiefen Werten bei der Verwendung von zu breiten Manschetten zu vernachlässigen. Die breiteste Manschette, die am Oberarm Platz hat, ohne auf die Humerusepikondylen zu drücken, sollte deshalb gewählt werden. Eine Manschette kann auch zu kurz sein, die aufblasbare Gummimanschette sollte den Oberarm zu mindestens 3/4, besser vollständig umfassen (Abb. 13.6).

Meistens ist die Messung des systolischen Drucks ausreichend. Dies kann mit einem gewöhnlichen Blutdruckmanometer unter Palpation des peripheren Pulses erfolgen. Ist die Palpation schwierig oder intraoperativ nicht möglich, kann die Messung durch eine Dopplersonde, die über der A. radialis plaziert ist, erleichtert werden. Eine weitere Alternative ist die Anwendung eines Pulsoxymeters zur distalen Pulsanzeige. Der Sensor des Pulsoxymeters wird über einem Finger oder über der Mittelhand plaziert. Die Blutdruckmanschette wird anschließend langsam aufgepumpt, bis die Signale des Pulsoxymeters verschwinden,

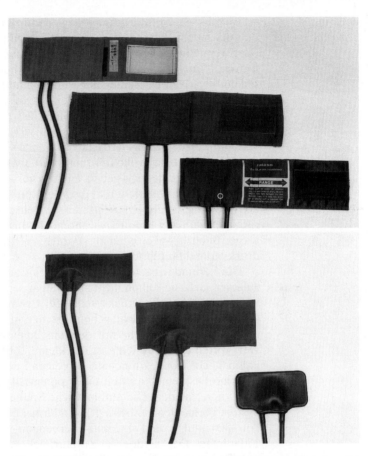

Abb. 13.6 a, b.   Obwohl die 3 Blutdruckmanschetten in **a** ungefähr gleich groß sind, ergibt nur die in der Mitte abgebildete Manschette korrekte Werte. Der Grund dafür ist in der zu schmalen *(links oben)* bzw. der zu kurzen *(rechts unten)* Gummimanschette zu suchen (**b**)

wobei der Blutdruck auf einem Quecksilbermanometer abgelesen wird. Die Geschwindigkeit, mit der aufgepumpt wird, muß den Signalen des Pulsoxymeters angepaßt werden. Bei zu raschem Aufpumpen kann nicht genau abgelesen werden, bei zu langsamem Aufpumpen ertönt der Alarm wegen zu schlechter Signalqualität.

Automatische Instrumente   Die Zuverlässigkeit und Genauigkeit von automatischen Blutdruckmeßgeräten vom oszillometrischen Typ sind gut. Idealerweise sollte es möglich sein, mit einem einzigen Gerät den Blutdruck der Patienten aller Alterskategorien zu messen. Automatische Geräte sind v. a. dann nützlich, wenn der Blutdruck sich in physiologischen Bereichen hält. Tritt eine ausgeprägte Hypotension auf, werden die Meßwerte häufig ungenau, oder es können gar keine Oszillationen mehr detektiert werden.

Invasive
Druckmessung

Eine invasive Blutdruckmessung ist indiziert, wenn während oder nach dem Eingriff eine Kreislaufinstabilität zu erwarten ist oder wenn mit großen Flüssigkeitsverschiebungen oder respiratorischen Entgleisungen gerechnet werden muß. Der Hauptvorteil der invasiven Druckmessung ist die kontinuierliche Anzeige des Blutdrucks. Dies erlaubt es, bei Entgleisungen sofort eine adäquate Therapie zu beginnen, ohne daß ein pathologischer Wert zuerst noch verifiziert werden muß, wie das bei der nichtinvasiven Messung i. allg. der Fall ist. Weiter kann das Aussehen der Druckkurve wertvolle Informationen über die Kontraktilität und Füllung des Herzens geben. Ein rascher Anstieg der systolischen Druckkurve spricht für eine gute Kontraktilität. Bei einer Hypovolämie ist die Druckdifferenz systolisch-diastolisch niedrig, zudem fällt der Blutdruck während der Inspiration stärker ab als gewöhnlich, was zu einer ausgeprägten atemsynchronen Blutdruckvariabilität führt.

Die Verbindungsschläuche sollten keine zu große Dämpfung zulassen, d. h. sie sollten nicht zu dehnbar sein. Im allgemeinen werden gewöhnliche Drucksysteme für Erwachsene verwendet, die mit kurzen steifen Schläuchen versehen sind. Es werden aber auch spezielle Schläuche mit dünnem Innenlumen angeboten. Der Vorteil dieser Systeme ist der kleine Totraum bei Blutentnahmen. Die Konnektionen müssen einen Luerverschluß haben, um eine Diskonnektion mit einer potentiell gefährlichen Blutung zu vermeiden. Die automatische Spülung, die bei diesem System vorhanden ist, beträgt 3–4 ml/h bei einem Zufuhrdruck von 300 mmHg und 1–2 ml/h bei einem Zufuhrdruck von 150 mmHg. Der niedrigere Zufuhrdruck reicht bei Kindern unter 1 Jahr aus. Als Spülflüssigkeit wird vorzugsweise NaCl 0,9 % verwendet, der Zusatz von 1–2 IE Heparin/ml vermindert die Wahrscheinlichkeit einer Thrombosierung des kanülierten Gefäßes.

Die kontinuierliche oder intermittierende Überwachung des Blutdrucks gehört in unseren Abteilungen zu den minimalen Sicherheitsvorschriften (s. S. 407). In Lund wird manchmal bei kurzen Maskenanästhesien darauf verzichtet.

Zentralvenen-
druck

Wird ein zentraler Venenkatheter vor der Operation eingelegt (s. Kap. 14, S. 308) oder kommt das Kind mit einem solchen Katheter in den Operationssaal, wird empfohlen, den zentralen Venendruck (ZVD) zu messen. Insbesonders als Verlaufsparameter kann er nützlich sein.

Druck im
kleinen
Kreislauf

Der Pulmonalisdruck ist von großem Interesse im Zusammenhang mit Operationen einer Zwerchfellhernie bei Neugeborenen und Herzfehlern mit pulmonaler Hypertension. Perkutan eingelegte Pulmonaliskatheter werden jedoch selten verwendet, weil die Katheter bei kleinen Kindern zu dick sind. Bei herzchirurgischen Eingriffen ist es häufig einfacher, einen dünnen Katheter direkt in die A. pulmonalis einzulegen.

Pulsoxymetrie

Das Pulsoxymeter ist der Monitor, der – als Einzelinstrument angewendet – die nützlichsten Informationen liefert. Vielerorts werden keine Anästhesien mehr ohne dieses Meßgerät durchgeführt. In unseren Abteilungen gehört die kontinuierliche Messung der O_2-Sättigung zu den minimalen Sicherheitsvorkehrungen (s. Anhang A, S. 407). Wie alle Monitore ist aber auch das Pulsoxymeter in seiner Aussage limitiert.

Da das Blut bereits bei einem p_aO_2-Wert von ca. 13 kPa zu 99–100 % gesättigt ist (Abb. 1.5, S. 6), kann das Pulsoxymeter nicht zwischen Normoxie und Hyperoxie unterscheiden. Bei Anästhesien von Frühgeborenen, bei denen eine Hyperoxie wegen der Gefahr von Retinaschäden vermieden werden sollte, ist das Pulsoxymeter deshalb kein ideales Überwachungsinstrument. Weil das Gerät leicht zu handhaben ist und eine kürzere Antwortzeit auf Änderungen des Sauerstoffs im Blut hat als transkutane Meßgeräte, wird es trotzdem auch bei diesen Patienten immer benutzt (s. auch S. 13).

Manchmal besteht eine schlechte Übereinstimmung zwischen der O_2-Sättigung (S_aO_2), welche man anhand des O_2-Partialdrucks (p_aO_2) erwartet, und dem Sättigungswert, den man vom Pulsoxymeter erhält (S_pO_2). Dies kann evtl. auf die Verschiebung der O_2-Dissoziationskurve nach rechts (Azidose, hoher 2-3-DPG-Gehalt) oder nach links (Hypothermie, Alkalose, hoher Gehalt von fetalem Hämoglobin) zurückgeführt werden. Ebenso muß berücksichtigt werden, daß die O_2-Sättigung beim Neugeborenen mit offenem Ductus Botalli im rechten Arm höher sein kann als an anderen Meßorten. Es kann aber auch daran liegen, daß die Kalibrierung des Pulsoxymeters (insbesondere in hypoxischen Bereichen) ungenau ist.

Neben der Verarbeitung des Pulsoxymetersignals (Software) ist die Konstruktion des Sensors wichtig. Er muß festsitzen, ohne jedoch das Gewebe zu komprimieren, und er soll unempfindlich gegenüber von außen einfallendem Licht sein. Bei einer zu festen Fixation mit Klebeband können v. a. bei schlechter peripherer Perfusion und bei lange dauernden Operationen Druckschäden vorkommen. Nicht selten wird ein Pulsoxymeter fälschlicherweise so an einem Körperteil angebracht, daß nur ein Teil des emittierten Lichts durch das Gewebe dringt, ein anderer Teil erreicht den lichtempfindlichen Detektor direkt über die dazwischen liegende Luft (Penumbra-Effekt). Dieser Fehler führt zu falsch-tiefen Pulsoxymeterwerten.

Die Instruktionen des Herstellers müssen befolgt werden, und man sollte unterschiedliche Größen und Typen von Sensoren haben, so daß man ausprobieren kann, welcher bei dem jeweiligen Patienten die besten Signale gibt. Leider werden die Messungen durch Bewegungen gestört, was die Verwendbarkeit während der Ein- und Ausleitungsphase etwas vermindert. Wenn die durch das Pulsoxymeter gemessene Herzfrequenz nicht mit derjenigen des EKG übereinstimmt, sollte die S_aO_2-Messung nicht akzeptiert werden.

Transkutanes pO_2

Bei diesen Techniken wandert der im Blut gelöste Sauerstoff durch das Kapillarnetz der Haut und eine dünne Membran in die Meßeinheit des transkutanen pO_2-Meßgeräts und wird dort mit einer polarographischen Elektrode gemessen. Das Instrument mißt den O_2-Partialdruck im arterialisierten Kapillarblut dadurch, daß die Haut auf ca. 43 °C erwärmt wird. Der transkutane O_2-Wert ($p_{tc}O_2$) entspricht demzufolge dem arteriellen pO_2. Ist die Hautperfusion schlecht (beginnender Schockzustand) oder ist die Haut zu dick (größere Kinder und Erwachsene), vermindert sich die Genauigkeit. Der Sensor sollte mindestens alle 4 h umplaziert werden, um Verbrennungen zu vermeiden. Weil mit dem Meßgerät der O_2-Partialdruck kontinuierlich gemessen werden kann, erhält es einen großen Stellenwert bei der Behandlung von Frühgeborenen, da hyperoxische Werte vermieden werden können und dadurch das Risiko der Neugeborenenretinopathie herabgesetzt wird (s. Kap. 1, S. 11). Das Meßgerät wird deshalb und wegen der geringen Empfindlichkeit gegenüber Bewegungsartefakten v. a. auf der Neugeborenenintensivstation verwendet. Es muß vor Gebrauch während ungefähr 10 min geeicht werden, es ist empfindlich gegenüber Veränderungen der Perfusion, und volatile Anästhetika können die Messung beeinträchtigen; aus diesen Gründen wird es im Operationssaal selten eingesetzt.

Kapnographie

Der Kapnograph oder das CO_2-Meßgerät gestattet eine schnelle Diagnostik der ösophagealen Intubation, Veränderungen im Metabolismus (z. B. bei maligner Hyperthermie) sowie der Lungendurchblutung (Abb. 13.7). Im allgemeinen wird der CO_2-Partialdruck (pCO_2) dadurch gemessen, daß infrarotes Licht einer gewissen Wellenlänge durch die Exspirationsluft gesendet wird. Das Licht wird im Verhältnis zur Anzahl CO_2-Moleküle absorbiert, was von einem kleinen lichtempfindlichen Detektor registriert wird. Beim sog. Hauptstromkapnographen ist der Meßkopf über einer Küvette im Luftstrom plaziert, beim Seiten-

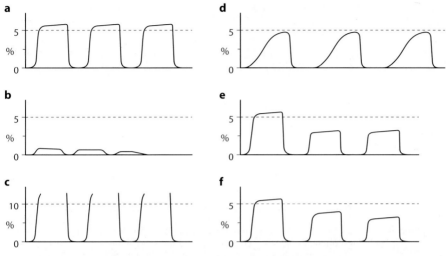

Abb. 13.7 a–f.   Interpretation des Kapnogramms. **a** Normales Kapnogramm. **b** Ösophageale Intubation. Während der Maskenbeatmung kann wenig CO_2 in den Magen gelangen. Dementsprechend kann initial ein CO_2-Signal registriert werden. Nach 3–5 Atemzügen fällt die CO_2-Konzentration jedoch auf 0 % ab. **c** Maligne Hyperthermie. Eines der frühesten Zeichen der malignen Hyperthermie ist die Zunahme der CO_2-Produktion und damit das Ansteigen des petCO$_2$. **d** Partiell obstruierte Atemwege. Ein deformiertes Kapnogramm ohne richtiges Plateau ist ein Hinweis dafür, daß die Exspiration teilweise obstruiert ist wie beim Asthma bronchiale, Bronchospasmus und partiell verstopftem oder abgeknicktem Tubus. **e** Der plötzliche Abfall des petCO$_2$ von einem normalen auf ein tieferes Niveau kann beim Verrutschen des Tubus von der Trachea in den rechten Hauptstamm oder bei einer plötzlichen Obstruktion eines Bronchus beobachtet werden. **f** Ein exponentieller Abfall des petCO$_2$ innerhalb einiger weniger Atemzüge tritt auf bei akuter Lungenembolie (Luft oder Thrombus), plötzlich einsetzender Herzinsuffizienz (z. B. Obstruktion einer Koronararterie), Hypovolämie durch massiven Blutverlust oder bei ausgeprägter Hyperventilation.

stromkapnographen wird Gas in eine Meßkammer aspiriert und dort analysiert.

Am geeignetsten sind die Kapnographen, die sowohl den exspiratorischen als auch den inspiratorischen pCO$_2$ messen und das Ergebnis graphisch darstellen können (Abb. 13.3).

Die Anschlagzeit ist die Zeit, die der Kapnograph benötigt, um eine plötzlich auftretende Konzentrationsänderung anzuzeigen. Meistens wird dabei die Zeit gemessen, die verstreicht, bis die Anzeige von 10 % auf 90 % der gesamten Konzentrationsänderung angestiegen ist. Beim Hauptstromkapnographen ist diese Zeit kurz (10–50 ms). Da die Konzentration der Gasfront während der Passage durch den Ansaugschlauch „verschmiert", ist sie beim Seitenstromkapnographen länger (85–300 ms) und abhängig von der Länge und Beschaffenheit des Ansaugschlau-

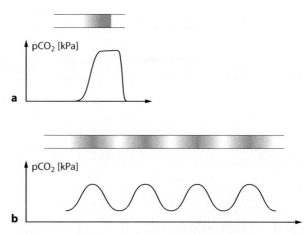

Abb. 13.8 a, b.
a CO$_2$-haltiges Gas wird in einem Sammelschlauch eines Seitenstromkapnographen angesogen. Erreicht dieses Gas die Meßkammer, so entsteht daraus ein Signal. Solange die Fronten scharf begrenzt sind, resultiert daraus ein Kapnogramm, das einen steilen Anstieg und Abfall hat. **b** Werden mehrere Impulse von schnell sich ändernden CO$_2$-Gasstößen angesaugt, so erreichen sie die Meßkammer „verschmiert". Sowohl der Anstieg als auch der Abfall sind nicht mehr klar definiert, und die Ausschläge erreichen die Basislinie und die Maximalwerte nicht mehr. Diese Situation kann beim Säugling eintreten, der eine schnelle Spontanatmung hat (oder mit hoher Frequenz beatmet wird). Der höchste angezeigte Wert entspricht in dieser Situation nicht mehr dem echten „endtidalen" Wert

ches. Ändert sich der pCO$_2$ sehr schnell (z. B. spontanatmender Säugling), können Kapnographen mit langer Anschlagzeit die echten Werte nicht mehr angeben. Es entsteht dann eine Wellenlinie, deren Spitzen und Täler nicht den tatsächlichen Extremwerten entsprechen, anstelle eines Kapnogramms (Abb. 13.8).

Die Qualität der Kurve kann dadurch verbessert werden, daß das Gas von der Spitze des Trachealtubus aus angesogen wird. Gerade bei kleinen Säuglingen ist diese Lösung jedoch auch nicht ideal, da durch dieses zusätzliche Lumen der Innendurchmesser des Tubus verkleinert wird, das kleine Lumen gerne verstopft und zudem diese Tuben bedeutend teurer sind. Wird am proximalen Ende des Tubus Gas abgesaugt (zwischen Tubus und Y-Stück), muß insbesondere bei der Verwendung von halboffenen Systemen darauf geachtet werden, daß das angesaugte Exspirationsgas nicht durch Frischgas kontaminiert wird.

Wird der Kapnograph unmittelbar nach der Intubation angeschlossen, kann er die Lage des Tubus in der Trachea dokumentieren. Zwar kann sich CO$_2$ auch im Magen befinden, wenn der Patient vor der Intubation über eine Maske beatmet worden ist, aber nach einer ösophagealen Fehlintubation wird dieses CO$_2$ rasch wegventiliert (Abb. 13.7 b). Wenn das Meßgerät nach den

ersten Atemzügen einen endtidalen CO_2-Partialdruck über
3 kPa anzeigt, der während 5–10 Atemzügen konstant bleibt,
liegt der Tubus im richtigen Lumen.

Bei Herz-Lungen-gesunden Kindern ist der endtidale CO_2-
Partialdruck ($p_{et}CO_2$ = Partialdruck am Ende der Exspiration)
fast genauso groß wie der p_aCO_2. Bei Obstruktion der kleinen
Atemwege und erhöhter Totraumventilation steigt die Differenz
zwischen p_aCO_2 und $p_{et}CO_2$ an. Auch bei Kindern mit kardialem
Rechts-links-Shunt besteht eine Differenz, weil das CO_2-reiche
venöse Blut die arterielle Seite ohne Lungenpassage erreicht.
Der p_aCO_2 ist deshalb höher als der $p_{et}CO_2$. Der Unterschied
steigt mit ca. 0,5 kPa pro 10 % Senkung der arteriellen O_2-Sätti-
gung an. (Bei einem Kind mit Fallot-Tetralogie, das lungengesund
ist, eine O_2-Sättigung von 80 % und ein $p_{et}CO_2$ von 4,0 kPa hat,
kann man deshalb erwarten, daß der p_aCO_2 ca. 5,0 kPa beträgt).

Die Kapnographie ergibt ebenfalls wertvolle Aufschlüsse
über die Kreislaufverhältnisse. Ein Abfall des $p_{et}CO_2$ innerhalb
weniger Atemzüge spricht für eine herabgesetzte Lungendurchblutung (Abb. 13.7 a–f). Die Ursache kann eine schwere
Blutung, eine Kompression der oberen oder unteren Hohlvene,
eine Luftembolie oder eine Kompression der A. pulmonalis
sein.

In unseren Abteilungen gehört die kontinuierliche Messung
des CO_2-Partialdruck zu den minimalen Sicherheitsvorschriften (s. Anhang A, S. 407).

Analyse der anderen in- und exspiratorischen Gase

Die Messung der O_2-Konzentration in der Inspirationsluft ist in
den meisten Ländern Vorschrift, es sollte keine Anästhesie
durchgeführt werden ohne diese Information. Die Kalibrierung
und Einstellung der unteren und oberen Alarmgrenze muß vor
der Einleitung kontrolliert werden. Die Messung der exspiratorischen (endtidalen) Konzentration kann ebenfalls wertvolle
Informationen liefern, z. B. gibt sie an, wie gut ein Patient prä-
oxygeniert ist. Allerdings ist dazu ein Meßgerät mit kurzer
Anschlagzeit erforderlich.

Die Messung der Inhalationsanästhetika erfolgt meistens mittels Infrarotabsorption. Die Meßgeräte können vor fehlerhaft
arbeitenden Verdampfern warnen. Sie eignen sich ebenfalls gut
zu Unterrichtszwecken, da die Pharmakokinetik damit eindrück-
lich demonstriert werden kann. Die Messung bei Low-flow-
Anästhesien (Einsatz von Kreissystemen mit Frischgasflows
unter 2–3 l/min) kann wertvoll sein, da die Konzentration des
zugeführten Frischgases stark differieren kann von derjenigen
des eingeatmeten Gases.

Muskelfunktion

Es besteht eine beträchtliche Variation in der Wirkungsdauer der Muskelrelaxanzien zwischen einzelnen Individuen, und man kann keine zuverlässige Voraussagen für einen bestimmten Patienten machen. Der Einsatz eines Nervenstimulators erleichtert deshalb in vielen Fällen die Dosierung dieser Medikamente, und die Indikation zur Verabreichung von Antagonisten (s. unten) kann besser gestellt werden.

Bei bauchchirurgischen und orthopädischen Eingriffen ergibt die klinische Beurteilung meistens ausreichende Informationen, aber bei Eingriffen, bei denen die Muskelrelaxation absolut zuverlässig sein muß, z. B. bei Operationen am Gehirn, Innenohr oder Augen, garantiert der Nervenstimulator, daß der Patient gut relaxiert ist, ohne daß Relaxanzien überdosiert werden.

Wie beim Erwachsenen werden 2 Elektroden über dem N. ulnaris plaziert (Abb. 2.5, S. 49), wobei die negative Elektrode (schwarz gekennzeichnet) distal liegen sollte. Die Adduktionskraft des Daumens kann dann entweder mit einem Myographen genau gemessen oder visuell bzw. taktil abgeschätzt werden. Der Einsatz und die Aussagekraft des Nervenstimulators unterscheiden sich nicht grundsätzlich von denjenigen bei Erwachsenen. Bei nicht relaxierten Säuglingen im Alter < 12 Wochen nimmt aber die Kraft während einer Tetanusstimulation mit 50 Hz kontinuierlich ab („fading"), während beim älteren Kind oder beim Erwachsenen die Kraft gleich bleibt.

Wird nur die erste Adduktion bei der Train-of-four-Stimulation (= 4 definierte Stromstöße, die in 0,5-s-Abständen hintereinander verabreicht werden) gesehen oder gefühlt, hat der Patient eine Blockade von ungefähr 90 %, werden die ersten 3 Adduktionen gesehen, so entspricht dies ungefähr einer Blockade von 80 %. In der Praxis gibt man gewöhnlich eine Wiederholungsdosis (s. Tabelle 6.5, S. 146), wenn die 1. Adduktion auftritt.

Allerdings ist zu bedenken, daß – wie beim Erwachsenen – die taktile Messung ungenau ist und die Beurteilung, ob alle 4 Ausschläge tatsächlich gleich stark sind (mit einem Myographen gemessen), nicht zuläßt. Da aber das Anbringen eines Myographen aufwendig ist, beurteilen wir die Train-of-four-Stimulation mehrmals hintereinander, und nur wenn alle 4 Ausschläge während mindestens 30 min als gleich stark empfunden werden, nehmen wir an, daß kein „fading" mehr besteht und verzichten auf die Gabe von Antagonisten.

Bevor Antagonisten verabreicht werden, sollte bei der Train-of-four-Stimulation zumindest der 1. „twitch" auslösbar sein, weil sonst die Gefahr besteht, daß die Antagonisierung nicht vollständig sein wird.

Laborparameter

Blutgase, Hämatokrit (oder Hämoglobin), Blutzucker und Elektrolyte sind die am häufigsten intraoperativ gemessenen Laborparameter. Die Blutgase müssen nicht unbedingt arteriell entnommen werden, kapilläre oder venöse Blutgase können ebenfalls wesentliche Informationen liefern. Der pH-Wert ist im venösen Blut ca. 0,05 E niedriger und der pCO_2 1 kPa höher als im arteriellen Blut. Bei Kindern, die mit Inhalationsanästhetika anästhesiert sind, ist der pO_2 im periphervenösen Blut (z. B. vom Handrücken) häufig hoch, weil eine hohe Hautdurchblutung das Blut arterialisiert. Die Hämatokritbestimmung mit der sog. Mikromethode und die Blutzuckeranalyse mit einem Dextrostick ergeben wichtige Informationen und sind leicht im Operationssaal durchzuführen.

Überwachungsroutine

Auch wenn es gute Argumente für die Verwendung jedes einzelnen Überwachungsinstruments gibt, ist es nicht selbstverständlich, daß mehrere Überwachungsinstrumente eine größere Sicherheit für den Patienten ergeben. Die Routineausrüstung muß zuverlässig sein, die korrekte Anwendung der Monitore muß gewährleistet sein, und sie müssen leicht zu benutzen sein.

Welche Überwachung kann also zum Routinegebrauch empfohlen werden? Obwohl je nach Zustand des Patienten, Typ des Eingriffs und den Verhältnissen vor Ort verschieden vorgegangen werden kann, ist es u. E. sinnvoll und notwendig, minimale Anforderungen für jede Anästhesie zu stellen. Da naturgemäß ein nationaler (oder sogar internationaler) Konsens schwierig ist, haben viele Abteilungen eigene minimale Sicherheitsvorschriften schriftlich formuliert. In Anhang A werden die Vorschriften des Departements Anästhesie der Universitätskliniken Basel vorgestellt.

Literatur

Biro P (1997) Untersuchung der Frischgasentkoppelung und des Beatmungsvolumens. Anästhesist 46: 949–952

Bloch EC, Ginsberg B, Binner RA (1993) The esophageal temperatur gradient in anesthetized children. J Clin Monitoring 9: 73–77

Crapanzano MS, Strong WB, Newman IR, Hixon RL, Casal D, Linder CW (1996) Calf blood pressure: Clinical implications and correlations with arm blood pressure in infants and young children. Pediatrics 97: 220–224

Coté CJ, Rolf N, Liu LM (1991) A single blind study of combined pulse oximetry and capnography in children. Anesthesiology 74: 980–987

Fletcher R (1991) The relationship between arterial to end-tidal pCO_2 difference and hemoglobin saturation in patients with congenital heart disease. Anesthesiology 75: 210–216

Hausdörfer J, Hagemann H, Dieckhoff F (1986) Die Messung des endexspiratorischen Kohlendioxid-Wertes in der Kinderanästhesie. Anästhesist 35: 345–352

Kurz A, Sessler DI, Lenhardt R (1996) Perioperative normothermia to reduce the incidence of surgical-wound infection and shorten hospitalization. Study of Wound Infection and Temperature Group. N Engl J Med 334: 1209–1215

Kelleher JF, Ruff RH (1989) The penumbra effect: vasomotion-dependent pulse oximeter artifact due to probe malposition. Anesthesiology 71: 787–791

Meier A, Jost M, Ruegger M, Knutti R, Schlatter C (1995) Narkosegasbelastung des Personals in der Kinderanästhesie. Anästhesist 44 : 154–162

Lebowitz PW (1992) Anesthesia equipment for infants and children. Int Anesth Clin 30/3.

Lönnquist PA, Löfqvist B (1997) Design flaw can convert commercially available continuous syringe pumps to intermittent bolus injecters. Intensiv Care Medicine 23: 998–1001

Morray JP, Geiduschek JM, Caplan RA et al (1993) A comparison of pediatric and adult anesthesia closed malpractice claims. Anesthesiology 78: 461–467

Nilsson K (1991) Maintenance and monitoring of body temperature in infants and children. Paediatr Anaesth 1: 13–20

Purday JP (1994) Monitoring during paediatric cardiac anaesthesia. Can J Anaesth 41: 818–844

Sessler DI (1997) Mild perioperative hypothermia. N Engl J Med 336: 1730–1737

Severinghaus JW, Kelleher JF (1992) Recent developments in pulse oximetry. Anesthesiology 76: 1018–1038

Thorsteinson A, Larsson A, Jonmarker C, Werner O (1994) Pressure-volume relations of the respiratory system in healthy children. Am J Respir Crit Care Med 150: 421–430

Wiswell TE (1987) Pulse oximetry vs. transcutaneous oxygen monitoring in perinatology application. J Perinatol 7: 331–332

14 Vaskulärer Zugang

Punktion von peripheren Venen

Vorbereitung

Eine permanente Angst gegenüber Nadeln und Spritzen jedwelcher Art kann infolge einer einzigen schlechten Erfahrung auftreten, die u. U. das Resultat einer unsachgemäßen psychologischen oder pharmakologischen Vorbereitung ist. Werden alle Venenpunktionen erst nach einer guten topischen Analgesie durchgeführt, kann Vertrauen aufgebaut und das Entstehen von Angst bei späteren Punktionen bei den meisten Kindern vermieden werden. Die Gefäßpunktion bei wachen Kindern wird durch eine lokalanästhetikahaltige Salbe (Kap. 16, S. 347) wesentlich erleichtert. Wenn nicht genügend Zeit zur Verfügung steht, diese Salbe einwirken zu lassen (für EMLA mindestens 1 h, besser aber > 1,5 h), kann man mit einer dünnen Nadel 0,1–0,2 ml Lidocain 0,5–1 % eine intrakutane Quaddel setzen. Wird das Lidocain vor der Injektion auf Raumtemperatur aufgewärmt, ist es weniger schmerzhaft.

Säuglinge haben i. allg. keine Angst vor Nadeln, und Kleinkinder können meistens mit einem Spielzeug oder Bilderbuch abgelenkt werden. Vom Vorschulalter an wird es immer wahrscheinlicher, daß man das Kind von der Wirksamkeit der Lokalanästhesie überzeugen kann, indem man es außerhalb und innerhalb des betäubten Bezirks kneift.

Wahl der Verweilkanüle

Für eine intravenöse Anästhesieeinleitung werden dünne Kanülen (im folgenden auch „Kunststoffkatheter" oder „Katheter" genannt) bevorzugt, weil sie weniger schmerzhaft sind, die Venenwände mit geringerem Widerstand durchstoßen und die Treffsicherheit erhöhen.

Durchmesser der Verweilkanüle

Der Außendurchmesser (das Kaliber) eines Katheters wird entweder in mm oder in Gauge (G) angegeben. Eine 24-G- oder 22-G-Verweilkanüle reicht für die meisten kleinen Eingriffe. Bei Bedarf kann natürlich eine Kanüle mit größerem Kaliber nach der Anästhesieeinleitung eingelegt werden (Tabelle 14.1).

Von verschiedenen Herstellern produzierte Katheter mit identischer Größenbezeichnung haben aber nicht immer denselben Innendurchmesser. Ist z. B. geplant, einen Katheter mittels Seldinger-Technik einzuführen oder auszuwechseln (s. S. 311), so kann der Führungsmandrin aus Plastik oder Metall evtl. durch einen Katheter geschoben werden, während er für einen anderen Katheter mit derselben Größenbezeichnung zu dick ist.

Tabelle 14.1 Intravenöse Verweilkanülen: Größenbezeichnung und Fluß-rate

Gauge [G]	Außendurchmesser der Kanüle [mm]	Flußrate [ml/min]
26	0,6	17
24	0,7	25
22	0,9	36
20	1,1	62
18	1,3	105
16	1,7	215
14	2,1	353

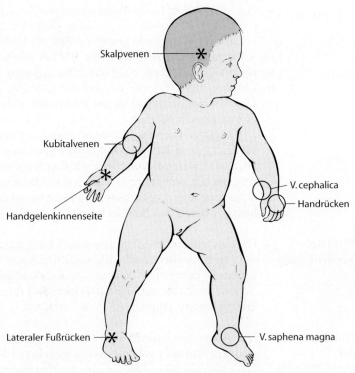

Abb. 14.1. Einstichstellen zur Punktion von peripheren Gefäßen. Die Stellen, an denen die Venen normalerweise oberflächlich liegen, auch wenn das subkutane Fettgewebe dick ist, sind mit einem *Sternchen* markiert. An diesen Stellen sowie über der V. saphena magna am medialen Malleolus ist die Haut oft zäh, und eine Vorpunktion der Haut mit einer dicken Nadel kann hilfreich sein

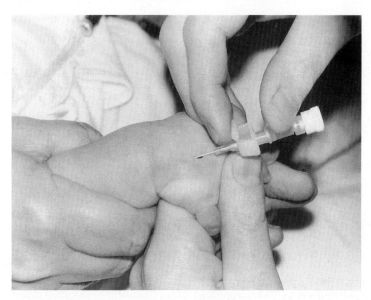

Abb. 14.2.   Bei der Venenpunktion am Handrücken führt der Anästhesist die Punktion durch, während ein Assistent den Unterarm staut und die Haut anspannt

Punktion   Eine dünne, gut sichtbare Vene ist meist einer großen Vene, die tief unter der Haut erahnt wird, vorzuziehen (Abb. 14.1). Eine venöse Stauung kann mit einer Blutdruckmanschette oder mittels manueller Stauung durch einen Assistenten erfolgen, der auch die Haut etwas straffen kann, so daß die Vene während der Punktion fixiert wird (Abb. 14.2). Die Haut ist an bestimmten Orten dicker und zäher als an anderen (Abb. 14.1). Es kann deshalb notwendig sein, die Haut vor der Punktion mit einer dicken Nadel zu perforieren, um eine Beschädigung der Plastikkanüle, die beim direkten Einführen durch die Haut auftreten kann, zu vermeiden.

Ist der Katheter richtig plaziert, sollte beim Zurückziehen der Nadel Blut in den Katheter fließen. Ist das der Fall, wird er weiter eingeführt und fixiert, das Gefäß über der Spitze komprimiert, die Nadel entfernt und an ein kurzes Verbindungsstück konnektiert, an dessen Ende sich ein Dreiwegehahn befindet. Als Alternative kann ein Infusionsschlauch angeschlossen werden, der in geringer Entfernung von der Konnektionsstelle eine Gummimembran besitzt, durch die Medikamente gespritzt werden können. Dann wird die Kanüle mit Kochsalz durchgespült.

Hämatome sind nicht auf das „Platzen" der Venen zurückzuführen, sondern meistens auf eine suboptimale Technik. Die Tatsache, daß der Plastikkatheter 1,5 mm (24 G) bzw. 2,0 mm (22 G) hinter der Spitze der Stahlkanüle beginnt, ist bei kleinen Gefä-

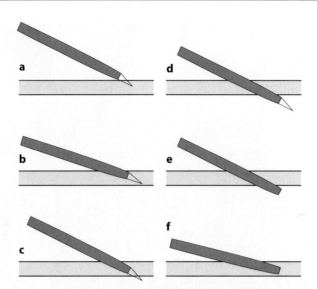

Abb. 14.3 a–f.   Fehlerquellen bei der perkutanen Venen- oder Arterienkanülierung und mögliche Gegenmaßnahmen. **a** Die Spitze der Stahlkanüle befindet sich bereits im Gefäß, und Blut strömt zurück, trotzdem befindet sich der Kunststoffkatheter außerhalb des Gefäßes. Wird die Stahlkanüle in dieser Situation zurückgezogen, entsteht ein Hämatom, und das Vorschieben des Katheters ist nicht mehr möglich. Es muß deshalb darauf geachtet werden, daß das Kathetersystem weit genug in die Vene eingeführt wird. **b** Ideale Lage sowohl der Stahlkanüle als auch des Kunststoffkatheters. Beim Zurückziehen der Stahlkanüle bleibt der Kunststoffkatheter im Gefäßlumen. **c** Obwohl die Spitze der Stahlkanüle bereits die Hinterwand perforiert hat, kann immer noch Blut zurückfließen. Wird die Stahlkanüle zurückgezogen, liegt der Kunststoffkatheter richtig im Lumen und kann ins Gefäß vorgeschoben werden. **d** Das Kathetersystem wurde zu weit vorgeschoben, Blut kann nicht zurückfließen. **e** Wird die Stahlkanüle zurückgezogen, liegt der Kunststoffkatheter weiterhin außerhalb des Gefäßes. Wird nun der Kunststoffkatheter langsam zurückgezogen, kommt der Moment, wo er ins Lumen gelangt und Blut zurückfließt (**f**), in diesem Moment kann er eventuell ins Gefäß vorgeschoben werden. Diese „Transfixationstechnik" (**d, e** und **f**) wird bei der arteriellen Punktion von Säuglingen und z. T. auch bei älteren Kindern gezielt eingesetzt (s. S. 314)

ßen besonders wichtig, denn wenn die Stahlkanüle ein bißchen zu weit bzw. zu wenig weit eingeführt wird, liegt die Katheterspitze außerhalb des Gefäßes (Abb. 14.3).

Zentrale Venenkatheter

Wahl des Katheters   Die Wahl der Technik und des Kathetermaterials zum Einlegen eines zentralen Venenkatheters (ZVK) hängt von der Indikation ab. Ist eine längerdauernde parenterale Ernährung oder eine zytostatische Therapie geplant, werden Silikonkatheter wegen ihrer guten Verträglichkeit vorgezogen. Meistens wird die V. jugularis externa oder interna chirurgisch freigelegt, der Katheter in die eröffnete Vene eingeführt und nach Lagekontrolle mittels einer Tabaksbeutelnaht fixiert. Das proximale Ende wird dann durch eine subkutane Tunnelierung an der Thoraxvorderseite gezogen und anschließend entweder durch eine Hautinzision nach außen geleitet (z. B. beim Broviac-Katheter) oder an eine fest implantierte s.c. gelegene Injektionspforte angeschlossen (Port-a-Cath).

Bei kurzzeitigem Gebrauch (< 1 Wochen) ziehen wir eine transkutane Punktion mit einem Polyurethankatheter vor; sofern erwünscht ist eine subkutane Tunnelierung auch in diesen Fällen möglich. Teflonkatheter sind relativ steif, was eine Punktion zwar erleichtert, das Risiko einer Schädigung der Gefäßwand oder gar einer Perforation aber erhöht. Wenn geplant ist, verschiedene Infusionen (parenterale Ernährung, vasoaktive Substanzen, Sedativa) parallel zu infundieren, sind doppellumige Katheter vorzuziehen.

Um das Risiko einer Gefäßthrombose und eines Verstopfens des Katheters herabzusetzen, setzen wir der Grundinfusion Heparin bei (sofern keine Kontraindikation besteht). Die Dosierung beträgt unabhängig vom Gewicht 5 IE/h, d. h. 120 IE/Tag. Ist ein Katheter oder ein Port-a-Cath nicht in Gebrauch, wird er mit einer Lösung gefüllt, die 500 IE Heparin/ml enthält. Liegt eine nachgewiesene Gefäßthrombose vor, kann sie, sofern keine Kontraindikation vorliegt, mit Alteplase (Gewebe-Plasminogen-Aktivator) u. U. zum Auflösen gebracht werden.

Venenwahl bei perkutaner Punktion

Periphere Vene Das zentrale Venensystem kann auch über periphere Venen erreicht werden. Dabei sind wiederum Silikonkatheter wegen ihrer Gewebefreundlichkeit zu bevorzugen. Polyurethankatheter verwenden wir für diesen Zugang nur noch ausnahmsweise, da bereits nach wenigen Tagen Thrombophlebitiden häufig sind.

In der Neonatologie wird entweder die V. saphena an der medialen Seite des Fußes oder eine Vene in der Fossa cubiti durch einen kleinen Hautschnitt exponiert und eröffnet, wonach der dünne Silikonkatheter („Fadenkatheter") direkt eingeführt wird. Wahlweise wird die Vene mit einer relativ dicken Nadel punktiert und der Katheter durch die Nadel so weit vorgeschoben, bis die Spitze zentral liegt.

Bei älteren Kindern wird eine Kubitalvene mit einem Katheter punktiert und ein Draht durch den Katheter vorgeschoben.

Tabelle 14.2. Günstige Orte für das Einlegen von zentralen Venenkathetern

Alterskategorie	Perkutane Punktion	Chirurgische Freilegung
Neugeborene	V. saphena magna (medialer Malleolus)	V. umbilicalis
Alle Alterskategorien	V. basilica (Armbeuge) V. jugularis externa V. jugularis interna V. femoralis V. subclavia	V. facialis V. basilica V. jugularis externa V. jugularis interna V. saphena magna (Leiste oder medialer Malleolus) V. cephalica (Schulter)

Nach Entfernung des Katheters wird ein spezielles System über den Draht in die Vene eingeführt. Es besteht aus einem Dilatator und einer Einführungsschleuse. Nach Zurückziehen des Dilatators kann der Silikonkatheter durch die Schleuse so eingeführt werden, daß die Katheterspitze in die obere Hohlvene zu liegen kommt. Die Schleuse wird nun zurückgezogen und kann dank einer entsprechenden Konstruktion vom Katheter entfernt werden. Schließlich wird der im Silikonkatheter befindliche Draht zurückgezogen und der Katheter an der Eintrittstelle gut fixiert.

Zentrale Venen   Beim direkten Zugang einer zentralen Vene werden am häufigsten die V. jugularis interna, die V. jugularis externa, die V. subclavia und die V. femoralis gewählt (Tabelle 14.2). Vor allem zum Einlegen eines V.-subclavia- oder -jugularis-interna-Katheters ist bei kleinen oder unkooperativen Kindern eine Intubationsanästhesie mit kontrollierter Beatmung zu empfehlen. Bei spontan atmenden Kindern kann während der Punktion Luft angesaugt werden. Ein Femoraliskatheter kann auch bei Patienten in wachem Zustand oder in leichter Sedation nach Anlegen einer Lokalanästhesie und unter Festhalten durch einen Assistenten eingelegt werden.

Punktion der   Die V. jugularis interna liegt bei Neugeborenen nur 4–5 mm
V. jugularis   unter der Haut. Am einfachsten erreicht man eine zentrale Lage
interna   über die rechte V. jugularis interna. Mögliche Komplikationen sind die Punktion der A. carotis und der A. subclavia, die Punktion des Ductus thoracicus (linke Seite) und, wenn die Punktion weit unten am Hals durchgeführt wird, ein Pneumothorax oder ein Hämatothorax. Maßnahmen, die den zentralen Venendruck erhöhen und die Halsvenen erweitern, z. B. PEEP oder leichter Druck auf die Leber, erleichtern die Punktion. Wie bei Erwachsenen sollte das Fußende erhöht werden, allerdings ist diese Maßnahme bei kleinen Kindern nicht sehr effektiv.

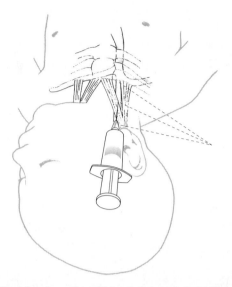

Abb. 14.4.

q 8

Punktion der rechten V. jugularis interna beim Neugeborenen. Die Schultern werden mit einem Kissen oder mit gefalteten Tüchern unterlegt, und der Kopf wird 30–40° nach links gedreht. Die Punktion erfolgt in Höhe des Schildknorpels, was dem Mittelpunkt einer Linie entspricht, die den Processus mastoideus mit dem klavikulären Ansatz des M. sternocleidomastoideus verbindet

Die Lagerung des Kindes ist wichtig. Ein flaches Kissen (ungefähr 2 cm dick für ein Neugeborenes) wird unter die Schultern geschoben. Der Kopf wird 30–45° von der Einstichseite weggedreht und auf der gegenüberliegenden Seite mit einem Kissen oder einer Tuchrolle abgestützt. Eine leichte Hyperextension des Kopfes ist wichtig, damit die Hautfalten des Halses gedehnt werden und die Anatomie besser beurteilt werden kann.

Die Beziehung der Gefäße zu den übrigen anatomischen Strukturen ist ungefähr die gleiche wie bei Erwachsenen (Abb. 14.4). Das Gefäß wird meist in Höhe des Krikoidknorpels, direkt lateral der A. carotis, ungefähr mitten auf einer Linie zwischen Jugulum und Processus mastoideus, punktiert. Häufig wird die Punktion erleichtert, wenn man wichtige anatomische Strukturen und die geplante Punktionsstelle mit einem Filzstift markiert. Ein Dopplergerät kann wertvoll sein, um die Vene zu lokalisieren.

Wir verwenden meistens die Seldinger-Technik. Nach großzügiger Desinfektion wird die Umgebung der Punktionsstelle mit Operationstüchern abgedeckt. Die Vene wird mit einer Metallkanüle punktiert. Während der Punktion sollte die Arterie nicht palpiert werden, da sonst die Vene komprimiert wird und dadurch kein Blut aspiriert werden kann. Bei korrekter intrave-

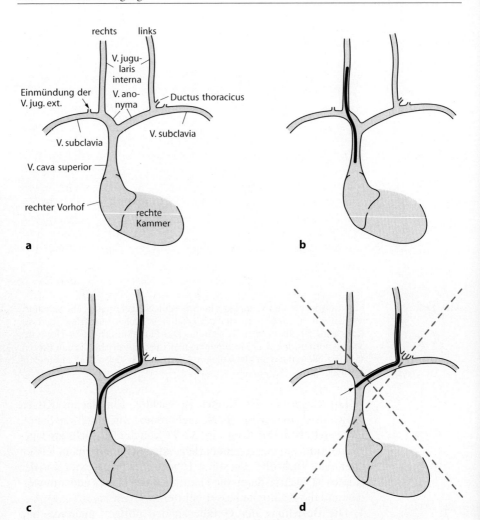

Abb. 14.5 a–d.   **a** Anatomie der oberen zentralen Venen. **b** Am einfachsten erreicht man eine zentrale Lage über die rechte V. jugularis interna. Die Katheterspitze sollte am Übergang zwischen V. cava superior und rechtem Vorhof liegen. **c** Ein Katheter, der über die linke V. jugularis interna eingeführt ist, muß zwei Krümmungen passieren, bevor die V. cava superior erreicht ist. **d** Vor allem bei linksseitig eingelegten Kathetern kann die Katheterspitze die Venenwand bei jedem Herzschlag traumatisieren, was besonders bei steifen Kathetern zu Thrombosen und sogar Perforationen führen kann. Um dies zu vermeiden, wird der Katheter weiter vorgeschoben oder etwas zurückgezogen. (Mod. nach Coté 1993)

nöser Lage sollte es leicht sein, Blut aus der Nadel zu aspirieren, und ein J-Führungsdraht sollte ohne Widerstand in das Gefäß hineingeschoben werden können. Bevor ein zentraler Venenkatheter eingelegt wird, wird die Haut um den Führungsdraht mit einem Dilatator erweitert. Der Katheter wird dann unter drehenden Bewegungen in das Gefäß vorgeschoben, durchgespült und sorgfältig fixiert. In der Regel werden diese Katheter angenäht, trotzdem können dünne Katheter wegen der flexiblen Haut dislozieren und abknicken. Die Lage des Katheters (Abb. 14.5) muß mit einem Röntgenbild kontrolliert und dokumentiert werden. Die Möglichkeit einer Röntgendurchleuchtung während des Einlegens eines ZVK vermindert das Risiko der Kontamination des Katheters bei späterer Lagekorrektur und ist beim transkutanen Vorgehen zu empfehlen. Sie ist notwendig, wenn der Katheter chirurgisch an einen Port-a-Cath angeschlossen wird.

Lagekontrolle

Die dünnen Nadeln und der relativ niedrige arterielle Druck bewirken, daß man bei Kleinkindern eine Arterie punktiert haben kann, ohne daß dies offensichtlich ist. Wenn Zweifel bestehen, muß der Druck gemessen werden, z. B. dadurch, daß ein Schlauch angeschlossen wird und die Steighöhe der Blutsäule kontrolliert wird, bevor ein größerer Katheter in das Gefäß eingeführt wird. Wenn die Arterie punktiert worden ist, wird die Nadel entfernt und für einige Minuten eine leichte Kompression ausgeübt.

Bei größeren Kindern, bei denen das Risiko einer arteriellen Punktion kleiner ist, kann eine passende Verweilkanüle nach der Venenpunktion direkt über die Nadel in die Vene eingeführt werden.

V. jugularis externa

Die V. jugularis externa ist bei Kindern häufig gut sichtbar, und die Punktion kann praktisch risikofrei durchgeführt werden. Leider ist es manchmal schwierig, den Katheter an der Einmündungsstelle der V. subclavia vorbeizuschieben. Die Quote einer erfolgreichen Plazierung steigt von ungefähr 50 % bei Säuglingen auf 70–80 % bei älteren Kindern.

V. subclavia

Die Kanülierung der V. subclavia kann ebenfalls in jedem Lebensalter durchgeführt werden. Vor allem wenn man plant, einen zentralen Katheter für mehr als nur 1–2 Tage liegen zu lassen, hat der Subklaviakatheter den Vorteil, daß er einfach zu pflegen ist und das Kind wenig stört. Die Punktionstechnik unterscheidet sich nicht grundsätzlich von derjenigen beim Erwachsenen, allerdings sind den kleinen Größenverhältnissen Rechnung zu tragen, da sonst die Komplikationsrate (Pneumothorax, Punktion der A. subclavia, Punktion der Trachea) zu hoch ausfällt. Für die Lagerung sollen die Schultern mit einem dünnen Kissen oder einem zusammengelegten Laken unterlegt werden. Der Kopf wird auf die Gegenseite gedreht und der ipsilaterale Arm nach unten gezogen und an den Körper adduziert. Bei kleinen Säuglingen muß die Punktionsnadel oft nur 1–1,5 cm vorgeschoben werden, bis Blut aspiriert werden kann. Das Einführen des Katheters soll ebenfalls mit einer Seldinger-Technik und einem J-Führungsdraht durchgeführt werden; allerdings gibt es Situationen, v. a. bei kleinen Säuglingen, wo ein gerader Draht einfacher einzuführen ist. Um die Spitze des Katheters ideal plazieren zu können, empfiehlt es sich, die Punktion unter Röntgendurchleuchtung durchzuführen.

V. femoralis   Die Kanülierung der Femoralvene wird von vielen Anästhesisten und Intensivmedizinern vorgezogen, weil die Inzidenz von gefährlichen Komplikationen geringer ist. Im Falle einer Reanimation ist es die einzige zentrale Vene, die gut zugänglich ist. Vor allem für große elektive Eingriffe im Kopfbereich (neurochirurgische Eingriffe, Gesichts- und Schädelrekonstruktionen) hat man intraoperativ einen guten Zugang zum zentralen Venensystem. Auf der anderen Seite ist dieser Zugang für große Unterbaucheingriffe wegen des erhöhten Risikos einer Thrombose nicht empfehlenswert.

Vorausgesetzt es liegt keine Pathologie mit erhöhtem intraabdominalem Druck vor, ist der Druck in der V. cava unterhalb des Zwerchfells gleich wie der endexspiratorische Druck im rechten Vorhof. Bei korrekter Pflege und den üblichen antiseptischen Maßnahmen scheint der Katheterinfekt auch nach längerer Liegedauer nicht häufiger vorzukommen als bei den zentralen Kathetern der oberen Körperhälfte. Die Vene befindet sich bei Säuglingen 4–5 mm medial der A. femoralis; die höchste Erfolgschance erreicht man, wenn ungefähr 1 cm unterhalb der inguinalen Hautfalte eingestochen wird.

Arterielle Punktionen

A. radialis   Die arterielle Punktion wird normalerweise nach der Anästhesieeinleitung durchgeführt. Die A. radialis ist der am häufigsten gewählte Zugang in allen Altersgruppen. Die Punktion hat wenig Risiken, weil man eine Blutung leicht stillen kann und die Kollateralversorgung der Hand meistens gut entwickelt ist. Wenn die Punktion beim wachen Kind durchgeführt wird, sollte die Haut mit einer lokalanästhesiehaltigen Salbe und mit einer Lokalanästhesie unempfindlich gemacht werden. Lidocain kann auch um die Arterie gespritzt werden. In der Regel werden normale Teflonvenenkatheter verwendet. Wir benutzen 0,6 mm oder 0,7 mm dicke Katheter (26 G oder 24 G) bei Kindern

< 5 kg, 0,9 mm dicke Katheter (22 G) bei Kindern zwischen 5 und 30 kg und 1,1 mm dicke Katheter (20 G) bei größeren Kindern.

Der Unterarm soll auf eine feste Unterlage gelegt werden, und die Hand wird in Dorsalflexion mit einem Klebestreifen über der Mittelhand fixiert. Die Klebebänder sollen dabei so befestigt werden, daß die Haut über der Einstichstelle gespannt

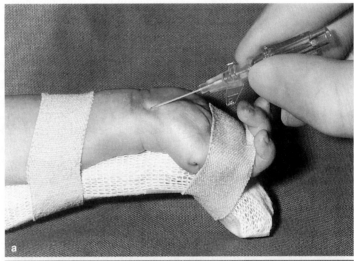

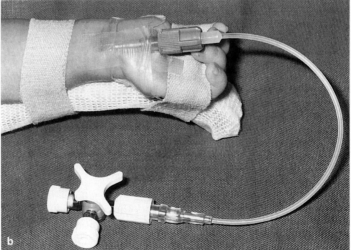

Abb. 14.6 a, b.   Kanülierung der A. radialis beim Säugling. **a** Die Hand wird in Dorsalextension fixiert. Die Arterie wird palpiert und dann in Höhe der zweiten (proximalen) Hautfalte punktiert. **b** Sobald sich der Katheter im Gefäß befindet, muß er sorgfältig befestigt, gespült und am besten mit rotem Pflaster markiert werden

wird (Abb. 14.6). Die Arterie ist am einfachsten in Höhe der proximalen Handgelenkfalte zu punktieren. Sie kann durch Palpation, Doppler oder, wenn es sich um ein Neugeborenes handelt,
durch Transillumination lokalisiert werden. Im letzteren Fall
wird eine starke Lichtquelle, z. B. die Fiberoptik eines Endo-
skops oder einer Stirnlampe, auf der Rückseite des Handgelenks
plaziert und die Deckenbeleuchtung gedämpft. Man kann dann
die Arterie als einen dunklen, pulsierenden Strang erkennen.
Handelt es sich nicht um eine Kaltlichtquelle, muß Sorge dafür
getragen werden, daß keine Verbrennungen entstehen. Bei
Frühgeborenen kann die Lichtquelle einer Pulsoxymetersensors
gut Dienste leisten.

Mit einer dicken Nadel wird vorerst die Haut perforiert, dann
wird die arterielle Kanüle in einem Winkel von ca. 30° ohne
simultane Palpation mit einer raschen Bewegung durch das
Gefäß hindurchgeschoben (sog. Transfixation). Um das Zurück-
strömen des Blutes durch den durchsichtigen Katheter sehen zu
können, wird die Stahlkanüle 1–2 cm zurückgezogen. Der
Katheter wird nun vorsichtig zurückgezogen, bis das Blut plötzlich ausströmt, und anschließend in das Gefäß hineingeschoben.
Wenn der Katheter in der Arterie liegt, wird das Gefäß über der
Katheterspitze komprimiert, die Stahlkanüle entfernt, der
Katheter mit einem Deckel verschlossen und fixiert (Abb. 14.6).

Wahlweise kann man sich vorsichtig an die Arterie herantas-
ten, bis Blut in der Kanüle sichtbar ist, und dann den Katheter
über die Stahlkanüle ins Gefäß schieben. Diese Technik kann bei
kleinen Gefäßen problematisch sein, da dieselben Probleme auftreten können wie bei der Venenpunktion (Abb. 14.3). Wenn das
Gefäß nicht getroffen wird, bestimmt man die Richtung vor dem
nächsten Versuch dadurch, daß man den arteriellen Puls tastet,
während der Katheter schon subkutan liegt.

Vor und hinter dem Dreiwegehahn wird je ein rotes Pflaster
mit dem Vermerk „Arterie" geklebt. Luftblasen werden mit
einer 2-ml-Spritze aspiriert, dann wird der Katheter vorsichtig
gespült und an eine Spülinfusion angeschlossen (s. Kap. 13,
S. 295).

Starkes Ansaugen kann ein Vakuum im Gefäß verursachen
und damit das Endothel schädigen. Bei einer Blutentnahme
sollte deshalb vorsichtig aspiriert werden. Das Endothel kann
auch durch forciertes Spülen geschädigt werden; zudem kann bei
Neugeborenen eine rasche Injektion von nur 0,5 ml in die
A. radialis bewirken, daß die Lösung retrograd in die A. subclavia und sogar in die A. carotis gepreßt wird. Befindet sich Luft
oder ein kleines Gerinnsel in dieser Lösung, besteht die Gefahr
der Embolisierung.

Tabelle 14.3.   Gefäße, die zur arteriellen Punktion bei Kindern benutzt werden

Arterie	Kommentar
A. umbilicalis	Bei Neugeborenen häufigster Zugang (s. S. 318)
A. radialis	
A. ulnaris	
A. dorsalis pedis	
A. femoralis	Endarterie
A. brachialis	Endarterie
A. axillaris	Endarterie

Bei Säuglingen ist die A. ulnaris manchmal besser entwickelt und leichter zu punktieren als die A. radialis. Das Gefäß sollte jedoch nicht benutzt werden, wenn die A. radialis vor kurzem an derselben Hand punktiert worden ist. Die A. dorsalis pedis, die A. brachialis oder die A. axillaris sind weitere, weniger häufig verwendete arterielle Punktionsorte (Tabelle 14.3). Wenn jedoch die A. radialis oder ulnaris nicht punktiert werden kann, ziehen wir primär die A. femoralis vor. Mögliche Komplikationen im Femoralisgebiet sind eine Blutung, eine Ischämie im Bein, eine arteriovenöse Fistel und Schäden im Hüftgelenk; allerdings treten diese Probleme selten auf. Vor der Punktion wird das Kind flach hingelegt und ein Kissen unter die Hüften geschoben, so daß die Haut in der Leistengegend etwas gestrafft wird. Die maximale Pulsation wird palpiert und mit einer kleinen Hautpunktion markiert. Die A. femoralis kann mit einem 0,8 mm- (22 G), seltener mit einem 1,0-mm-Venenkatheter (20 G) direkt punktiert werden. Viele Anästhesisten ziehen die Punktion mit einer Stahlnadel und anschließendem Einführen eines geraden Führungsdrahts (Seldinger-Technik) vor.

Katheterisierung der Nabelgefäße

Während der ersten Lebenstage können die Umbilikalgefäße zur Katheterisierung benutzt werden. Manchmal werden diese Katheter bereits vor der Operation für die intensivmedizinische Betreuung eingelegt und können dann vom Anästhesisten übernommen werden; manchmal lohnt es sich auch, die Katheter speziell für die Operation einzulegen. Ist ein abdominalchirurgischer Eingriff geplant, muß mit dem Chirurgen abgesprochen werden, ob und welcher Katheter intraoperativ in Funktion bleiben kann und welcher entfernt werden muß. So ist es durchaus möglich, einen Nabelarterienkatheter liegen zu lassen, wenn ein

Oberbaucheingriff geplant ist, oder ein Nabelvenenkatheter kann bei einem Unterbaucheingriff in Funktion bleiben.

Die Ausrüstung, die für eine Nabelgefäßkatheterisierung benötigt wird, ist für die Vene und die Arterie dieselbe und besteht aus einem Skalpell, einer feinen Pinzette, kleinen Pean-Klemmen und Nahtmaterial sowie einem 4-French-Katheter für Frühgeburten bzw. einem 5-French-Katheter für reife Neugeborene. Nach Desinfektion und steriler Abdeckung wird die Nabelschnur ca. 1 cm oberhalb des Hautniveaus abgeschnitten, der Nabelstumpf an den Enden mit einer kleinen Pean-Klemme gefaßt, und die Nabelgefäße werden identifiziert.

V. umbilicalis   Die Nabelvene ist größer und dünnwandiger als die beiden Arterien. Bei der Venenkatheterisierung wird die Vene mit einer feinen Pinzette gedehnt und der flüssigkeitsgefüllte Katheter anschließend ein paar Zentimeter unterhalb der Spitze gefaßt und in das Gefäß eingeführt. Der Katheter läßt sich am leichtesten vorschieben, wenn der Nabelstumpf etwas gestreckt und nach kaudal gerichtet wird. Der Katheter muß den Ductus venosus passieren und mit der Spitze im Übergang zwischen V. cava inferior und rechtem Vorhof liegen (Abb. 14.7). Die Katheterlage sollte mit einer Röntgenaufnahme dokumentiert werden. Wenn der Katheter in einem Ast der V. portae endet, muß die Lage korrigiert werden, weil eine Thrombose in diesem Gefäßsystem ernsthafte Konsequenzen haben kann. Wenn es möglich ist, Blut zu aspirieren, kann man es akzeptieren, daß die Spitze in der V. umbilicalis liegt. Nabelvenenkatheter sollten möglichst nur 1–2 Tage liegen bleiben.

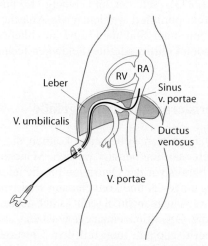

Abb. 14.7.   Anatomie bei der Nabelvenenkatheterisierung. Die optimale Lage der Katheterspitze befindet sich am Übergang zwischen V. cava inferior und rechtem Vorhof. (Mod. nach Coté 1993)

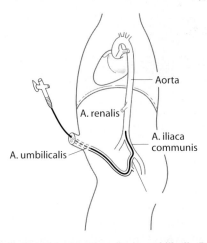

Aorta

A. renalis

A. iliaca
communis

A. umbilicalis

Abb. 14.8.

9.13

Katheterisierung über die A. umbilicalis. Die beste Lage der Katheterspitze befindet sich in der Aorta descendens, unterhalb des Abgangs der Nierenarterien und der A. mesenterica inferior. (Mod. nach Coté 1993)

A. umbilicalis   Bei der Katheterisierung einer der beiden Nabelarterien wird in der gleichen Weise verfahren, mit dem Unterschied, daß der Nabelstumpf beim Einführen des Katheters nach kranial gestreckt wird. Die Katheterspitze muß in der Aorta descendens unterhalb des Abgangs der Nierenarterien und der A. mesenterica inferior in Höhe L 3/L 4 liegen (Abb. 14.8). Der Katheter kann Embolien im Darm, in Beinen und Nieren hervorrufen und sollte nur so kurz wie absolut notwendig (Stunden bis wenige Tage) liegenbleiben.

Intraossäre Punktion

Das rote Knochenmark steht über sog. Sinusoide in direkter Verbindung mit dem venösen System und kann deshalb zur Verabreichung von Medikamenten und Flüssigkeiten benutzt werden. Historisch gesehen wurden intraossäre Infusionen bei schweren Säuglingstoxikosen früher häufig angewendet, weil damals kein geeignetes intravenöses Kathetermaterial zur Verfügung stand. In den letzten Jahren hat die intraossäre Punktion als einfacher Zugang in akuten Situationen, in denen ein intravenöser Zugang nicht schnell genug durchgeführt werden kann, weite Verbreitung gefunden. Die über eine intraossäre Nadel verabreichten Medikamente und Flüssigkeiten erreichen die Blutbahn ungefähr gleich schnell wie bei einer Injektion in periphere Venen.

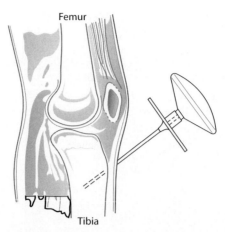

Femur

Tibia

Abb. 14.9.

9.14

Intraossärer Zugang der Tibia. Die Nadel wird anteromedial 1–2 cm unterhalb der Tuberositas tibiae eingestochen. Die Nadel wird etwas nach kaudal gerichtet, um die Epiphysenfuge nicht zu verletzen. Der Winkel beträgt ca. 60° in Relation zur Längsachse der Tibia

Allerdings müssen die Medikamente und Flüssigkeiten mit einem gewissen Druck injiziert werden. Dies geschieht am einfachsten von Hand mittels einer 10- oder 20-ml-Spritze.

Im Vorschulalter ist die Knochenwand noch relativ dünn, und der Knochen enthält ein großes Volumen an rotem Knochenmark. Die korrekte Lage der Nadelspitze kann deshalb durch Aspiration von Knochenmark verifiziert werden. Das aspirierte Knochenmark kann für Laboruntersuchungen verwendet werden, was bei Notfällen nützlich ist. Die Werte von Natrium, Kalium, Harnstoff, Kreatinin, Glukose, Hämoglobin und Hämotokrit sowie pH-Wert, CO_2-Partialdruck und Basenüberschuß weichen nur geringfügig von venös entnommenen Werten ab, lediglich die Leuko- und Thrombozytenzahl unterscheiden sich deutlich.

Die am häufigsten angewandte Methode ist die Punktion im Bereich des proximalen medialen Tibiaplateaus (Abb. 14.9). Zuerst wird das Gebiet desinfiziert und anschließend ein kleiner Hautstich 1–2 cm unterhalb der Tuberositas tibiae, 1 cm medial der Mittellinie durchgeführt. Speziell dafür hergestellte Kanülen sind auf dem Markt erhältlich, jedoch können gewöhnliche Knochenmarknadeln, wie sie für diagnostische Punktionen gebräuchlich sind, oder sog. Butterfly-Nadeln ebenfalls verwendet werden. Bei der Punktion wird die Nadel nach kaudal gerichtet, wie die Abb. 14.9 zeigt. Über die Kanüle können plasmaexpandierende Lösungen, verdünnte Natriumbikarbonatlösung und Medikamente (z. B. Antibiotika, Thiopental, Lidocain und inotrope Pharmaka) zugeführt werden. Das Risiko einer Osteomyelitis oder anderer schwerer Komplikationen ist gering; allerdings sollte die Kanüle entfernt werden, sobald ein sicherer venöser Zugang vorhanden ist.

Als Alternativen zur Punktion der proximalen Tibia kommen der laterale Femurkondylus, die distale, mediale Tibia (1 cm oberhalb des Malleolus medialis) oder der vordere und hintere Beckenkamm in Frage.

Literatur

Alderson PJ, Burrows FA, Stemp LI et al. (1993) Use of ultrasound to evaluate internal jugular vein anatomy and to facilitate central venous cannulation in pediatric patients. Br J Anaesth 70: 145–148

Casado-Flores J, Valdivielso-Serna A, Pérez-Jurado L et al. (1991) Subclavian vein catheterization in critically ill children: analysis of 322 cannulations. Int Care Med 17: 350–354

Coté CJ, Jobes DR, Schwartz AJ et al. (1979) Two approaches to cannulation of a child's internal jugular vein. Anesthesiology 50: 371–375

Harte FA, Chalmers PC, Walsh RF et al. (1987) Intraosseous Fluid Administration: A parenteral alternative in pediatric resuscitation. Anesth Analg 66: 687–689

Joynt GM, Gomersall CD, Buckley TA, Oh TE, Young RJ, Freebairn RC (1996) Comparison of intrathoracic and intra-abdominal measurements of central venous pressure. Lancet 347: 1155–1157

Kanter RK, Gorton JM, Palmieri K et al. (1989) Anatomy of femoral vessels in infants and guidelines for venous catheterization. Pediatrics 83: 1020–1022

Lawless S, Orr R (1989) Axillary arterial monitoring of pediatric patients. Pediatrics 84: 273–275

MacDonald MG, Chou MM (1986) Preventing complications from lines and tubes. Semin Perinatol 10: 224–233

Reda Z, Houri S, Davis AL, Baum VC (1996) Effect of airway pressure on inferior vena cava pressure as a measure of central venous pressure in children. J Pediatr 126: 961–965

Rudin C, Nars PW (1990) A comparative study of two different percutaneous venous catheters in newborn infants. Eur J Pediatr 150: 119–124

Stenzel JP, Green TP, Fuhrman BP et al. (1989) Percutaneous femoral venous catheterizations: A prospective study of complications. J Pediatr 114: 411–415

Sulek CA, Gravenstein N, Blackshear RH, Weiss L (1996) Head rotation during internal jugular vein cannulation and the risk of carotid artery puncture. Anesth Analg 82: 125–128

Taylor EAS, Mowbray MJ, McLellan I (1991) Central venous access in children via the external jugular vein. Anaesthesia 47: 265–266

Ummenhofer W, Frei FJ, Urwyler A et al. (1994) Are laboratory values in bone marrow aspirate predictable for venous blood in pediatric patients? Resuscitation 27: 123–129

15 Offenhalten der oberen Atemwege

Anatomie

Neugeborene und kleine Säuglinge besitzen die Fähigkeit, gleichzeitig zu atmen und zu saugen. Die Milch gelangt vom Mund in den Hypopharynx, von wo sie beidseits des Larynx in den Ösophagus fließt, während die Atemluft via Nase und Kehlkopf in die Lungen strömt. Um die beiden Passagen zu trennen, bildet die Epiglottis mit dem weichen Gaumen eine Verbindung in den Nasopharynx (Abb. 15.1). Dies ist möglich, weil die Epiglottis weich ist und der Larynx höher liegt als beim Erwachsenen (Abb. 15.2). Zudem ist die Epiglottis beim Säugling Ω-förmig, während sie beim Erwachsenen in der Horizontalebene die Form eines leicht gekrümmten Bogens hat (Abb. 15.3.). Die

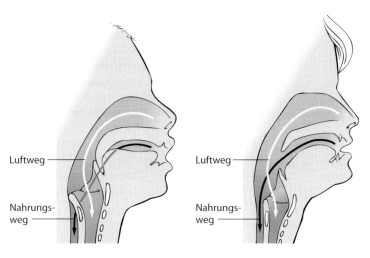

Luftweg

Nahrungs-
weg

Luftweg

Nahrungs-
weg

Abb. 15.1. Der Larynxeingang ist durch die Epiglottis und den weichen Gaumen, die zusammen eine Barriere gegenüber Flüssigkeit in der Mundhöhle bilden, vor Aspiration geschützt. Da eine offene Verbindung zum Nasopharynx bestehen bleibt, kann beim atmenden Säugling Flüssigkeit vom Mund beidseits dieser Verbindung über den Hypopharynx in den Ösophagus fließen *(links)*. Beim älteren Kind und beim Erwachsenen ist diese Barriere wegen des tiefen Sitzes des Larynx nicht mehr vorhanden *(rechts)*. (Nach Myer et al. 1995)

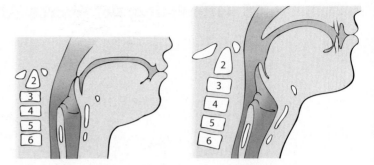

Abb. 15.2.

8.2

Die kraniale Lage des Lyrynx beeinflußt die Beziehung der Epiglottis zur Zunge und zum weichen Gaumen. (Nach Myer et al. 1995)

Ω-Form ist optimal, um zusammen mit der Uvula während des Saugens die Vorderwand des nasopharyngealen Luftwegs zu bilden (Abb. 15.1.).

Die weiche, gut verformbare Epiglottis und die relativ großen, gut beweglichen Arytenoidhöcker können sich während der Inspiration vor den Larynxeingang legen und rufen dadurch den beim Säugling während der ersten Lebensmonate nicht selten zu beobachtende Stridor hervor (Laryngomalazie, s. Kap. 8, S. 218)

Die Zunge ist relativ groß und trägt dazu bei, daß die Epiglottis beim relaxierten und anästhesierten Säugling während der Laryngoskopie zurückfällt und damit die direkte Sicht auf den Larynxeingang verhindert. Dieses Problem kann aber leicht behoben werden (s. S. 333)

Die Längsachse des subglottischen Atemwegs ist nicht nur nach unten, sondern auch nach hinten gerichtet. Dieser Winkel in der Kontinuität des Atemwegs behindert häufig das Vorschieben eines nasal eingeführten Tubus, nachdem dieser die Stimmritze bereits passiert hat (Abb. 15.15, S. 338). Die Hinterwand des Krikoidknorpels ist V-förmig, was dem Tracheallumen im Querschnitt eine längliche Form gibt (Abb. 15.4). Auch wenn ein Tubus ohne großen Widerstand in die Trachea eingeführt wird, kann deshalb an umschriebenen Stellen die Mukosa geschädigt werden.

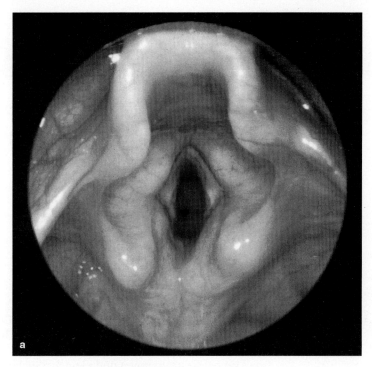

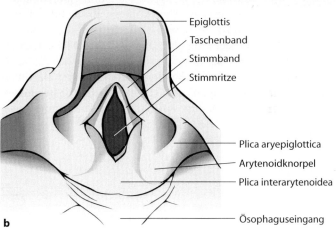

a

b

Epiglottis
Taschenband
Stimmband
Stimmritze

Plica aryepiglottica
Arytenoidknorpel
Plica interarytenoidea

Ösophaguseingang

Abb. 15.3.   Anatomie des Larynx beim Säugling. Die Epiglottis ist Ω-förmig, die
Arytenoidknorpel sind groß

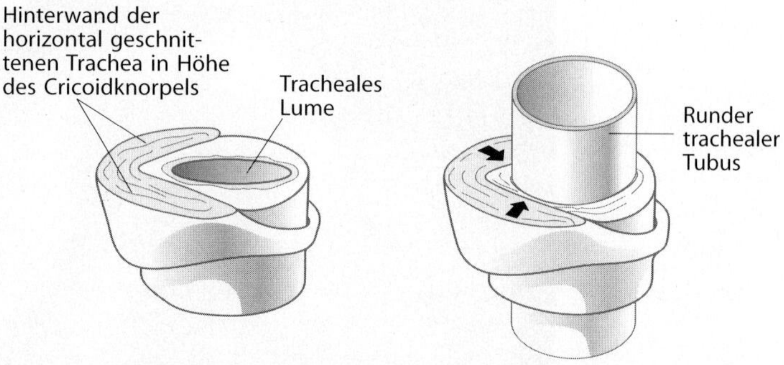

Hinterwand der
horizontal geschnit-
tenen Trachea in Höhe
des Cricoidknorpels

Tracheales
Lume

Runder
trachealer
Tubus

Abb. 15.4. Ein Querschnitt durch die Trachea in Höhe des Krikoidknorpels zeigt ein länglich geformtes Lumen. Wird ein runder Tubus in das Lumen eingeführt, kann dies zu umschriebenen Druckstellen führen und Läsionen verursachen

Masken und Atemhilfen

Masken Rendell-Baker-Masken passen relativ gut auf das Gesicht von Kindern. Runde Masken mit einem weichen Rand (Abb. 15.5) haben einen etwas größeren Totraum, haben aber den Vorteil, daß sie bei Neugeborenen und kleinen Säuglingen leichter dicht gehalten werden können als Rendell-Baker-Masken. Andere Fabrikate haben einen luftgefüllten Plastikring, der sich dem Gesicht anpaßt. Durchsichtige Masken erlauben es, die Mund- und Nasenregion ständig zu beobachten; zudem ist anzunehmen, daß sie den Kindern weniger Angst einflößen.

Totraum Säuglingsmasken haben einen Totraum von ca. 5 ml, was eine beträchtliche Erhöhung der Totraumfraktion bei kleinen Atem-

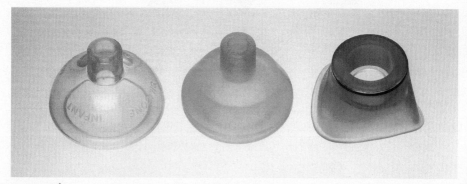

Abb. 15.5. Beatmungsmasken für Neugeborene; von links nach rechts: Ohmeda Nr. 0, Laerdal Nr. 0, Rüsch (Rendell-Baker) Nr. 0

zugvolumina bedeutet. Um dieselbe Menge CO_2 zu eliminieren, muß das Atemminutenvolumen entsprechend erhöht werden. Wird der Säugling beatmet, ist das bedeutungslos; für den spontan atmenden Säugling bedeutet dies eine Zunahme der Atemarbeit. Kann diese wegen der atemdepressorischen Wirkung der Inhalationsanästhetika nicht aufrechterhalten werden, resultiert daraus eine CO_2-Retention.

Atemhilfen

Orale Rachentuben (Guedel-Tuben) sollten gut angefeuchtet sein und werden erst dann eingeführt, wenn keine Atemwegsreflexe mehr vorhanden sind. Nasale Rachentuben sind manchmal nützlich, können aber bei älteren Kindern eine Blutung in Nase und Nasopharynx (Adenoide) hervorrufen. Es sollten deshalb nur weiche Materialien verwendet werden.

Laryngealmasken

Beschreibung

Laryngealmasken sind in 6 verschiedenen Größen erhältlich (Tabelle 15.1 und Abb. 15.6). Sie bestehen aus einem Schaft, der in die Mundhöhle eingeführt wird, und einer aufblasbaren Manschette (Cuff), deren Spitze in den Ösophaguseingang zu liegen kommt und deren Lumen sich bei richtigem Sitz unmittelbar oberhalb des Larynx befindet.

Technik des Einführens

Das Einführen der Laryngealmaske muß wegen der Gefahr von Reflexen (Laryngospasmus, Erbrechen) in tiefer Anästhesie durchgeführt werden. Bei der Inhalationsanästhesie kann die Maske unter Spontanatmung oder in Apnoe nach kontrollierter Beatmung eingeführt werden. Bei Durchführung einer intravenösen Anästhesie (z. B. Propofol oder Thiopental) empfiehlt es sich, die Maske sofort nach der initialen Bolusgabe (genügend hohe Dosierung!) einzuführen.

Vor dem Einführen soll der Cuff auf seine Dichtigkeit geprüft werden. Der Kopf des Patienten wird dann hyperextendiert, der

Tabelle 15.1. Größe der Laryngealmaske und Inhalt des Cuffs im Verhältnis zum Körpergewicht

Größe	Cuffinhalt [ml]	Körpergewicht [kg]
1	3–5	3–5
1,5	5–7	5–10
2	7–10	10–20
2,5	10–15	20–30
3	15–25	> 30
4	30–40	Erwachsene

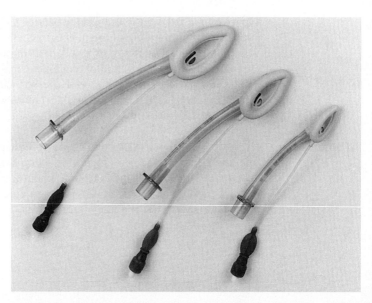

Abb. 15.6.

8.7

Laryngealmasken der Größen 1, 2 und 3. Die ebenfalls erhältlichen Größen 1,5 sowie 2,5 und 4 sind nicht abgebildet

Mund gut geöffnet und die Maske, laut der Beschreibung des Herstellers, mit der Öffnung nach unten in den Mund eingeführt. Das Vorschieben soll mit einer raschen Bewegung entlang dem Gaumen erfolgen. Erreicht man die Rachenhinterwand, ist ein leichter Widerstand zu verspüren; wird dieser Widerstand mit stärkerem Schieben überwunden, sitzt die Maske anschließend in den meisten Fällen sofort in optimaler Art und Weise auf dem Larynx, und der Cuff kann aufgeblasen werden. Die Durchgängigkeit des Atemwegs muß durch sorgfältige Auskultation über der Trachea und den Lungen geprüft werden.

Die Maske kann vor dem Einführen auch um 180° gedreht und mit der Öffnung nach oben in den Mund eingeführt werden (Abb. 15.7). Sobald der Kontakt mit der Rachenhinterwand erfolgt ist, wird die Maske unter gleichzeitigem Vorschieben wieder um 180° gedreht.

Verwendung Der Vorteil einer Anästhesie mit der Laryngealmaske, verglichen mit einer gewöhnlichen Maskenanästhesie, besteht darin, daß die Maske nicht gehalten werden muß und der Anästhesist deshalb beide Hände für andere Tätigkeiten frei hat. Auf der anderen Seite muß sich der Anästhesist darüber im klaren sein, daß es sich um eine Maskenanästhesie handelt. Das bedeutet, daß der Atemweg nicht geschützt ist, daß eine Atemwegsobstruktion jederzeit auftreten kann und daß deshalb im Prinzip

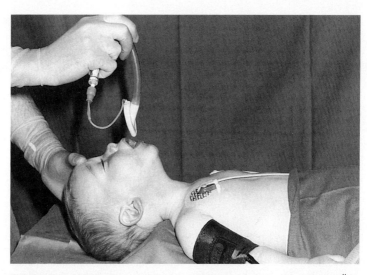

Abb. 15.7.   Bei Kindern wird die Laryngealmaske häufig „verkehrt", d. h. mit der Öff-
                       nung gegen kranial, in den Mund geschoben. Eine Drehung um 180° in der
                       Mundhöhle erleichtert das korrekte Plazieren auf dem Larynx

jeder Atemzug überwacht werden muß. Insbesondere bei kleinen Kindern kann die Epiglottis nach hinten gedrückt werden
und damit den Atemweg obstruieren.

   Assistierte und kontrollierte Beatmung soll vorsichtig durchgeführt werden, da die Insufflation des Magens mit Beatmungs-
gasen manchmal unvermeidlich ist und damit das Risiko einer
Regurgitation zunimmt.

   Verschiedenen Berichten zufolge kann die Laryngealmaske
bei schwierigen Atemwegsverhältnissen gute Dienste leisten.
Vor allem wenn eine Intubationsanästhesie nicht notwendig ist,
erleichtert das Plazieren einer Laryngealmaske das Offenhalten
der Atemwege.

Tracheale Intubation

Die Intubation von Kindern ist technisch nicht schwieriger als
die Intubation von Erwachsenen. Bei Säuglingen ist die zur Verfügung stehende Zeit, bis die O_2-Reserven aufgebraucht sind,
geringer, was eine gute Vorbereitung und eine rasche Durchführung notwendig macht.

Wahl des   Die wesentliche Größe eines trachealen Tubus ist der Quer-
Tubus   schnitt des Lumens. Als Größenbezeichnung wird deswegen der

Tabelle 15.2   Tubusgröße (Innendurchmesser, Tuben ohne Cuff) und Intubationstiefe in Abhängigkeit von Alter und Gewicht

Alter	Körpergewicht [kg]	Innendurchmesser [mm]	Länge der Trachea (Stimmband bis Karina) [cm]	Ideale Lage der Tubusspitze unterhalb Stimmritze [cm]	Tubuslänge vom Mundwinkel* [cm]	Tubuslänge von Nasenöffnung [cm]
Neugeborene	< 1	2,5	2,5	2	7	8
Neugeborene	1–2,5	3,0	–	–	8	9–10
Neugeborene	> 2,5	3,5	4	3	9–10	11–12
2 Monate	5	3,5	–	–	11	13
1 Jahr	10	4,0	5	4	12	14
2 Jahre	13	4,5	–	–	13	15
4 Jahre	17	5,0	6	4–5	14	17
7 Jahre	25	6,0	–	–	17	20
10 Jahre	30	6,5	–	–	19	23
12 Jahre	40	7,0	8	6–7	21	25

* Der Mundwinkel ist eine dehnbare Struktur und bei Manipulationen kann sich die Tubusspitze verschieben. Die vordere Zahnreihe (bzw. der Alveolarkamm bei Säuglingen) wären wegen ihrer Unverschieblichkeit als Messort für die Tubuslänge (so wie in der Tabelle angegeben) besser geeignet, allerdings ist Befestigung nicht praktikabel.

Faustregeln:
- Tubusgröße *(Innendurchmesser)* = Alter (Jahre)/4+4 mm (gültig für Kinder > 1 Jahr).
- Tubuslänge vom Mundwinkel = Körperlänge/10+5 cm (Körperlänge/10+4 cm für Säuglinge < ca. 3 Monate).
- Tubuslänge von der Nasenöffnung an: plus 20 %.

Innendurchmesser (ID) in mm benutzt. Allerdings ist der äußere Durchmesser ebenfalls wichtig, weil er angibt, welcher Tubus in der Trachea Platz hat. Da die Dicke der Tubuswand zwischen den verschiedenen Typen von Plastiktuben nur wenig variiert, kann davon ausgegangen werden, daß Tuben mit gleichem Innendurchmesser vergleichbare Außendurchmesser haben. Allerdings sind neuerdings Tuben mit speziell dünnen Wänden erhältlich, auf der anderen Seite weisen Spiralfedertuben dickere Tubuswände auf.

Innendurchmesser

Die Auswahl der Tubusgröße (ID) erfolgt i. allg. gemäß dem Lebensalter. Wird die in Tabelle 15.2 angegebene Formel angewendet, so besteht die größte Wahrscheinlichkeit, daß man auf Anhieb die korrekte Tubusgröße wählt. Die Breite des Fingernagels des kleinen Fingers kann als Maß für den äußeren Durchmesser genommen werden, die Wahrscheinlichkeit, daß der richtige Tubus gewählt wird, verkleinert sich dabei nur geringfügig.

Tubuslänge

Verschiedene Hersteller markieren die Spitze der Tuben schwarz. Das proximale Ende dieser Markierung sollte unmittelbar unterhalb der Stimmritze liegen. Da allerdings diese Markierungen bei Tuben mit gleichem Innendurchmesser je nach Hersteller unterschiedlich lang sind (Abb. 15.8), kommt die Tubus-

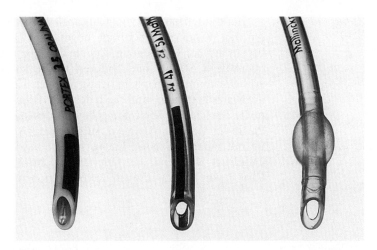

Abb. 15.8.   Alle 3 abgebildeten Tuben haben denselben Innendurchmesser von 3,5 mm. Der Cuff wurde mit 0,7 ml Luft gefüllt *(rechts)*. Die schwarzen Markierungen an der Spitze der Tuben sind je nach Hersteller unterschiedlich lang *(links Portex, Mitte Mallincrodt)*. Bestimmte Tuben sind relativ weich, man benötigt dann einen steifen Führungsmandrin, dessen Spitze aber nicht über die Spitze des trachealen Tubus hinausragen sollte *(links)*

spitze verschieden tief zu liegen. Wir schlagen deshalb vor, die Intubationstiefe anhand der Körperlänge mit der Faustregel in Tabelle 15.2 zu bestimmen.

Der Trachealtubus hat einen größeren Widerstand als andere Teile des Anästhesiesystems. Es soll in diesem Zusammenhang daran erinnert werden, daß der Widerstand als Funktion von $1/r^4$ (r = Radius = 1/2 des ID) zunimmt. So hat z. B. ein Tubus mit einem ID von 2,5 mm einen doppelt so hohen Widerstand wie ein Tubus mit einem ID von 3,0 mm. Ein spontan atmender Patient muß deshalb eine deutlich größere Atemarbeit leisten, um durch einen kleineren Tubus zu atmen. Wird der Patient beatmet, hat diese Widerstandserhöhung keine große Bedeutung.

Der Totraum eines Tubus ist gering, er beträgt z. B. weniger als 0,1 ml/cm bei einem Tubus mit einem ID von 3,0 mm bzw. weniger als 0,3 ml/cm bei einem Tubus mit einem ID von 6 mm. Es ist deshalb nicht notwendig, den Tubus routinemäßig zu kürzen.

Der Krikoidknorpel ist die engste Stelle der Atemwege bei Kindern unterhalb des 8.–10. Lebensjahres. Tuben ohne Manschette (Cuff) werden i. allg. für diese Alterskategorien empfohlen. Wird ein zu dicker Tubus verwendet, können im Bereich des Krikoids Schleimhautschäden entstehen. Es wird deshalb empfohlen, den Tubusdurchmesser so zu wählen, daß bei einem Beatmungsdruck zwischen 15–25 cm H_2O ein Luftleck vorhanden ist.

Tubus mit
Cuff?

Traditionell hat man vom Gebrauch von Tuben mit Manschetten bei Kindern < 8 Jahren abgeraten. Diese Empfehlung beruht auf der Überlegung, daß ein Cuff die Inzidenz von postoperativem Stridor und anderen trachealen Komplikationen erhöhen könnte. Bei einem richtig plazierten Tubus befindet sich die Manschette aber unterhalb des Krikoidknorpels. Eine eventuelle Schleimhautschwellung betrifft deshalb nicht die engste Partie der Trachea. Wenn das Aufblasen der Manschette vorsichtig mit einer Sauerstoff-Lachgas-Mischung geschieht und der Cuffdruck während der Operation kontrolliert wird, ist das Risiko von postoperativen Komplikationen nicht größer, als

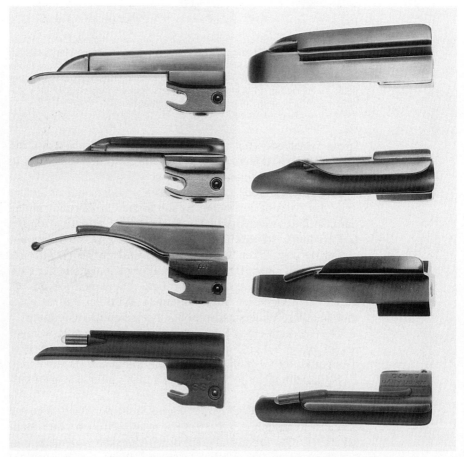

Abb. 15.9.

8.13

Laryngoskopiespatel für Neugeborene *(von oben nach unten):* Paediatric 0 (Heine), Miller 0 (Heine), MacIntosh 0 (Riester), Miller 0 (Welch Allyn). Außer dem letztgenannten sind alle Spatel mit einer fiberoptischen Lichtquelle versehen

wenn ein gut passender Tubus ohne Manschette verwendet wird. Vorteile von gecufften Tuben sind das Wegfallen des Luftlecks und damit eine besser kontrollierbare Beatmung, die Verringerung der Narkosegasbelastung der Raumluft und das Vermeiden von wiederholten Intubationen, wenn zu kleine Tuben gewählt werden (und damit zu große Lecks bestehen). Ein Nachteil von gecufften Tuben liegt darin, daß gewöhnlich ein Tubus mit einem ID gewählt werden muß, der 0,5–1,0 mm kleiner ist als in Tabelle 15.2 angegeben. In unseren Kliniken werden zunehmend gecuffte Tuben verwendet.

Intubation von Säuglingen

Nach der inhalativen oder intravenösen Anästhesieeinleitung (s. Kap. 2 bzw. 3, S. 45–48 bzw. 68–72) wird das Kind relaxiert und mit Sauerstoff beatmet. Die Laryngoskopie kann mit einem gebogenen oder geraden Spatel durchgeführt werden (Abb. 15.9). Sie wird erleichtert, wenn ein Assistent den Kopf hält und die Schultern absenkt (Abb. 15.10). Als Alternative kann der Hinterkopf mit einem kleinen ringförmigen Kissen stabilisiert werden (Abb. 2.1). Das Laryngoskop wird entlang der rechten Seite der Zunge herabgeführt und ventral (vor) der Epiglottis in der Vallecula plaziert (Abb. 15.11). Der Zungengrund wird dann mit feinen Bewegungen angehoben, bis die Larynxöffnung eingesehen werden kann. Wenn die Epiglottis das Gesichtsfeld bedeckt, kann der Anästhesist selbst den Larynx mit dem kleinen Finger der linken Hand herabdrücken (Abb. 15.12), damit wird die Epiglottis angehoben. Ist der

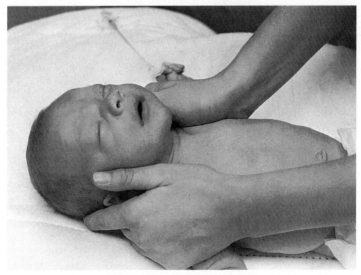

Abb. 15.10.   Vor der Laryngoskopie hält ein Assistent den Kopf des Kindes gerade nach vorn und drückt die Schultern herab

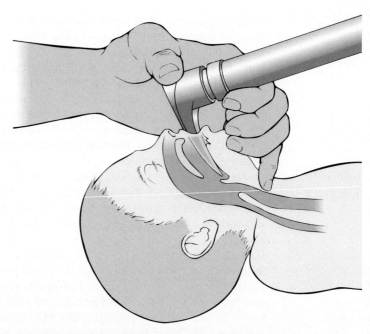

Abb. 15.11.   Laryngoskopie bei Säuglingen mit dem gebogenen Laryngoskopiespatel in der Vallecula (vor der Epiglottis)

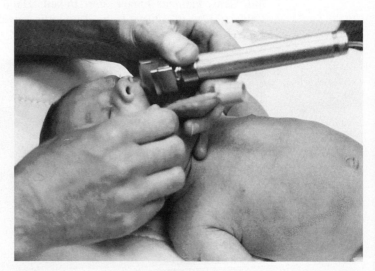

Abb. 15.12.   Der kleine Finger der linken Hand kann je nach Größe der Hand der Intubators für kleine Säuglinge (< 3–5 kg) besdazu benutzt werden, um auf die Trachea zu drücken (auf dem Bild hat der Assistent seine fixierenden Hände, entsprechend Abb. 15.10, weggenommen, um beim Fotografieren nichts zu verdecken)

Larynxeingang weiterhin nicht zu sehen, wird der Laryngoskop-
spatel vorerst etwas zurückgezogen und dann tiefer eingeführt,
um die Epiglottis „aufzuladen". Passiert der Tubus den Krikoid-
ring nicht ohne Widerstand, muß ein kleinerer Tubus verwendet
werden. Der Tubus wird bei reifen Neugeborenen ungefähr 3 cm
und bei Früh- oder Mangelgeburten mit einem Körpergewicht
von ca. 1 kg ungefähr 2 cm tief eingeführt. Hat der Tubus die
Stimmritze passiert, soll die schwarze Markierung, die i. allg. am
distalen Tubusende vorhanden ist (s. Abb. 15.8, S. 331), noch
knapp sichtbar sein. Allerdings variieren diese Markierungen
von Hersteller zu Hersteller, so daß die in Tabelle 15.2. angegebene Faustregel zuverlässiger ist. Sobald der Tubus durch die
Stimmritze eingeführt ist, wird er noch etwas vergeschoben und
dann am Mund bzw. dem Nasenloch entsprechend dieser Faustregel befestigt.

Eine andere Möglichkeit der optimalen Tubusplazierung
besteht im Vorschieben des Tubus unter Beatmung und Auskultation der linken Lunge in der linken Achselhöhle. Das Verschwinden der Atemgeräusche zeigt an, daß der Tubus soeben
die Karina passiert hat und in den rechten Hauptbronchus einge-
drungen ist. Zieht man den Tubus zurück, wird das Atemgeräusch wieder hörbar, und man kann den Tubus nun 1–2 cm
oberhalb der Karina befestigen.

Erfahrungswerte für die orale (bzw. nasale) Intubation sind
9–10 cm (bzw. 11–12 cm) bei reifen Neugeborenen und 11–13 cm
(bzw. 13–15 cm) bei Einjährigen (Tabelle 15.2). Wenn Unsicherheiten bezüglich Intubationstiefe bestehen bleiben, so soll die
Laryngoskopie wiederholt und die Distanz von der Glottis zur
Tubusspitze identifiziert werden. Wenn der Tubusspitze keine
cm-Markierungen angegeben sind, ist die Zuhilfenahme eines
zweiten, identischen Tubus zum Vergleich hilfreich. Sind die
Stimmbänder nur schlecht sichtbar, so kann die Epiglottisspitze
als Referenzpunkt genommen werden. In diesem Fall wird 1 cm
hinzugezählt, d. h. 4 cm für reife Neugeborene und 3 cm für
Frühgeburten.

Ein Führungsdraht kann nützlich sein, um die Krümmung des
Tubus so zu formen, daß er leicht in den Larynx eingeführt werden kann (Abb. 15.8). Allerdings dürfen diese Drähte nicht über
das Tubusende hinausragen, da sonst der Larynx oder die Trachea verletzt werden können.

Nach der Intubation wird das Kind mit Sauerstoff beatmet.
Das Kapnogramm wird kontrolliert, und beide Lungen werden
in der Axilla auskultiert. Fehlt das Kapnogramm, muß davon
ausgegangen werden, daß sich der Tubus im Ösophagus befindet.

Wurde zu tief intubiert, befindet sich der Tubus in über 90 %
der Fälle im rechten Hauptstammbronchus, und man stellt ein

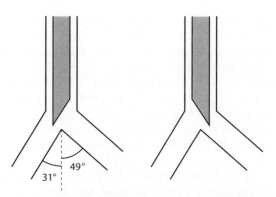

Abb. 15.13.

8.18

Wie beim Erwachsenen ist auch beim Säugling der Winkel zwischen der Trachea und dem rechtem Hauptstammbronchus kleiner (ca. 31°) als zwischen Trachea und linkem Hauptstammbronchus (ca. 49°). Dies ist jedoch nicht der Hauptgrund dafür, daß ein zu weit vorgeschobener Tubus meistens nach rechts geht; der wichtigere Grund ist in der Beschaffenheit der trachealen Tuben zu suchen. Die distale Öffnung der meisten Tuben ist nicht horizontal, sondern schräg nach links gerichtet; damit befindet sich der führende Teil auf der rechten Seite und tritt dementsprechend vorzugsweise in den rechten Hauptbronchus. Diese Überlegung wird belegt durch die Beobachtung, daß das Einführen eines Tubus, dessen Öffnung nach rechts gerichtet ist (d. h. dessen führender Teil links liegt) meistens zu einer Intubation des linken Hauptstammbronchus führt

fehlendes Atemgeräusch über der linken Lunge fest. Die Erklärung, weshalb ein zu tief vorgeschobener Tubus in den rechten Hauptstammbronchus gelangt, ist in Abb. 15.13. ersichtlich.

Die Fixation des oral eingeführten Trachealtubus kann auf unterschiedliche Art erfolgen. Es empfiehlt sich, den Tubus vorerst mit einem Klebeband an der Oberlippe und der Wange zu fixieren. Dann wird er mit einem „Beißblock" verbunden (mit Klebband oder einem Gazeband). Ein solcher Beißblock kann aus Plastik bestehen und wird auf dem Markt angeboten; an vielen Kliniken wird er jedoch vom Anästhesiepersonal aus einem Stück Gummischlauch oder einer Gazerolle selber hergestellt. Kleinkinder haben weiches, verschiebliches Gewebe, und der Tubus kann, trotz optimaler Fixierung, seine Lage verändern, wenn der Kopf des Kindes bewegt wird (Abb. 15.14). Bei der Flexion (Kopf nach vorn) wird der Tubus weiter in die Trachea hineinrutschen und kann bei tiefliegendem Tubus eine Intubation in den rechten Hauptstammbronchus verursachen. Bei der Extension (Kopf nach hinten) gleitet der Tubus nach oben und kann zu einer ungewollten Extubation führen, wenn der Tubus primär zu hoch liegt.

Nasaler Tubus   Nasal eingeführte Tuben können anstelle von oral eingeführten für die meisten chirurgischen Eingriffe in der Säuglingsperi-

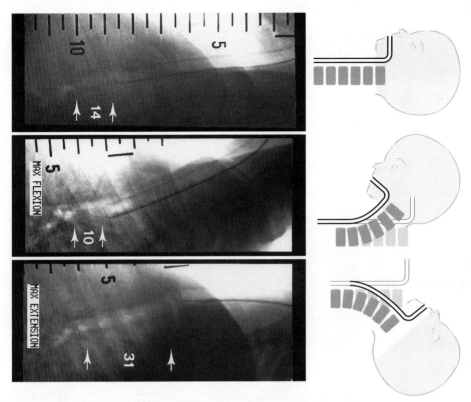

Abb. 15.14.

8.19

Links: Es handelt sich bei allen 3 Röntgenaufnahmen um die seitliche Darstellung der Trachea. Links befindet sich der Kopf des Säuglings (3 Monate alt) in Normalstellung, der Tubus liegt ca. 14 mm oberhalb der Bifurkation. Durch eine maximale Flexion wird der Tubus um 4 mm nach unten geschoben *(Mitte),* bei maximaler Extension 17 mm nach oben. *Rechts:* Schematische Darstellung

ode verwendet werden. Sie sind vorzuziehen, wenn das Kind postoperativ nachbeatmet werden soll, weil sie leichter zu pflegen und zu fixieren sind. Bei der nasalen Intubation wird der Trachealtubus durch die Nase vor die Stimmritze geführt. Wegen der vorgegebenen Krümmung kann er an der vorderen Trachealwand anstoßen und nicht weiter vorgeschoben werden. Die Passage wird erleichtert, wenn der Larynx von außen leicht nach hinten gedrückt wird, der Kopf flektiert wird oder wenn der Tubus vorsichtig rotiert wird. Eine andere Möglichkeit besteht darin, einen Absaugkatheter als Führungsschiene zu verwenden (Abb. 15.15).

Intubation von älteren Kindern

Kinder jenseits der Säuglingsperiode haben manchmal lose Milchzähne, die ein Aspirationsrisiko darstellen können. Bei der nasalen Intubation besteht das Risiko, daß wegen der Adenoide

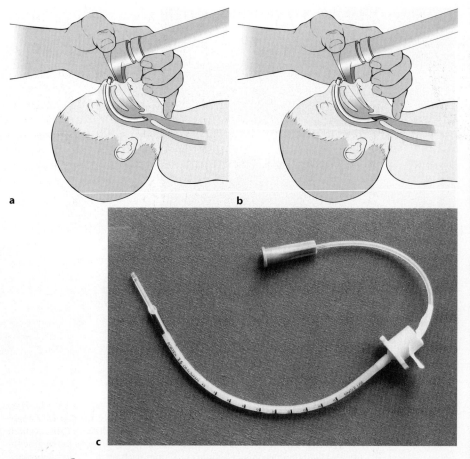

a   b   c

Abb. 15.15 a–c. *8.17a–c*   **a** Ein Nasaltubus erhält beim Einführen in den Larynx eine Richtung nach vorne, während die obere Trachea nach hinten gerichtet ist. **b, c** Ein weicher Absaugkatheter kann als Führungsmandrin verwendet werden, um das Vorschieben des Tubus zu erleichtern

Nasale Intubation   eine Blutung auftritt und die Intubation deswegen erschwert wird. Aufweichen des Trachealtubus in warmem Wasser, Verwendung von wenig Gleitmittel und/oder einem Absaugkatheter im Tubus während der Passage durch die Nase vermindern dieses Risiko. Um diese Schwierigkeiten mit Sicherheit zu vermeiden, kann vorerst oral intubiert werden. Der Tubus kann dann in aller Ruhe durch die Nase geführt und – nachdem man eine Blutung ausgeschlossen und den oralen Tubus entfernt hat – in die Trachea vorgeschoben werden.

Intubationsprobleme

Kinder mit einer abnormen Anatomie der oberen Luftwege können meistens vor der Einleitung identifiziert werden. Eine Anamnese von Atemwegsproblemen anläßlich früherer Anästhesien, kleiner Abstand zwischen Os hyoideum und Kinn, schmaler Gaumen, große Frontzähne, geringe Beweglichkeit der Halswirbelsäule und auffällige Inspektion der Mundhöhle (Mallampatti Grad 3 und 4) lassen den Verdacht auf Intubationsprobleme aufkommen und sollten zu einer detaillierten Strategie der geplanten Intubation Anlaß geben. Elektive Fälle, bei denen man Intubationsprobleme erwartet, sollten in eine Klinik geschickt werden, die über Erfahrung mit solchen Schwierigkeiten und über eine entsprechende Spezialausrüstung verfügt. Tritt ein Intubationsproblem unerwarteterweise auf, kann nach einem Algorithmus vorgegangen werden (Abb. 15.16). Prinzipiell können dabei 3 Behandlungsmöglichkeiten unterschieden werden:

Maskenanästhesie
- Sind die Luftwege problemlos über eine Maske oder eine Laryngealmaske (s. S. 327) freizuhalten, ist die Indikation zur Intubation nur relativ und der geplante Eingriff kurz, kann die Anästhesie ohne trachealen Tubus fortgesetzt werden.

Patienten aufwecken
- Erfordert die geplante Operation eine Intubation und sind einfache Maßnahmen (Wechsel des Laryngoskopblattes, kleinerer Tubus, Führungsmandrin im Tubus, leichter Druck auf den Larynx, Wechsel des Intubateurs) nicht erfolgreich, ist es gerechtfertigt, den Patienten aufwachen zu lassen, das Problem abzuklären und zusammen mit anderen Kollegen den Ablauf der nächsten Anästhesie neu zu planen. Wenn es schwierig ist, die Luftwege freizuhalten, sollte diese Alternative gewählt werden, sofern eine sofortige Intubation oder Operation nicht aus einer vitalen Indikation angezeigt ist.

Andere Technik
- Muß das Kind intubiert werden, gibt es mehrere Alternativen: die Intubation über einen dünnen Führungsdraht (z. B. dünnen Ösophagusdilatator), die Intubation über ein Fiberbronchoskop oder Fiberlaryngoskop, die Intubation mit Hilfe des Bullard-Fiberlaryngoskops (Abb. 15.17), die blinde nasale Intubation oder, im Notfall, die Krikothyreoidotomie (Koniotomie) bzw. die Tracheotomie. Die Wahl der Methode hängt verständlicherweise von der Situation, der verfügbaren Ausrüstung und der eigenen Erfahrung ab. Rufen Sie frühzeitig eine qualifizierte Assistenz zu Hilfe!

Wiederholte Intubationsversuche können ein Schleimhautödem hervorrufen. Obwohl der Effekt bei dieser Indikation nicht dokumentiert ist, werden Steroide, z. B. Hydrokortison 10–20 mg/kgKG, Prednisolon 2–4 mg/kgKG oder Betamethason 0,2–0,4 mg/kgKG häufig gegeben.

Unerwartet schwierige Intubation

Nach zwei mißlungenen Versuchen (1): qualifizierte Hilfe anfordern.
Wenn zwei weitere optimale Versuche nicht erfolgreich sind:
befolge Algorhythmus

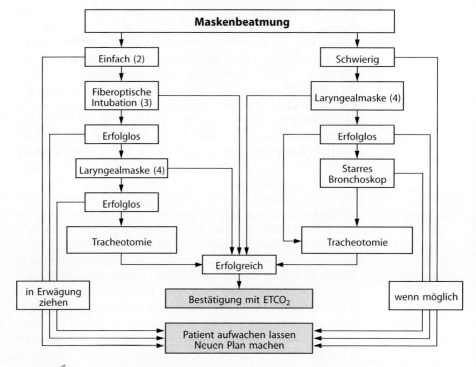

Abb. 15.16.   Vorgehen bei der unerwartet schwierigen Intubation.
Erklärungen:
(1) Damit ein „gewöhnlicher" Intubationsversuch als optimaler Versuch bezeichnet werden kann, müssen folgende Kriterien erfüllt sein:
   - Der Versuch wird durch einen erfahrenen Kinderanästhesisten durchgeführt.
   - Gut funktionierendes Laryngoskop.
   - Bestmöglicher Spatel.
   - Optimale Positionierung des Patienten.
   - Larynx optimal positioniert durch Druck von außen nach hinten und oben.
(2) In Erwägung ziehen, ob der geplante Eingriff ohne Intubation durchgeführt werden kann (Maskenanästhesie, Ketalaranästhesie).
(3) Sofern schnell verfügbar.
(4) Die Laryngealmaske sollte bei periglottischen Prozessen nicht eingesetzt werden.

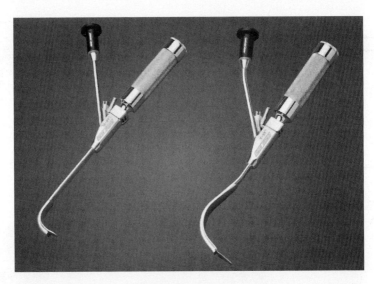

Abb. 15.17.   Die pädiatrische Version des Bullard-Fiberlaryngoskops kann für Kinder zwischen 0 und 4 Jahren angewendet werden. Es ist gekennzeichnet durch den stark gebogenen Spatel und die fiberoptische Lichtquelle, die eine Betrachtung des Larynxeingangs über einen 90°-Winkel zuläßt

Fiberoptische Intubation

Um eine fiberoptische Intubation in allen Alterskategorien durchführen zu können, bedarf es einer teuren Ausrüstung: Neben einer starken Lichtquelle sollten mindestens 3 verschiedene Fiberbronchoskope vorhanden sein, um Tuben mit Innendurchmesser zwischen 2,5 und 8,0 mm in die Trachea einführen zu können. Die Instrumente müssen eine gut führbare Spitze besitzen. Ein Absaugkanal ist wertvoll, aber bei kleinen Instrumenten ($<$ 3 mm) aus technischen Gründen nicht vorhanden. Die Intubation kann beim sedierten Kind oral oder nasal durchgeführt werden. O_2-Zufuhr muß gewährleistet sein, Atropin wird über eine intravenöse Leitung verabreicht. Die Sedation kann mit wiederholten Dosen von Midazolam 0,05 mg/kgKG, Fentanyl 1 μg/kgKG oder Propofol 0,5–1 mg/kgKG erfolgen. Eine gute topische Lokalanästhesie mit 1–2 % Lidocain oder 2 % Kokain erhöht die Kooperation des Patienten.

Die fiberoptische Intubation eignet sich besonders für elektive Fälle, bei denen schon im voraus eine schwierige Intubation erwartet wird. In Krankenhäusern mit sofort verfügbarem Instrumentarium kann die Technik jedoch auch in unerwarteten Situationen zum Einsatz kommen. Dazu benötigt man eine spe-

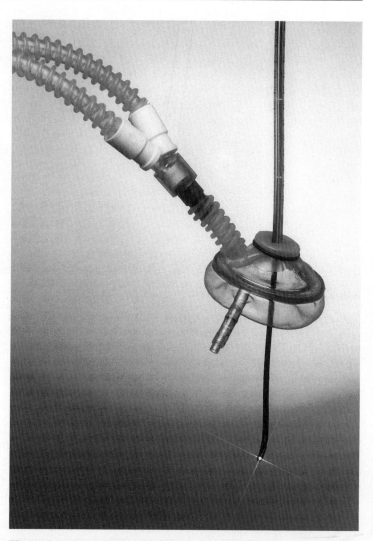

Abb. 15.18. Fiberoptische Intubation durch die Endoskopiemaske (VBM-Medizintechnik, Sulz am Neckar), die in 3 verschiedenen Größen vorliegt. Die Konstruktion erlaubt die Zufuhr von Sauerstoff und Anästhesiegasen über eine seitliche Öffnung, während in die zentrale Öffnung die gewünschte Silikonmembran eingefügt werden kann. Die Membranen unterscheiden sich durch das unterschiedlich große Loch, durch das die Fiberoptik und der Trachealtubus ohne Luftleck eingeführt werden können. Je nach Innendurchmesser des gewünschten Tubus wird ein 2,1-mm-, 3,5-mm- oder 4,9-mm-Fiberbronchoskop für die Intubation verwendet. Nachdem die Fiberoptik durch die Öffnung in der Silikonmembran durch Nase oder Mund in die Trachea vorgeschoben worden ist, kann der Tubus durch das gleiche Loch über die Fiberoptik eingeführt werden. Der Patient kann während der ganzen Prozedur beatmet werden, oder es kann CPAP appliziert werden. Das System eignet sich auch für diagnostische Fiberbronchoskopien und die Bronchiallavage

zielle Endoskopiemaske (Abb. 15.18), die die Aufrechterhaltung der Anästhesie, die Beatmung und die Zufuhr von 100 % Sauerstoff während der fiberoptischen Intubation ermöglicht.

Literatur

Baraka A, Akel S, Muallem M et al. (1987) Bronchial intubation in children: Does the tube bevel determine the side of intubation? Anesthesiology 67: 869–870

Benumof JL (1991) Management of the difficult adult airway. With special emphasis on awake tracheal intubation. Anesthesiology 75: 1087–1110

Borland LM, Casselbrant M (1990) The Bullard laryngoscope. A new indirect oral laryngoscope (pediatric version). Anesth Analg 70: 105–108

Deakers TW, Reynolds G, Stretton M et al. (1994) Cuffed endotracheal tubes in pediatric intensive care. J Pediatr 125: 57–62

Erb T, Marsch SC, Hampl KF, Frei FJ (1997) Teaching the use of fiberoptic intubation for children older than two years of age. Anesth Analg 85: 1037–1041

Frei FJ, àWengen DF, Rutishauser M, Ummenhofer W (1995) The airway endoscopy mask: useful device for fibreoptic evaluation and intubation of the paediatric airway. Paediatr Anaesth 5: 319–324

Gursoy F, Algren JT, Skjonsby BS (1996) Positive pressure ventilation with the laryngeal mask airway in children. Anesth Analg 82: 33–38

Haynes SR, Morton NS (1993) The laryngeal mask airway: a review of its use in pediatric anaesthesia. Pediatr Anaesth 3: 65–73

King BR, Baker MD, Braitman LE et al. (1993) Endotracheal tube selection in children: a comparison of four methods. Ann Emerg Med 22: 530–534

Khine HH, Corddry DH, Kettrick RG, Martin TM, McCloskey JJ, Rose JB, Theroux MC, Zagnoev M: (1997) Comparison of cuffed and uncuffed endotracheal tubes in young children during general anesthesia. Anesthesiology 86: 627–631

Kubota Y, Toyoda Y, Nagata N (1986) Tracheo-bronchial angles in infants and children. Anesthesiology 64: 374–376

Myer CM, Cotton RT, Scott SR (1995) Pediatric Airway: An interdisciplinary approach. J.B. Lippincott Company, Philadelphia

Pothmann W, Fullekrug B, Schulte am Esch J (1992) Fiberoptische Befunde zum Sitz der Kehlkopfmaske. Anästhesist 41: 779–784

Takahata O, Kubota M, Mamiya K, Akama Y, Nozaka T, Matsumoto H, Ogawa H (1997) The efficacy of the „BURP" maneuver during a difficult laryngoscopy. Anesth Analg 84: 419–421

Todres ID, DeBros F, Kramer SS (1976) Endotracheal tube displacement in the newborn infant. J Pediatr 89: 126–127

Ulrich B, Listyo R, Gerig HJ, Gabi K, Kreienbühl G (1998) Die schwierige Intubation: Der Nutzen von BURP und die Aussagekraft von Prädiktoren. Anästhesist 47: 45–50

Wilson IG (1993) The laryngeal mask airway in paediatric practice (editorial). Br J Anaesth 70: 124–125

16 Regionalanästhesie

Die 2 Hauptindikationen der Regionalanästhesie sind die intraoperative Anästhesie (chirurgische Analgesie) und die postoperative Analgesie. Im allgemeinen wird die Blockade direkt nach der Anästhesieeinleitung angelegt und zusätzlich als Ergänzung zur Allgemeinanästhesie ausgenutzt. Eine reine Regionalanästhesie anstelle der Allgemeinanästhesie wird im Kindesalter relativ selten durchgeführt, ist aber manchmal eine hilfreiche Möglichkeit, z. B. für orthopädische Eingriffe bei älteren Schulkindern oder für Hernienoperationen bei Frühgeborenen.

Es ist üblich, spinale und epidurale Regionalanästhesien als zentrale Blockaden zusammenzufassen und sie den peripheren Blockaden gegenüberzustellen. Obwohl neurologische Komplikationen nach Regionalanästhesien im Kindesalter äußerst selten sind, darf man sie nicht ganz außer acht lassen. Weil potentielle neurologische Schäden nach zentralen Blockaden schwerwiegend sind und weil Nervenschäden nach peripheren Blockaden im Kindesalter praktisch nicht vorkommen, werden letztgenannte vorgezogen, sofern dies von der Art des Eingriffs und der geplanten postoperativen Analgesie aus gesehen sinnvoll ist.

Lokalanästhetika

Maximaldosierung

Die Maximaldosierungen bei isolierter Verabreichung von Lidocain und Bupivacain sind in Tabelle 16.1 angegeben. Die Dosierungen in der Tabelle sind so gewählt, daß die Spitzenkonzentrationen nach Einzelinjektion in den Epiduralraum beim *durchschnittlichen* Individuum höchstens die Hälfte des toxischen Niveaus betragen. Um eine Vorstellung zu bekommen, welche Dosierungen man bei wiederholter Zufuhr geben darf, kann man davon ausgehen, daß die Spitzenkonzentration 20–30 min nach epiduraler Injektion von Bupivacain erreicht ist. Die Halbwertszeit beträgt 3–4 h. Die Aufnahme von Lidocain ins Blut erfolgt ungefähr gleich schnell, aber die Halbwertzeit ist nur 1–2 h. Die Aufnahme bei der Interkostalblockade ist schneller als bei der Epiduralanästhesie.

Tabelle 16.1. Maximaldosierung in mg/kgKG für Regionalanästhesien. Die Tabelle bezieht sich auf eine einzelne Applikation. Zu beachten ist, daß eine intravaskuläre Injektion oder eine Schleimhautanästhesie schon bei wesentlich niedrigerer Dosierung toxische Symptome hervorruft. (Nach Berde 1993)

	Ohne Adrenalin [mg/kgKG]	Mit Adrenalin 5 µg/ml [mg/kgKG]
Lidocain	5	7
Bupivacain	2–2,5	2–2,5

Neugeborene haben eine leicht herabgesetzte Toleranz gegenüber Lokalanästhetika. Dies beruht auf einer erhöhten Empfindlichkeit bei einer bestimmten Plasmakonzentration, einer langsameren Metabolisierung in der Leber und einem höheren Anteil von nicht an Eiweiß gebundenem Medikament. In welchem Alter diese erhöhte Empfindlichkeit sich derjenigen des älteren Kindes und des Erwachsenen angleicht, ist nicht bekannt.

Eine intravaskuläre Injektion kann natürlich trotz aller Vorsichtsmaßnahmen vorkommen, und man muß darum immer mit toxischen Reaktionen rechnen und entsprechend vorbereitet sein.

Allergie   Echte Allergieen auf Bupivacain und Lidocain, die beide zur Gruppe der Amidlokalanästhetika gehören, sind äußerst selten. Die Reaktionen, die von Patienten angegeben werden, beruhen meistens auf einer Fehlinterpretation von vasovagalen Reaktionen.

Ropivacain   Ein weiteres Amidlokalanästhetikum, Ropivacain, steht neuerdings für den klinischen Gebrauch zur Verfügung. Die Eigenschaften sind ähnlich wie diejenigen von Bupivacain, allerdings zeigt Ropivacain bei vergleichbarer analgetischer Dosierung eine weniger ausgeprägte motorische Blockade und eine geringere Kardiotoxizität. Es wird voraussichtlich auch in der pädiatrischen Regionalanästhesie eine Rolle spielen, allerdings ist das Medikament noch wenig untersucht bei Kindern, und der Hersteller empfielt die Anwendung nur für Erwachsene.

Adrenalin-zusatz   Der Zusatz von Adrenalin zu Lokalanästhetika kann aus verschiedenen Gründen erfolgen. Erstens stellt man sich vor, daß die Tachykardie und der Blutdruckanstieg, die eine Testdosis mit Adrenalin auslöst, eine intravaskuläre Injektion aufdeckt. Der zweite Grund für den Adrenalinzusatz liegt in der verzögerten Resorption des Lokalanästhetikums. Deshalb kann eine höhere Maximaldosis verwendet werden (Tabelle 16.1). Ebenso bewirkt der Zusatz von Adrenalin bei den meisten Techniken eine längerdauernde Analgesie. Adrenalin ruft theoretisch eine erhöhte Arrhythmiebereitschaft bei Halothananästhesien hervor, aber die Resorption der kleinen Mengen führt normalerweise nicht zu Problemen (s. Kap. 6, S. 157).

Lokalanästhe- Die Anwendung von lokalanästhesierenden Salben für Punktio-
sierende nen verschiedenster Art ist an vielen Kinderkliniken zur Routine
Salben geworden. Wird die Wirksubstanz korrekt appliziert, so wird der Stich bei der Venenpunktion in etwa 80 % der Fälle nicht mehr verspürt. Die größte Erfahrung besteht mit EMLA („eutectic mixture of local anaesthetics"), das eine Öl-in-Wasser-Emulsion mit 5 % Lidocain und 5 % Prilocain pro Gewichtseinheit darstellt. Die Herstellerfirma bietet EMLA als Salbe und als Emulsion (in Form von vorfabrizierten „patches") an. Wird das Präparat in Form einer dicken Schicht auf die Haut aufgetragen und zusätzlich mit einem Okklusivverband abgedeckt, ruft es nach 90 min eine gute Lokalanästhesie hervor. Die vom Hersteller empfohlene Zeit von 60 min ist manchmal zu kurz. Die Salbe kann auch mehrere Stunden auf der Haut liegen, ohne daß die Wirksamkeit dabei verlorengeht.

Durch die Resorption von Prilocain kann Methämoglobin entstehen, das durch Methämoglobinreduktase wieder in Hämoglobin zurückverwandelt wird. Da die Aktivität dieses Enzyms in den ersten Lebensmonaten noch erniedrigt ist, wird vom Hersteller von der Anwendung von EMLA in dieser Alterskategorie abgeraten. Basierend auf Methämoglobinmessungen an einer großen Zahl von Säuglingen kann die Anwendung von EMLA bei normalen Säuglingen über 1 Monat empfohlen werden aber in vielen Kliniken wird es auch für Neugeborene benutzt. Dabei sollten allerdings obere Limits bezüglich Gesamtmenge, behandelte Oberfläche und Applikaionsdauer festgelegt werden (z. B. 1 g, 8 cm^2 und 3 h).

Das Gebiet, das mit EMLA behandelt wurde, wird etwas blaß, und eine venöse Vasokonstriktion kann auftreten. Eine leichtes Beklopfen der Stelle, wo punktiert werden soll, und eine ausreichend lange venöse Stauung reichen normalerweise aus, um die Gefäße zu dilatieren. EMLA eignet sich auch, wenn eine Lokalanästhesie für die Entfernung einer kleinen Hautveränderung gesetzt werden soll.

Vorbereitungen zur Regionalanästhesie

Vor der Anästhesie werden Kinder und Eltern über die geplante Regionalanästhesie und über Nebenwirkungen wie Schwäche in den Beinen oder Armen, Parästhesien und Miktionsstörungen informiert. Mit Ausnahme von Infiltrationsanästhesien mit niedrig dosierten Lokalanästhetika müssen die üblichen Sicherheitsmaßnahmen getroffen werden (s. Anhang A, S. 407). Ein intravenöser Zugang sollte vor dem Ausführen der Blockade angelegt werden, so daß eine toxische Reaktion, z. B. ein Krampfanfall, behandelt werden kann (z. B. mit Thiopental 1–2 mg/kgKG, oder Diazepam, 0,1–0,2 mg/kgKG). Weil das Kind beim Legen der Blockade meistens schon anästhesiert ist, sind die entsprechenden Monitore bereits installiert. Für isolierte Regionalanästhesien empfielt es sich, dieselben Maßstäbe bezüglich Sicherheit anzuwenden wie bei Allgemeinanästhesien. Bei wachen Kindern, die eine Regionalanästhesie erhalten sollen, ist die Anwendung einer lokalanästhesierenden Salbe über der Einstichstelle nützlich (s. oben).

Sakrale Epiduralanästhesie (Sakralanästhesie, Kaudalblockade)

Die sakrale Epiduralanästhesie wird meistens als Ergänzung zur Allgemeinanästhesie und zur postoperativen Schmerzbekämpfung eingesetzt. Sie ist bei Kindern leichter durchzuführen als bei Erwachsenen. Bei der Punktion, die i. allg. beim Kind in Seitenlage durchgeführt wird, verwendet man vorzugsweise eine dünne Injektionsnadel oder, besser, eine Spezialkanüle, die mit einem Mandrin versehen ist, um zu vermeiden, daß ein Hautzylinder in den Epiduralraum verschleppt wird. Im allgemeinen ist es leicht, den richtigen Punktionsort, den Hiatus sacralis, zu finden, der als ein kleines Grübchen im Os sacrum zwischen den 2 meist gut abgrenzbaren Cornua sacralia zu tasten ist (Abb. 16.1). Nach Einführen der Nadel kann man die Passage durch das Ligamentum sacrococcygeale spüren. Danach wird die Einstichrichtung nach kranial abgewinkelt und die Nadel weitere 3–5 mm vorgeschoben. Bevor die Spritze angesetzt wird, wartet man vorerst einige Sekunden, um sich zu vergewissern, daß kein Liquor oder Blut spontan zurückfließt.

Abb. 16.1 a–c.   Anatomische Orientierungspunkte bei der Durchführung des Kaudalblocks (a). Beim Durchstechen der Haut und des Ligamentum sacrococcygeale wird die Nadel steil zur Längsachse des Patienten (60°) vorgeschoben (b), nach Penetration durch das Ligament wird die Richtung geändert und flach zur Längsachse (20–30°) 3–5 mm weitergeschoben (c)

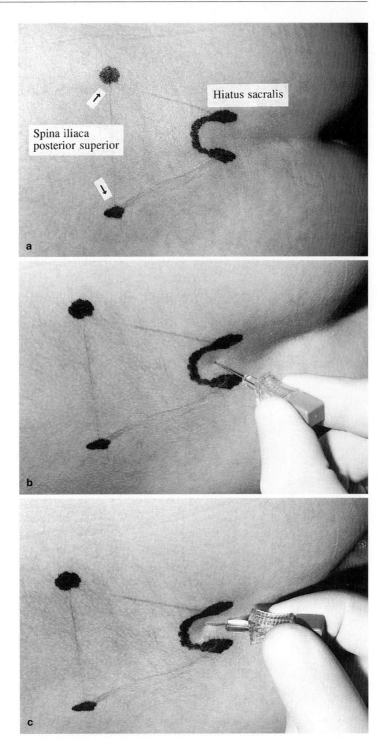

Abb. 16.1.

|| 4

Anschließend werden ungefähr 0,2 ml/kgKG (maximal 3–4 ml) des Lokalanästhetikums, das Adrenalin 1 : 200 000 (5 µg/ml) enthält, langsam gespritzt. Wenn die Lage der Nadel korrekt ist, besteht bei der Injektion kein Gewebewiderstand. Das häufigste Zeichen einer intravasalen (oder intraossären) Injektion ist der Herzfrequenzanstieg. Allerdings kann durch einen ausgeprägten Anstieg des Blutdrucks auch eine Abnahme der Herzfrequenz im Sinne eines Barorezeptorenreflexes vorkommen. Schließlich ist auch die Zunahme der Amplitude der T-Welle im EKG als Zeichen einer intravasalen Injektion des Bupivacain-Adrenalin-Gemisches beschrieben. Es wird deshalb empfohlen, während der Injektion der Testdosis die Herzfrequenz und die T-Wellenamplitude kontinuierlich zu beobachten und den Blutdruck in 1-min-Intervallen zu messen. Der Rest der berechneten Lokalanästhetikamenge wird anschließend mit oder ohne Adrenalinzusatz injiziert. Hat die Nadel den epiduralen Raum nicht erreicht, so kann sich während der Injektion ein subkutanes Depot bilden, das nach Gabe von einigen ml Flüssigkeit identifiziert werden kann.

Als Schutz gegen eine Fehlinjektion wird die Nadel während der Injektion noch 1- bis 2mal von der Spritze diskonnektiert, um einen spontanen Rückfluß von Liquor oder Blut bemerken zu können. Das Risiko einer Durapunktion ist bei kleinen Säuglingen erhöht, weil der Abstand zwischen Hiatus sacralis und dem Durasack nur 1–2 cm beträgt (Abb. 16.2).

Konzentration   Als Lokalanästhetikum wird meistens Bupivacain 0,125–0,20 %ig verwendet. Eine 0,25 %ige Lösung kann auch verwendet werden, sie führt aber zu einer motorischen Schwäche, die postoperativ von vielen Kindern als unangenehm emp-

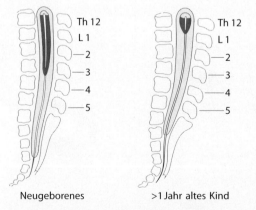

Neugeborenes   >1 Jahr altes Kind

Abb. 16.2.   Rückenmark und Durasack bei Neugeborenen sowie bei Kindern über 1 Jahr und Erwachsenen. (Nach Dalens 1990)

Tabelle 16.2.   Dosierungen von Bupivacain für die Sakralanästhesie (in Kombination mit einer Allgemeinanästhesie)

Anästhesierte Dermatome (n)	Bereich der möglichen Operationen	Konzentration	Menge [ml/kgKG]	Maximale Gesamtmenge für große Kinder [ml]
Sakral (5)	Penis, Anus	0,125–0,25	0,5	25
Lumbal, sakral (10)	Leiste, suprapubisch	0,125–0,25	1	35
Tief thorakal, lumbal, sakral (10–15)	Nabel, Flankenschnitt bei Nierenoperationen	0,125–0,175	1,25–1,5	40

Menge

funden wird. Zudem befindet man sich an der Grenze des toxischen Bereichs, wenn mehr als 1 ml/kgKG gegeben wird (Tabelle 16.1, S. 346). Die analgetische Wirkung von Bupivacain ohne Adrenalin hält etwa 3–6 h postoperativ an.

Mit 0,5 ml/kgKG Lokalanästhetikum erreicht man ein genügend hohes Niveau für Eingriffe am Penis oder in der Analregion. Für Eingriffe oberhalb der Symphyse werden höhere Dosen benötigt (Tabelle 16.2). Dabei sollte die Gesamtmenge bei größeren Kindern limitiert werden (z. B. auf 40 ml).

Sakral eingelegte Katheter

Über den Hiatus sacralis kann ein Katheter in den Epiduralraum geführt werden. Der Hiatus kann in diesem Fall mit einer 19-G- oder 20-G-Tuohy-Nadel punktiert werden. Als Alternative kann man eine gewöhnliche „intravenöse" Plastikkanüle verwenden. Der Katheter wird dann einige Zentimeter in den Epiduralraum eingeführt. Manche Autoren empfehlen für Eingriffe an der oberen Körperhälfte das Vorschieben eines Katheters bis in den oberen Thorakalbereich. Wir haben mit dieser Technik keine Erfahrung. Obwohl der sakrale Zugang von einigen Anästhesisten aus hygienischen Überlegungen abgelehnt wird, scheint es, daß keine erhöhte Infektionsgefahr besteht, sofern der Katheter nach 1–2 Tagen gezogen wird.

Morphin sakral

Der sakrale Zugang kann auch zur postoperativen Analgesie mit Morphin in einer Dosierung von 30–50 µg/kgKG benutzt werden. Morphin, das frei von Konservierungsmitteln sein sollte, wird z. B. in einer Konzentration von 0,2–0,4 mg/ml epidural gegeben. Weil Morphin nach Diffusion durch die Dura mater und die Arachnoidea im Spinalkanal aufwärts wandert, kann diese Technik sogar für chirurgische Eingriffe in der oberen Körperhälfte benutzt werden. Die Schmerzlinderung dauert 4–24 h an. Es besteht das Risiko einer späten Atemdepression, deshalb müssen diese Patienten während mindestens 24 h nach der letzten Morphinapplikation respiratorisch überwacht werden. Urinretention tritt häufig auf, und das Kind sollte einen Dauerkatheter liegen haben. Juckreiz ist eine weitere, manchmal unangenehme Nebenwirkung. Die Behandlung besteht in Naloxon oder Propofol (s. Kap. 17, S. 374).

Clonidin sakral

Clonidin ist ein zentral wirksamer α-2-Rezeptorenagonist. Wird Clonidin, 1–2 µg/kgKG, zusammen mit Bupivacain kaudal verabreicht, so kann damit die Analgesiedauer von 3–6 h (ohne Clonidin) auf 8–16 h verlängert werden. Clonidin bewirkt eine verminderte Sekretion von Noradrenalin aus den Nervenendigungen des Hinterhorns des Rückenmarks. Die dadurch ausgelöste Sympatikolyse führt zu einer leichten Bradykardie und Hypotension. Unabhängig, ob kaudal oder intravenös verabreicht, tritt als Nebenwirkung eine Sedierung auf. Juckreiz, Harnverhalten und Atemdepression sind keine Nebenwirkungen von Clonidin. Diese Eigenschaften erscheinen den vermehrten Einsatz von Clonidin zu rechtfertigen.

Bei Erwachsenen konnte eine vermindertes Ansprechen auf CO_2 nachgewiesen werden. Es ist deshalb ratsam, Clonidin im Alter unter 1 Jahr nicht oder nur bei entsprechender Überwachung während 24 h kaudal zu verabreichen.

Sakralanästhesie beim wachen Säugling

Die Blockade kann auch als alleinige Anästhesiemethode für Eingriffe unterhalb des Nabels bei „Risikokindern" ausgenutzt werden, bei denen man eine Allgemeinanästhesie vermeiden möchte. Dazu gehören Säuglinge mit bronchopulmonaler Dysplasie. Vorausgegangene Apnoeattacken bei ehemaligen Frühgeborenen können ebenfalls als Indikation angesehen werden. Es scheint, daß die Inzidenz der postoperativen Apnoe mit dieser Technik erniedrigt ist (s. Kap. 2, S. 52).

Die Punktion kann in Seitenlage oder in Bauchlage durchgeführt werden. Damit der Säugling nicht hungrig ist, kann man die präoperative Nüchternperiode auf 2–3 h verkürzen, sofern die Magenentleerung als normal angesehen wird. Nachdem eine kleine Quaddel mit dem Anästhetikum an der Einstichstelle gesetzt ist, wird die Nadel bzw. der Katheter wie oben beschrieben eingeführt. Bei Penis- und Analeingriffen werden 0,5 ml/kgKG Bupivacain 0,25 % mit Adrenalin 5 µg/ml gegeben. Für Leistenhernienoperationen wird 1 ml/kgKG verabreicht. Die Injektion muß langsam und vorsichtig durchgeführt werden, auch wenn es schwierig sein sollte, das Kind ruhigzuhalten. Mit der Operation kann gewöhnlich nach 15 min begonnen werden. Die Beine sind dann paretisch. Die motorische Blockade läßt oft nach ungefähr 1 h nach, und nach weiteren 1–2 h strampelt das Kind wieder. Wenn die Blockade angelegt ist, kann man das Kind mit Hilfe eines mit Zuckerlösung angefeuchteten Schnullers beruhigen. Die Sakralanästhesie ohne Allgemeinanästhesie kann auch bei älteren Kindern, die schwere pulmonale Erkrankungen haben, angewandt werden. Im allgemeinen wird hier jedoch eine zusätzliche Sedierung benötigt.

Vorsicht

Obwohl die Kaudalanästhesie mit Bupivacain beim kleinen Säugling verbreitet ist, sollte sie nur mit der notwendigen Kritik angewendet werden: Eine aussagekräftige Testdosis ist kaum durchführbar, eine intravasale Injektion der gesamten Bupivacaindosis ist also nicht ausgeschlossen. In solchen Fällen muß mit gefährlichen Rhythmusstörungen (inklusive Kammerflimmern) gerechnet werden. Aber auch wenn die berechnete Lokalanästhesiemenge korrekt injiziert wurde, können im EEG bei kleinen Säuglingen nicht selten Anfallsäquivalente beobachtet werden, obwohl klinische Zeichen eines Krampfanfalls ungewöhnlich sind.

Anstelle des Bupivacains haben wir bei Leistenhernienoperationen auch 1 ml/kgKG Lidocain 0,8–1 % mit Adrenalin 5 µg/ml angewendet. Die chirurgische Analgesie dauert damit ca. 40–90 min. Diese Technik könnte Vorteile haben, weil durch Lidocain ausgelöste toxische Symptome wahrscheinlich einfacher zu behandeln sind als durch Bupivacain ausgelöste.

Lumbale Epiduralanästhesie

Bei älteren Kindern ist die Epiduralanästhesie eine gute Alternative zur Kaudalanästhesie, da sie in dieser Alterskategorie technisch einfach durchzuführen ist. Ist geplant, einen Katheter für die postoperative Analgesie einzulegen, ist die größere Entfernung vom Analkanal, aus hygienischen Gründen, ein weiterer Vorteil des lumbalen Zugangs. Die Dosierung und Konzentration ist ähnlich wie in Tabelle 16.2 für die Kaudalblockade angegeben. Für Hüft- und Abdominaloperationen, bei denen die Innervation von lumbalen oder thorakalen Dermatomen ausgeht, benötigt man allerdings kleinere Volumina, da die Ausbreitung des Lokalanästhetikums über weniger Segmente erfolgt. Für Penis- und Analeingriffe müssen vergleichsweise etwas höhere Dosierungen gewählt werden. Wir verabreichen selten mehr als 25–30 ml.

Kontinuierliche Anästhesie über einen Katheter

Das Einlegen eines Katheters erfolgt i. allg. während der Allgemeinanästhesie vor einem größeren chirurgischem Eingriff. In den meisten Fällen wird eine Tuohy-Nadel verwendet, durch die ein Katheter eingeführt wird. Es wird empfohlen, nicht zu dünne Nadeln zu verwenden, da das Ligamentum flavum mit einer dikkeren Nadel besser erspürt wird. Eine 5 oder 8 cm lange 18-G-

Material,
Technik

Kanüle kann für Patienten > 10 kgKG und eine 19-G-Kanüle für kleinere Patienten angewendet werden.

Bei Säuglingen sollte die Punktion unterhalb des 3. Lumbalwirbels durchgeführt werden, weil in diesem Alter das Rückenmark weiter hinab in den Spinalkanal reicht (Abb. 16.2). Die Punktion kann mit derselben Technik wie beim Erwachsenen durchgeführt werden, allerdings soll daran erinnert werden, daß die Distanz zwischen Haut und Epiduralraum beim Einjährigen nur ca. 2 cm beträgt. Wenn das Dermatom, das betäubt werden soll, einem höheren Segment entspricht als das Niveau der Einstichstelle (Abb. 16.3), wird das Auge der Tuohy-Kanüle nach kranial gerichtet und der Katheter 5–10 cm weit eingeführt. Ein weiteres Vorschieben wird nicht empfohlen, da das Risiko einer Fehllage, eines Aufrollens oder Abknickens des Katheters damit steigt.

Bupivacain
perioperativ

Die Menge des Lokalanästhetikums hängt von der Lage der Katheterspitze und des Operationsgebiets ab. Bei Eingriffen unterhalb des Nabels sind 0,5–0,75 ml/kgKG 0,125–0,25 %iges Bupivacain genügend, bei abdominellen Eingriffen zwischen dem Nabel und dem Processus xiphodens muß die Blockade bis ungefähr zum Dermatom Th 4 reichen. Dazu spritzt man unge-

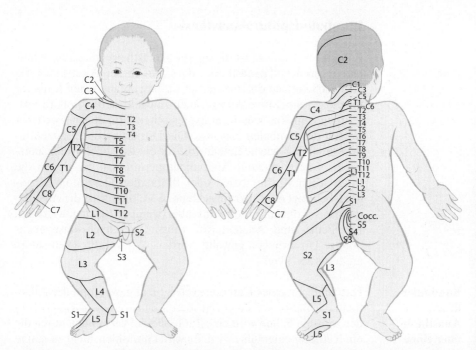

Abb. 16.3. Sensorische Dermatome beim Säugling. (Nach Saint-Maurice u. Schulte-Steinberg 1990)

Tabelle 16.3.   Dosierungsvorschlag für eine kontinuierliche Epiduralanästhesie mit Bupivacain und Fentanyl über einen Lumbal- oder Sakralkatheter

Infusat	Bupivacain 0,1 % mit Fentanyl 1 µg/ml
Infusions-geschwindigkeit	0,3–0,5 ml/kgKG/h während der intraoperativen Phase, 0,1–0,4 ml/kgKG/h postoperativ (die höhere Dosis bei Bauch- und Niereneingriffen). Bei Säuglingen unter 3 Monaten: 0,1–0,2 ml/kgKG/h
Infusionsdauer	1–3 Tage
Nebenwirkungen	Juckreiz, Übelkeit, Harnverhalten
Vorsicht!	Bei Säuglingen sowie bei Kindern mit herabgesetzter Leberfunktion

fähr 0,75–1 ml/kgKG (inklusive einer Testdosis, die identisch derjenigen bei der Sakralanästhesie ist). Bei Kindern über 25 kg betrachten wir eine Gesamtmenge von 25–35 ml als ausreichend. Um die Analgesie während des Eingriffs weiter aufrechterhalten zu können, kann in Abständen von 60–90 min 1/3–1/2 der Initialmenge nachgespritzt werden. Es ist unklar, wieviele Male die Repetitionsdosen ohne Toxizitätsrisiko wiederholt werden können. Wir repetieren i. allg. nur einmal und verwenden dann eine kontinuierliche Infusion mit Fentanyl/Bupivacain (Tabelle 16.3). Die gleiche Mischung wird auch postoperativ angewendet (s. unten, Fallbericht).

Zirkulatorische Effekte

Die Epiduralanästhesie ruft selten einen Blutdruckabfall bei normovolämischen Kindern < 8 Jahren hervor. Bei größeren Kindern sollte man Kolloide oder Volumenlösungen (Tabelle 4.13, S. 97) i. v. geben (z. B. 10 ml/kgKG), um das zirkulierende Blutvolumen zu expandieren. In seltenen Fällen ist ein Sympathikomimetikum indiziert, z. B. Ephedrin 0,1–0,2 mg/kgKG i. v. als Bolus.

Morphin epidural

Morphin kann über den Katheter zur postoperativen Schmerztherapie gegeben werden. Die Dosierung und die möglichen Komplikationen sind dieselben wie bei der kaudalen Verabreichung (s. S. 351).

Fentanyl und Bupivacain für kontinuierliche Analgesie

Fentanyl ist fettlöslicher und kürzer wirksam als Morphin und verteilt sich nicht so weit nach rostral wie Morphin nach der epiduralen Injektion. Dies erklärt, warum Atemdepressionen seltener sind als beim Morphin. Die kontinuierliche Verabreichung einer Mischung aus Bupivacain und Fentanyl ist eine Möglichkeit einer effektiven postoperativen Schmerzbehandlung (Tabelle 16.3). Die Kombination scheint eine Analgesie hervorzurufen als die Einzelgabe der Komponenten. Der Bedarf jeder einzelnen Komponente ist vermindert und damit auch das Risiko der Nebenwirkungen wie Juckreiz, herabgesetzte Darmtätigkeit und Übelkeit. Eine Harnretention ist so häufig, daß ein Dauerkatheter eingelegt werden sollte. Eine massive Atemdepression durch Fentanyl epidural in der Dosierung, wie sie in Tabelle 16.3 angegeben wurde, wäre sehr ungewöhnlich und ist bis jetzt beim Kind nicht bekannt.

Fallbericht

Kind mit Kolonaganglionose

Ein 1 1/2jähriger Junge, der 10,5 kg wiegt, soll wegen einer Kolonaganglionose (Hirschsprung-Krankheit) operiert werden. Während der Neugeborenenperiode hat der Junge eine Kolostomie erhalten, und nun ist es Zeit zur definitiven Korrektur, welche eine Kolektomie und Anastomose zwischen Ileum und Rektum beinhaltet. Der Eingriff soll über eine große Laparotomie und zusätzlich über eine Inzision im Perineum durchgeführt werden. Bedeutende Flüssigkeitsverluste werden durch das exponierte Darmpaket erwartet. Nach der Anästhesieeinleitung wird der Patient deshalb mit einem zusätzlichen venösen Zugang versehen, und ein Katheter wird zur kontinuierlichen Blutdruckmessung in die A. radialis eingelegt. Ein Epiduralkatheter wird im Zwischenraum L 3/L 4 eingeführt und ca. 5 cm in kranialer Richtung vorgeschoben. Die Aspiration durch den Katheter ergibt weder Blut noch Liquor, und eine Testdosis von 2 ml Bupivacain 0,25 % mit Adrenalin, 5 μg/ml, wird gegeben. Damit der Patient tatsächlich 2 ml erhält (= 1 μg/kgKG Adrenalin), ist der Totraum des Katheters und des Bakterienfilters (zusammen ca. 1 ml) zu berücksichtigen, man injiziert also 3 ml.

Während der folgenden 60 s erfolgt kein Herzfrequenz- oder Blutdruckanstieg, was bestätigt, daß der Katheter nicht intravaskulär liegt, woraufhin dieser nun fixiert wird. Es kommt weder zu Blutdruck- noch zu Pulsabfall, aber das Fehlen dieser Reaktion schließt eine intrathekale Katheterlage nicht aus. Eine solche Lage wird aber als unwahrscheinlich angesehen, weil kein Liquor bei der Punktion durch die Tuohy-Nadel austritt und auch nicht durch den Katheter aspiriert werden kann. Es werden 8 ml Bupivacain 0,25 % ohne Adrenalin injiziert. 15 min später wird mit der Operation begonnen. Nach weiteren 10 min läßt sich ein Puls- und Blutdruckanstieg feststellen, welcher wohl darauf beruht, daß die massive Schmerzstimulation, die beim Manipulieren am Peritoneum entsteht, nicht ausreichend durch die Epiduralanästhesie gedämpft ist. Die inspiratorische Halothankonzentration wird deshalb kurzfristig auf 2 % erhöht. Während der nächsten 15 min kann diese dann auf 0,6–1 % abgesenkt werden.

60–75 min nach der Erstinjektion werden 5 ml Bupivacain 0,20 % epidural verabreicht (4 ml Bupivacain 0,25 % plus 1 ml NaCl-Lösung). Eine kontinuierliche Epiduralinfusion mit 4 ml/h, bestehend aus Bupivacain/Fentanyl 0,1 % bzw. 1 μg/ml wird angeschlossen und während der nächsten 2 h bis zum Ende der Operation infundiert (Tabelle 16.3).

Am Ende der Operation wacht der Patient ruhig und schmerzfrei auf. Durch Austesten kann vermutet werden, daß das obere Analgesieniveau etwa 2 cm unterhalb der Brustwarzen (Th 5) liegt. Die epidurale Zufuhr wird auf 3 ml/h reduziert. Nach einem Aufenthalt von 4 h auf der postoperativen Station wird das Kind auf einer Station betreut, die eine engmaschige Überwachung der Atmung, des Kreislaufs und der O_2-Sättigung durch einen Pulsoxymeter gewährleistet. Die Ausbreitung der Anästhesie und die motorische Blockade werden alle 4–6 h getestet. Die Epiduralinfusion wird während der nächsten 2 Tage beibehalten.

Intrathekale Anästhesie bei Säuglingen (Spinalanästhesie)

Die intrathekale Anästhesie kann eine andere Alternative zur Sakralanästhesie bei „Risikokindern", d. h. ehemaligen Frühgeburten, sein. Weil das Lokalanästhetikum in niedriger Dosierung intraspinal gegeben wird, ist eine akzidentelle intravaskuläre Injektion nicht zu befürchten. Andererseits ist die Technik schwieriger durchzuführen. Es werden dieselben Vorbereitungen wie für eine Allgemeinanästhesie getroffen und Atropin 0,02 mg/kgKG i. v. vor dem Durchführen der Spinalanästhesie gegeben.

Dosierung   Das am häufigsten benutzte Medikament bei kleinen Säuglingen ist Tetracain 1 %. Die Dosierung für die Leistenhernienoperation beträgt ca. 0,5–1,0 mg/kgKG (0,05–0,1 ml/kgKG). Bupivacain 0,5 % kann ebenfalls in einer Dosierung von 0,5–1,0 mg/ kgKG (0,1–0,2 ml/kgKG) angewendet werden. Damit die Wirkungsdauer genügend lange anhält, kann beiden Medikamenten

Adrenalin 5–10 µg/ml (5–10 µg entsprechen 0,05–0,1 ml einer 0,1‰-Lösung) hinzugegeben werden. Hyperbare Lösungen (Zusatz von 8–10 %iger Glukose) von Bupivacain 0,5 % oder Tetracain 1 % werden von verschiedenen Klinikern bevorzugt.

Wirkungs-
dauer

Die Wirkdauer beider Lokalanästhetika ist wesentlich kürzer als bei Erwachsenen, sie beträgt 30–90 min. Der Chirurg muß deshalb schon im Operationssaal bereit sein, wenn die Blockade angelegt wird, so daß eine unnötige Verzögerung vermieden wird.

Punktionshöhe

Da sich das Rückenmark beim Neugeborenen bis hinab zum 3. Lumbalwirbel erstreckt, muß die Punktion im Zwischenraum L 3/L 4 oder L 4/L 5 durchgeführt werden. Eine Spinalnadel, 0,7 · 40 mm (22 G), kann verwendet werden. Dünnere Durchmesser (25 G) ergeben einen schlechteren Rückfluß von Liquor und sind deshalb nicht zu empfehlen.

Technik

Bei der Punktion hält ein Assistent den Säugling in Seitenlage oder in sitzender Stellung mit gekrümmtem Rücken. Der Griff muß fest sein, aber das Kinn sollte nicht auf die Brust gedrückt werden, weil dies die Atmung verschlechtert und eine Hypoxie hervorrufen kann. Der Einstich wird im rechten Winkel zur Haut durchgeführt. Beim Säugling erreicht man den Durasack in ca. 1–2 cm Tiefe. Die Injektion wird durchgeführt, wenn die Nadel so liegt, daß der Liquor frei fließt. Um einer zu hohen Ausbreitung des Lokalanästhetikums vorzubeugen, wird empfohlen, langsam (über 5–10 s) zu injizieren. Im Hinblick auf den Totraum der Nadel werden 0,05 ml mehr aufgezogen als die Dosis, die aufgrund des Körpergewichts berechnet wurde. Die Nadel wird noch 5 s mit aufgesetzter Spritze liegen gelassen, um zu verhindern, daß das Lokalanästhetikum über die Punktionsstelle hinausfließt. Der Rückfluß von Blut nach der initialen Punktion kann vorkommen, wahrscheinlich befindet sich die Nadel in einem solchen Fall nicht in der Mittellinie. Dann ist es i. allg. am sichersten, erneut zu punktieren, am besten in einem anderen Zwischenraum.

Nach der Injektion wird das Kind flach hingelegt. Wenn die Beine sofort angehoben werden, z. B. um eine Diathermieplatte am Rücken zu plazieren, kann sich bei Verwendung von hyperbarer Lösung die Blockade nach kranial ausbreiten.

Blutdruck-
abfall

Das Ausmaß des erwarteten Blutdruckabfalls ist beim Säugling gering, sofern das Kind normovolämisch ist und die Wirkung der Spinalanästhesie nicht über die thorakalen Segmente ansteigt. Als Erklärung wird eine noch wenig entwickelte Sympathikusinnervation angesehen, mit niedrigem Gefäßtonus schon vor der Blockade. Trotzdem sollte ein Sympathikomimetikum schnell verfügbar sein. Es wird vorgeschlagen, hierfür gen, hierfür 0,1–0,2 mg/kgKG Ephedrin intravenös zu geben, allerdings brauchten wir diese Therapie bis jetzt nie einzusetzen.

Periphere Blockaden

Ileoinguinal-blockade

Die Ileoinguinalblockade kann zur intra- und postoperativen Schmerzlinderung bei Leistenschnitt angewendet werden und wird deshalb in Allgemeinanästhesie durchgeführt. Die Blockade ist eine Alternative zur Sakralanästhesie. Als Lokalanästhetikum wird z. B. Bupivacain 0,25 % verwendet; man gibt 0,3–0,5 ml/kgKG pro Seite. Das Ziel ist es, den N. ilioinguinalis und den N. iliohypogastricus bei ihrem Durchtritt durch die Faszien bzw. Muskeln der lateralen unteren Bauchwand zu blockieren. Damit man ein gutes Gefühl für die Strukturen hat, empfiehlt es sich, eine Kanüle mit kurzem Schliff zu verwenden. Der Einstich erfolgt 1–2 cm medial der Spina iliaca anterior superior (Abb. 16.4). Zuerst wird die Nadel nach lateral und etwas inferior gerichtet und weiter eingestochen, bis man das Os ileum erreicht. Die halbe Dosis des Lokalanästhetikums wird dann langsam injiziert, während die Nadelspitze zurückgezogen wird, bis sie subkutan liegt. Nun wird von derselben Einstichstelle aus

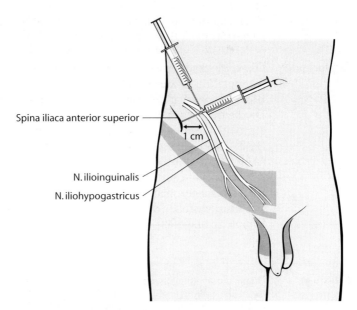

Spina iliaca anterior superior

1 cm

N. ilioinguinalis

N. iliohypogastricus

Abb. 16.4.   Ileoinguinalblockade. (Nach Yaster u. Maxwell 1989)

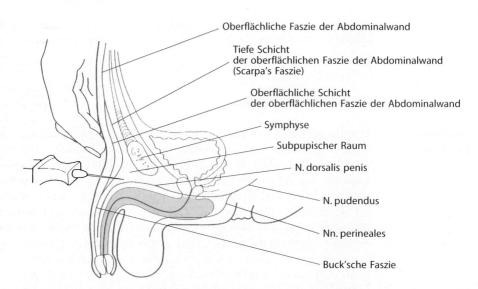

Oberflächliche Faszie der Abdominalwand

Tiefe Schicht
der oberflächlichen Faszie der Abdominalwand
(Scarpa's Faszie)

Oberflächliche Schicht
der oberflächlichen Faszie der Abdominalwand

Symphyse

Subpupischer Raum

N. dorsalis penis

N. pudendus

Nn. perineales

Buck'sche Faszie

Abb. 16.5. Der Sagittalschnitt durch das Perineum zeigt die anatomischen Beziehungen zur Nadelführung beim subpubischen Penisblock

die Nadel nach inferior und medial vorgeschoben. Die beiden Nerven durchtreten in diesem Bereich den M. obliquus internus. Um in die richtige Schicht zu gelangen, muß deshalb der M. obliquus externus durchstochen werden, was i. allg. als diskreter Klick empfunden wird. Der Rest des Anästhetikums wird nun in fächerförmigen Bewegung injiziert.

Penisblockade Diese Blockade wird häufig für Zirkumzisionen oder Hypospadieoperationen angewendet. Die Technik ist einfach, und die Blockade wird nach Einleitung der Anästhesie durchgeführt. Die beiden Penisnerven liegen ungefähr bei 2 und 10 Uhr, also auf beiden Seiten der dorsalen Mittellinie. Sie werden an der Basis des Penisschafts im subpubischen Raum blockiert (Abb. 16.5). Um die Anatomie übersichtlicher zu machen und die oberflächliche und tiefe Faszie zu straffen, wird der Penis nach kaudal gezogen und mit einem Pflaster fixiert (Abb. 16.6 b). Die Einstichstellen der Nadel befinden sich knapp unterhalb der Symphyse ungefähr 0,5–1 cm seitlich der Mittellinie (je nach

Abb. 16.6 a–c. Damit die anatomischen Fixpunkte besser palpiert werden können, wird zuerst die Symphyse identifiziert **(a)**. Dann wird der Penis mit Hilfe eines Pflasters nach kaudal gezogen **(b)**; anschließend wird mit der Nadel knapp unterhalb der Symphyse eingestochen **(c)**

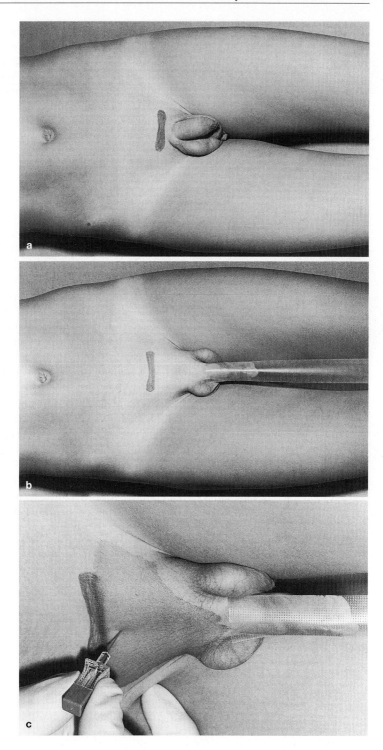

Abb. 16.6 a–c.

11.8

Größe des Patienten). Eine dünne Nadel (25 G oder 27 G) wird in leicht kaudaler und medialer Richtung (je ca. 80°) vorgeschoben (Abb. 16.6 c). Nach Durchstechen der Haut kann vorerst ein leichter Widerstand überwunden werden, der aber nicht immer spürbar ist (oberflächliche Schicht der Abdominalfaszie). Wird die Nadel weiter vorgeschoben, spürt man regelmäßig den Durchtritt durch die tiefe Schicht der Abdominalfaszie, wonach die Nadelspitze sich im subpubischen Raum befindet. Es wird je 0,1 ml/kgKG 0,25–0,5 %iges Bupivacain ohne Adrenalin beidseits der Mittellinie gespritzt.

Femoralis-blockade

Der N. femoralis liegt unmittelbar lateral der A. femoralis. Eine Blockierung dieses Nervs mit Lokalanästhetika verschafft Kindern mit Femurfraktur eine gute Analgesie. Beim wachen Kind wird die Haut mit 1 %igem Lidocain infiltriert. Dann wird mit einer dünnen Nadel (25 G oder 27 G) 0,5–1 cm lateral der A. femoralis eingestochen und 0,5 ml/kgKG (maximal 10–15 ml) Bupivacain 0,5 % mit Adrenalin injiziert. Beim elektiven Patienten kann der Nerv mit einem Nervenstimulator aufgesucht werden und das Lokalanästhetikum gezielt appliziert werden. Beim Patienten mit einer frischen Femurfraktur empfiehlt sich die blinde Injektion an typischer Stelle, ohne daß zur Lokalisation der Nerv stimuliert wird oder Parästhesien gesucht werden.

Interkostal-blockade

Diese ist hilfreich zur Schmerzbekämpfung nach Thorakotomien und Flankeneingriffen (z. B. Nierenoperation). Die Resorption des Lokalanästhetikums geschieht rascher als bei der Epiduralanästhesie. Man kann Bupivacain 0,25 % mit oder ohne Adrenalin benutzen und je nach Alter 0,5–5 ml pro Rippe geben. Die maximale Gesamtdosis beträgt 0,8 bzw. 1,0 ml/kgKG (2 bzw. 2,5 mg/kgKG). Der Einstich wird paravertebral durchgeführt, unmittelbar lateral der geraden Rückenmuskeln, wo die Rippen häufig leicht zu palpieren sind. Es ist auch möglich, weiter lateral einzustechen. Ventral der medialen Axillarlinie sollte nicht gestochen werden, da ein Hauptast des N. intercostalis direkt vor dieser abgeht. Die Technik ist die gleiche wie bei Erwachsenen, d. h. man sticht mit der Nadel auf eine Rippe und ertastet sich durch langsames „Hinunterwandern" den unteren Rand, wo das Lokalanästhesiemittel injiziert wird. Wegen der dünneren Thoraxwand ist beim Kind die Pneumothoraxgefahr größer als beim Erwachsenen. Dem kann entgegengewirkt werden, indem die Einstichrichtung der Nadel nicht senkecht auf die Rippe erfolgt, sondern von vorn nach hinten in einem spitzen Winkel (beinahe tangential) zur Rippe. Der Interkostalblock kann auch durch den Chirurgen vor dem Verschluß der Thorakotomie ausgeführt werden.

Interpleural-blockade

Diese Methode wird vorwiegend zur Analgesie nach Thorakotomie benutzt. Gegen Ende der Operation wird ein dünner Katheter (z. B. ein Epiduralkatheter) in einen Zwischenraum oberhalb der Inzision eingelegt und die Spitze im dorsalen Teil des Pleuraraumes mit einer Naht fixiert. Wird zur Drainage von Flüssigkeit ein Bülau-Drain eingelegt, kann Bupivacain (über ein Zwischenstück und einen Dreiwegehahn) direkt in die Drainage injiziert werden. Als Anästhetikum wird Bupivacain 0,25 % mit Adrenalin 1 : 200.000 in einer Dosierung von 2–2,5 mg/kgKG maximal 6stündlich verabreicht. Während der Dauer des Wirkungseintritts (15–20 min) muß der Thoraxsog abgestellt werden. Die Wirkung ist am besten, wenn der Patient flach liegt. Wenn ein großes Luftleck vorliegt, kann diese Technik wegen der Notwendigkeit des Abklemmens der Drainage nicht verwendet werden.

Axilläre Plexus-blockade

Bei Eingriffen an den oberen Extremitäten kann die axilläre Plexusblockade entweder als isolierte Anästhesie oder in Kombination mit der Allgemeinanästhesie angewendet werden. Je nachdem wie lange der Eingriff dauert, können entweder Lidocain oder Bupivacain zum Einsatz gelangen.

Die Punktionstechnik und die angewandten Medikamente und Konzentrationen unterscheiden sich nicht von denjenigen beim Erwachsenen. Die empfohlene Menge liegt zwischen 0,5 und 0,7 ml/kgKG (maximal 40 ml). Wenn Bupivacain angewendet wird, hält die postoperative Analgesie mehrere Stunden an. Während dieser Zeit besteht auch eine Muskelschwäche, über die das Kind vorher informiert werden sollte.

Wird der Block unter Allgemeinanästhesie gespritzt, empfiehlt es sich, dem Lokalanästhetikum Adrenalin in üblicher Konzentration (5 µg/kgKG) beizugeben. Eine intravasale Injektion, die auch bei sorgfältiger Technik möglich ist, wird dann im Sinne der Testdosis (s. S. 350) frühzeitiger diagnostiziert.

Müssen arterielle Gefäße anastomosiert werden (z. B. bei einer Replantation) oder muß der Arm postoperativ regelmäßig bzw. kontinuierlich durchbewegt werden (z. B. nach einer Osteo-

Katheter im Plexus axillaris

synthese im Bereich des Ellbogengelenks), kann ein Katheter in den Plexus axillaris gelegt werden und eine kontinuierliche Infusion von 0,125- bis 0,20 %igem Bupivacain in einer Dosierung von 0,25 ml/kgKG/h gegeben werden.

Intravenöse, Oberflächen- und Infiltrationsanästhesie

Intravenöse Regionalanästhesie

Gute Indikationen für diese Form der Anästhesie sind im Kleinkindesalter selten. Bei Adoleszenten unterscheidet sich die Technik nicht von derjenigen beim Erwachsenen. Eine Doppelcuffmanschette ist zu empfehlen, um die Vorteile der Methode ausnutzen zu können. Wir verwenden Lidocain 0,5 % in einer Dosierung von 0,7–1,0 ml/kgKG. Um Komplikationen zu vermeiden, muß der Cuff dicht sein, und ein versehentliches Entweichen des Manschettendrucks muß ausgeschlossen werden.

Oberflächenanästhesie von Nase, Rachen und Trachea

Die Resorption über die Schleimhäute geschieht rasch und entspricht beinahe einer i. v. Injektion. Die einmalige Verabreichung einer Schleimhautanalgesie mit Lidocain sollte 3 mg/kgKG nicht übersteigen. Lidocain 1 % eignet sich gut als Oberflächenanästhetikum. Da sich die Substanz mit Speichel vermischt und damit die Konzentration sinkt, können auch konzentrierte Lösungen angewendet werden, im Handel ist z. B. ein 10 %iges Lidocainspray erhältlich.

Infiltrationsanästhesie

Eine relativ niedrige Konzentration des Lokalanästhetikums genügt. Man kann z. B. Lidocain 0,5 % mit Adrenalinzusatz benutzen. Bei gesunden Kindern dürfen bis zu 1,5 ml/kgKG dieser Lösung ohne Toxizitätsrisiko gegeben werden, solange die Injektion nicht in Gefäße erfolgt. Bei Bedarf einer höheren Dosis wird Lidocain auf 0,25 % verdünnt. Eine Infiltration der Wundränder des Operationsgebietes mit Bupivacain – mit Adrenalinzusatz – bewirkt eine effektive postoperative Schmerzlinderung. Die Maximaldosis beträgt ca. 2 mg/kgKG, d. h. 0,8 ml/kgKG 0,25 %ig. Wenn größere Volumina benötigt werden, kann man die Lösung z. B. auf 0,125 % verdünnen.

Literatur

Armitage EN (1985) Regional anaesthesia in pediatrics. Clin Anaesth 39: 873

Berde CB (1992) Convulsions associated with pediatric regional anesthesia. Anesth Analg 75: 164–166

Berde CB (1993) Toxicity of local anesthetics in infants and children. J Pediatr 122: S14–S20

Boos K, Beushausen T, Ohrdorf W (1996) Periduralkatheter zur postoperativen Daueranalgesie bei Kindern. Anästhesiol Intensivmed Notfallmed Schmerzther 31(6): 362–367

Curatolo M, Petersen-Felix S, Arendt-Nielsen L, Zbinden AM (1997) Epidural epinephrine and clonidine: segmental analgesia and effects on different pain modalities. Anesthesiology 87: 785–794

Dalens BJ, Vanneuville G, Dechelotte P (1989) Penile block via the subpubic space in 100 children. Anesth Analg 69: 41–45

Dalens BJ (1989) Regional anesthesia in children. Anesth Analg 68: 654–672

Dalens BJ (1990) Pediatric regional anesthesia. CRC, Boca Raton, p 20

Desparmet J, Mateo J, Ecoffey C (1990) Efficacy of an epidural test dose in children anesthetized with halothane. Anesthesiology 72: 249–251

Fisher QA, Shaffner DH, Yaster M (1997) Detection of intravascular injection of regional anaesthetics in children. Can J Anaesth 44: 592–598

Frei FJ, Leuzinger HW (1991) Perioperative Schmerztherapie im Kindesalter – Konzepte und Realisierung. Eur J Pain 12: 12–20

Gajraj NM, Pennant JH, Watcha MF (1994) Eutectic mixture of local anesthetics (EMLA) cream. Anesth Analg 78: 574–583

Giaufre E, Dalens B, Gombert A (1996) Epidemiology and morbidity of regional anesthesia in children: a one-year prospective survey of the French-Language Society of Pediatric Anesthesiologists. Anesth Analg 83: 904–912

Jamali S, Monin S, Begon C, Dubousset AM, Ecoffey C (1994) Clonidine in pediatric caudal anesthesia. Anesth Analg 78: 663–666

Krane EJ, Tyler DC, Lawrence EJ (1989) The dose response of caudal morphine in children. Anesthesiology 71: 48–52

Lee JJ, Rubin AP (1994) Comparison of a bupivacaine-clonidine mixture with plain bupivacaine for caudal analgesia in children. Br J Anaesth 72: 258–262

Lejus C, Roussière G, Testa S et al (1994) Postoperative extradural analgesia in children: comparison of morphine with fentanyl. Br J Anaesth 72: 160–164

McNeely JK, Trentadue NC, Rusy LM, Farber NE (1997) Culture of bacteria from lumbar and caudal epidural catheters used for postoperative analgesia in children. Reg Anesth 22(5): 428–431

Motsch J, Bottiger BW, Bach A, Bohrer H, Skoberne T, Martin E (1997) Caudal clonidine and bupivacaine for combined epidural and general anaesthesia in children. Acta Anaesthesiol Scand 41(7): 877–883

Rothstein P, Arthur GR, Feldman HS (1986) Bupivacaine for intercostal nerve blocks in children. Anesth Analg 65: 625

Saint-Maurice C, Schulte-Steinberg O (1992) Regionalanästhesie bei Kindern. Gustav Fischer Verlag, Stuttgart Jena New York

Schulte-Steinberg O (1990) Über den Einsatz von Leitungsblockaden bei Kindern. Anaesthesiol Reanim 15: 43–54

Semsroth M, Gabriel A, Sauberer A, Wuppinger G (1994) Regionalanästhesiologische Verfahren im Konzept der Kinderanästhesie. Anästhesist 43: 55–72

Sitbon P, Laffon M, Lesage V, Furet P, Autret E, Mercier C (1996) Lidocaine plasma concentrations in pediatric patients after providing airway topical anesthesia from a calibrated device. Anesth Analg 82: 1003–1006

Smith T, Moratin P, Wulf H (1996) Smaller children have greater bupivacaine plasma concentrations after ilioinguinal block. Br J Anaesth 76: 452–455

Yaster M, Maxwell LG (1989) Pediatric regional anaesthesia. Anesthesiology 70: 324–338

17 Postoperative Betreuung

Nach einer balancierten Anästhesie und einer gut geplanten Schmerztherapie können die meisten Neugeborenen, Säuglinge und Kinder den Operationssaal wach und schmerzfrei verlassen. Während der ersten postoperativen Stunden besteht aber ein erhöhtes Risiko für respiratorische und hämodynamische Komplikationen. Die Verantwortung des Anästhesiarztes liegt darin, daß das Aufwachraumpersonal diese Risiken frühzeitig erkennt, die notwendigen therapeutischen Maßnahmen einleitet, den Anästhesiearzt rechtzeitig informiert und seinen Rat einholt und damit Komplikationen vermeidet.

Transport

Das Kind soll, wenn möglich, in Seitenlage transportiert werden, damit die Gefahr der Atemwegsobstruktion und der Aspiration bei Erbrechen vermindert wird. Da das Kind sich plötzlich unkontrolliert bewegen und sich dabei verletzen kann, soll die betreuende Person das Kind ständig beobachten.

Bewußtseinslage

Die zur Verlegung einzuhaltenden Kriterien sind stark abhängig vom Ausbildungsgrad und der Erfahrung des Pflegepersonals. Idealerweise ist der Patient zum Zeitpunkt der Übergabe wach, ansprechbar, schmerzfrei und im Besitz der normalen Muskelkraft. Ist der Patient nicht wach, so muß man sich vergewissern, daß er die normale Muskelkraft und die Fähigkeit, die Atemwege kontinuierlich und unabhängig von fremder Hilfe offenzuhalten, wiedererlangt hat.

Aufwachraum

Es ist wünschenswert, einen speziellen Raum für frisch operierte Kinder in der Nähe des Operationssaals zur Verfügung zu haben. Idealerweise sollte speziell für die postoperative Betreuung von Kindern geschultes Pflegepersonal zur Verfügung stehen. Notfallmaßnahmen sollten innerhalb kurzer Zeit eingeleitet werden können und die apparative Infrastruktur so bemessen sein, daß auch Patienten nach großen Eingriffen betreut werden können.

Postoperative Überwachung

Nach Ankunft des Patienten im Aufwachraum oder auf der Station müssen die einfachen klinischen Parameter von der Kinder-

Klinische
Parameter

krankenschwester gemessen und registriert werden: Bewußtsein, Herzfrequenz, Blutdruck, Temperatur, O_2-Sättigung (mittels Pulsoxymeter), Schmerzparameter (s. unten) und Atmung. Bei der Atmung soll nicht nur die Atemfrequenz festgestellt, sondern auch die Qualität registriert werden (Zeichen der Obstruktion, Sekret, Schnarchen). Bei gefährdeten Kindern (ehemalige Frühgeburten) muß ein Apnoemonitor eingesetzt werden. Nach größeren Eingriffen wird auch die Urinausscheidung stündlich gemessen.

Pulsoxymetrie
und O_2-Gabe

Es ist bekannt, daß Kinder nach der initialen Phase des Aufwachens wieder einschlafen und während dieser Periode hypoxämisch werden können. Klinisch bedeutungsvolle Hypoxämien ($SpO_2 < 90\,\%$) werden meistens innerhalb der ersten Stunde beobachtet. Säuglinge und Kleinkinder sind davon häufiger betroffen als ältere Kinder. Ebenso ist die Inzidenz erhöht bei Kindern, deren Eltern rauchen. Wenn im Aufwachraum die Sättigung unter 95 % fällt, ist das Pflegepersonal beauftragt, mittels Offenhalten der Atemwege, Stimulieren des Patienten usw. die Oxygenation zu verbessern. Sauerstoff sollte erst verabreicht werden, wenn die Sättigung unter 90 % fällt; in diesem Fall wird der Anästhesiearzt benachrichtigt. Diese Vorgehensweise basiert auf der Überlegung, daß eine leichte Desaturation per se nicht gefährlich ist. Sie macht aber die Pflegeperson darauf aufmerksam, daß z. B. eine partielle Obstruktion der Atemwege oder eine Hypoventilation vorliegen kann. Somit kann ein sich anbahnendes Problem frühzeitig gelöst werden, wohingegen die routinemäßige Verabreichung von Sauerstoff für alle Patienten potentielle Probleme evtl. verschleiert.

Laborunter-
suchungen
Blutgasanalyse

Haben größere Volumenverschiebungen stattgefunden, hat die Operation lange gedauert oder bestehen irgendwelche Zweifel, daß die Atmung nicht suffizient sein könnte, werden Laboruntersuchungen durchgeführt. Die arterielle, kapilläre oder venöse Blutgasanalyse gibt wesentliche Informationen über den respiratorischen und den kardiovaskulären Zustand des Patienten. So wird z. B. eine Hypoventilation anhand des erhöhten CO_2-Partialdrucks sofort ersichtlich, auf der anderen Seite muß eine metabolische Azidose bis zum Beweis des Gegenteils als relative Hypovolämie interpretiert werden. Die Indikation zur postoperativen Bluttransfusion bei tiefen Hämoglobin- bzw. Hämatokritwerten sollte kritisch gestellt werden und ist von mehreren Faktoren abhängig (s. Kap. 5, S. 129).

Schmerztherapie

Präemptive
Analgesie

Das Konzept der präemptiven Analgesie beinhaltet zwei Grundideen: die Analgesie vor einem Schmerzereignis ist wirksamer als nach diesem Ereignis, und die präemptive Analgesie ist deutlich über die pharmakologische Wirkdauer des Analgetikums hinaus wirksam. Es basiert auf der Erkenntnis, daß repetitive afferente Schmerzreize das Membranpotential der spinalen Hinterhornzellen herabsetzt und damit eine Depolarisation frühzeitiger stattfindet. Diese sog. zentrale Sensibilisierung führt durch Veränderungen der Schmerzschwelle zur primären Hyperalgesie. Die Existenz der zentralen Sensibilisierung ist zwar gut belegt, ein klinisch relevanter Effekt der präemptiven Analgesie ist jedoch nicht eindeutig erwiesen. Wir verabreichen aber trotzdem Schmerzmittel möglichst vor dem chirurgischen Stimulus. Dieses Konzept betrifft sowohl peripher und zentral wirkende Analgetika (d. h. nicht steroidale Antirheumatika und Opioide) als auch Lokalanästhetika.

Schmerz-
messung

Das Quantifizieren der Schmerzen ist bereits beim Erwachsenen schwierig; noch schwieriger ist es, das Ausmaß der Schmerzen beim Kleinkind abzuschätzen. Einige Parameter sind in ihrer Zuverlässigkeit beim 1–5 Jahre alten Kind anerkannt (Tabelle 17.1). Zusätzlich muß der Wachheitszustand registriert werden: völlig wach (4), schläfrig (3), schläft, weckbar durch Anrufen (2), schläft, nicht weckbar durch Anrufen (1).

Tabelle 17.1. Gültige Parameter zur Beurteilung der Schmerzintensität bei 1- bis 5jährigen. Die Summe der einzelnen Items liegt zwischen 5 (Schmerzfreiheit) und 15 (heftige Schmerzen)

Weinen	Gar nicht	1
	Stöhnen, Jammern	2
	Schreien	3
Gesichtsausdruck	Lächeln	1
	Gelassen	2
	Grimassieren	3
Rumpfhaltung	Neutral	1
	Unstet	2
	Aufrecht/Fixierung erforderlich	3
Beinhaltung	Neutral	1
	Strampelnd, tretend	2
	Stehend, Fixierung erforderlich	3
Motorische Unruhe	Nicht vorhanden	1
	Mäßig	2
	Ruhelos	3

Ursache der Schmerzen?

Bevor eine medikamentöse Therapie eingeleitet wird, soll, wenn möglich, beurteilt werden, warum das Kind Schmerzen hat; z. B. kann eine überfüllte Blase extreme Unruhe hervorrufen. Die Therapie eines Kompartmentsyndroms nach einer Unterschenkeloperation besteht primär nicht in der Verabreichung von Analgetika; ebenso müssen Druckstellen nach einem Gipsverband zuerst entlastet werden, bevor andere Mittel eingesetzt werden.

Schmerzklinik

Damit Schmerzen korrekt erfaßt, beurteilt und behandelt werden, haben viele Krankenhäuser sog. „Schmerzkliniken" eingerichtet. Das Anästhesiepersonal spielt im Bereich der postoperativen Schmerzen in der Organisation, dem Setzen von spitaleigenen Standards und dem Durchführen von regelmäßigen Besuchen auf den Abteilungen eine zentrale Rolle. Im Zentrum der Bemühungen muß die Schulung und Ausbildung des gesamten operativ und postoperativ tätigen Personals (Ärzte und Schwestern) stehen.

Unspezifische Schmerztherapie

Verschiedene Einflüsse können das Schmerzempfinden modulieren. Diesen Einflüssen ist genügend Rechnung zu tragen. Im Aufwachraum soll eine ruhige, gelassene Atmosphäre herrschen. Die Eltern sollten die Möglichkeit haben, jederzeit beim Kind zu sein, um es beruhigen zu können. Sobald das Kind ganz wach ist, darf es geeignete Flüssigkeiten und festere Nahrungsmittel zu sich nehmen. Allerdings sollte darauf geachtet werden, daß das Kind nicht zu viel und nicht zu hastig trinkt oder ißt, da sonst Erbrechen häufiger auftritt. Konzentrierte Zuckerlösung wirkt bei Säuglingen analgetisch. Bei starker Unruhe wirkt ein Sedativum manchmal besser als ein Schmerzmittel. Midazolam, 0,05–0,1 mg/kgKG i. v., oder Diazepam rektal, 2,5 mg beim Säugling zwischen 3 und 5 kgKG, 5 mg bei einem Gewicht zwischen 5–15 kgKG und 10 mg über 15 kgKG, kann empfohlen werden. Entscheidet man sich dafür, ein Analgetikum zu verabreichen, so sollte die entsprechende Darreichungsform nicht schmerzhaft sein. Da bessere Alternativen zur Verfügung stehen, kann auf subkutane oder intramuskuläre Injektionen ganz verzichtet werden.

Regional- und Lokalanästhesien

Wenn möglich, sollen lang wirksame Lokalanästhetika wie z. B. Bupivacain für die regionale oder die lokale Anästhesie eingesetzt werden. Diese Anästhesien werden meist in Allgemeinanästhesie vorzugsweise vor Beginn der Operation, manchmal aber auch an deren Ende, verabreicht. Bei großen Eingriffen kann ein Katheter gelegt werden, über den in der postoperativen Phase kontinuierlich oder intermittierend Lokalanästhetika oder Opioide gegeben werden können (s. Kap. 16).

Tabelle 17.2. Dosisempfehlungen für peripher wirkende Analgetika

	Dosierung	Darreichungs-form	Dosierungs-intervall [h]
Paracetamol	initial: 40 \ Folgedosen: 15–20 /	Trpf., oral,rektal, i.v.	4
Mefenaminsäure	10–15	Tbl., rektal	4
Diclofenac	0,25–0,5	rektal, i. v.	4
Ketorolac	0,5	Tbl., i. v.	6

Peripher wirkende Analgetika
Paracetamol

Paracetamol ist das am weitesten verbreitete Analgetikum in dieser Gruppe. Meistens wird es rektal verabreicht, sollte diese Applikationsform nicht möglich sein, ist das Medikament auch in Tropfenform oder als Sirup erhältlich (Tabelle 17.2). Leider wird Paracetamol aus Angst vor einer Überdosierung häufig zu niedrig dosiert, es wird empfohlen, bei der rektalen Applikationsform als Initialdosis 40 mg/kgKG und anschließend in maximal 4stündlichen Abständen 15–20 mg/kgKG zu verwenden. Die Gesamtdosis pro Tag sollte 150 mg/kg nicht überschreiten, da Paracetamol in höheren Dosen, v. a. bei Intoxikationen, toxische Abbauprodukte bildet, die hepatotoxisch sind.

Propacetamol

Dieses Analgetikum ist eine lösliche Vorstufe (Prodrug) des Paracetamols. Es kann intravenös verabreicht werden, dabei entspricht 1 g Propacetamol 0,5 g Paracetamol. Es liegt als Trockensubstanz vor und muß nach Auflösen innerhalb 15 min weiterverwendet werden. Vom Hersteller wird empfohlen, die Lösung nicht als Bolus, sondern während 10–15 min zu infundieren. Die analgetische Wirkung und die Toxizität ist bei gleicher Dosierung dieselbe wie beim Paracetamol. Das Medikament ist v. a. dann anzuwenden, wenn die orale oder rektale Zufuhr unmöglich ist. Eigene klinische Erfahrungen fehlen weitgehend.

Acetylsalicyl-säure

Wegen der höheren Nebenwirkungsrate (Gastritis, Thrombozytenfunktionsstörung) und dem gehäuften Auftreten eines Reye-Syndroms nach Einnahme von Acetylsalicylsäure wird dieses Medikament nur noch selten als postoperatives Analgetikum verwendet.

Nichtsteroidale Anti-rheumatika

Die Wirkung dieser Substanzen basiert u. a. auf der Hemmung der Prostaglandinsynthese. Im Gegensatz zu Acetylsalicylsäure werden die Thrombozyten durch Medikamente dieser Substanzgruppe nur vorübergehend in ihrer Funktion gestört. Insbesondere für orthopädische Eingriffe scheinen sie geeignet zu sein, da ihnen zusätzlich zur analgetischen eine antiödematöse Wirkung zugesprochen wird. Bei peroraler, rektaler oder intravenöser Verabreichung nach schmerzhaften Eingriffen konnte zudem schlüssig gezeigt werden, daß der Verbrauch von Opioiden deutlich abnimmt. Tabelle 17.2 gibt einen Überblick über die Dosierungsempfehlungen der einzelnen Substanzen. In letzter Zeit sind Berichte erschienen, die Ketorolac in der Dosierung von 0,5 mg/kgKG intravenös, 6stündlich verabreicht, eine sehr gute, den Opioiden vergleichbare analgetische Wirksamkeit zuschreiben. Besteht das Risiko einer Funktionsstörung der Nieren oder sind die Thrombozyten vorgeschädigt (z. B. nach offenen Herzoperationen), sollten Prostaglandinsysthesehemmer nicht eingesetzt werden. Ob nach Verabreichung dieser Medikamente vermehrt Blutungen auftreten, wird unterschiedlich beurteilt. Wir verwenden die nichtsteroidalen Antirheumatika routinemäßig für allgemeinchirurgische, orthopädische und otorhinolaryngologische Eingriffe.

Opioide

Opioide sollen für starke Schmerzzustände in allen Altersgruppen zum Einsatz kommen. Für diese Indikation besteht keine Suchtgefahr. Die beste Applikationsarten sind die wiederholte intravenöse Verabreichung kleiner Dosen oder eine kontinuierliche Infusion.

Überwachung

Aus Angst vor einer Überdosierung werden Opioide häufig nicht in ausreichender Menge verabreicht. Es ist aber bekannt, daß einer ausgeprägten Atemdepression immer eine Zunahme der Sedation vorausgeht. Wache bzw. ansprechbare oder weckbare Kinder jenseits des Säuglingsalters haben nicht plötzlich einen Atemstillstand. Aus diesem Grund ist das stündliche Registrieren des Sedationsgrads durch gut ausgebildetes Kinderpflegepersonal die beste Garantie für eine optimale Betreuung dieser Patienten. Zudem sollte ein zuverlässiges Monitoring vorhanden sein (z. B. Überwachung der Atemfrequenz, Registrieren der O_2-Sättigung mittels Pulsoxymetrie).

Klassifizierung

Eine einfache, klinisch nützliche Einteilung ist aus Tabelle 17.3 ersichtlich. Bei Agonisten-Antagonisten tritt im Gegensatz zu reinen Agonisten ein sog. „ceiling effect" auf. Er beruht auf der Tatsache, daß trotz Dosissteigerung keine zusätzliche atemdepressorische Wirkung mehr zu erwarten ist, daß allerdings in dem betreffenden Dosisbereich auch die analgetische Wirkung nicht mehr zunimmt. Aus diesem Grund sind die

Tabelle 17.3. Klassifizierung von einigen Morphinabkömmlingen

Agonisten	Agonisten-Antagonisten	Antagonisten
Morphin	Pentazocin	Naloxon
Fentanyl	Nalbuphin	Naltrexon
Pethidin	Buprenorphin	
Tramadol		
Piritramid		
Methadon		
Ketobemidon		

Tabelle 17.4. Intravenöse Dosierungsempfehlungen für postoperative Opioide

Opioid	Dosierung [mg/kgKG]
Morphin	0,05[a]
Pethidin	0,5
Nalbuphin	0,1

Wenn der Effekt nicht zufriedenstellend ist, kann dieselbe Dosis in kurzen Abständen (5–10 min) wiederholt werden (s. Text).
[a] Für Säuglinge < 3 Monate: 0,025 mg/kgKG.

Agonisten-Antagonisten als „sicherer", aber auch als weniger wirksam zu betrachten als die reinen Agonisten. Morphin ist weiterhin das am häufigsten verwendete und am besten bekannte Opioid. Piritramid und Methadon sind sehr lang wirksame Opioide. Ein Nachteil des Buprenorphins ist die Tatsache, daß es nicht durch Naloxon antagonisiert werden kann. Tramadol ist etwas weniger stark analgetisch wirksam als Morphin, hingegen besitzt es nur eine geringe atemdepressorische Wirkung (die pharmakologischen Eigenschaften von Morphin, Pethidin und Nalbuphin werden in Kap. 6, S. 149 ff. beschrieben).

Die Dosierungsvorschläge in Tabelle 17.4 beinhalten absichtlich kein Dosisintervall, da der Bedarf zwischen einzelnen Patienten und zwischen verschiedenen Operationen stark variieren kann. Da die Angaben für die postoperative Phase gelten, sind sie absichtlich niedrig gehalten, im Einzelfall ist ja nicht bekannt, ob und in welchem Ausmaß beim betreffenden Patienten noch eine Atemdepression als Folge der durchgemachten Anästhesie vorliegt. Dementsprechend können diese Dosierungen auch 1- bis 2mal in kurzen Zeitabständen (5–10 min) nachgespritzt werden, wenn der Effekt nicht ausreichend ist.

Kontinuierli-che Infusion Um großen Blutspiegelschwankungen, die mit einer Bolusverabreichung einhergehen, entgegenzutreten, kann man insbesondere nach großen Eingriffen die kontinuierliche intravenöse Morphininfusion anwenden. Tabelle 17.5 zeigt eine mögliche Verabreichungsform. Ähnliche Regimes gelangen auch für Nalbuphin und andere Opioide zur Anwendung.

Tabelle 17.5. Beispiel einer Morphininfusion für spontanatmende Kinder > 3 Monate

Zubereitung:
● 250 ml Glukose 5 % oder NaCl;
● plus x mg Morphin (x = halbes Körpergewicht in kg);
● dies entspricht einer Konzentration von 0,002 mg/ml/kgKG

Dosierung: 0,02 (0,01–0,04) mg/kgKG/h = 10 (5–20) ml/h

PCA

Nach größeren Eingriffen kann die patientenkontrollierte Analgesie (PCA) auch bei Kindern eingesetzt werden. Die untere Altersgrenze beträgt ungefähr 7–8 Jahre. Wird Morphin verabreicht, so kann eine intravenöse Basisinfusion von 0,004–0,01 mg/kgKG/h, eine Bolusmenge von 0,02 mg/kgKG und ein minimales Dosisintervall von 5–10 min eingestellt werden. Die niedrige Dosierung der Basisinfusion reduziert die Inzidenz des Erbrechens, gibt aber häufig eine ausreichende Analgesie, solange der Patient sich nicht bewegt. Anstelle von Morphin können auch andere Opioide wie z. B. Nalbuphin verabreicht werden.

Neben-
wirkungen

Die Nebenwirkungen aller Opioide sind vergleichbar: Außer der bereits erwähnten zentralen Atemdepression treten Juckreiz, Blasenentleerungsstörungen, Übelkeit und Erbrechen mit unterschiedlicher Häufigkeit auf. Juckreiz ist bei der parenteralen Applikation selten ein Problem, allerdings tritt er relativ häufig bei der epiduralen Verabreichung von Opioiden, speziell Morphin, auf. Die Behandlung besteht in der wiederholten Gabe von kleinen Dosen von Naloxon (0,5–1,0 µg/kgKG i. v.), bis der Patient sich wieder wohl fühlt. Eine einmalige Gabe von Propofol (z. B. 1 mg/kgKG) oder eine niedrigdosierte Propofolinfusion (1 mg/kgKG/h i. v.) kann eine gute Wirkung entfalten, ohne daß eine starke Sedation auftritt. Antihistaminika sind in dieser Situation nur wenig wirksam. Die medikamentöse Behandlung von Blasenentleerungsstörungen ist schwierig; physikalische Maßnahmen wie Beklopfen der Blase, Mobilisierung des Patienten usw. sind manchmal effektiv. Eventuell muß aber doch katheterisiert werden.

Kombination
von Medika-
menten

Eine Kombination von Schmerzmitteln, die verschiedene Wirkungsmechanismen besitzen, ist i. allg. effektiver als eine Monotherapie. Am häufigsten sind Kombinationen zwischen Paracetamol bzw. nichtsteroidalen Antirheumatika und Opioiden. Auch die gleichzeitige Verabreichung eines Sedativums zu einem Opioid oder zu einer Regionalanästhesie kann sinnvoll sein.

Übelkeit und Erbrechen

Ursachen

Verschiedene Faktoren beeinflussen das Auftreten der postoperativen Übelkeit. Kinder unter 3 Jahren erbrechen seltener als ältere. Intra- oder postoperativ eingesetzte Opioide führen zu gehäuftem Erbrechen, ebenso kann Lachgas in bestimmten Situationen Übelkeit und Erbrechen hervorrufen. Propofol scheint antiemetische Eigenschaften zu haben. Eingriffe im

Hals-Nasen-Ohren-Bereich sowie intraabdominelle Eingriffe und ganz besonders Operationen an den Augenmuskeln (Strabismuschirurgie) führen zu einer erhöhten Inzidenz von Übelkeit. Eine Überdehnung des Magens mit Luft oder Flüssigkeit erhöht die Häufigkeit der Regurgitation. Wird Flüssigkeit oder feste Nahrung eingenommen, so soll dies erst geschehen, wenn das Kind ganz wach ist und wenn es danach verlangt. Ebenso sollen nur kleine Mengen verabreicht werden. Eine zu frühe Mobilisation kann ebenfalls Übelkeit und Erbrechen begünstigen. Je nachdem, welche Faktoren eine Rolle spielen, variiert die Inzidenz nach Allgemeinanästhesien zwischen 10 und 80 %.

Prophylaxe

Verschiedene prophylaktische Maßnahmen können aus dem oben Gesagten abgeleitet werden. Sie sind in Tabelle 17.6 zusammengefaßt.

Therapie

Es stehen Medikamente mit unterschiedlichen Wirkungsmechanismen zur Verfügung. Vorwiegend sedierend wirken Dehydrobenzperidol (DHB, Droperidol) oder andere Neuroleptika. Obwohl DHB in einer Dosierung bis zu 0,1 mg/kgKG empfohlen wird, scheinen auch Dosen von 0,025 mg/kgKG manchmal ausreichend zu sein. Metoclopramid wirkt zentral durch Blockierung der dopaminergischen Rezeptoren des Brechzentrums. Peripher beruht die antiemetische Wirkung vorwiegend auf einem antiserotoninergischen Effekt, der eine Verstärkung des Sphinktertonus am unteren Ösophagus und eine Beschleunigung der Magenentleerung bewirkt sowie eine verbesserte Koordination im antropyloroduodenalen Bereich und eine Beschleunigung der Dünndarmpassage. Als Nebenwirkungen treten extrapyramidale Bewegungsstörungen bei Kindern häufiger auf als bei Erwachsenen.

Ondansetron ist ein Serotoninantagonist mit gut dokumentierter antiemetischer Wirkung, der weder sedierende noch

Tabelle 17.6. Prophylaxe und Therapie des Erbrechens

Allgemein:
- Magenentleerung vor Extubation
- Effektive Regionalanästhesien
- Vermeiden von Opioiden
- Erste perorale Flüssigkeitsaufnahme in kleinen Mengen
- Ruhe und Vermeiden von viel Bewegungen in der Aufwachphase, evtl. sedieren

Medikamente:
- Ondansetron 0,1 mg/kgKG i. v., 4- bis 6stündlich
- Dehydrobenzperidol 0,025 mg/kgKG i. v., 4- bis 6stündlich
- Metoclopramid 0,2 mg/kgKG i. v., 3- bis 4stündlich

extrapyramidale Nebenwirkungen verursacht. Es wird deshalb trotz des hohen Preises häufig als Medikament erster Wahl eingesetzt. Die Dosierungen sind der Tabelle 17.6 zu entnehmen. Die Kombination von Dexamethason, 0,15 mg/kgKG, mit Ondansetron scheint eine noch bessere Wirksamkeit gegen Erbrechen zu besitzen, zudem kann die Ondansetrondosis auf 0,05 mg/kgKG reduziert werden.

Postintubationskrupp

Der Postintubationskrupp ist heutzutage eine seltene Komplikation, die meist Kinder betrifft, die mehrere Tage auf einer Intensivstation intubiert waren. Nach operativen Eingriffen kann er auftreten, wenn das Kind eine Infektion der oberen Luftwege hat, wenn die Intubation schwierig war oder wenn man einen Trachealtubus verwendet hat, dessen Durchmesser zu groß war. Wenn damit gerechnet werden muß, daß der Patient postoperativ Probleme entwickeln wird, empfiehlt es sich, prophylaktisch Steroide (z. B. Hydrocortison 10 mg/kgKG, Methylprednisolon 2 mg/kgKG oder Betamethason 0,4 mg/kgKG) 30–60 min vor Extubation intravenös zu verabreichen.

Therapie   Die Therapie des Postintubationskrupps ist identisch mit derjenigen des Pseudokrupps: Es wird ein angefeuchtetes Sauerstoff-Luft-Gemisch zugeführt, beruhigende Maßnahmen sollen getroffen werden, evtl. nützt eine Sedation mit Midazolam 0,05–0,1 mg/kgKG i.v. oder Diazepam Suppositorien rektal (3–5 kgKG: 2,5 mg; 5–15 kgKG: 5 mg; > 15 kgKG: 10 mg). Meistens lassen die Beschwerden innerhalb der ersten paar Stunden nach der Extubation nach. Bei deutlichem Stridor und starken Einziehungen kann Adrenalin über einen Vernebler zugeführt werden, dabei ist es unwesentlich, ob das Adrenalin als Racemat vorliegt oder nicht. Die Dosierung beträgt 200 µg/kgKG, d. h. 0,2 ml/kgKG Adrenalin 1 : 1000 (Standardpräparation). Ist das Kind weniger als 10 kg schwer, wird mit NaCl verdünnt, um ein Mindestvolumen von 2 ml zu erreichen. Die Maximaldosis beträgt 5 mg. Das Medikament wird nur zu einem geringen Grad über die Schleimhaut resorbiert, deshalb sind Nebenwirkungen wie Tachykardie selten.

Literatur

Bach A, Atzberger M, Morar R et al. (1989) Postoperative arterielle Sauer-stoffsättigung bei Kindern. Anästh Intensivther Notfallmed 24: 37–42

Birmingham PK, Tobin MJ, Henthorn TK, Fisher DM, Berkelhamer MC, Smith FA, Fanta KB, Cote CJ (1997) Twenty-four-hour pharmacokinetics of rectal acetaminophen in children: an old drug with new recommenda-tions. Anesthesiology 87: 244–252

Büttner W, Breitkopf L, Miele B et al. (1990) Erste Ergebnisse zur Zuverläs-sigkeit und Gültigkeit einer deutschsprachigen Skala zur quantitativen Erfassung des postoperativen Schmerzes beim Kleinkind. Anästhesist 39: 593–602

Eggers KA, Power I (1995) Tramadol. Br J Anaesth 74: 247–249

Haouari N, Wood C, Griffiths G, Levene M (1995) The analgesic effect of suc-rose in full term infants: a randomised controlled trial. BMJ 310: 1498–1500

Lehmann KA (1990) Opiate in der Kinderanästhesie. Anästhesist 39: 195–204

Lloyd-Thomas AR. (1990) Pain management in paediatric patients. Br J Anaesth 64: 85–104

Lloyd-Thomas AR (1997) Paediatric pain management–the next step? Pae-diatr Anaesth 7: 487–493

Lyons B, Frizelle H, Kirby F, Casey W (1996) The effect of passive smoking on the incidence of airway complications in children undergoing general anaesthesia. Anaesthesia 51: 324–326

Montgomery CJ, McCormack JP, Reichert CC, Marsland CP (1995) Plasma concentrations after high-dose (45 mg.kg-1) rectal acetaminophen in child-ren. Can J Anaesth 42: 982–986

Pounder DR, Steward DJ (1992) Postoperative analgesia: opioid infusions in infants and children. Can J Anaesth 39: 969–974

Purday JP, Reichert CC, Merrick PM (1996) Comparative effects of three doses of intravenous ketorolac or morphine on emesis and analgesia for restorative dental surgery in children. Can J Anaesth 43: 221–225

Rivera-Penera T, Gugig R, Davis J, McDiarmid S, Vargas J, Rosenthal P, Ber-quist W, Heyman MB, Ament ME (1997) Outcome of acetaminophen overdose in pediatric patients and factors contributing to hepatotoxicity. J Pediatr 130: 300–304

Roemsing J, Walther-Larsen S (1997) Peri-operative use of nonsteroidal anti-inflammatory drugs in children: analgesic efficacy and bleeding. Anaesthe-sia 52: 673–683

Splinter WM, Rhine EJ (1998) Low-dose ondansetron with dexamethasone more effectively decreases vomiting after strabismus surgery in children than does high-dose ondansetron. Anesthesiology 88: 72–75

Taddio A, Katz J, Ilersich AL, Koren G (1997) Effect of neonatal circumci-sion on pain response during subsequent routine vaccination. Lancet 349: 599–603

Taddio A, Stevens B, Craig K, Rastogi P, Ben-David S, Shennan A, Mulligan P, Koren G (1997) Efficacy and safety of lidocaine-prilocaine cream for pain during circumcision. N Engl J Med 336: 1197–1201

Ummenhofer W, Frei F, Urwyler A, Kern C, Drewe J (1994) Effects of ondansetron in the prevention of postoperative nausea and vomitting in children. Anesthesiology 81: 804–811

Waisman Y, Klein BL, Boenning DA et al. (1992) Prospective randomized double blind study comparing L-epinephrine and racemic epinephrine in the treatment of laryngotracheitis (croup). Pediatrics 89: 302–306

Watcha MF, Jones MB, Lagueruela RG et al. (1992) Comparison of ketorolac and morphin as adjuvants during pediatric surgery. Anesthesiology 76: 368–372

Wilder Smith OHG (1995) Präemptive Analgesie. Der Anästhesist 44: S529–S534

Woolf CJ, Chong MS (1993) Preemptive analgesia – treating postoperative pain by preventing the establishment of central sensitization. Anesth Analg 77: 362–379

Xue FS, Huang YG, Tong SY, Liu QH, Liao X, An G, Luo LK, Deng XM (1996) A comparative study of early postoperative hypoxemia in infants, children, and adults undergoing elective plastic surgery. Anesth Analg 83: 709–715

18 Wiederbelebung von Säuglingen und Kindern

Dieses Kapitel bezieht sich auf die Richtlinien des European Resuscitation Council, die im Anhang C detailliert vorgestellt werden. Da diese Richtlinien für eine breite Leserschaft geschrieben wurden, sind die aufgeführten Algorithmen streng formuliert und deshalb für den erfahrenen Kliniker nur bedingt hilfreich. Die Absicht dieses Kapitels ist es, spezielle Aspekte der Richtlinien zu kommentieren.

Bei frühzeitiger, kritischer Diagnostik kann der Atem- bzw. der Kreislaufstillstand häufig vorausgesehen werden. Wir haben deshalb einige Informationen über die Notfallbehandlung von schwerst kranken, „beinahe leblosen" Kindern eingefügt, da eine korrekte Therapie in dieser Phase ein intaktes Überleben häufig ermöglicht.

Herzstillstände, die während einer Anästhesie auftreten, sind meistens Folgen der in Kap. 10 aufgeführten intraoperativ auftretenden Komplikationen, deren Verhütung bzw. Behandlung dort ausführlich besprochen werden.

Ursachen des kardiorespiratorischen Stillstands

Der kardiorespiratorische Stillstand ist im Säuglings- und Kindesalter meist durch eine generelle hypoxämische oder ischämische (= Schock) Gewebshypoxie bedingt. Diese Pathophysiologie unterscheidet sich wesentlich von derjenigen beim Erwachsenen, wo in vielen Fällen eine chronische Herzkrankheit plötzlich zum Herzstillstand führt (Kammerflimmern, Asystolie). Unfälle und Ertrinken sind im Kindesalter die häufigsten Ursachen für einen Herz-Kreislauf-Stillstand außerhalb des Krankenhauses. Andere relativ häufig vorkommende Ursachen sind akute oder chronische Krankheiten, die manchmal schnell dekompensieren.

Prognose Ist aufgrund einer vorausgegangenen langdauernden generellen Gerwebshypoxie ein Herzstillstand eingetreten, ist ein intaktes Überleben ungewöhnlich. Tritt eine Asystolie außerhalb des Krankenhauses auf, überleben praktisch keine Kinder neurologisch intakt und einige wenige Prozent neurologisch schwer geschädigt. Auch wenn die Asystolie innerhalb des Krankenhauses auftritt, ist die Überlebensschance ohne Residualschäden deutlich unter 10 %.

Allgemeine Behandlungsempfehlungen des beinahe leblosen Kindes

Definition

Beim „beinahe leblosen" Kind sind noch Lebenszeichen wie Atembewegungen, spontane Bewegungen oder Abwehrreaktionen nach Stimulation vorhanden. Andere Lebenszeichen sind ein palpabler Puls oder eine hörbare bzw. eine elektrische Herzaktion. Wenn derartige Lebenszeichen nachweisbar sind, hat das Kind je nach der zugrunde liegenden Krankheit oder dem Unfall eine reelle Chance, intakt zu überleben.

Diagnostik und Therapie simultan

Schwerst kranke oder „beinahe leblose" Kinder können im Prinzip jederzeit einen kardiorespiratorischen Stillstand erleiden und erfordern das simultane Durchführen von diagnostischen und therapeutischen Maßnahmen (s. unten). Dabei muß das Resultat jeder Maßnahme geprüft werden und in die diagnostischen Überlegungen miteinbezogen werden. Umgekehrt muß jede Beobachtung, die diagnostisch verwertbar ist, zu einer Anpassung der Therapie führen. Damit ist bereits klar vorgegeben, daß eine erfahrene Person die notwendigen Maßnahmen veranlassen und steuern sollte. Damit die für die Wiederbelebung zuständige Person sich nicht mit Detailarbeit befaßt und damit die Übersicht verliert, ist sie auf die Mithilfe von verschiedenen Mitarbeitern angewiesen, die entsprechende Aufträge ausführen. Das Tempo und die Aggressivität, mit denen die Maßnahmen erfolgen müssen, können dabei sehr unterschiedlich sein. Der tiefe Blutdruck eines Kindes mit einem hämorrhagischen Schockzustand nach Milzruptur benötigt ein viel aktiveres Vorgehen als ein hypothermes Kind mit identischer Hypotonie.

Diagnostik des drohenden Atem- und Kreislaufstillstands

Anamnese

Die Anamnese gibt häufig Hinweise auf die korrekte Diagnose. Die detaillierte Beschreibung eines Unfallhergangs, die Schilderung von rezidivierendem Erbrechen und Durchfall in den vergangenen 24–48 h oder die Angabe einer chronischen Stoffwech-

selkrankheit können eine entsprechende Diagnose wahrscheinlich machen, bevor das Kind untersucht wird. Der klinische Status, Labor- und radiologische Untersuchungen werden die vermutete Diagnose bestätigen oder vielleicht auf andere Möglichkeiten hinweisen.

Befunde   Als wichtiges Symptom einer akut aufgetretenen schweren respiratorischen (Tabelle 18.1) oder hämodynamischen (Tabelle 18.2)

Tabelle 18.1.   Symptome der drohenden respiratorischen Insuffizienz

Frühzeichen:
- Nasenflügeln
- Einziehungen interkostal und jugulär, Schaukelatmung
- exspiratorisches Stöhnen
- Stridor
- Tachypnoe, Tachykardie
- Unruhe

Spätzeichen:
- schwere Zyanose
- Somnolenz, Bewußtseinstrübung
- starkes Schwitzen
- blasse, kühle, feuchte Haut
- abgeschwächte Atemgeräusche
- Bradypnoe, Bradykardie

Tabelle 18.2.   Symptome des drohenden Kreislaufschocks

Frühzeichen:
- blasses nasolabiales (Mund-)Dreieck
- Tachykardie
- Angst, Reizbarkeit, Unruhe
- kühle, blasse Extremitäten
- reduzierte periphere Mikrozirkulation
- verlängerte Rekapillarisierungszeit

Beginnende Dekompensation:
- Tachypnoe
- Oligurie
- Somnolenz, Sopor
- periodische Atmung
- schlechte periphere Mikrozirkulation (graue, weiße Haut)
- metabolische Azidose

Drohender Kreislaufzusammenbruch:
- Hypotension
- Bewußtseinsverlust
- schwere, nicht kompensierte respiratorische und/oder metabolische
  Azidose
- Bradypnoe
- Bradykardie

Bewußtseins-
trübung

Tachypnoe
Bradypnoe

Apnoe

Pulslose
elektrische
Aktivität
Kammer-
flimmern

Entgleisung kann die Bewußtseinstrübung als Ausdruck der mangelhaften Oxygenierung des Gehirns betrachtet werden. Sie äußert sich in Angst, Unruhe, Reizbarkeit, später als Somnolenz, Sopor und schließlich als Bewußtseinsverlust. Schwerstkranke Kinder haben häufig eine Tachypnoe, sei es wegen einer respiratorischen Insuffizienz oder wegen einer durch eine hämodynamische Dekompensation verursachte schwere metabolischen Azidose. Bringt das Kind die Kraft zur Tachypnoe nicht mehr auf, tritt die Bradypnoe oder/und die Hypoventilation als Vorläufer der Apnoe auf. Dieser Verlauf kann innerhalb von Minuten erfolgen, er kann sich aber auch über Stunden entwickeln.

Die klinische Beurteilung des Kreislaufzustandes kann schwierig sein. Ein „normaler Blutdruck" ist noch keine Garantie für eine ausreichende Perfusion der Organe. Auf der anderen Seite kann ein „tiefer Blutdruck", z. B. bei der Hypothermie, die Organe durchaus ausreichend perfundieren und benötigt keine Therapie (außer dosierter Wärmezufuhr). Die Diagnose einer noch vorhandenen Pumpfunktion des Herzens kann manchmal weder mittels Pulspalpation noch mittels Auskultation mit Sicherheit gestellt werden. Wenn keine Pulse palpiert werden können und eine elektrische Aktivität des Herzens besteht, spricht man von der pulslosen ventrikulären Aktivität (PEA).

Das Kammerflimmern ist eine seltene Ursache des Herzstillstandes im Kindesalter. Es tritt häufiger bei Kindern mit angeborenen Herzfehlern auf.

Laborunter-
suchungen

Die Blutgasbestimmung gibt wertvolle Informationen über den Schweregrad einer Entgleisung. Eine nicht kompensierte metabolische und/oder respiratorische Azidose (pH < 7,10) ist als ein potentiell lebensbedrohlicher Zustand zu interpretieren. Hämatologische und blutchemische Untersuchungen sind für die Diagnostik häufig wertvoll.

Die Entnahme des Blutes erfolgt i. allg. venös. Weil das Einlegen eines intravenösen Katheters manchmal schwierig ist, kann eine erste labormäßige Beurteilung des Schweregrads der Entgleisung aus kapillär entnommenem Blut sinnvoll sein. Entschließt man sich aus therapeutischen Gründen, eine intraossäre Nadel einzuführen, können aus aspiriertem Knochenmark ebenfalls Laborbestimmungen durchgeführt werden, die mit den venösen Werten übereinstimmen (Ausnahmen: Thrombozyten, Leukozyten und pO_2).

Radiologische
Unter-
suchungen

Radiologische Untersuchungen sind für die initiale Behandlung nicht notwendig, sie können aber später einen wesentlichen Einfluß auf das therapeutische Prozedere haben. Tritt bei einem beatmeten Säugling plötzlich eine Hypotension auf und besteht der klinische Verdacht auf einen Pneumothorax, so soll sofort punktiert und nicht auf ein Röntgenbild gewartet werden. Ebenso sollte beim klinischen Verdacht auf eine schwere intra-abdominale oder eine intrakranielle Blutung Volumen infundiert werden bzw. hyperventiliert werden, bevor die radiologische Diagnose feststeht.

Behandlung des drohenden Atem- und Kreislaufstillstands

Offenhalten der Atemwege

Das Offenhalten der oberen Atemwege ist eine Voraussetzung für eine ausreichende Oxygenation. Nicht bewußtlose Kinder können den Atemweg meistens selber freihalten aund sollten unter diesen Umständen auf die Seite gelegt werden. Bei bewußtseinsgetrübten Kindern oder beim Vorliegen einer Atemwegsobstruktion irgendwelcher Genese muß das optimale Manöver herausgefunden werden, um eine gute Oxygenation zu erzielen. Dazu gehören: Kopf extendieren, Kinn hochhalten und Unterkiefer nach vorne schieben. Wir empfehlen die gleichzeitige Verabreichung von CPAP, weil damit die Atemwege gedehnt, die Obstruktion reduziert und die Atemarbeit vermindert werden. Bleibt dabei der Atemwegsdruck unterhalb 10–15 cm H_2O, so kann die unangenehme Nebenwirkung der Mageninsufflation vermieden werden. Atmet das Kind noch spontan und sind die Kreislaufparameter nicht entgleist, kann mit diesen wenig invasiven Manövern die Oxygenation meistens in einem akzeptablen Bereich gehalten werden, und man gewinnt Zeit, um sich anhand weiterer Untersuchungen über das weitere Vorgehen (Beatmung? Intubation?) eine fundierte Meinung bilden zu können.

CPAP

Positive Druck-beatmung

Wenn die Atmung aufgrund der klinischen Beobachtung, der Blutgasanalysen und der O_2-Sättigung als ungenügend beurteilt wird, muß mit positiver Druckbeatmung begonnen werden. Man sollte sich aber bewußt sein, daß diese Maßnahme zu einer Kreislaufdepression und einer Magenüberdehnung führen kann. Zudem wird die Beurteilung des neurologischen Zustands erschwert, da nun keine Spontanatmung mehr vorhanden ist und häufig zentral wirksame Medikamente zur Sedation notwendig sind.

Intubation

Die Indikation zur Intubation hängt einerseits vom Bewußtsein, dem respiratorischen und hämodynamischen Zustand, aber auch von der vermuteten Diagnose ab. Einfache Richtlinien sind deshalb nicht möglich. Ein Patient mit einer Apnoe und Bewußtlosigkeit benötigt evtl. wegen einer Opiatintoxikation Naloxon und nicht einen endotrachealen Tubus, während bei einem somnolenten Patienten mit einem Ileus oder einem Schädel-Hirn-Trauma die Sicherung des Atemweges möglicherweise vordringlich ist.

Die Intubation ist beim Kind mit drohendem respiratorischem oder zirkulatorischem Stillstand eine gefährliche Intervention. Die durch Hypnotika und Relaxanzien hervorgerufene Herabsetzung des bestehenden Tonus der Atemmuskulatur kann innerhalb wenigen Sekunden zur schweren Hypoxämie führen, so daß die für die Intubation zur Verfügung stehende Zeit kurz ist. Die akut eintretende Sympatikolyse (bei vorher maximaler Sympatikusstimulation) kann zu einer Vasodilatation und einem stark verminderten venösen Rückfluß führen. Zusammen mit der positiven Druckbeatmung findet im Extremfall keine Füllung der Herzkammern mehr statt, was schnell zur Bradykardie und zur Asystolie führt. Aus diesem Grunde sollte bei der Intubation von schwerst kranken und beinahe leblosen Kindern die Möglichkeit einer schnellen Volumeninfusion und vasokonstringierender Medikamente (z. B. Noradrenalin 0,3–0,5 µg/kgKG) bereitstehen.

Laryngeal-maske?

Da eine Laryngealmaske einfacher einzuführen ist als ein endotrachealer Tubus, wird häufig die Frage aufgeworfen, welchen Stellenwert dieses Hilfsmittel im Rahmen der Notfallbehandlung von Kindern hat. Da wenig Erfahrung vorhanden ist, können keine fundierten Empfehlungen gegeben werden. Allerdings sollte man sich bewußt sein, daß die Laryngealmaske beim nicht relaxierten Patienten Würgereflexe und Erbrechen auslösen kann. Da viele dieser Patienten nicht nüchtern sind, raten wir vom Einsatz der Laryngealmaske in diesen Situationen ab.

Fremdkörper-aspiration

Kinder mit Fremdkörperaspiration haben meistens eine typische Anamnese, typische Befunde, und die Behandlung ist beim stabilen Kind standardisiert (s. Kap. 7, S. 175). Ist hingegen das Kind beinahe leblos, schwer hypoxisch oder bereits bewußtlos, so wird man in vielen Fällen keine exakte Diagnose bezüglich des Ortes der Obstruktion (Pharynx, Larynx, Trachea, Bronchien?) machen können. In solchen Fällen sind die primären Maßnahmen (Anhang C, S. 418) bereits erfolgt, und man hat sich vergewissert, daß keine Fremdkörper aus dem Mund oder dem Pharynx zu entfernen sind. Die Zufuhr von Sauerstoff ist die zentrale Forderung und muß so schnell wie möglich gemäß den oben (S. 383) beschriebenen Empfehlungen unabhängig vom vermuteten Ort der Obstruktion erfolgen.

**Herzdruck-
massage**

Die in Anhang C, S. 416 aufgeführten Maßnahmen sind für den Kinderanästhesisten größtenteils bestens bekannt, allerdings ist der Punkt „Puls prüfen" auch für den Erfahrenen schwierig durchzuführen. Wenn bei einem beinahe leblosen Kind keine Pulse palpiert werden können und bei der Auskultation keine Herztöne gehört werden, muß man davon ausgehen, daß die Herzfunktion ungenügend ist, und man sollte mit der Herzdruckmassage beginnen.

**Volumen-
zufuhr**

Die häufigste Ursache der pulslosen ventrikulären Aktivität ist die Hypovolämie. Die Volumenzufuhr sollte deshalb in jedem Fall eine hohe Priorität haben, und es ist meistens falsch, aus Angst vor einer Herzinsuffizienz nur wenig Flüssigkeit zu geben. Erfahrungsgemäß wird in fast allen Fällen mit PEA zu wenig Flüssigkeit zugeführt. Die seltenen Patienten, die primär ein kardiales Versagen haben, sollten schnell identifiziert werden können und deshalb vor einer übermäßigen Flüssigkeitszufuhr verschont werden.

**Natrium-
bikarbonat**

Verschiedene internationale Gremien, darunter der European Resuscitation Council und die American Heart Association, empfehlen die Zufuhr von Pufferlösungen beim Herzstillstand nicht. Liegt eine plötzlich entretende Asystolie oder ein Kammerflimmern Asystolie vor, kann man dieser Empfehlung durchaus zustimmen. Eine andere Situation liegt beim beinahe leblosen Kind mit einer metabolischen Azidose vor. Die Korrektur durch kontrollierte intravenöse Zufuhr von Natriumbikarbonat wird empfohlen, solange eine Pumpfunktion des Herzens noch vorhanden ist. Da 8,4%iges Natriumbikarbonat eine stark hypertone Lösung ist (1000 ml enthalten etwa 900 mmol Na^+), wird der Kreislauf häufig durch den induzierten Volumeneffekt stabilisiert. Zudem hat die Normalisierung des pH-Werts ebenfalls eine kreislaufstabilisierende Wirkung.

**Sympatikomi-
metika**

Adrenalin in der Dosierung von 10 µg/kg i.v. wird als Mittel der Wahl zur Behandlung des Herzstillstandes empfohlen. Beim beinahe leblosen Kind ist evtl. eine andere Dosierung von Adrenalin (z.B. 1–2 µg/kgKG) oder ein anderes Medikament wie Noradrenalin, Dobutamin oder Isoproterenol je nach Verdachtsdiagnose eine bessere Alternative. Häufig wird man in solchen Situationen auch von einer Dauerinfusion Gebrauch machen müssen (s. Tabelle 8.5, S.189). Über den Stellenwert von Vasopressin, das kürzlich für die Behandlung von Herzstillständen im Erwachsenenalter empfohlen wurde, herrscht noch Unklarheit. Untersuchungen im Labor und erste klinische Resultate sind jedoch vielversprechend.

Atropin
Bis jetzt konnte nicht gezeigt werden, daß Atropin notwendig ist für die Reanimation von Kindern. Es kann gebraucht werden, um Bradykardien zu behandeln. Weil aber bei Kindern die Hypoxie die häufigste Ursache der Bradykardie ist, sollte unbedingt die O_2-Zufuhr sichergestellt werden, bevor Atropin verabreicht wird. Atropin sollte dort angewendet werden, wo man annimmt, daß ein erhöhter vagaler Tonus in der Genese der Bradykardie oder des Herzstillstandes eine dominante Rolle spielt (z. B. Manipulationen an den Atemwegen). Die Initialdosis beträgt 0,02 mg/kgKG, die Minimaldosierung ist 0,1 mg.

Kalzium
Kalzium wird eine wesentliche Rolle zugeschrieben bei der Entstehung von Reperfusionsschäden ischämischer Organe, es wird deshalb beim Herzstillstand nicht mehr empfohlen. Gute Indikationen für die Kalziumgabe ist eine nachgewiesene schwere Hypokalzämie oder eine Hyperkaliämie.

Glukose
Bei kranken Kindern, insbesondere Säuglingen, kann eine Hypoglykämie vorliegen. Sie kann mit 10- oder 20 %iger Glukose in einer Dosierung von 0,5 g/kgKG behandelt werden. Unkontrollierte Zufuhr von Glukose sollte vermieden werden, da eine bestehende Hyperglykämie einen hypoxisch bedingten neurologischen Schaden verstärken kann.

Entlastung Spannungspneumothorax
Die Dekompression eines Spannungspneumothorax kann lebensrettend sein, und die Diagnose darf deshalb nicht verpaßt werden. Eine akut aufgetretene Herztamponade, die eine sofortige Entlastung benötigt, ist ein seltenes Ereignis. Eine Ausnahme ist die postoperative Phase nach herzchirurgischen Eingriffen.

Chirurgisches Vorgehen
Die notfallmäßige Laparatomie zur Versorgung einer akuten Blutung benötigt das frühzeitige Hinzuziehen des Chirurgen. Aber nicht nur die Blutung, auch ein Volvulus oder eine andere intraabdominale „Katastrophe" kann das sofortige Eröffnen der Bauchhöhle notwendig machen (s. unten, Fallbericht 1).

Antidot
Intoxikationen werden vorerst symptomatisch behandelt. Sobald aber die verursachende Substanz identifiziert und die notwendige Information über eine Informationszentrale bekannt ist, soll ein Antidot gezielt verabreicht werden, sofern dies möglich ist.

Gezielte vs. ungezielte Therapie
Verschiedene andere Krankheiten machen eine gezielte Therapie notwendig (z. B. Kortikosteroide beim M. Addison oder Insulin beim Diabetes mellitus), während viele Krankheiten nur symptomatisch therapiert werden können. So benötigen verschiedene pneumologische Krankheiten, wie z B. eine schwere

Infektion mit RSV („respiratory syncytial virus"), eine Beatmung, ohne daß eine gezielte Therapie möglich ist.

Fallbericht 1 ## Unerwarteter Atemstillstand bei einem Knaben mit Bauchschmerzen

Ein 5jähriger Knabe wird von seinem Vater auf die chirurgische Notfallstation getragen. Bei der Ankunft erkennt
die diensthabende Notfallärztin, daß das Gesicht des Jungen blau verfärbt ist und daß er bewußtlos ist. Sie ruft um
Hilfe und stellt fest, daß der Knabe nicht mehr atmet. Die
herbeieilende Anästhesieschwester öffnet die Atemwege,
bestätigt die Apnoe und beginnt mit Mund-zu-Mund-
Beatmung. Die Ärztin kann keinen Carotispuls feststellen
und beginnt mit der Herzmassage. Die beiden transportie-
ren den Patienten in den nahegelegenen Operationsvor-
bereitungsraum, wo ein Anästhesiearzt die Beatmung mit
Beutel und Maske weiterführt, ebenso wird die Herzdruckmassage fortgesetzt.

Inzwischen ist der Patient entkleidet, und man stellt ein
stark aufgetriebenes Abdomen fest. Das Elektrokardiogramm zeigt eine Sinustachykardie. Es ist weiterhin kein
Puls palpabel. Ein zweiter Anästhesiearzt versucht, eine
periphere Infusion zu legen, was aber nach zwei erfolglo-
sen Versuchen aufgegeben wird. Der am Kopf stehende
Anästhesiearzt versucht, die tracheale Intubation durchzuführen, er kann das Laryngoskop aber nicht in den
Mund einführen, da der Knabe einen erhöhten Massetertonus hat. Er beschließt, 100 mg Succinylcholin intralin-
gual (submental) zu verabreichen, und nach 1–2 min kann
er einen gecufften Tubus mit einem Innendurchmesser
von 5,5 mm in die Trachea einführen. Der Beatmungsdruck wird als sehr hoch bezeichnet. Inzwischen ist auch
der erste Versuch, eine intraossäre Nadel in die Tuberositas tibiae einzuführen, mißlungen (die Nadel ist abgebrochen), erst der zweite Versuch an gleicher Stelle am
andern Bein ist erfolgreich. Eine aus dieser Nadel entnommene Blutgasanalyse ergibt eine schwere metabolische und respiratorische Azidose (pH 6,82, BE –19,2,
pCO_2 8,7 kPa, pO_2 4,5 kPa). Das Hämoglobin beträgt
78 g/l. Innerhalb weniger Minuten werden nun 200 ml
Ringer-Laktat, 300 ml Plasmaproteinlösung und 50 ml
Natriumbikarbonat 1molar über die liegende intraossäre
Nadel infundiert. Es ist nun ein schwacher Femoralispuls

zu tasten, und das Pulsoxymeter detektiert zum ersten Mal einen Sättigungswert; er beträgt 95 %. Inzwischen ist anamnestisch in Erfahrung zu bringen, daß der Patient bis einige Minuten vor dem Eintreffen auf der Notfallstation noch bei Bewußtsein war, aber über starke Bauchbeschwerden klagte.

Nachdem sich der Kreislauf, die Lungenfunktion und die Laborwerte (Blutgasanalysen) weiter verbessert haben, wird laparatomiert und die Diagnose eines Magenvolvolus mit Perforation gestellt. Der postoperative Verlauf ist kompliziert durch abdominale, infektiologische und pulmonale Probleme, aber schließlich kann der Patient nach 4 Wochen Hospitalisation ohne neurologischen Defekt nach Hause entlassen werden.

Bereits ein Tag nach Eintritt des Patienten wird zwischen allen Beteiligten eine detaillierte Besprechung durchgeführt. Man einigt sich darauf, daß bei Eintritt mit großer Wahrscheinlichkeit noch eine Perfusion der Organe vorhanden war, obwohl keine Pulse mehr palpabel waren. Dafür sprechen der erhöhte Muskeltonus, der die Intubation erschwerte. Da ein Sinusrhythmus im EKG vorhanden war, lag eine pulslose elektrische Aktivität vor. Die durchgeführten Maßnahmen werden in der gesamten Gruppe diskutiert und hinterfragt. Folgende Fragen werden aufgeworfen:

- Hätte man Adrenalin tracheal geben sollen, nachdem der Patient intubiert war? Die Schlußfolgerung ist, daß diese Maßnahme sicher nicht falsch gewesen wäre, daß aber in Anbetracht der fraglichen Resorption von Adrenalin der Effekt nicht vorausgesagt werden konnte.
- War die Gabe von intramuskulärem Succinylcholin eine adäquate Maßnahme? Da zu diesem Zeitpunkt noch kein Zugang (weder intravenös noch intraossär) vorhanden war und die Ventilation sicher höchste Priorität hatte, wird dieser Maßnahme voll zugestimmt.
- Hätte man auf die Verabreichung von ca. 2 mmol/kgKG Natriumbikarbonat verzichten können? Obwohl im Erwachsenenalter kaum mehr Pufferlösungen bei der Reanimation verabreicht werden und in der Pädiatrie diese Maßnahme umstritten ist, ist man sich einig, daß die Verabreichung von Natriumbikarbonat in dieser Situation richtig war. Eine spontane Normalisierung der Säure-Basen-Haushalts wäre vielleicht möglich gewesen, es ist aber auch denkbar, daß die Herzaktion sich wegen der Azidose noch zusätzlich verschlechtert hätte.

Kommentar Dieser Fallbericht zeigt, daß bei Anwesenheit von erfahrenem Personal flexibel und situationsbezogen gehandelt werden muß.

Wenn möglich, soll eine Besprechung möglichst kurze Zeit nach dem Ereignis durchgeführt werden. Das Aufarbeiten des „Falles" ist aus medizinischen Gründen sinnvoll; der Lerneffekt für alle Beteiligten ist selten so groß wie unmittelbar nach einer solchen Begebenheit. Da der psychische Streß beim Personal v. a. bei schlechtem Verlauf groß ist, lohnt es sich, auch diesen Aspekt zu diskutieren. Eine positive Gesprächskultur erlaubt es, eine Diskussion offen zu führen, positives Feedback zu geben und entgegenzunehmen, aber auch Fehler einzugestehen, ohne daß damit eine „Bestrafung" oder „Bewertung" impliziert wird.

Fallbericht 2 ## Postoperativ auftretender Kreislaufkollaps

Ein 21 Monate alter, 11 kg schwerer Knabe wird nach dem zweiten Teil einer Fontan-Operation (s. Abb. 8.4.) auf der Intensivpflegestation behandelt. Der Knabe wurde mit einem komplexen Herzvitium bestehend aus Mitralklappenatresie, Transposition der großen Gefäße und Koarktation der Aorta geboren. Anläßlich mehrerer Operationen wurde der Aortebogen rekonstruiert, die Arteria pulmonalis operativ eingeengt (Banding) und die obere Hohlvene mit der rechten A. pulmonalis anastomosiert (erster Teil der Fontan-Operation). Nach der jetzigen Operation konnte der Junge am ersten postoperativen Tag extubiert werden und ist jetzt, 5 Tage nach dem Eingriff, hämodynamisch stabil. Nach der Extubation benötigte er zu Beginn etwas Sauerstoff, aber die Sättigung liegt im Moment um 95 %, und er befindet sich in gutem Zustand. Die Pleurasaugdrainage fördert weiterhin etwas Flüssigkeit, und der Knabe wird mit einem Pulsoxymeter, einem 5-Ableitungs-EKG und einer direkten Blutdruckmessung via eines Katheters in der A. radialis überwacht.

Am Morgen des nächsten Tages, an dem die Verlegung auf die Abteilung geplant ist, setzt sich der Junge plötzlich schreiend im Bett auf und verliert kurz darauf das Bewußtsein. Der diensthabende Anästhesist trifft wenige Minuten nach diesem Ereignis ein. Zu diesem Zeitpunkt kann keine EKG-Aktivität und keine Blutdruckkurve am Monitor festgestellt werden, es wird deshalb Herzdruckmassage durchgeführt, und der Patient wird beatmet. Der Zwischenfall wird als Asystolie interpretiert, 100 µg Adrenalin werden intravenös verabreicht und die wiederbelebenden Maßnahmen fortgesetzt.

Da die Herzdruckmassage lediglich kleine arterielle Blutdruckschwankungen zur Folge hat, wird eine Perikardtamponade vermutet und der Thorax über die alte Sternotomieinzision geöffnet. Der Verdacht einer Tamponade kann nicht bestätigt werden, hingegen sieht man das Herz flimmern. Die Defibrillation führt zu einem Sinusrhythmus und einem guten arteriellen Blutdruck. Nach dieser Episode, die etwa 20 min gedauert hat, treten keine weiteren Arrhythmien auf.

Zur Überraschung des beteiligten Personals ergibt die Analyse der gespeicherten Daten, daß der erste Alarm nicht durch eine Asystolie, sondern durch ein Kammerflimmern ausgelöst wurde. Nachdem der Patient weitere 3 Tage am Respirator beatmet wird, ist der weitere Verlauf günstig. Zu Beginn ist er neurologisch noch leicht beeinträchtigt, erholt sich aber während der folgenden Monate vollständig.

Kommentar

Kammerflimmern ist eine seltene Ursache eines Kreislaufstillstandes im Kindesalter, aber es kommt vor und muß ausgeschlossen werden. Eine einzelne EKG-Ableitung zeigt vielleicht das typische Kammerflimmern nicht, deswegen sollten, wenn möglich, verschiedene Ableitungen betrachtet werden. Das EKG kann auch via den Elektroden des Defibrillators studiert werden.

Die normalerweise empfohlene Herzdruckmassage ist bei einem Fontan-Kreislauf nicht effektiv, da wegen der fehlenden Klappen des rechten Herzens die intrathorakale Druckerhöhung zu einem retrograden Blutfluß führt. In dieser Situation wird empfohlen, zusätzlich zur Herzdruckmassage das Abdomen wiederholt in 5-s-Abständen während etwa 10 s kräftig zu komprimieren. Damit wird der Blutfluß in der unteren Hohlvene und den Lungengefäßen erhöht, der retrograde Blutfluß reduziert, und der Auswurf aus der Systemkammer nimmt zu.

Literatur

Biggart MJ (1990) Effect of hypothermia and cardiac arrest on outcome of near drowning accidents in children. J Pediatr 117: 179–183

Carpenter TC, Stenmark KR (1997) High-dose epinephrine is not superior to standard-dose epinephrine in pediatric in-hospital cardiopulmonary arrest. Pediatrics 99: 403–408

Cornell HM (1992) Accidental hypothermia. J Pediatr 120: 671–679

Dieckmann RA, Vardis R. (1995) High-dose epinephrine in pediatric out-of-hospital cardiopulmonary arrest. Pediatrics 95/6: 901–913

Guidelines for Cardiopulmonary Resuscitation and Emergency Cardiac Care (1992) Pediatric basic life support. JAMA 268: 2251–2261

Guidelines for Cardiopulmonary Resuscitation and Emergency Cardiac Care (1992) Pediatric advanced life support. JAMA 268: 2262–2275

Jonmarker C, Olsson AK, Jögi P, Forsell C (1996) Hemodynamic effects of tracheal and intravenous adrenaline in infants with congenital heart anomalies. Acta Anaesthesiol Scand 40: 927–931

Heimlich HJ (1975) A life-saving maneuver to prevent food-choking. JAMA 234: 398–401

Landwirth J (1993) Ethical issues in pediatric resuscitation. Ann Emerg Med 22: 502–507

Nadkarni V, Hazinski MF, Zideman D, Kattwinkel J, Quan L, Bingham R, Zaritsky A, Bland J, Kramer E, Tiballs J (1997) Pediatric resuscitation: an advisory statement from the Pediatric Working Group of the International Liaison Committee on Resuscitation. Circulation 95: 2185–2195

Paediatric Life Support Working Party of the European Resuscitation Council (1994) Guidelines for paediatric life support. Br Med J 308: 1349–1355

Richtlinien (1996) für Reanimationsmaßnahmen in der Pädiatrie. Arbeitsgruppe „Reanimation in der Pädiatrie" des European Resuscitation Councils. Monatsschr Kinderheilkd 144: 727–736

Schindler MB, Bohn D, Cox PN, McCrindle BW, Jarvis A, Edmonds J, Barker G (1996) Outcome of out-of-hospital cardiac or respiratory arrest in children. N Engl J Med 335: 1473–1479

Suominen P, Korpela R, Kuisma M, Silfvast T, Olkkola KT (1997) Paediatric cardiac arrest and resuscitation provided by physician-staffed emergency care units. Acta Anaesthesiol Scand 41: 260–265

Tewari P, Babu SG (1994) Resuscitation after modified Fontan procedure. Ann Thorac Surg 58: 880–882

Zaritsky Arno (1993) Pediatric resuscitation pharmacology. Ann Emerg Med 22: 445–455

Zaritsky A, Nadkarni V, Hazinski MF, Foltin G, Quan L, Wright J, Fiser D, Zideman D, O'Malley P, Chameides L (1995) Recommended guidelines for uniform reporting of pediatric advanced life support: the Pediatric Utstein Style. A statement for healthcare professionals from a task force of the American Academy of Pediatrics, the American Heart Association, and the European Resuscitation Council. Circulation 92: 2006–2020

Zideman D, Bingham B, Beattie T et al. (1998) Paediatric life support. Resuscitation 37: 95–102

Zideman DA (1997) Paediatric and neonatal life support. Br J Anaesth 79: 178–187

19 Neugeborenenreanimation

Schätzungsweise 6 % aller Neugeborenen und 50 % aller Früh-geborenen unter 1500 g benötigen Wiederbelebungsmaßnah-men. Die Reanimation von Neugeborenen verlangt schwierige Entscheidungen, und diese müssen regelmäßig besprochen wer-den. Ein organisiertes Fortbildungsprogramm ist deshalb an Institutionen, an der Entbindungen durchgeführt werden, emp-fehlenswert. Bei der Durchführung eines solchen Programms sollten die einzelnen Krankenhäuser die verschiedenen Verant-wortlichkeiten festlegen.

Bei jeder Geburt sollte Personal anwesend sein, das die pri-mären Maßnahmen der Neugeborenenreanimation beherrscht. Zumindest eine Person sollte bei Geburten ohne spezielles Risiko innerhalb 10 min und bei Risikogeburten (Tabelle 19.1)

Tabelle 19.1. Risikofaktoren der neonatalen Asphyxie

Geburtsbedingt	– Ungewöhnliche Kindslage
	– Nabelschnurvorfall
	– Kaiserschnitt unter Allgemeinanästhesie
	– Nicht elektive Zangengeburt
	– Vorzeitige Blutung, Plazentalösung
	– Überdosierung von Sedativa und Analgetika
	– Lange zurückliegender Blasensprung
Fetale Faktoren	– Mehrlingsschwangerschaft
	– Frühgeburt
	– Übertragung (> 43 Wochen)
	– Hydramnion
	– Intrauterine Wachstumsverzögerung
	– Mißgebildetes Neugeborenes
	– Mekoniumhaltiges Fruchtwasser
	– Blutgruppenunverträglichkeit
Mütterliche Faktoren	– Präeklampsie
	– Hypertonie
	– Diabetes mellitus
	– Placenta praevia
	– Vorzeitige Plazentalösung
	– Herzerkrankungen
	– Lungenerkrankung
	– Drogenabhängigkeit

sofort für die Durchführung der erweiterten Maßnahmen zur
Verfügung stehen.

Umfeld und Einrichtungen

Alle Neugeborenen ertragen eine kalte Umgebungstemperatur
schlecht. Bei einer bestehenden Azidose verzögert eine Hypothermie die spontane Erholung. Ein Temperaturabfall kann

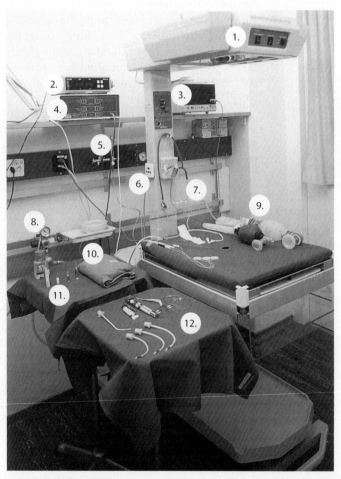

Abb. 19.1.   Arbeitsplatz für die Neugeborenenreanimation. *1* Wärmelampe, *2* Pulsoxymeter, *3* EKG, *4* Blutdruckapparat, *5* O$_2$-Anschluß, *6* Stoppuhr, *7* Stethoskop, *8* Vakuum für Absaugen, *9* Beatmungsbeutel 250 und 500 ml mit O$_2$-
Reservoir *10* Set für Nabelgefäßkatheterisierung, *11* Medikamente, *12* Intubationsausrüstung

durch einen ausreichend gewärmten Entbindungsraum, durch
eine Wärmelampe und durch Abtrocknen des Kindes mit vorgewärmten Tüchern sofort nach der Geburt vermieden werden.
Diese Maßnahmen sollen bei allen Neugeborenen durchgeführt
werden und sind besonders wichtig bei asphyktischen und zu
früh geborenen Kindern.

Material   Das Material und die Notfallmedikamente für die Erstbehand-
lung sollen mindestens einmal pro Tag und zusätzlich nach einer
Reanimation geprüft werden (Abb. 19.1, Tabellen 19.2 und 19.3).
Einzelne Gegenstände wie Beatmungsbeutel oder Masken sind
für die Wiederbelebung notwendig, andere (EKG, Pulsoxymeter, Kapnographie) werden empfohlen. Die Auflistung in

Tabelle 19.2. Einrichtung eines Arbeitsplatzes für die Erstversorgung von
Neugeborenen

- Verstellbarer Reanimationstisch
- Infrarotstrahler und Wärmematte
- Mechanische Absaugvorrichtung
- Absaugkatheter (5, 6, 8, 10 Charr)
- Gute Beleuchtung
- O_2-Versorgung mit Befeuchter
- Stoppuhr
- Stethoskop für Säuglinge
- Thermometer
- Magensonden
- EKG mit Elektroden
- Pulsoxymeter
- Blutdruckmeßgerät
- Selbstfüllender Beatmungsbeutel, 250 und 500 ml mit Reservoirbeutel
  bzw. -schlauch
- Beatmungsmasken rund, für Frühgeborene und reife Neugeborene
- 2 Laryngoskope mit gebogenen und geraden Spateln verschiedener
  Größen
- Tracheale Tuben 2,0, 2,5, 3,0 und 3,5 mm
- Einführungsmandrins
- Magill-Zange
- Freilegungsbesteck und Katheter für die Nabelgefäßkatheterisierung
- Material für periphere Venenpunktionen
- Spritzen und Aufzichnadeln
- Sterile Handschuhe

Tabelle 19.3. Medikamente

- Adrenalin 100 µg/ml (1:10.000)
- Naloxon 400 µg/ml
- Natriumbikarbonat 4,2 % (0,5 mmol/ml) oder 8,4 % (1 mmol/ml)
- Natriumchlorid 0,9 %
- Glukose 10 %
- Plasmaproteinlösung (z. B. Humanalbumin 5 %)

Tabelle 19.3 beschränkt sich auf die wichtigsten Medikamente. Wenn möglich sollten die Medikamente in einer Konzentration vorliegen, die eine Verabreichung ohne vorhergehende Verdünnung zulassen.

Geplante Risikogeburt

Ist eine schwierige Entbindung zu erwarten (Tabelle 19.1), sollten entsprechende Vorbereitungen getroffen werden. Eine neonatale Sepsis bei Fieber der Mutter, eine Mekoniumaspiration bei pathologischem Kardiotokogramm (CTG), eine Hyalinmembrankrankheit bei fehlender Steroidvorbehandlung beim Frühgeborenen sind Diagnosen, die einen Einfluß auf die Vorbereitungen zur Reanimation haben.

Erstbeurteilung des Neugeborenen

Der Apgar-Score (benannt nach Virginia Apgar) ist ein Index, der den Zustand des Neugeborenen 1, 5 und häufig auch 10 min nach der Geburt beschreibt (Tabelle 19.4). Da der erste Score erst nach 1 min erhoben wird, eignet er sich nicht zur Entscheidung, ob und wann ein Neugeborenes reanimiert werden soll. Bei schwer deprimierten Neugeborenen kann eine spät einsetzende Wiederbelebung eine regelmäßige Spontanatmung stark verzögern. In solchen Fällen sollen die Reanimationsmaßnahmen aufgrund der fehlenden Atemaktivität und evtl. herabgesetzten Herzfrequenz sofort begonnen werden und nicht der 1-min-Wert des Apgar-Scores abgewartet werden.

Die Herzfrequenz wird mittels Palpation des Pulses an der Basis der Nabelschnur oder durch Auskultation bestimmt. Bei der Beurteilung der Atemaktivität müssen die Atemfrequenz

Tabelle 19.4. Apgar-Score

Merkmal	0	1	2
Herzfrequenz	Keine	< 100	> 100
Atmung	Keine	Schnappatmung, unregelmäßig	Regelmäßig, schreit kräftig
Muskeltonus	Schlaff	Geringe Bewegungen	Aktive Bewegungen
Reflexaktivität	Keine	Grimassiert	Niest, hustet, schreit
Hautfarbe	Blau oder weiß	Stamm rosig, Extremitäten blau	Rosig

(Tachypnoe, Bradypnoe), die Art der Atmung (Schnappatmung) und die Effizienz der Atembewegungen (gute Belüftung beider Lungen?) beurteilt werden. Generalisierte Zyanose bedeutet O_2-Mangel, weiß-graue Hautfarbe bedeutet hämodynamische Dekompensation (niedriges HMV, Azidose) meistens kombiniert mit O_2-Mangel.

Erste Reanimationsmaßnahmen

Position

Das Neugeborene soll mit leicht extendiertem Kopf auf den Rücken gelegt werden. Um den Kopf in der richtigen Position zu halten, kann eine Tuchrolle oder ein Schaumgummikeil unter den Nacken und die Schultern gelegt werden (Abb. 2.1 b, S. 44).

Stimulation

Das Abtrocknen des Neugeborenen ist ein starker Stimulus und meistens ausreichend, um die Spontanatmung in Gang zu setzen. Weitere Methoden sind das Beklopfen der Fußsohlen oder das Reiben des Rückens oder des Brustkorbs. Stärkere Stimuli sind zu vermeiden.

Absaugen

Beim gesunden Neugeborenen ist das Absaugen des Mundes, der Nase oder des Oropharynx nicht erforderlich. Nur wenn reichlich Sekret oder Blut im Mund vorhanden sind, ist es notwendig, vorsichtig abzusaugen. Aggressives Absaugen kann das Einsetzen der Spontanatmung verzögern und soll deshalb unterbleiben. Lediglich bei Vorliegen von dickflüssigem mekoniumhaltigem Fruchtwasser soll der Rachen und die Trachea gut abgesaugt werden. Ist Absaugen indiziert, wird ein 8- oder 10-Charr-Katheter benutzt.

Die ersten Maßnahmen (Positionieren, Abtrocknen, Absaugen, Stimulieren) nehmen 20–30 s in Anspruch. Hat das Neugeborene zu diesem Zeitpunkt keine regelmäßige Atmung oder eine Herzfrequenz unter 100, soll mit den primären Reanimationsmaßnahmen begonnen werden.

Atmung

Atemwege

Wenn starke Atembewegungen vorhanden sind, muß man sich durch Auskultation vergewissern, ob die Lungen dadurch belüftet werden. Bei fehlenden Atemgeräuschen kann eine Obstruktion der oberen Atemwege vorliegen, die häufig mit einfachen Maßnahmen behoben werden kann (Abb. 2.2–2.4, S. 44–47). Hat das Neugeborene eine Choanalatresie oder ein Pierre-Robin-

Syndrom, ist evtl. das Einsetzen einer oropharyngealen Atemwegshilfe (Guedel-Tubus) hilfreich.

Beatmung

Die schwere Geburtsasphyxie führt zu einer peripheren Vasokonstriktion, Gewebshypoxie, zunehmenden Azidose, schlechten Myokardkontraktilität, Bradykardie und schließlich zu
einem Herzstillstand. Dieser kritische Zustand kann manchmal
durch frühzeitige, effektive Ventilation vermieden werden.

Masken

Durchsichtige Gesichtsmasken verschiedener Größen sollten
im Kreißsaal vorhanden sein. Runde, durchsichtige Masken mit
einem weichen (gepolsterten) Rand werden empfohlen.

Beatmungs-
beutel

Ein Vorteil von selbstfüllenden Beatmungsbeuteln (Abb. 19.2)
ist, daß sie unabhängig von einem externen Gasflow benutzt werden können. Im allgemeinen wird aber Sauerstoff angeschlossen.
Damit dieser in genügend hoher Konzentration zum Kind
gelangt, muß ein O_2-Reservoir angeschlossen sein. Wegen der
Schwierigkeit, die Maske dichtzuhalten, empfiehlt es sich, für die
Reanimation von reifen Neugeborenen Beatmungsbeutel mit
einem Volumen von 500 ml zu verwenden (Abb. 19.2), während
bei kleinen Frühgeborenen 250-ml-Beutel gebräuchlich sind.
Bei diesen Beuteln ist ein Druckbegrenzungsventil angebracht,

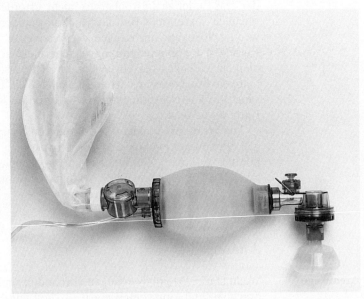

Abb. 19.2.   Selbstfüllender Beatmungsbeutel mit 500 ml Inhalt. Am Ansaugventil befindet sich ein Reservoirbeutel für Sauerstoff. Ein Druckbegrenzungsventil verhindert die Verabreichung von zu hohen Beatmungsdrücken. Es kann mit
der Metallklammer verschlossen werden, wenn höhere Drücke notwendig
sind

das sich bei einem Druck von 30–35 cm H$_2$O öffnet. Da aber der notwendige Beatmungsdruck höher sein kann, muß eine Vorrichtung angebracht sein, die dieses Ventil schließen kann. Eine Möglichkeit, den Spitzendruck während der Beatmung zu messen, sollte vorhanden sein.

*Anästhesie-
beatmungs-
beutel*

Beatmungsbeutel, wie sie in der Anästhesie gebräuchlich sind (Kuhn-System, Jackson-Rees-System etc.), benötigen eine Gaszufuhr, die Sauerstoff oder Luft in den Beutel hineinführt. Obwohl verschiedene Anästhesisten diese Systeme bevorzugen, besteht die Gefahr der falschen Anwendung, wenn sie von ungeübtem Personal benutzt werden.

*Durchführung
der Beatmung*

Unabhängig davon, welche Beatmungsbeutel angewandt werden, muß die Maske so über Nase und Mund des Neugeborenen gehalten werden, daß kein Leck entsteht und genügend hohe Beatmungsdrücke verabreicht werden können. Beim reifen Neugeborenen, das noch nicht geatmet hat, sind zu Beginn Beatmungsdrücke zwischen 30 und 40 cm H$_2$O erforderlich. Um die Lungen zu entfalten, sollten diese Drücke initial über 2–3 s aufrechterhalten werden. Sobald die Lungen entfaltet sind, reicht häufig ein Beatmungsdruck von 15–20 cm H$_2$O und eine Frequenz zwischen 40 und 60 Atemzügen/min für eine adäquate alveoläre Ventilation, vorausgesetzt, es liegen keine Lungenkrankheiten vor (Aspiration, Atemnotsyndrom). Die Beatmung soll fortgesetzt werden, bis das Neugeborene selber eine effiziente Atmung aufweist.

Bleibt die Herzfrequenz unter 100, müssen weitere Reanimationsmaßnahmen getroffen werden, entsprechende personelle Verstärkung muß angefordert werden, wenn nicht genügend erfahrenes Personal anwesend ist.

Herz/Kreislauf

**Herzdruck-
massage**

Herzdruckmassage wird durchgeführt, wenn die Herzfrequenz unter 60 Schläge/min fällt oder unter 80 Schläge/min ohne Tendenz zu einem Anstieg, trotz adäquater Ventilation mit 100 % Sauerstoff während 30 s. Die optimale Technik besteht im Umfassen des Thorax mit beiden Händen und Kompression mit beiden Daumen über dem unteren Drittel des Sternums (s. Abb. C.3, S. 416). Bei der Zweifingertechnik werden die Spitzen von Zeige- und Mittelfinger senkrecht auf dem unteren Drittel des Sternums aufgesetzt (s. Abb. C.2, S. 415). Für beide Techniken gilt, daß die Kompressionen 1/3 des sagittalen Thoraxdurchmessers betragen sollten. Die Frequenz beträgt 120/min und die Kompressions- bzw. die Relaxationszeit je 50 %.

Eine effektive Ventilation über eine Maske oder, besser, über einen trachealen Tubus ist bei den meisten Reanimationen von Neugeborenen von ausschlaggebender Bedeutung. Wird simultan Herzdruckmassage durchgeführt, besteht die Gefahr, daß die Beatmung ineffektiv wird. Aus diesem Grund wird nach 3 Thoraxkompressionen eine Pause für die Verabreichung eines Atemstoßes gemacht. Das Verhältnis von Ventilation zu Herzdruckmassage ist demnach 1 : 3. Die Pulsfrequenz sollte periodisch geprüft werden; bei einer Eigenaktivität von mehr als 80 Schlägen/min sollte die Herzdruckmassage beendet werden.

Intubation

Atemwege

Die tracheale Intubation ist notwendig, wenn die Maskenbeatmung ineffizient ist oder wenn eine Beatmung längere Zeit durchgeführt werden muß. Neonatologen führen den trachealen Tubus meist primär nasal ein, fehlt aber die Routine für diese Technik, kann primär oral intubiert und erst zu einem späteren Zeitpunkt auf einen nasalen Tubus gewechselt werden, falls dies erwünscht oder notwendig ist.

Die Intubationstechnik unterscheidet sich nicht von derjenigen älterer Säuglinge, sie wird in Kap. 15, S. 333 beschrieben; die Tubusgrößen (ID) können der Tabelle 15.3 entnommen werden.

Tubuslage

Kann nur über einer Lunge ein Atemgeräusch festgestellt werden, so hat der Tubus wahrscheinlich einen Hauptstammbronchus intubiert; Zurückziehen des Tubus unter ständiger Auskultation verifiziert diesen Verdacht (typische Intubationstiefe für Neugeborene s. Tabelle 15.2, S. 330). Allerdings muß die Möglichkeit eines Pneumothorax, eines Pleuraergusses oder einer Zwerchfellhernie in Erwägung gezogen werden.

Es kommt vor, daß die Lagebeurteilung des Tubus (tracheal? oder ösophageal?) schwierig ist. In diesem Fall soll nochmals laryngoskopiert werden, um sich über die korrekte Lage zu vergewissern. Die Kapnographie ist in dieser Situation hilfreich.

Medikamente

Adrenalin

Bleibt die Herzfrequenz trotz adäquater O_2-Zufuhr unter 60 Schlägen/min, soll zusätzlich zur Herzmassage Adrenalin in einer Dosierung von 10–30 µg/kgKG intravenös verabreicht werden, wobei am besten eine Konzentration von 100 µg/ml verwendet wird (Verdünnung 1 : 10.000). Eine venöse Kanüle wird evtl. peripher eingelegt, einfacher ist jedoch häufig der zentrale

Zugang über die Nabelvene (s. Kap. 14, S. 317). Über den Stellenwert der intraossären Verabreichung von Medikamenten und Infusionen in der Neugeborenenreanimation kann noch nichts Definitives ausgesagt werden. Da die Nabelvenenkatheterisierung i. allg. schnell erfolgen kann, ist die Notwendigkeit eines alternativen Zugangs nicht so dringend wie bei der Säuglings- und Kinderreanimation.

Bei der trachealen Zufuhr wird dieselbe Menge Adrenalin gegeben (10–30 µg/kgKG), allerdings ist die Resorption unsicher, und die Plasmaspiegel sind weniger hoch, verglichen mit der intravenösen Applikation. Im Gegensatz zur Reanimation im Säuglings- und Kindesalter wird die 10fach höhere Dosis für die tracheale Gabe für Neugeborene nicht empfohlen. Wird diese Applikationsart gewählt, soll möglichst schnell ein venöser Zugang gelegt werden und (bei persistierender Bradykardie) Adrenalin zusätzlich intravenös gegeben werden. Adrenalin in obiger Dosierung soll alle 3–5 min wiederholt werden.

Natrium-bikarbonat

Persistiert die Asystolie bzw. die Bradykardie trotz adäquater O_2-Zufuhr, korrekt durchgeführter Herzmassage und intravenöser Adrenalinzufuhr, so muß damit gerechnet werden, daß eine ausgeprägte metabolische Azidose vorliegt. Natriumbikarbonat, 1 mmol/kgKG, wird dann während 2–3 min verabreicht. Am besten mischt man dazu destilliertes Wasser mit 8,4 % Natriumbikarbonat (1 mmol/ml) im Verhältnis 1 : 1 (entspricht 0,5 mmol/ml) und spritzt 2 ml/kgKG.

Volumenersatz

Bei jedem Neugeborenen, das eine Reanimation benötigt, muß der Verdacht auf eine Hypovolämie geäußert werden. Wenn es dem Kind intrauterin schlecht geht, wird die Nabelschnur häufig früh ligiert, und große Volumina können in der Plazenta zurückbleiben. Bestärkt wird dieser Verdacht durch folgende Symptome: persistierende blasse, weiß-graue Hautfarbe bei adäquater Herzfrequenz und guter Ventilation; schlecht palpable Pulse und ungenügendes Ansprechen auf die Reanimationsmaßnahmen. Der Volumenersatz erfolgt mit Plasmaproteinlösungen (z. B. 5 % Humanalbumin) oder mit Blut der Blutgruppe 0 Rh negativ. Die Verabreichung erfolgt mit einer Spritze während einiger Minuten; die initiale Dosierung beträgt 10 ml/kgKG und kann, wenn nötig, wiederholt werden.

Naloxon

Naloxon ist ein spezifischer Opioidantagonist ohne eigene atemdepressorische Wirkung. Da es manchmal schwierig ist, Opioide als Ursache einer Atemdepression auszuschließen, sollten alle Neugeborenen, die unter der Beatmung sofort rosig werden, einen stabilen Kreislauf besitzen, aber nicht selber atmen,

100 µg/kgKG Naloxon intravenös erhalten. Verglichen mit der empfohlenen Dosierung für Kinder (1–10 µg/kgKG) wird in dieser Situation deshalb eine so hohe Dosis verwendet, weil eine vollständige Antagonisierung einer möglichen Opioidwirkung angestrebt wird. Die tracheale Verabreichung ist möglich, sollte jedoch nicht notwendig sein, da in dieser Situation genügend Zeit zur Verfügung steht, um einen intravenösen Zugang zu legen.

Wenn bekannt ist, daß die Mutter Opioide zur Analgesie erhalten hat, soll beim Neugeborenen die Indikation für Naloxon großzügig gestellt werden. Um bei Nachlassen der Naloxonwirkung ein Wiederauftreten einer Atemdepression zu vermeiden, kann 200 µg/kgKG Naloxon bei einer initial guten Antwort zusätzlich intramuskulär gespritzt werden.

Naloxon sollte bei Neugeborenen von opiatabhängigen Müttern so titriert werden, daß eine suffiziente Atmung resultiert. Eine zu hohe Dosis kann akute Entzugssymptome auslösen.

Spezielle Situationen

Mekonium-haltiges Fruchtwasser

Ist das Fruchtwasser mekoniumhaltig, so sollen Mund, Pharynx und Nase gründlich abgesaugt werden, sobald der Kopf, aber noch nicht die Schultern, entwickelt ist, d. h. vor dem ersten Atemzug.

Ist das Fruchtwasser nur grünlich gefärbt und dünnflüssig, so soll auf dem Reanimationstisch nochmals gut abgesaugt werden und gemäß den üblichen Richtlinien reanimiert werden. Handelt es sich hingegen um dickes erbsbreiartiges Mekonium, so soll auf dem Reanimationstisch sofort intubiert und die Trachea abgesaugt werden. Da dünne Katheter häufig durch das dicke Mekonium verstopft sind, kann der Tubus direkt mit dem Vakuum verbunden werden. Anschließend wird reintubiert, und die Lungen werden belüftet.

Frühgeborene

Frühgeborene sind besonders empfindlich bezüglich Temperaturverlust. Auf die wärmeerhaltenden Maßnahmen soll deshalb ein besonderes Augenmerk gerichtet werden. Die subependymal gelegenen Hirngefäße sind sehr vulnerabel, und Blutungen in diesem Bereich treten unter Hypoxie sowie raschen Änderungen der Osmolalität und des intravasalen Drucks vermehrt auf. Hyperosmolare Lösungen (Natriumbikarbonat) sollen deshalb verdünnt und langsam infundiert werden. Bei kleinen Frühgeborenen mit unreifen Lungen ist die tracheale Intubation häufig notwendig. Beim Atemnotsyndrom (Surfaktantmangel) wird zur

Verbesserung der Oxygenation Surfaktant über den Tubus verabreicht. Bei der Beatmung sollten möglichst kleine Atemzugvolumina mit niedrigen Beatmungsdrücken eingesetzt werden, da sonst die Lungen geschädigt werden können. Auf eine Intubation kann evtl. verzichtet werden, wenn das kleine Frühgeborene nach der Geburt spontan gut atmet, rosig und vital ist und gut schreit.

Abbrechen der Reanimation

Die Reanimationsanstrengungen sollten gestoppt werden, wenn das Kind nach 15–20 min keinen Kreislauf hat oder wenn nach 30 min trotz Naloxon keine Atembewegungen stattgefunden haben.

Ethische Entscheide

Wird man durch die Geburt eines mißgebildeten Kindes oder eines extrem untergewichtigen Frühgeborenen überrascht, so wird vielerorts die Reanimation initial durchgeführt, da für eine korrekte ethische Entscheidung zu viele Informationen fehlen (welche Mißbildung liegt genau vor? Ist das Untergewicht durch die Frühgeburtlichkeit oder durch eine Mangelgeburt erklärt? etc.). Ethische Entscheidungen sollten, wenn möglich, in Ruhe unter Berücksichtigung aller zur Verfügung stehenden Informationen gefällt werden.

Literatur

American Heart Association (1996) Neonatal advanced life support. JAMA 255: 2969–2973

Apgar V (1953) A proposal for a new method of evaluation of the newborn infant. Anesth Analg 32: 260–264

Bjorklund LJ, Ingimarsson J, Curstedt T, John J, Robertson B, Werner O, Vilstrup CT (1997) Manual ventilation with a few large breaths at birth compromises the therapeutic effect of subsequent surfactant replacement in immature lambs. Pediatr Res 42: 348–355

David R (1988) Closed chest cardiac massage in the newborn infant. Pediatrics 81: 552–554

Fanconi S, Burger R, Ghelfi D et al. (1993) Hemodynamic effects of sodium bicarbonate in critically ill neonates. Intensive Care Med 19: 65–69

Guidelines for Cardiopulmonary Resuscitation and Emergency Cardiac Care (1992) Neonatal Resuscitation. JAMA 268: 2276–2281

Milner AD (1991) Resuscitation of the newborn. Arch Dis Child 66: 66

Palme C, Nyström B, Tunell R (1985) An evaluation of the efficiency of face masks in the resuscitation of newborn infants. Lancet I: 207–210

Ramji S, Ahuja S, Thirupuram S, Rootwelt T, Rooth G, Saugstad OD (1993) Resuscitation of asphyxic newborn infants with room air or 100 % oxygen. Pediatr Res 34: 809–812

Resuscitation of the Newborn (1991) Parts 1 and 2: Working parties of the British Paediatric Association, College of Anaesthetists, Royal College of Midwives and Royal College of Obstetricians and Gynaecologists, London

Shukla HK, Hendricks-Munoz KD, Atakent Y, Rapaport S J (1997) Rapid estimation of insertional length of endotracheal intubation in newborn infants. Pediatr 131: 561–564

Vyas H, Milner AD, Hopkins IE et al. (1981) Physiologic responses to prolonged and slow rise inflation in the resuscitation of the asphyxiated newborn infant. J Pediatr 99: 635–641

Wiswell TE, Bent RC (1993) Meconium staining and the meconium aspiration syndrome. Unresolved issues. Pediatr Clin North Am 40: 955–81

Zideman DA, Bingham R, Beattie T et al (1998) Recommendations on resuscitation of babies at birth. Resuscitation 37: 103–110

Anhang

Anhang A:
Minimale Sicherheitsvorschriften

(Beispiel Departement Anästhesie, Universitätskliniken Basel)

1 Allgemeines

Diese Standards gelten für die Bereiche, in denen Mitglieder des Departements Anästhesie Patienten anästhesiologisch betreuen. Die Checkliste stellt eine Ergänzung dieser Vorschriften dar. Ursachen für ein Nichteinhalten der Richtlinien (ein temporärer Mangel an Personal oder Material ist kein Grund) müssen auf dem Anästhesieprotokoll vermerkt werden. Arzt und Pflegeperson sind gemeinsam für das Einhalten dieser Vorschriften verantwortlich.

2 Personelles/Kenntnisse

Für die Ein- und Ausleitungsphase einer Anästhesie wird der durchführende Anästhesist durch einen Oberarzt oder eine dazu delegierte, qualifizierte Pflegeperson unterstützt. Bei unstabilen Patienten oder solchen mit schwierigen Luftwegen darf die Einleitung nur in Anwesenheit des Oberarztes erfolgen. Eine Konsultation der Checkliste ist der letzte Schritt vor Beginn einer Einleitung. Jeder Anästhesist kennt die Suchernummer des diensthabenden Oberarztes, den Standort des Crico-Thyreotomie-Sets, des Defibrillators und des transportablen Sauerstoffs mit Beatmungsbeutel auswendig und kann die Gegensprechanlage bedienen.

3 Minimalausrüstung

Entsprechend dem Ablauf gemäß Checkliste (s. Anhang B) werden vor jeder Anästhesieeinleitung folgende Systeme explizit geprüft und in Betrieb gesetzt:

Jede Anästhesie (ITN, Maske, Regional, Stand by)
- Beatmungsmöglichkeit mit O_2,
- elektrischer Anschluß Anästhesiegeräte,
- EKG und Blutdruckmessung,
- O_2-Analyzer,
- Laryngoskop, Intubationsmaterial mit korrekten Tuben,
- Absaugung (in Betrieb nur bei ITN),
- Grundmedikamente (Thiopental, Atropin, Succinylcholin im Wagen),
- Pulsoxymeter.

Intubationsanästhesie
Vor Einleitung:
- Kapnograph
- Nervenstimulator.

Nach Intubation:
- Diskonnektionsalarm korrekt eingestellt,
- Temperatursonde, wenn Operation > 2 h, Kinder < 10 Jahren oder Succinylcholinin und Inhalationsanästhesie,
- präkordiales oder Ösophagusstethoskop.

4 Medikamente, Volumina, Zugänge

Die benötigten Medikamente werden vor Beginn der Anästhesie aufgezogen. Jede Spritze ist korrekt etikettiert (Inhalt). Relaxanzien, Opioide, Induktionsmittel und Vasoaktiva dürfen nur in der departementinternen Standardkonzentration aufgezogen und verabreicht werden. Jeder Patient hat eine Infusion ohne Zusätze. Jede Infusion mit Zusätzen (Medikamente, Elektrolyte) muß gut lesbar beschriftet sein. Jedes Erythrozytenkonzentrat wird separat zu zweit anhand von Blutgruppenkarte und Patientenunterlagen kontrolliert. Vasoaktiva dürfen nur über eine zentrale Leitung verabreicht werden, auf den minimalen Totraum ist zu achten, und eine Rücklaufsperre ist anzubringen.

Anhang B:
Checkliste

Check Vorbereitungsraum

Apparate
- Altersentsprechendes Beatmungssystem
- Anästhesiegerät:
  Gasflaschen gefüllt/geöffnet
  O_2-Wandanschluß
  Verdampfer gefüllt
  Dichtigkeit
  Gasabsaugung eingesteckt
- Oxymeter funktionstüchtig
- Saugung funktionstüchtig
- Ambubeutel griffbereit
- Stethoskop
- Manschetten
- Pulsoxymeter
- Kapnograph
- Nervenstimulator

Material für
- Regionalanästhesie
- Hämodilution
- Invasive Blutdruckmessung
- Zentrale Katheter
- Urindauerkatheter

Material
- Tubus (2 Größen; Cuff geprüft)
- Altersentsprechende Masken
- Guedel-Tubus
- Laryngoskop plus
  Ersatzlaryngoskop,
  bei schneller Einleitung
- Spatel (gerade/gebogen)
- Mundpfropf
- Präkordiales/ösophageales EKG
- Blutdruckapparat plus passende Magen- und
  Absaugsonden
- Temperatursonde
- Infusionszubehör
- Armschiene, Pflaster

Flüssigkeiten
- Ringer-Laktat
- Plasmaproteine (anwärmen)
- Blut (anwärmen)
- Infusionen und Besteck luftleer
- Mischinfusionen

Check Operationsaal

Apparate: Check wie Vorbereitung
- Raumtemperatur
- Wärmematte
- Blutwärmer
- Atemgasbefeuchter
- Wärmelampe

Patient bestellen

- Bericht von Abteilungsschwester abnehmen
- Anästhesieprotokoll studieren (sofern der Patient nicht schon bekannt)
- Identifikation;
  Kontakt mit Patient aufnehmen, diesen Kontakt nicht mehr abgeben, bis der
  Patient anästhesiert ist
- Türe zu, Ruhe!

Anhang C:
Richtlinien für Reanimationsmaßnahmen in der Pädiatrie[1]

Arbeitsgruppe „Reanimation in der Pädiatrie" des European Resuscitation Councils (Paediatric Life Support Working Party of the European Resuscitation Council)[2]

Die Resultate der Herz-Lungen-Wiederbelebung bei Kindern unter und über 1 Jahr unterscheiden sich bezüglich der Prognose [6, 19, 20, 26, 33, 38, 42, 47, 48, 49, 54, 55, 65, 68, 70, 71]. Zum Teil kann das auf die ungenügende Unterscheidung zwischen einem Atmungsstillstand, welcher prognostisch günstig ist [19, 38, 70], und einem Herzstillstand, bei dem die Prognose schlecht ist, zurückgeführt werden [19, 26, 47, 48]. Erfolgt der Herzstillstand außerhalb des Krankenhauses, sind die Resultate der Reanimation ebenfalls schlechter, als wenn der Stillstand im Krankenhaus auftritt [38, 42,49]. Aufgrund der Unterschiede in der Pathogenese der Herzstillstände ist die Prognose gesamthaft gesehen bei Kindern schlechter als bei Erwachsenen [55]. Bei Erwachsenen ist der häufigste Grund für einen Herzstillstand ein Herzleiden, bei Kindern überwiegen andere Ursachen.

Die häufigste Ursache für einen Herzstillstand bei Kindern ist eine Ateminsuffizienz. Dies kann von Erkrankungen der Atemwege oder der Lungen herstammen, wie z. B. Krupp, Bronchiolitis, Asthma, Geburtsasphyxie, Fremdkörperaspiration oder Pneumothorax. Beeinträchtigung der Atmung durch anhaltende epileptische Krämpfe, erhöhten intrakraniellen Druck, neuromuskuläre Probleme oder eine Vergiftung können ebenfalls zu

---

[1] Diese Arbeit wurde aus dem Englischen übersetzt von: Zideman D, Bingham R, Beattie T, Bland J, Blom C, Bruins-Stassen M, Frei F, Gamsu H, Lemburg P, Mercier JC, Milner A, Pepper J, Philipps B, Riesgo L, Van Reempts P (1994) Guidelines for paediatric life support. A statement by the Paediatric Life Support Working Party of the ERC, 1993. Resuscitation 27: 91–105. – Die deutsche Publikation erfolgte in der Monatsschr Kinderheilkd (1996) 144: 727–736.

[2] Mitglieder der Arbeitsgruppe waren: D.A. Zideman (England; chairman), R. Bingham (England; Sekretär), T. Beattie (Schottland), J. Bland (Norwegen), C. Blom (Holland), M. Bruins-Stassen (Holland), F. Frei (Schweiz), H. Gamsu (England), P. Lemburg (Deutschland), J.-C. Mercier (Frankreich), A. Milner (England), J. Pepper (Holland), B. Phillips (England), L. Riesgo (Spanien), P. Van Reempts (Belgien).

einem Herzstillstand führen. Die zweithäufigste Ursache des kindlichen Herzstillstands ist die Herz-Kreislauf-Insuffizienz als Folge von Flüssigkeit- bzw. Blutverlust oder wegen einer Sepsis. Herzstillstände mit primär kardialer Ursache, z. B. eine Arrythmie oder eine schwere Herzinsuffizienz, sind ungewöhnlich im Kindesalter und treten meistens bei Kindern auf einer Intensivstation auf.

Die schlechte Prognose ist erklärbar durch die zelluläre Anoxie, die auftritt, bevor das primär gesunde Herz des Kindes seine Funktion aufgibt. Organe, die besonders empfindlich auf Anoxie reagieren, wie das Gehirn und die Nieren, können erheblich geschädigt werden, bevor das Herz selbst aufhört zu schlagen. In diesen Fällen können Wiederbelebungsmaßnahmen die Herzleistung zwar wiederherstellen, aber das Kind stirbt am Multiorganversagen in den folgenden Tagen, oder es überlebt mit schwerwiegenden neurologischen Schäden. Neuerdings gibt es Hinweise dafür, daß die Rate von neurologisch intakt Überlebenden nach einem Herzstillstand verbessert werden kann [33].

Die Ursachen für einen Herzstillstand variieren je nach Altersklasse. Asphyxie ist der häufigste Grund für einen Herzstillstand bei der Geburt. Bei Kindern unter 1 Jahr sind der plötzliche Kindstod, Atmungserkrankungen und Sepsis die häufigsten Ursachen, während beim Kind über 1 Jahr Unfälle am häufigsten zum Herzstillstand führen.

1992 hat das European Resuscitation Council seine Empfehlungen für die primären und die erweiterten Reanimationsmaßnahmen für Erwachsene herausgegeben [21, 22]. Die vorliegende Arbeit berichtet ausführlich über die Empfehlungen der Arbeitsgruppe Reanimation in der Pädiatrie des European Resuscitation Council. Der 1. Teil des Berichtes gibt Empfehlungen für die primären Reanimationsmaßnahmen und für die Behandlung des erstickenden Kindes. Der 2. Teil beschreibt das erweiterte Vorgehen bei pulsloser Arrythmie bei Kindern unter und über 1 Jahr.

Primäre Reanimationsmaßnahmen („Basic Life Support")

Die frühe Diagnose und aggressive Behandlung der respiratorischen oder kardialen Insuffizienz haben das Ziel, einen Herzstillstand zu vermeiden. Damit können die Überlebenschancen ohne neurologischen Schaden bei schwerkranken Kindern erhöht werden. Das Offenhalten der Atemwege und die Behandlung mit Sauerstoff sind die wichtigsten Reanimationsmaßnahmen bei Kindern. Diese Maßnahmen sind die Voraussetzung für weitere Behandlungsarten.

Definitionen:
- *Säugling: 0–1 Jahr,*
- *Kind: Ende 1. Lebensjahr bis Erwachsene.*

Unter primären Reanimationsmaßnahmen versteht man Maßnahmen, die auch außerhalb des Krankenhauses und ohne spezielle Hilfsmittel ergriffen werden können (Abb. C.1). Die folgenden Richtlinen gelten als Basis für Wiederbelebungsmaßnahmen, die durch eine Person durchgeführt werden.

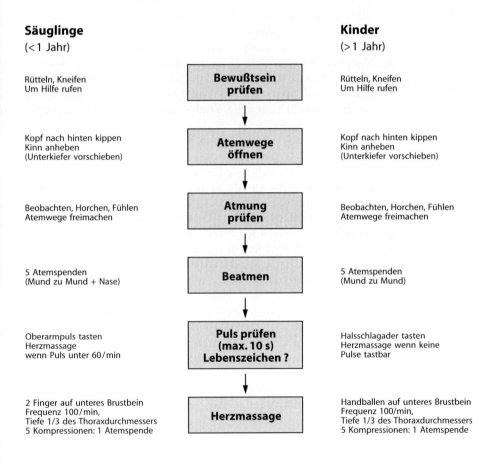

Säuglinge
(< 1 Jahr)

Kinder
(> 1 Jahr)

Säuglinge (< 1 Jahr)		Kinder (> 1 Jahr)
Rütteln, Kneifen Um Hilfe rufen	**Bewußtsein prüfen**	Rütteln, Kneifen Um Hilfe rufen
Kopf nach hinten kippen Kinn anheben (Unterkiefer vorschieben)	**Atemwege öffnen**	Kopf nach hinten kippen Kinn anheben (Unterkiefer vorschieben)
Beobachten, Horchen, Fühlen Atemwege freimachen	**Atmung prüfen**	Beobachten, Horchen, Fühlen Atemwege freimachen
5 Atemspenden (Mund zu Mund + Nase)	**Beatmen**	5 Atemspenden (Mund zu Mund)
Oberarmpuls tasten Herzmassage wenn Puls unter 60/min	**Puls prüfen (max. 10 s) Lebenszeichen ?**	Halsschlagader tasten Herzmassage wenn keine Pulse tastbar
2 Finger auf unteres Brustbein Frequenz 100/min, Tiefe 1/3 des Thoraxdurchmessers 5 Kompressionen: 1 Atemspende	**Herzmassage**	Handballen auf unteres Brustbein Frequenz 100/min, Tiefe 1/3 des Thoraxdurchmessers 5 Kompressionen: 1 Atemspende

Nach 1 Minute Sanitätsnotdienst anfordern

Abb. C.1.   Primäre Reanimationsmaßnahmen

Es soll sofort mit der Wiederbelebung begonnen und nicht gewartet werden, bis spezielle Hilfsmittel eintreffen. Dies ist wichtig bei Säuglingen und Kindern, da bereits die Freilegung der Luftwege lebensrettend sein kann. Die Diagnose und Behandlung sollten simultan durchgeführt werden, um Zeitverlust zu vermeiden. Die Reihenfolge Luftweg – Atmung – Zirkulation sollte, wie bei jeder Wiederbelebung, eingehalten werden.

Falls eine Fremdkörperaspiration aufgrund der Umstände (anfallweise auftretender Husten, plötzliche Obstruktion der oberen Atemwege) vermutet wird, sollten die Schritte des Abschnittes „Verlegung der Atemwege durch Fremdkörper" unverzüglich durchgeführt werden.

Bewußtsein prüfen

Das Bewußtsein wird geprüft, indem man das Kind anspricht, sanft rüttelt oder kneift. Falls das Kind nicht reagiert, soll Hilfe gerufen werden. Das Kind soll nur dann an einen anderen Ort gebracht werden, wenn es sich in einer Gefahrenzone befindet. Wenn Hinweise für ein Trauma bestehen, könnte eine Halswirbelsäulenverletzung vorliegen, und das Kind soll „en bloc", d. h. unter Stabilisation der HWS, transportiert werden; Flexion, Extension und Drehen des Kopfes müssen vermieden werden.

Atemwege öffnen

Die Luftwege von bewußtlosen Kindern müssen aktiv offengehalten werden, damit die Durchgängigkeit der Atemwege gewährleistet ist. Sichtbare Fremdkörper im Mund, die leicht zu greifen sind, müssen entfernt werden. Auf blinde Manipulationen im Pharnyx soll verzichtet werden, da sie eine Obstruktion verursachen oder verschlimmern können. Die Atemwege sollten mit einem der folgenden Manöver geöffnet werden:

Kopf nach hinten und Kinn nach oben

Eine Hand wird auf die Stirne gelegt und der Kopf zurück gekippt in eine neutrale oder leicht extendierte Position. Übertriebene Extension soll vermieden werden. Der Unterkiefer wird mit einer Fingerspitze der anderen Hand nach vorne geschoben. Die Halsweichteile dürfen dabei nicht komprimiert werden.

Unterkiefer nach vorn (Esmarch-Handgriff)

Der Esmarch-Handgriff ist eine Alternative zum „Kopf-nach-hinten-/Kinn-nach-oben-Manöver". Er sollte verwendet werden, wenn der Verdacht auf eine HWS-Verletzung besteht. Die Zeigefinger beider Hände werden hinter beiden Kieferwinkeln plaziert und hochgezogen. Damit werden der Unterkiefer und die Zunge von der Rachenhinterwand entfernt. Gleichzeitig soll versucht werden, den Mund offenzuhalten.

Atmung prüfen

Die Atmung wird beurteilt durch:
- Beobachten der thorakalen und abdominalen Bewegungen,
- Abhören der Atmungsgeräusche an Mund und Nase,
- Fühlen der ausgeatmeten Luft mit der Wange.

Falls thorakale oder abdominale Atembewegungen sichtbar sind, aber keine Luft gehört oder gefühlt werden kann, sind die Atemwege obstruiert. Die Luftwege müssen geöffnet werden (der Esmarch-Handgriff ist normalerweise die effektivste Methode). Ist dies nicht möglich, soll eine Obstruktion durch einen Fremdkörper erwogen werden (s. Erstickungsprotokoll).

Beatmung

Kann keine Spontanatmung nachgewiesen werden, soll das Kind unverzüglich beatmet werden. Die Luftwege sollen offen gehalten werden durch Zurückbeugen des Kopfes und Anheben des Kinns. Die Beatmung erfolgt bei Säuglingen in den Mund *und* die Nase. Bei Kindern über 1 Jahr wird die Nase mit 2 Fingern zugeklemmt und in den Mund beatmet. Initial sollen 5 Atemspenden in einem Abstand von ungefähr 1,5 s verabreicht werden. Zwischen den Atemzügen soll der Wiederbeleber frisch Luft holen, damit der CO_2-Partialdruck in der Ausatemluft nicht zu stark ansteigt. Die Brust des Kindes soll während der Beatmung ständig beobachtet werden. Die Größe des Atemzuges soll so bemessen sein, daß der Eindruck entsteht, das Kind mache einen tiefen Atemzug. Falls sich der Thorax nicht anhebt oder die Bewegung ungenügend ist, muß versucht werden, durch Verändern der Lage des Unterkiefers und der Zunge die Atemwege zu öffnen. Tritt keine Besserung ein, muß eine Fremdkörperaspiration in Erwägung gezogen werden. Das Insufflieren des Magens mit Luft kann minimiert werden durch das optimale Offenhalten der Atemwege und durch langsame, gleichmäßige Atemspenden.

Puls prüfen

Anwesenheit, Frequenz und Volumen des Pulses sollen geprüft werden. Bei Säuglingen ist der brachiale Puls am besten fühlbar [13]. Er kann mit 2 Fingern auf der Innenseite des abduzierten und außenrotierten Oberarms palpiert werden. Der Femoralispuls, der in der Leiste palpiert wird, ist eine Alternative. Bei älteren Kindern wird das Aufsuchen des Karotispulses empfohlen. Falls die Geschwindigkeit des Pulses weniger als 60/min beträgt bei Säuglingen oder nicht fühlbar ist bei Kindern über 1 Jahr, soll mit der externen Herzdruckmassage unverzüglich begonnen werden.

Herzdruck-massage

Bei Kindern unter und über 1 Jahr liegt das Herz unter dem kaudalen Drittel des Sternums [53, 58]. Bei Säuglingen erfolgt die Herzdruckmassage mit der Zweifingertechnik unmittelbar unterhalb einer virtuellen Linie zwischen den Brustwarzen (Abb. C.2). Die Eindrucktiefe beträgt etwa 2 cm. Mit einer alternativen Technik kann beim Säugling der Thorax mit beiden Händen umfaßt und das Sternum mit beiden Daumen am oben beschriebenen Punkt komprimiert werden (Abb. C.3) [18, 69].

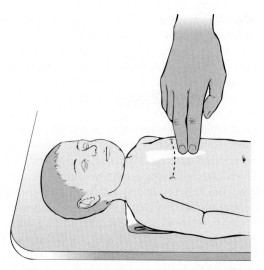

Abb. C.2.   Die Herzmassage wird mit 2 Fingern (Zeigfinger und Mittelfinger) durchgeführt

Falls diese 2. Methode gebraucht wird, muß man sich versichern,
daß sich der Brustkorb des Säuglings zwischen den Kompressionen wieder voll ausdehnen kann.

Beim Kind über 1 Jahr wird das Sternum 2 Querfinger oberhalb des Processus xiphoideus mit dem Handballen einer Hand
komprimiert (Abb. C.4). Die Eindrucktiefe beträgt etwa 3 cm.
Die Frequenz beträgt bei allen Altersklassen mindestens

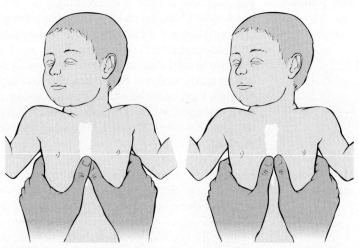

Abb. C.3.   Wird die Herzmassage mit beiden Daumen durchgeführt, so können sie bei
kleineren Säuglingen übereinander und bei größeren nebeneinander gelegt
werden

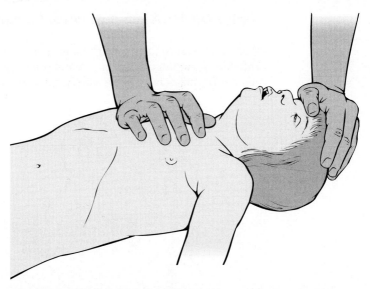

Abb. C.4.   Im Kleinkindesalter erfolgt die Herzmassage durch Kompression mit einer Hand, während bei älteren Kindern beide Hände eingesetzt werden

100 Stöße/min und das Verhältnis der Kompressionen zur Ventilation 5 : 1 ohne Rücksicht auf die Zahl der Retter. Die Kompressionsphase sollte die Hälfte des Kompressionszyklus ausfüllen und fließend, nicht ruckartig, durchgeführt werden.

Bei größeren und älteren Kindern, bei denen ein Handballen eine nur ungenügende Kompressionskraft hat, sollen beide Handballen wie beim Erwachsenen verwendet werden [22]. Die Eindrucktiefe sollte 4–5 cm betragen, mit einer Frequenz von 80 Stößen/min und dem Verhältnis Kompression zu Beatmung 15 : 2.

Alarmierung   Nach 1 min Wiederbelebungsmaßnahmen muß der medizinische Notdienst alarmiert werden. Dem Notdienst soll das ungefähre Alter des Kindes mitgeteilt werden. Wenn keine Hilfe anwesend ist, muß der Wiederbeleber diese Alarmierung selber vornehmen. Dabei können ein Säuglinge oder ein Kleinkind evtl. zum Telefon getragen werden, größere Kinder müssen hingegen allein gelassen werden. Nach der Alarmierung sollen die Wiederbelebungsmaßnahmen so schnell wie möglich wieder aufgenommen und ohne Unterbrechung weitergeführt werden, bis Hilfe eintrifft.

Falls die Atmung des Kindes spontan wieder einsetzt, sollten seine Versuche, die Obstruktion aufzuheben, unterstützt werden. Eine Intervention ist nur nötig, wenn diese Bemühungen sichtlich ineffektiv verlaufen und die Atmung ungenügend ist.

Verlegung der Atemwege durch Fremdkörper

Wenn man aufgrund von Zeugenaussagen oder starken Hustenanfällen vermutet, daß ein Fremdkörper in die Atemwege
gelangt ist, müssen spezielle Maßnahmen ergriffen werden, um

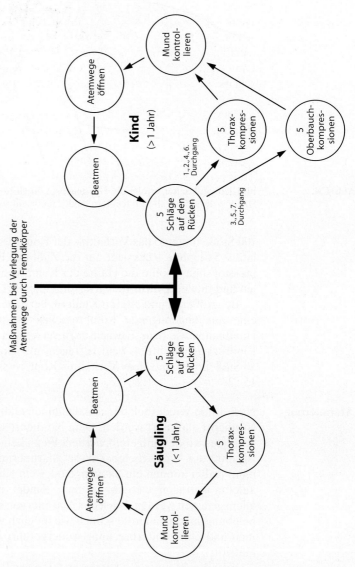

Abb. C.5.   Maßnahmen bei Verlegung der Atemwege beim Säugling und älteren Kind.
Beim älteren Kind werden Thoraxkompressionen während der ersten zwei
Durchgänge ausgeführt. Danach wird alternierend zwischen Thorax- und
Oberbauchkompressionen abgewechselt

die Atemwege vom Fremdkörper zu befreien [16]. Der blinde Versuch, einen Fremdkörper mit einem Finger aus dem Oropharynx zu entfernen, kann den Atemweg noch mehr obstruieren und sollte deshalb unterbleiben. Allgemein werden Maßnahmen empfohlen, die zu einem plötzlichen Anstieg des intrathorakalen Drucks (Imitation des physiologischen Hustenstoßes; Abb. C.5).

Schläge auf den Rücken   Dem Säugling oder Kind werden in Bauchlage 5 Schläge zwischen die Schulterblätter verabreicht (Abb. C.6). Dabei ist es wichtig, daß der Kopf tiefer liegt als der Thorax. Ein Säugling kann dabei auf den Unterarm, ein älteres Kind über den Oberschenkel des Wiederbelebers gelegt werden.

Thoraxkompressionen   5 Thoraxkompressionen werden beim Säugling oder Kind in Rücken- und Kopftieflage durchgeführt (Abb. C.7). Die Technik dieser Thoraxkompressionen ist vergleichbar mit derjenigen der Herzdruckmassage. Im Unterschied zu dieser sollen aber die Thoraxkompressionen schneller und stärker erfolgen und mit einer tieferen Frequenz durchgeführt werden – ungefähr 20/min.

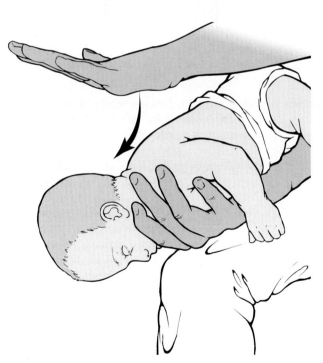

Abb. C.6.   Bei Vorliegen eines Fremdkörpers in den Atemwegen werden kurz hintereinander 5 Schläge auf den Rücken verabreicht

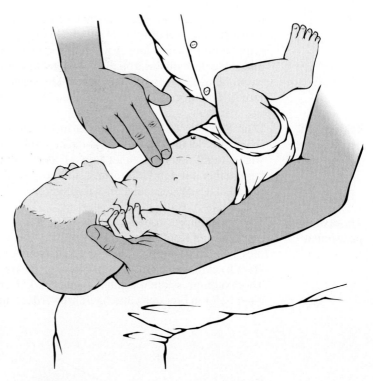

Abb. C.7.   Bei Vorliegen eines Fremdkörpers in den Atemwegen werden kurz hintereinander 5 Thoraxkompressionen durchgeführt

Mund prüfen   Nach 5 durchgeführten Schlägen auf den Rücken und 5 Thoraxkompressionen wird der Mund inspiziert und ein vorhandener
Fremdkörper entfernt.

Öffnen der   Die Atemwege werden wieder offen gehalten (s. oben), und es
Atemwege   wird geprüft, ob Spontanatmung erfolgt.

Atmung   Falls es keine Anzeichen für eine spontane Atmung gibt oder die
Obstruktion bestehen bleibt, wird versucht zu beatmen. Es ist
möglich, das Kind zu beatmen, obwohl der Luftweg teilweise
obstruiert ist, dabei muß jedoch darauf geachtet werden, daß das
Kind die verabreichte Luftmenge nach jedem Beatmungsstoß
wieder ausatmet.

Wiederholen   Falls die oben erwähnten Maßnahmen nicht erfolgreich sind,
wird bei Säuglingen der ganze Ablauf wiederholt, bis die Atemwege frei sind und wieder eine effektive Atmung vorhanden ist.
Nach dem 2. Durchgang werden beim Kind > 1 Jahr die Thoraxkompressionen durch abdominale Kompressionen ersetzt. Bei

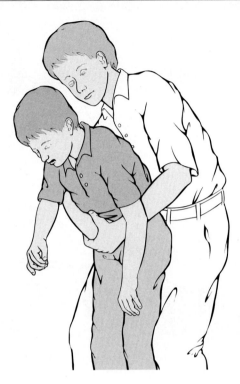

Abb. C.8.   Bei Vorliegen eines Fremdkörpers in den Atemwegen werden beim wachen Kind > 1 Jahr kurz hintereinander 5 abdominelle Kompressionen (Heimlich-Manöver) im Stehen durchgeführt

den folgenden Zyklen werden Schläge auf den Rücken mit alternierenden thorakalen und abdominalen Kompressionen kombiniert, bis die Atemwege frei sind.

Abdominale Kompressionen   Beim Kind im Alter > 1 Jahr werden zusätzlich 5 abdominale Kompressionen durchgeführt, nachdem zum 2. Mal 5 Schläge auf den Rücken erteilt wurden. Ist das Kind bei Bewußtsein, so wird die aufrechte Position verwendet (Heimlich-Manöver) (Abb. C.8). Ist das Kind bewußtlos, soll es in die Rückenlage gebracht und der Handballen in der Mitte des oberen Abdomens plaziert werden (Abb. C.9). 5 starke Kompressionen sollen in Richtung Diaphragma durchgeführt werden. Abdominale Kompressionen werden bei Säuglingen wegen Gefahr von Verletzungen der viszeralen Organe nicht durchgeführt.

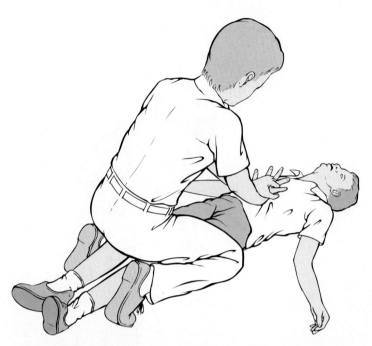

Abb. C.9.   Abdominelle Kompressionen (Heimlich-Manöver) beim bewußtlosen Kind
> 1 Jahr

Erweiterte Reanimationsmaßnahmen

Bei einem pulslosen Kind ist das Ziel der erweiterten Reanimationsmaßnahmen (Abb. C.10) die Perfusion der Gehirn- und
Koronararterien mit oxygeniertem Blut zu gewährleisten, um die
O_2-Zufuhr im Gehirn zu erhalten und dem Herzen die effektive
Funktion als Pumpe zu ermöglichen. Die effiziente Durchführung der primären Reanimationsmaßnahmen ist die Voraussetzung dafür, daß erweiterte Maßnahmen erfolgreich sein können.

Ventilation   Eine effektive Ventilation und ein gesicherter Luftweg stehen im
Zentrum der Bemühungen. Sie gelten als absolute Vorausset-
zung für die Behandlung der Asystolie und der elektromechanischen Dissoziation. Das Offenhalten der Atemwege und eine
korrekte Ventilation sind besonders wichtig bei Kindern jeden
Alters mit einem Herzstillstand, weil oft Atemwegsprobleme die
Ursache für den Stillstand sind.

Abb. C.10.   Erweiterte Reanimationsmaßnahmen

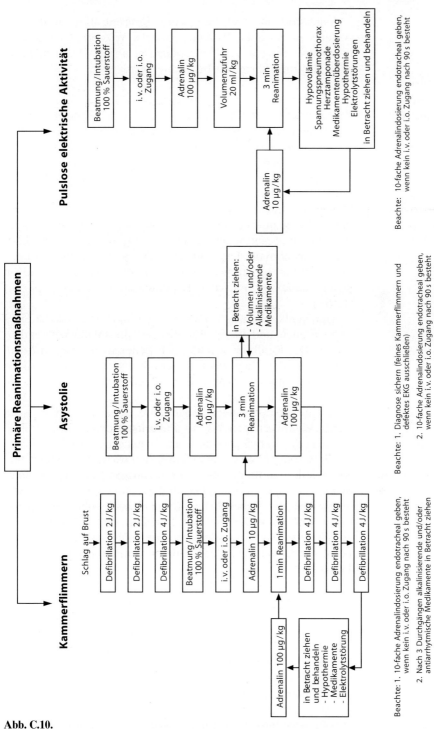

Abb. C.10.

Sauerstoff in höchstmöglicher Konzentration sollte von Anfang an bei allen Patienten, welche Wiederbelebungsmaßnahmen benötigen, zur Anwendung gelangen. Wenn möglich, sollte das zugeführte Gas befeuchtet werden.

Atemwegs-
hilfmittel

Eine oropharyngeale Atemwegshilfe (Guedel-Tubus) sollte angewendet werden, wenn die Atemwege des Kindes während der Beutel-/Maskenbeatmung nicht genügend offen gehalten werden können. Ist eine längerdauernde Beatmung notwendig, ist die endotracheale Intubation die Technik der Wahl. Nasopharyngeale Atemhilfen (Wendel-Tubus) werden in der Pädiatrie nur in Ausnahmefällen angewendet.

Die endotracheale Intubation ist die effektivste Methode, um den Luftweg zu schützen. Die Technik vereinfacht die Ventilation und Oxygenation und schützt vor Aspiration von erbrochenem Mageninhalt. Die Ein- und Ausatmungszeiten können effektiver kontrolliert werden als mit Beutel und Maske, und ein positiv endexspiratorischer Beatmungsdruck kann appliziert werden.

Der Kehlkopf eines Kindes ist enger und kürzer als der eines Erwachsenen, und die Epiglottis ist verhältnismäßig lang und U-förmig. Der Kehlkopf befindet sich weiter vorne in einer höheren und stärker nach oben hinten abgewinkelten Position als beim Erwachsenen. Während des Wachstums senken sich die oberen Luftwegsstrukturen des Kindes. Dies geschieht vorwiegend während der ersten 2 Lebensjahre. Danach gibt es nur noch wenig Veränderungen bis zur Pubertät, wonach eine weitere Senkung des Kehldeckels und des Ringknorpels erfolgt [76].

Ein Laryngoskop mit geradem Spatel wird für Säuglinge und Kleinkinder empfohlen, bei älteren Kindern soll ein gebogener Spatel verwendet werden. Plastiktuben ohne Manschette (Cuff) werden bis zur Pubertät bevorzugt, danach sollen Tuben mit einem Cuff verwendet werden. Bei Kindern > 1 Jahr kann die geeignete Größe des endotrachealen Tubus mit der folgenden Formel abgeschätzt werden: Innendurchmesser (mm) = (Alter in Jahren/4) + 4.

Eine andere nützliche Richtlinie ist es, einen Tubus zu benutzen, der etwa den gleichen Durchmesser wie der kleine Finger oder das Nasenloch des Kindes hat. Ein normal ausgetragenes, neugeborenes Kind braucht normalerweise einen Tubus mit einem Innendurchmesser von 3–3,5 mm, für ein 6–9 Monate altes Kind wird ein 4-mm-Tubus verwendet.

Für den Intubationsvorgang dürfen die Wiederbelebungsmaßnahmen nicht länger als 30 s unterbrochen werden. Nach dieser Unterbrechung muß das Kind wiederum beatmet werden, bevor ein weiterer Intubationsversuch gemacht wird.

Hilfsmittel zur Oxygenation und Ventilation	Sauerstoff sollte entweder von einem zentralen Wandanschluß oder von einer Flasche mit einem Flow von 15 l/min zur Verfügung stehen. Gesichtsmasken für die Beatmung sollten aus weichem, durchsichtigem Plastik sein, einen kleinen Totraum besitzen und gut aufs Gesicht passen, damit bei der Beatmung kein Leck entsteht. Die Gesichtsmaske soll an einem sich selbst füllenden Beatmungsbeutel festgemacht sein, der ein Volumen zwischen 500 und 1600 ml besitzt. Der kleinere Beutel ist mit einem Überdruckventil ausgestattet, das sich bei einem Druck zwischen 30–40 cm H_2O selbst öffnet. Benötigt das Kind wegen schlechter Compliance der Lungen höhere Beatmungsdrücke, sollte dieses Ventil geschlossen werden können. Am selbstfüllenden Beatmungsbeutel sollte ein Reservoirbeutel befestigt werden, der die Verabreichung einer O_2-Konzentration über 90 % ermöglicht. Beatmungssysteme, wie sie in der Kinderanästhesie gebraucht werden („T-piece", halboffene Systeme), werden nicht empfohlen, da zur richtigen Anwendung ein spezielles Training notwendig ist. Ist allerdings der Wiederbeleber im Gebrauch dieser Beatmungssysteme ausgebildet, erlauben sie ihm eine bessere Beurteilung der Lungencompliance.

Asystolie   Die Asystolie ist die häufigste Rhythmusstörung, die bei Kindern zum Kreislaufstillstand führt. Die Asystolie kann als Endzustand einer respiratorischen oder zirkulatorischen Insuffizienz angesehen werden. Normalerweise geht der Asystolie eine agonale Bradykardie voraus. Die Diagnose erfolgt durch einen elektrokardiographischen Befund bei einem pulslosen Patienten. Vorsicht ist geboten, daß die EKG-Elektroden korrekt angeschlossen und der Monitor eingeschaltet wurde.

Das Vorgehen bei der Asystolie zeigt Abb. C.10. Die korrekte Durchführung der primären Reanimationsmaßnahmen ist absolute Voraussetzung. Kammerflimmern ist ungewöhnlich bei Kindern, deshalb soll auf einen Schlag auf die Brust oder eine Defibrillation verzichtet werden.

Medikamente   Die pharmakokinetischen Erkenntnisse über Medikamente, die bei der Reanimation von Kindern angewendet werden, sind sehr limitiert. Die direkte Übertragung von Resultaten, die im Tiermodell erarbeitet wurden, kann zu falschen Schlüssen führen oder sogar gefährlich sein. Der folgende Abschnitt diskutiert die Grundlagen hinter den Medikamenten- und Dosisempfehlungen in diesen Richtlinien.

Adrenalin   Adrenalin ist das einzige Medikament, welches beim Herzstillstand nachgewiesenermaßen von Nutzen ist. Die spontane Pumpfunktion des Herzens kann nur wiedererlangt werden, wenn die Myokardzellen ausreichend mit O_2-haltigem Blut versorgt werden. Bei Tierversuchen beträgt der dazu notwendige Perfusionsdruck mindestens 1,3–2,6 kPa [39, 63]. Adrenalin hebt den periphervaskulären Widerstand an. Damit wird auch der diastolische Aortendruck, welcher die treibende Kraft der koronaren Perfusion bei einem Herzstillstand ist, erhöht [36]. Tierversuche zeigen, daß die Stimulation der α-adrenergen Rezeptoren maßgebend für die Verbesserung der Prognose nach Herzstillstand ist [57].

Die empfohlene Initialdosis bei der Asystolie im Kindesalter beträgt 10 µg/kgKG. Tierexperimentelle Untersuchungen zeigen dagegen eine bessere Gehirn- und Koronardurchblutung bei Verabreichung von höheren Dosen [9, 10, 11]. Aufgrund von Tieruntersuchungen wurde die Hypothese aufgestellt, daß die Katecholamindosierung für die Verbesserung der Myokardperfusion während der Herz-Lungen-Wiederbelebungsmaßnahmen von der Dauer des Herzstillstands und damit vom Schweregrad der Hypoxie, der metabolischen Azidose und der Hyperkapnie des Gewebes abhängig ist [41].

Die Resultate einer einzelnen Studie über Kinder mit Herzstillständen bei Asystolie zeigten bei hochdosierten Adrenalingaben (100 µg/kgKG), daß der neurologische Zustand der Überlebenden besser war als bei den Standarddosierungen [29]. 3 große prospektive Untersuchungen bei Erwachsenen konnten hingegen keinen Unterschied bezüglich Überleben nachweisen zwischen einer Gruppe, die mit Standarddosen, und einer Gruppe, die mit hohen Dosen adrenerger Medikamente behandelt wurde [56]. Die Diskrepanz zwischen diesen Daten lassen die Hypothese zu, daß hochdosiertes Adrenalin das myokardiale O_2-Angebot nur bei nichtatherosklerotischen Koronargefäßen verbessert. Andererseits können hochdosierte Adrenalingaben auch unerwünschte Effekte auslösen. So konnte z. B. im Schweinemodell eine koronare Vasokonstriktion nachgewiesen werden [7, 40].

Aus diesen Gründen wird weiter an einer Initialdosis von 10 µg/kgKG festgehalten, aber für die zweite und weitere Dosen wird eine Erhöhung um das 10fache empfohlen. Spricht das Kind nicht auf die Initialdosis mit einem eigenen Rhythmus an, so ist die Lage verzweifelt, und heroische Maßnahmen müssen versucht werden [28].

Ein detaillierter Überblick über die verfügbaren Studien führt zum Eindruck, daß hohe Adrenalindosen von Vorteil sein könnten. Randomisierte, klinische Versuche sind jedoch notwendig, um diesen Eindruck zu dokumentieren [31].

Atropin   Bis jetzt konnte nicht gezeigt werden, daß Atropin notwendig ist für die Reanimation von Kindern. Es kann bei Bradykardien verwendet werden. Weil aber bei Kindern die Hypoxie die häufigste Ursache der Bradykardie ist, sollten unbedingt die Oxygenation und Ventilation sichergestellt werden, bevor Atropin in Erwägung gezogen wird. Atropin sollte dort angewendet werden, wo man annimmt, daß ein erhöhter vagaler Tonus in der Genese des Herzstillstands eine dominante Rolle spielt (z. B. Manipulationen an den Atemwegen). Es sollte aber nicht anstelle von gut dokumentierten Maßnahmen (Oxygenation, Adrenalin) eingesetzt werden. Die Minimaldosis von Atropin, um eine paradoxe parasympathische Reaktion zu verhindern, ist 0,1 mg. Die Initialdosis beträgt 0,02 mg/kgKG, und die Maximaldosis ist 1 mg bei Kindern und 2 mg bei Erwachsenen.

Bikarbonat   Die Gabe von alkalisierenden Medikamenten hat eine lange Tradition bei der Reanimation im Kindesalter [20]. Die Begründung besteht darin, daß ein Herzstillstand zu einer Azidose führt und daß das Aufheben dieser Azidose Vorteile erbringen würde. Der erste unbekannte Faktor ist der Schweregrad der Azidose, besonders bei Kindern, bei denen lange Zeit vor dem Herzstillstand eine respiratorische oder zirkulatorische Insuffizienz bestand. Bei Patienten mit Herzstillstand reflektiert der arterielle pH nicht den Gewebe-pH. Dieser wird besser mit dem gemischt venösen pH abgeschätzt [2, 23, 75]. Eine zelluläre Azidose hat eine nachteilige Wirkung auf die Kontraktilität des Myokards [64], den Tonus der peripheren Gefäße [4] und die Ansprechbarkeit des Myokards auf Adrenalin [1]. Gleichwohl kann ein bestimmtes Ausmaß einer Azidose durch Verschieben der O_2-Dissoziationskurve nach rechts und durch Erhöhen der endogenen Katecholaminausschüttung zu einer Verbesserung der Gewerbeoxygenation beitragen [17, 24, 32, 45].

Die Infusion von Bikarbonat über einen zentralen oder peripheralen Zugang führt zu einem Anstieg des rechtsatrialen pH während eines experimentellen Herzstillstands beim Welpen [25]. Trotzdem führt die Erhöhung des pH im koronarvenösen Blut weder mit CO_2-produzierendem (Bikarbonat) noch mit CO_2-verbrauchendem Puffer (Carbicarb) zu einer Verbesserung der Überlebensrate beim Kammerflimmern im Tierexperiment [27]. Durch die Zufuhr dieser hyperosmolaren Substanzen konnte sogar ein Anstieg des rechtsaurikulären Drucks und damit eine Abnahme des myokardialen Perfusionsdrucks nachgewiesen werden [27, 35].

Von speziellem Interesse ist die Tatsache, daß Bikarbonat durch seine Pufferwirkung CO_2 freisetzt. Das CO_2 kann schnell durch die Zellmembran diffundieren und die intrazelluläre Azidose verstärken. Andere alkalisierende Medikamente wie Trometamol und Carbicarb (eine äquimolare Kombination von Natriumbicarbonat und Natriumcarbonat) erzeugen kein CO_2. Es gibt keine eindeutigen Belege dafür, daß die Gabe von alkalisierenden Medikamenten in der Kinderreanimation von Vorteil wäre. Bei Versuchen an Schweinen hatten Trometamol und Bikarbonat keinen günstigen Einfluß auf die Überlebensrate. Außerdem verursachte die Behandlung mit Trometamol eine unerwartete Vasodilatation, die einen Abfall des mittleren Aortendrucks und des koronaren Perfusionsdrucks auf Werte bewirkte, von denen bekannt ist, daß sie die Überlebenschancen reduzieren [74].

Wir empfehlen deshalb, da alkalisierende Medikamente keine nachgewiesene Verbesserung der Überlebenschancen mit sich bringen, daß sie erst dann angewendet werden sollten, wenn die erste Adrenalindosis ohne Effekt bleibt und klinische Überlegungen in Anbetracht einer schweren metabolischen Azidose eine Verbesserung der Gesamtsituation versprechen. Die Dosierung von Natriumbicarbonat beträgt 1 mmol/kgKG, als Bolus langsam i. v. injiziert vor der 2. Adrenalindosis. Wenn ein alkalisierendes Medikament verwendet wird, muß die intravenöse Kanüle mit Kochsalz gespült werden, da sonst nachfolgende Katecholamine inaktiviert werden. Die anschließende konsequente Behandlung mit alkalisierenden Medikamenten sollte vom Blut-pH geführt werden. Effektive Thoraxkompressionen und Beatmung sind wirkungsvollere Maßnahmen, um den Myokard-pH während eines Herzstillstands anzuheben.

Kalzium   Kalzium wird eine wesentliche Rolle zugeschrieben bei der Entstehung von Reperfusionsschäden von ischämischen Organen [34], und es wurde nicht nachgewiesen, daß es von Nutzen ist bei einer refraktären Asystolie oder einer elektromechanischen Dissoziation [66, 67]. Kalzium wird deshalb beim Herzstillstand nicht mehr empfohlen, außer es kann eine schwere Hypokalzämie, Hypermagnesiämie oder eine Hyperkaliämie nachgewiesen werden. Falls eine Kalziumtherapie angewendet wird, ist Kalziumchlorid effektiver als das Kalziumglukonat [8]. Die Dosierung des Kalziumchlorids beträgt 10–30 mg/kgKG intravenös.

Volumen-
therapie   Jedem Medikament, welches bei Wiederbelebungsmaßnahmen verabreicht wird, sollte eine Bolusinjektion von physiologischem Kochsalz (0,9 %) intravenös oder intraossär folgen, besonders dann, wenn die Injektion peripher erfolgte. Je nach Größe des Kindes sollten zwischen 5–20 ml NaCl verabreicht werden. Falls der Herzstillstand aufgrund einer Kreislaufinsuffizienz erfolgte, sind größere Flüssigkeitsmengen notwendig, falls keine oder nur eine schwache Reaktion auf die Adrenalindosis erfolgte. Beispiele sind Kinder mit Hypovolämie wegen Blutverlust, Gastroenteritis etc. oder Sepsis [12]. Diese Kinder benötigen 20 ml/kgKG eines Kristalloids, wie z.B NaCl oder Ringer-Laktat, oder eines Kolloids, wie z. B. 5 % Albumin, oder ein arti-

fizielles Kolloid. Es muß beachtet werden, daß die venöse Zirkulation nicht überlastet wird, da ein Anstieg des rechtsatrialen Drucks den koronaren Perfusionsdruck senken würde.

Glukose   Bei kranken Kindern, insbesondere Säuglingen, kann eine Hypoglykämie vorliegen. Falls während der Wiederbelebungsmaßnahmen Hinweise dafür vorliegen, kann 0,5 g/kgKG Glukose als 10-%- oder 25-%-Lösung langsam injiziert werden. Unkontrollierte oder übermäßige Zufuhr von Glukose sollte vermieden werden, da tierexperimentell belegt werden konnte, daß eine bestehende Hyperglykämie einen hypoxisch bedingten neurologischen Schaden verstärken kann [59]. So konnte bei Katzen gezeigt werden, daß eine 5 %ige Glukoseinfusion, 15 ml/kgKG/h, vor und nach dem Herzstillstand verabreicht, zu bedeutend schlechteren neurologischen Ergebnissen führte [46].

Kammer-   Kammerflimmern ist eine ungewöhnliche Ursache eines Herz-
flimmern   stillstands im Kindesalter, aber es kann auf einer Herz-Thorax-Intensivstation vorkommen oder bei Patienten, die wegen einem angeborenen Herzfehlers untersucht wurden. Bei anderen Patienten besteht i. allg. eine zugrundeliegende Ursache, die evtl. behoben werden muß, bevor die Defibrillation erfolgreich ist – z. B. Hypothermie, arrythmieinduzierende Medikamente (z. B. trizyklische Antidepressiva) oder Elektrolytstörung (Hyperkaliämie).

Die Abb. C.10 zeigt die Maßnahmen, die getroffen werden müssen bei Kammerflimmern und pulsloser ventrikulärer Tachykardie. Im Gegensatz zur Behandlung von Asystolie ist die Defibrillation die erste Maßnahme. Ein Schlag auf die Brust kann verabreicht werden und ist evtl. erfolgreich, wenn das Einsetzen des Kammerflimmerns vor kurzer Zeit beobachtet wurde. Die Energie zur Defibrillation beträgt 2 J/kgKG und wird auf 4 J/kgKG gesteigert, falls die ersten 2 Schocks der niederen Dosis ineffektiv waren. Diese Empfehlung basiert auf Erfahrungen bei Kindern mit Kammerflimmern [15, 30].

Ist nur ein Defibrillator mit abgestuften Energiestärken verfügbar, sollte die berechnete Energie auf die nächst höhere Stufe aufgerundet werden. Beatmung und Thoraxkompressionen sollten die ganze Zeit über durchgeführt werden, außer wenn defibrilliert wird oder das Elektrokardiogram studiert wird, um Änderungen festzustellen. Bei nicht erfolgreicher Konversion werden 3 Elektroschocks kurz hintereinander verabreicht. Die erste Defibrillation senkt die Impedanz, damit wird dem Herzen bei der nächsten Defibrillation mehr Energie zugeführt. Für Kinder unter 10 kg werden Kinderelektroden angewendet. Erwachsenenelektroden vermindern die transthorakale Impedanz und werden benutzt, wenn der Brustkorb des Kindes groß genug ist, um einen vollständigen Kontakt zwischen der Elektrode und der Haut sicherzustellen [5]. Die eine Elektrode soll über die Spitze des Herzens, die andere unter der rechten Klavikula aufgelegt werden.

Sind die 3 ersten Elektroschocks nicht erfolgreich, soll die Aufmerksamkeit der koronaren und zerebralen Perfusion gelten, wie es bei der Asystolie beschrieben wurde. Der Atemweg soll gesichert und der Patient mit 100 %˙ Sauerstoff beatmet werden. Anschließend wird ein intravenöser oder intraossärer Zugang gelegt und Adrenalin verabreicht, ohne mit der Beatmung und den Thoraxkompressionen aufzuhören. Nach der Verabreichung von Adrenalin folgen weitere 3 Defibrillationen hintereinander. Zu diesem Zeitpunkt sollen mögliche zugrundeliegende Zustände, wie Hypothermie oder Elektrolytstörung, identifiziert werden. Falls nach 3 Serien aus 3 aufeinanderfolgenden Elektroschocks zu 4 J/kgKG mit Thoraxkompressionen, Beatmung, O_2-Zufuhr und mit Unterstützung von Adrenalin keine Konversion erfolgt, kann versucht werden, die Elektroden anders zu positionieren (z. B. Rücken- und Thoraxvorderseite). Ebenso soll der Einsatz von Antiarrhythmika und/oder alkalisierenden Medikamenten erwogen werden. Es gelten dieselben Regeln für den Gebrauch von alkalisierenden Medikamenten wie bei der Asystolie.

Der Nutzen von Antiarrythmika wie Lidocain ist fraglich. Lidocain ist effektiv zur Verhütung von Kammerflimmern, nicht aber zur Behebung [14]. Die Lidocaindosis beträgt bei Kindern 1 mg/kgKG. Es gibt nur wenige Erfahrungen mit Bretylium bei Kindern. Phenytoin ist indiziert zur Behandlung der durch trizyklische Antiarrythmika induzierten ventrikulären Tachykardie. Weiterführende Maßnahmen sollten angestrebt werden, um jegliche zugrundeliegenden Faktoren zu eliminieren.

Elektro-mechanische Dissoziation

Wie beim Kammerflimmern könnte es einen therapierbaren Grund geben für die elektromechanische Dissoziation („pulseless electrical activity"). Diese Ursache soll während der Wiederbelebungsmaßnahmen gesucht werden. Der häufigste Grund für eine offensichtliche elektromechanische Dissoziation ist der hypovolämische Schock, welcher einen unfühlbaren Puls hervorruft, obwohl das Herz elektrisch (und evtl. mechanisch) noch aktiv ist. Bleibt dieser Zustand unbehandelt, wird vorerst eine Bradykardie und dann eine Asystolie eintreten. Andere Ursachen, die in Betracht gezogen werden müssen, sind Spannungspneumothorax und Herztamponade. Auch eine Lungenembolie kann eine elektromechanische Dissoziation verursachen, ist aber extrem selten im Kindesalter. Metabolische Abnormitäten wie Hypothermie, Elektrolytstörung und Medikamentenüberdosierung sollten ebenfalls in Erwägung gezogen werden. Ein „air trapping" bei einem Baby mit Bronchiolitis, welches beatmet werden muß, kann zu einer schweren Überblähung der Lungen führen, welche ihrerseits einen verminderten venösen Rückfluß ins Herz, einen Abfall des Herzminutenvolumens und im Extremfall eine elektromechanische Dissoziation zur Folge haben kann.

Die Abb. C.10 zeigt das Behandlungsprotokoll für die elektromechanische Dissoziation. Es ist vergleichbar mit demjenigen der Asystolie, wo die Oxygenation und Ventilation im Vordergrund stehen und Adrenalin die koronare und zerebrale Perfusion unterstützt. In Anbetracht der hohen Wahrscheinlichkeit einer korrigierbaren Hypovolämie ist der frühe Gebrauch einer Bolusinjektion von 20 ml/kgKG Kristalloid- oder Kolloidlösung angebracht. Falls der Flüssigkeitsersatz beim ersten Mal nicht erfolgreich ist, sollten die zerebrale und die koronare Perfusion aufrecht erhalten werden durch Ventilation, Thoraxkompressionen und 100 µg/kgKG Adrenalininjektionen alle 3 min während weiter versucht wird, die zugrundeliegenden Ursachen zu identifizieren und zu korrigieren.

Vaskulärer Zugang
Venös

Die Zeitdauer, die verstreicht, bis ein vaskulärer Zugang vorhanden ist und Flüssigkeit und Medikamente verabreicht werden können, sollte so kurz wie möglich sein. Der periphere Venenzugang ist bei kleinen, kranken Kindern meistens schwierig. Zentralvenöse Kanülierungen sind gefährlich bei kleinen Kindern, und der theoretische Vorteil, daß Medikamente schneller wirken, ist klinisch nicht wesentlich [25]. Falls ein venöser Zugang bereits verfügbar ist, sollte er genutzt werden, wenn nicht, soll die Punktion einer peripheren Vene versucht werden. Falls die Punktion nicht innerhalb von 90 s erfolgreich ist, soll die Punktion ins Knochenmark (intraossär) versucht werden.

Intraossär

Der intraossäre Zugang ist ein sicherer, einfacher, schnell durchführbarer Eingriff für Kinder jeden Alters und auch für Erwachsene (s. Abb. 14.9, S. 320). Wiederbelebende Medikamente, Flüssigkeiten und Blut können über diesen Weg sicher verabreicht werden und erreichen schnell das Herz [3, 52, 62, 73]. Komplikationen sind ungewöhnlich und normalerweise auf die verlängerte Anwendung (was nicht empfohlen wird) oder auf eine schlechte Technik zurückzuführen [37, 44]. Knochenmark kann aspiriert werden, um Laboruntersuchungen (Hämoglobin, Natrium, Kalium, Chlorid, Glukose, venöser pH und Blutgruppe [72]) durchzuführen.

Endotracheale Verabreichung von Medikamenten

Kann innerhalb der ersten 2–3 min kein vaskulärer oder intraossärer Zugang erreicht werden, können einige Medikamente wie Adrenalin, Atropin oder Lidocain endotracheal verabreicht werden. Die empfohlene Dosierung beträgt für das Adrenalin das

10fache der intravenösen Dosis [60, 61], aber es gibt Zweifel über die Zuverlässigkeit dieses Weges, und so werden der intravenöse oder intraossäre Zugang vorgezogen. Obwohl Atropin und Lidocain auch endotracheal verabreicht werden können, existieren keine Daten über die Dosis. Falls der endotracheale Weg benutzt wird, soll das Medikament mit Kochsalz verdünnt werden und mit einer feinen Kanüle durch den endotrachealen Tubus tief in die Trachea gespritzt werden. Mehrere schnelle Atemstöße sollen dann folgen.

Medikamentendosierung und Größe der Ausrüstung

Es kann schwierig sein, die korrekte Medikamenten- und Volumendosierungen sowie den richtigen Innendurchmesser eines endotrachealen Tubus für ein Kind, dessen Alter und Gewicht nicht bekannt sind, auszuwählen. Um diese Entscheidung zu erleichtern, kann ein speziell beschriftetes Meßband verwendet werden [43]. Eine Alternative ist ein Größe-Gewichts-Alters-Nomogramm [50, 51]. Es ist wichtig, mit einem der Systeme vertraut zu sein.

Trainingskurse

Um die notwendige Geschicklichkeit für das effektive Management eines Herzstillstands bei Säuglingen und Kindern zu erlangen, empfiehlt die Arbeitsgruppe, daß Ärzte und Krankenschwestern einen Kurs besuchen, der dieses Wissen und diese Fähigkeiten vermittelt. Solche Kurse werden laufend in verschiedenen Zentren in ganz Europa durchgeführt.

Literatur

1. Andersen MN, Border JR, Mouritzen CV (1967) Acidosis, catecholamines and cardiovascular dynamics: when does acidosis require correction? Ann Surg 166: 344–356
2. Androgue HJ, Rashad N, Gorin AB, Yacoub J, Madias NE (1989) Assessing acid-base status in circulatory failure. N Engl J Med 320: 1312–1316
3. Andropoulos DB, Soifer SJ, Schreiber MD (1990) Plasma epinephrine concentrations after intraosseous and central venous injection during cardiopulmonary resuscitation in the lamb. J Pediatr 116: 312–315
4. Astrup P (1968) The decreased catecholamine sensitivity of vascular smooth muscle cells in acidosis. Scand J Clin Lab Invest 22: 8
5. Atkins DL, Sima S, Kieso R, Charbonnier F, Kerber RE (1988) Pediatric defibrillation: importance of paddle size in determining transthoracic impedance. Pediatrics 82: 914–918
6. Barzily Z, Somakh E, Sagy M, Boichis H (1988) Pediatric cardiopulmonary resuscitation outcome. J Med 19: 229–241
7. Berkowitz ID, Gervais H, Schleien CL, Koehler RC, Dean JM, Traystman RJ (1991) Epinephrine dosage effects on cerebral and myocardial blood flow in an infant swine model of cardiopulmonary resuscitation. Anesthesiology 75: 1041–1050

8. Broner CW, Stidham GL, Westen-Kirchner DF, Watson DC A (1990) Prospective, randomized double-blind comparison of calcium chloride and calcium gluconate therapies for hypocalcemia in critically ill children. J Pediatr 117: 986–989

9. Brown CG, Davis EA, Werman HA, Hamlin RL (1987) Methoxamine vs epinephrine on regional cerebral blood flow during cardiopulmonary resuscitation. Crit Care Med 15: 682–686

10. Brown CG, Werman HA, Davis EA, Hobson J, Hamlin RL (1987) The effects of graded doses of epinephrine on regional myocardial blood flow during cardiopulmonary resuscitation in swine. Circulation 75: 491–497.

11. Brown CG, Werman HA (1990) Adrenergic agonists during cardiopulmonary resuscitation. Resuscitation 19: 1–16

12. Carcillo JA, Davis AL, Zaritsky (1991) A Role of early fluid resuscitation in pediatric septic shock. JAMA 9: 1242–1245

13. Cavallaro DL, Melker RJ (1983) Comparison of two techniques for detecting cardiac activity in infants. Crit Care Med 11: 198–190

14. Chamberlain DA (1991) Lignocaine and bretylium as adjuncts to electrical defibrillation. Resuscitation 22: 153–157

15. Chameides L, Brown GE, Raye JR, Todres DI, Viles PH (1977) Guidelines for defibrillation in infants and children: report of the American Heath Association Target Activity Group: cardiopulmonary resuscitation in the young. Circulation 56 (suppl): 502A–503 A

16. Committee on Pediatric Emergency Medicine First Aid for the choking child (1993) Pediatrics 92: 477–479

17. Darby TD, Watts DT (1964) Acidosis and blood epinephrine levels in hemorrhagic hypotension. Am J Physiol 206: 1281

18. David R (1988) Closed chest cardiac massage in the newborn infant. Pediatrics 81: 552–554

19. Eisenberg M, Bergner L, Hallstrom A (1983) Epidemiology of cardiac arrests and resuscitation in children. Ann Emerg Med 12: 672–674

20. Erlich R, Emmett SM, Rodrigues Torres R (1974) Pediatric cardiac resuscitation team: a six year study. J Pediatr 84: 152–155

21. European Resuscitation Council. Guidelines for advanced life support. Resuscitation 24: 111–121

22. European Resuscitation Council (1992) Guidelines for basic life support. Resuscitation 24: 103–110

23. Falk JL, Rackow EC, Weil MH (1988) End-tidal carbon dioxide concentration during cardiopulmonary resuscitation. N Engl J Med 318: 607–611

24. Fiorica V, Lampietro PF, Burr MJ, Moses R (1969) Influences of blood pH on adrenomedullary response to hemorrhage. Am J Physiol 217: 1211

25. Fleisher G, Caputo G, Baskin M (1989) Comparison of external jugular and peripheral venous administration of sodium bicarbonate in puppies. Crit Care Med 17: 251–254

26. Friesen RM, Duncan P, Tweed WA, et al. (1982) Appraisal of pediatric cardiopulmonary resuscitation. Can Med Assoc J 126: 1055–1058

27. Gazmuri RJ, von Planta M, Weil MH, Rackow EC (1990) Cardiac effects of carbon dioxide-consuming and carbon dioxide-generating buffers during cardiopulmonary resuscitation. J Am Coll Cardiol 15: 482–490

28. Goetting MG, Paradis NA (1989) High dose epinephrine in refractory paediatric cardiac arrest. Crit Care Med 17: 1258–1262

29. Goetting MG, Paradis NA (1991) High-dose epinephrine improves outcome from pediatric cardiac arrest. Ann Emerg Med 20: 22–26

30. Gutgesell HP, Tacker HA, Geddes LA, Davis JS, Lie JT, McNamara DG (1976) Energy dose for ventricular defibrillation of children. Pediatrics 58: 898–901

31. Herbert P, Weitzman BN, Stiell IG, Stark RM (1991) Epinephrine in cardiopulmonary resuscitation. J Emerg Med 9: 487–495.
32. Higashi R (1966) Effect of metabolic acidosis on adrenaline and noradrenaline secretion of the innervated and denervated adrenal gland in the dog. Tohoku J Exptl Med 89: 77
33. Innes PA, Summers CA, Boyd IM, Molyneux EM (1993) Audit of paediatric cardiopulmonary resuscitation: Archives of Disease in Childhood 68: 487–491
34. Katz AM, Reuter H (1979) Cellular calcium and cardiac cell death. Am J Cardiol 44: 188–190
35. Kette F, Weil MH, Gazmuri RJ (1991) Buffer agents may compromise resuscitation by reducing coronary perfusion pressure. JAMA 266: 2121–2125
36. Kosnik JW, Jackson RE, Keats S, Tworek RM, Freeman SB (1985) Dose-related response of centrally administered epinephrine on the change in aortic diastolic pressure during closed-chest massage in dogs. Ann Emerg Med 14: 204–208
37. La Fleche FR, Slepin MJ, Vargas J, Milzman DP (1989) Iatrogenic bilateral tibial fractures after intraosseous infusion attempts in a 3 month old infant. Ann Emerg Med 18: 1099–1101
38. Lewis JK, Minter MG, Eshelman SJ et al. (1983) Outcome of pediatric resuscitation. Ann Emerg Med 12: 297–299
39. Lindner KH, Ahnefeld FW, Bowdler IM (1990) Cardiopulmonary resuscitation with interposed abdominal compression after asphyxial or fibrillatory cardiac arrest in pigs. Anesthesiology 72: 668–675
40. Lindner KH, Ahnefeld FW, Prengel AW (1991) Comparison of standard and high-dose adrenaline in the resuscitation of asystole and electromechanical dissociation. Acta Anaesthesiol Scand 35: 253–256
41. Lindner KH, Koster R (1992) Vasopressor drugs during cardiopulmonary resuscitation. Resuscitation 24: 147–153
42. Ludwig S, Kettrick RG, Parker M (1984) Pediatric cardiopulmonary resuscitation. Clin Pediatr 23: 71–75
43. Luten RC, Wears RL, Broselow J, Zaritsky A, Barnett BM, Lee T (1992) Length-based endotracheal tube and emergency equipment selection in pediatrics. Ann Emerg Med 2: 900–904
44. Moscati R, Moore GP (1990) Compartment syndrome with resultant amputation following intraosseous infusion. Am J Emerg Med 8: 470–471
45. Nahas GG, Stenskund OS (1968) Increased rate of catecholamine synthesis during respiratory acidosis. Respir Physiol 5: 108
46. Nakakimura K, Fleischer JE, Drummond JC, Scheller MS, Zornov MH, Grafe MR, et al. (1990) Glucose administration before cardiac arrest worsens neurological outcome in cats. Anaesthesia 72: 1005–1011
47. Nichols DG, Kettrick RG, Swedlow DB et al. (1984) Factors influencing outcome of cardiopulmonary arrest in children (Abstract). Crit Care Med 12: 287
48. O'Rourke PP (1984) Out-of-hospital cardiac arrest in pediatric patients: Outcome (Abstract). Crit Care Med 12: 283
49. O'Rourke PP (1986) Outcome of children who are apnoeic and pulseless in the emergency room: Crit Care Med 14: 466–468
50. Oakley PA (1988) Inaccuracy and delay in decision making in paediatric resuscitation and a proposed reference chart to reduce error. Br Med J 297: 817–819
51. Oakley PA, Phillips B, Molnyeux E, Mackway-Jones K (1994) Paediatric resuscitation. BMJ 306: 1613

52. Orlowski JP, Porembka DT, Gallagher JM, Lockrem JD, Van Lente F (1990) Comparison study of intraosseous, central intravenous and peripheral intravenous infusions of emergency drugs. AJDC 144: 112–117
53. Orlowski JP (1984) Optimal position for external cardiac massage in infants and children. Crit Care Med 12: 224.
54. Orlowski JP (1983) Pediatric cardiopulmonary resuscitation. Emerg Med Clin 1: 3–25
55. Orlowski JP (1984) The Effectiveness of Pediatric Cardiopulmonary Resuscitation. AJDC 138: 1097
56. Ornato JP (1993) Use of adrenergic agonists during CPR in adults. Ann Emerg Med 22: 411–416
57. Otto CW, Yakaitis RW, Blitt CD (1981) Mechanism of action of epinephrine in resuscitation from cardiac arrest. Crit Care Med 9: 321–324
58. Phillips GW, Zideman DA (1986) Relation of the infant heart to sternum; its significance in cardiopulmonary resuscitation. Lancet 1: 1024–1025
59. Pulsinelli WA, Waldman S, Rawlinson D, Plum F (1982) Moderate hyperglycemia augments ischemic brain damage: A neuropathologic study in the rat. Neurology (NY) 32: 1239–1246
60. Quinton DN, O'Byrne G Aitkenhead AR (1987) Comparison of endotracheal and peripheral venous intravenous adrenaline in cardiac arrest: is the endotracheal route reliable? Lancet 1: 828–829
61. Ralston SH, Tacker WA, Showen L, Carter A, Babbs CF (1985) Endotracheal vs. intravenous epinephrine during electromechanical dissociation with CPR in dogs. Ann Emerg Med 14: 1044–1048
62. Rosetti VA, Thompson, BM, MIller J, Mateer JR, Aprahamian C (1985) Intraosseous infusion: an alternative route of pediatric intravascular access. Ann Emerg Med 14: 885–888
63. Sanders AB, Ewy GA, Taft TV (1984) Prognostic and therapeutic importance of the aortic diastolic pressure in resuscitation from cardiac arrest. Crit Care Med 12: 871–873
64. Steenbergen C, deLeeuw G, Rich T, Williamson JR (1977) Effects of acidosis and ischemia on contractility and intracellular pH of rat heart. Circ Res 41: 849–858
65. Stopfkuchen H, Stein G, Ouisse Luft A, et al. (1989) Results of cardiopulmonary resuscitation in children. Klin Pediatr 201: 373–6
66. Stueven HA, Thompson B, Aprahamian C, Tonsfeldt DJ, Kastenson EH (1985) Lack of effectiveness of calcium chloride in refractory asystole. Ann Emerg Med 14: 630–632
67. Stueven HA, Thompson B, Aprahamian C, Tonsfeldt DJ, Kastenson EH (1985) The effectiveness of calcium chloride in refractory electromechanical dissociation. Ann Emerg Med 14: 626–629
68. Thompson JE, Bonner B, Lower GM Jr (1990) Pediatric cardiopulmonary arrest in rural populations. Pediatrics 86: 302–306
69. Todres ID, Rogers MC (1975) Methods of external cardiac massage in the newborn infant. J of Pediatr 86: 781–782
70. Torphy DE, Minter MG, Thompson BM (1984) Cardiorespiratory arrest and resuscitation of children. AJDC 138: 1099–1102
71. Tunstall-Pedoe H, Bailey L, Chamberlain DA, Ward ME, Zideman DA (1992) Survey of 3765 cardiopulmonary resuscitations in British hospitals (the BRESUS Study): methods and overall results. BMJ 304: 1347–1351
72. Ummenhofer W, Frei F, Urwyler A, Drewe J (1992) Emergency laboratory studies in pediatric patients (Abstract). Resuscitation 24: 185
73. Valdes MM (1977) Intraosseous fluid administration in emergencies. Lancet 1: 1235–1236
74. Von Planta M, Gudipati C, Weil MH, Kraus LJ, Rackow EC (1988) J Clin Pharmacol 28: 594–599

75. Weil MH, Rackow EC, Trevino R, Grundler W, Falk JL, Griffel MI
    (1986) Difference in acid-base state between venous and arterial blood
    during cardiopulmonary resuscitation. N Engl J Med 315: 153–156
76. Westhorpe RN (1987) The Position of the Larynx in Children and its
    Relationship to the Ease of Intubation. Anaesth Intens Care 15: 384–388

Anhang D:
Medikamentendosierungen

Analgetika			
	Applikationsart	*Dosierung*	*Kommentar/Hinweis*
Alfentanil Rapifen	i. v.	1–3 µg/kgKG 10–40 µg/kgKG	• Um während der Anästhesie Spontanatmung aufrechtzuerhalten: kleine Dosen titrieren. • Bei höheren Dosierungen meist Beatmung notwendig Kap. 6, S. 151
Buprenorphin Temgesic	i. v. sublingual	3–6 µg/kgKG 16–25 kg: 0,1 mg 25–37,5 kg: 0,1–0,2 mg 37,5–50 kg: 0,2–0,3 mg	Revertierbarkeit mit Naloxon nicht durchführbar
Diclofenac Voltaren Magluphen Olfen	p.o. rektal	0,25–0,5 mg/kgKG; 3- bis 4mal tgl.	Nicht für Kinder < 1 Jahr Tabelle 17.2, S. 371
Fentanyl	i. v. (Extubation geplant)	*Einzeldosis*: 1–8 µg/kgKG *maximale Totaldosis*: 10–15 µg/kgKG	Vorsicht bei Säuglingen < 3 Monate und ehemaligen Frühgeburten Tabelle 6.6, S. 151
Ketorolac Toratex Tora-dol	i. v.	0,5 mg/kgKG, 4mal tgl.	Wird vom Hersteller für Kinder < 16 Jahre nicht empfohlen. Nicht geben bei Niereninsuffizienz Tabelle 17.2, S. 371
Mefenaminsäure Ponstan	p.o. rektal	10–15 mg/kgKG, 4mal tgl.	Nicht geben bei Niereninsuffizienz Tabelle 17.2, S. 371

	Applikationsart	Dosierung	Kommentar/Hinweis
Morphin (alle Angaben für postoperative Schmerztherapie bei extubierten Patienten)	i.v. Bolus	*Säuglinge < 3 Monate*: 25 µg/kgKG	Effekt auf Atmung und Schmerzen beobachten, 25 µg/kgKG nach Bedarf wiederholen (gute Überwachung vorausgesetzt) Tabelle 17.4, S. 373
		Alter > 3 Monate: 50 (–100) µg/kgKG	Effekt auf Atmung und Schmerzen beobachten, 50 µg/kgKG nach Bedarf wiederholen (gute Überwachung vorausgesetzt) Tabelle 17.4, S. 373
	i.v.-Infusion	*Alter >3 Monate:* 10–40 µg/kgKG/h	Nach einer Initialdosis von 50–100 µg/kgKG als Bolus mit 20 µg/kgKG beginnen Tabelle 17.5, S. 373
Nalbuphin Nubain	i.v.	*Alter >3 Monate:* 0,1–0,2 mg/kgKG	Effekt auf Atmung und Schmerzen beobachten, 0,1 mg/kgKG nach Bedarf wiederholen (gute Überwachung vorausgesetzt) Kap 17, S. 372
Paracetamol Ben-u-ron Mexalen Tylenol	rektal oder oral	*Initialdosis:* 40 mg/kgKG *Folgende Dosen:* 15–20 mg/kgKG (4-bis 6mal tgl.) *Maximaldosis:* 150 mg/kgKG/Tag	Kap. 17, S. 371
Pethidin Dolantin	i.v.	*Alter > 3 Monate:* 0,5–1 mg/kgKG (alle 4–6 h wiederholen)	Effekt auf Atmung und Schmerzen beobachten, 0,5 mg/kgKG nach Bedarf wiederholen (gute Überwachung vorausgesetzt) Kap. 17, S. 372
Remifentanil Ultiva	i.v.	Bolus: 0,25–1,0 µg/kgKG, Infusion: 1 µg/kgKG/min	Bei Bolusapplikation tritt bei Dosen über 0,5 µg häufig eine Apnoe auf

Opioidantagonist

	Applikationsart	Dosierung	Kommentar/Hinweis
Naloxon Narcan Narcanti	i. v.	1–10 µg/kgKG,	Partielles Aufheben der Opioidwirkung: Titrieren mit 1 µg/kgKG; evtl. wiederholte Injektionen, um das Wiedereinsetzen der Opioidwirkung zu vermeiden.
		10 µg/kgKG,	Schnelle Reversion, Analgesie aufgehoben.
		100 µg/kgKG	Für die Neugeborenenreanimation

Anticholinergika

	Applikationsart	Dosierung	Kommentar/Hinweis
Atropin	i. v.	*Körpergewicht < 5 kg:* 0,02 mg/kgKG *5–10 kg:* 0,1 mg *10–50 kg:* 0,01 mg/kgKG *> 50 kg:* 0,5 mg	Tabelle 6.2, S. 135
	i.m.	0,02 mg/kgKG	
Glycopyrrolat Robinul	i. v.	*Körpergewicht < 5 kg:* 0,01 mg/kgKG *5–10 kg:* 0,05 mg *10–50 kg:* 0,005 mg/kgKG 0,25 mg	Kap. 6, S. 136
	i.m.	0,01 mg/kgKG	

Hypnotika und Sedativa

	Applikationsart	Dosierung	Kommentar/Hinweis
Diazepam Valium Stesolid	i. v.	0,1–0,2 mg/kgKG	Kap. 6, S. 136
	rektal	*Körpergewicht* *< 5 kg:* 2,5 mg *5–15 kg:* 5 mg *>15 kg:* 10 mg	Suppositorien zur Sedation Kap. 17, S. 370 Rektiolen zur Krampfbehandlung
Midazolam	i. v.	0,05–0,1 mg/kgKG	Kap. 6, S. 137
Dormicum	rektal, oral	0,3–0,5 mg/kgKG (Totaldosis selten > 15 mg)	Tabelle 3.1, S. 62
Etomidat Hypnomidate	i. v.	0,2–0,3 mg/kgKG	Kap. 6, S. 142

	Applikationsart	*Dosierung*	*Kommentar/Hinweis*
Ketamin Ketalar	i. v.	2–3 mg/kgKG	Tabelle 3.6, S. 69, Kap. 6, S. 7
Ketanest	i. m.	2–10 mg/kgKG	2–3 mg/kgKG als Sedativum 5–10 mg/kgKG als Anästhetikum. Tabelle 3.6, S. 69
Methohexital Brietal Brevimytal	i. v.	*1 Monat–1 Jahr:* 3 mg/kgKG *> 1 Jahr:* 1,5–2 mg/kgKG	Tabelle 3.7, S. 71
	rektal	30–40 mg/kgKG (selten über 1 g)	
Thiopental	i. v.	*< 1Monat:* 3–4 mg/kgKG *1 Monat–1 Jahr:* 6–8 mg/kgKG *> 1 Jahr:* 5 mg/kgKG	Abb. 6.2, S. 138 Tabelle 6.3, S. 139
Propofol Disoprivan	i. v.	*Im Alter > 3 Jahre:* 2–3 mg/kgKG	Kap. 6, S. 140
	Infusion	5–15 mg/kgKG/h	
Droperidol Dehydrobenz- peridol DHBP	i. v.	0,025 mg/kgKG 4- bis 6mal tgl.	Kap. 17. S. 375

Relaxanzien			
	Applikationsart	*Dosierung*	*Kommentar/Hinweis*
Atracurium Tracrium	i. v.	*Initialdosis* *< 3 Monate:* 0,3 mg/kgKG *> 3 Monate:* 0,5 mg/kgKG *Repetitionsdosis:* 1/4 der Initialdosis	Kap. 6, S. 147
Cis-atracurium Nimbex	i. v.	*Initialdosis:* 0,1 mg/kgKG *Repetitionsdosis:* 1/4 der Initialdosis	Kap. 6, S. 147
Pancuronium Pavulon	i. v.	*Initialdosis:* 0,1 mg/kgKG *Repetitionsdosis:* 1/4 der Initialdosis	Vorwiegend für lang dauernde Eingriffe Tabelle 6.5, S. 146
Rocuronium Esmeron	i. v.	*Initialdosis:* 0,4–**0,6**–1,0 mg/kgKG *Repetitionsdosis:* 1/3 der Initialdosis	Wirkt schneller und stärker bei Säuglingen als bei älteren Kindern Kap. 6, S. 145
Succinylcholin	i. v.	*< 1 Jahr:* 2–3 mg/kgKG *> 1 Jahr:* 1,5 mg/kgKG	Tabelle 6.4, S. 143
	i. m.	*< 6 Jahre:* 4–5 mg/kgKG *> 6 Jahre:* 3 mg/kgKG	

Antagonisten			
	Applikationsart	*Dosierung*	*Kommentar/Hinweis*
Neostigmin Prostigmin	i. v.	*< 50 kg:* 0,05–0,07 mg/kgKG *> 50 kg:* 2,5 mg	Kap. 6, S. 149

Lokalanästetika	**Siehe Kap. 16**

Vasoaktiva			
	Applikationsart	*Dosierung*	*Kommentar/Hinweis*
Adenosin Krenosin	i. v.	0,05–0,25 mg/kgKG	Dosierung kann in 3-min-Abständen um jeweils 0,05 mg/kgKG bis maximal 0,25 mg/kgKG gesteigert werden Kap. 10, S. 252
Adrenalin Suprarenin	i. v.	0,1–10 (–30–100) μg/kg	Tabelle 8.4, S. 188; Tabelle 8.5, S. 189; Kap. 18, S. 385; Kap. 19, S. 400, Anhang C, S. 425
	tracheal	10 μg/kg	Für Neugeborenenreanimation, unsicherer Effekt: Kap. 18, S. 401
		100 μg/kg	Für die Reanimation von Kindern jenseits des Neugeborenenalters: Anhang C, S. 426
	i. v.-Infusion	0,1–0,5 μg/kg	Tabelle 8.5, S. 189
	Inhalation via Vernebler	< 10 kg: 0,2 mg/kgKG, mit NaCl auf 2 ml verdünnen, 10–25 kg: 0,2 mg/kgKG, (= 0,2 ml/kgKG, 1 : 1000), > 25 kg: 5 mg (= 5 ml, 1 : 1000)	Bei Pseudokrupp oder Postextubationskrupp
Catapresan Clonidin	i. v.	1–2 μg/kgKG alle 1 — 3 h	Kap. 8, S. 197
Digoxin Digacin, Lanitop Lanicor, Novodigal Lanoxin	i. v.	*Initialdosis:* 10–30 μg/kgKG, *Unterhalt:* 4–20 μg/kgKG pro Tag	Altersabhängig. Tabelle 8.1, S. 187
Dobutamin Dobutrex	i. v.-Infusion	2–20 μg/kgKG/min	Tabelle 8.5, S. 189
Dopamin	i. v.-Infusion	2–5 (–10) μg/kgKG/min	Tabelle 8.5, S. 189
Ephedrin Endrin	i. v.	0,1–0,2 mg/kgKG	Kap. 16, S. 355

	Applikationsart	Dosierung	Kommentar/Hinweis
Esmolol Brevibloc	i. v.	0,5 mg/kgKG	Kann mehrmals wiederholt werden Kap. 10, S. 252
Hydralazin Nepresol	i. v.	0,15 mg/kgKG 4-bis 6mal tgl.	Kap. 8, S. 197
Isoprenalin Isuprel, Ingelan Saventrin	i. v.-Infusion	0,05–0,5 µg/kgKG/min	Tabelle 8.5, S. 189
Kalziumchlorid	i. v.	10–20 mg/kgKG (0,1–0,2 ml/kgKG)	Tabelle 8.4, S. 188
Kalziumgluconat	i. v.	30–60 mg/ kgKG(0,3–0,6 ml/kgKG)	Tabelle 8.4, S. 188
Phenylephrin Neo-Synephrin	i. v.	1–10 µg/kgKG	Tabelle 8.4, S. 188
Nitroprussid-Natrium Niprid Nipruss	i. v.-Infusion	0,5–8 µg/kgKG/min	Kap. 8, S. 197
Nitroglycerin	i. v.-Infusion	0,5–4 µg/kgKG/min	
Noradrenalin Arterenol	i. v.	0,1–5 µg/kgKG	Tabelle 8.4, S. 188
	i. v.-Infusion	0,1–0,5 µg/kgKG/min	Tabelle 8.5, S. 189
Prostaglandin E$_1$ Prostin	i. v.-Infusion	*Initialdosis:* 0,05–0,4 µg/ kgKG/min *Erhaltungsdosis:* 0,01–0,05 µg/kgKG/min	Tabelle 8.3, S. 187
Propranolol Inderal	i. v.	0,01–0,1 mg/kgKG Maximal 2 mg	Kap. 8, S. 197 Kap. 10, S. 252
Salbutamol Ventolin	i. v.	5–10 µg/kgKG während 10–15 min	Status asthmaticus
Sultanol	i. v.-Infusion	0,2 µg/kgKG/min, Steigerung um 0,1 µg/ kgKG/min alle 15 min bis Wirkungseintritt, Maxi-maldosis je nach Ausmaß der Tachykardie	Status asthmaticus
	Inhalation	*0,5 %ige Lösung* Dosierung nach Bedarf, obere Grenze durch Tachykardie gegeben	Asthma bronchiale

Andere Medikamente

	Applikationsart	Dosierung	Kommentar/Hinweis
Aminophyllin Theophyllin Euphyllin	i.v.	*Initialdosis:* 6–8 mg/kgKG über 15 min *Erhaltungsdosis:* 1–2 mg/kgKG/h	Kap. 10, S. 246
Bethamethason Betnesol Benelan	i.v.	0,2–0,4 mg/kgKG	Kap. 17, S. 376
Desmopressin Minirin DDAVP	i.v.	*Einzeldosis:* Erwachsene 1–4 µg Kinder 0,4–1 µg Säuglinge 0,1 µg Dosis maximal 2mal tgl. geben	Kap. 8, S. 224
Flumazenil Anexate	i.v.	0,5–5 µg/kgKG	Kap. 6, S. 137
Furosemid Lasix	i.v.	0,1–1 mg/kgKG	0,1 mg/kgKG kann verwendet werden, um eine Diurese in Gang zu setzen; 0,5–1 mg/kgKG entspricht einer therapeutischen Dosierung bei Herz- oder Niereninsuffizienz Tabelle 8.2, S. 187
Hydrocortison Retef Solu–Cortef	i.v.	*Einzeldosis:* 2 mg/kgKG, *Wiederholungsdosis:* 1–2 mg/kgKG alle 6 h 10–20 mg/kgKG	Prophylaxe gegen Nebenniereninsuffizienz Tabelle 8.14, S. 224 Prophylaxe gegen Postintubationstridor Kap. 17, S. 376
Methylprednisolon Urbason Solu–Medrol	i.v.	2 mg/kgKG	Prophylaxe gegen Postintubationstridor Kap. 17, S. 376
Metoclopramid Paspertin Primperan	i.v.	0,2 mg/kgKG (maximal 10 mg)	Tabelle 17.6, S. 375
Natriumbikarbonat	i.v.	0,5–2 mmol/kgKG	Tabelle 8.4, S. 188
Ondansetron Zofran	i.v.	0,1 mg/kgKG, 4- bis 6mal tgl.	Kap. 17, S. 375

Bücher über Kinderanästhesie

Abel M (1989) Anästhesiologische Besonderheiten bei Kindern mit Syndromen und seltenen Erkrankungen. Springer, Berlin Heidelberg New York Tokio

Advanced Pediatric Life Support Group (1993) Advanced pediatric life support: The practical approach. Br Med J Publ Group, London

Ahnefeld FW, Altemeyer KH, Fösel T, Kraus GB, Rügheimer E (Hrsg) (1989) Anästhesie bei Früh-und Neugeborenen. springer, Berlin Heidelberg New York Tokio

Benjamin B (1981) Atlas of paediatric endoscopy: upper respiratory tract and oesophagus. Oxford Univ Press, Oxford New York

Berry FA (1993) Pediatrics for the Anesthesiologist. Churchill Livingstone, New York Edinburgh

Berry FA (1993) Anesthetic management of difficult and routine pediatric patients. Churchill Livingstone, New York Edinburgh

Beushausen T, Kraus GB, Strauss J (Hrsg) (1996) Sedierung und Narkose bei diagnostischen Eingriffen im Kindesalter. Springer, Berlin Heidelberg New York Tokio

Brown TCK, Fisk GC (1992) Anaesthesia for children. Blackwell, London Edinburgh Boston

Cook DR, Marcy JH (1987) Neonatal anesthesia. Appleton Davies, Pasadena

Coté CJ, Ryan JF, Todres DI (1992) A practice of anesthesia for infants and children. Saunders, Philadelphia London

Dalens BJ (1990) Pediatric regional anesthesia. CRC Press, Boca Raton

Dick W, Ahnefeld FW, Altemeyer KH (1987) Kinderanästhesie. Springer, Berlin Heidelberg New York Tokio

Dick W, Stopfkuchen H, Brockerhoff P (1993) Primäre Neugeborenenreanimation. Springer, Berlin Heidelberg New York Tokio

Fösel T, Kraus GB (1993) Beatmung von Kindern in Anästhesie und Intensivmedizin. Springer, Berlin Heidelberg New York Tokio

Gregory GA (1994) Pediatric anesthesia. Churchill Livingstone, New York Edinburgh London Melbourne

Hatch DJ, Sumner E (1986) Current topics in anaesthesia series: Neonatal anaesthesia and perioperative care. Arnold, Victoria/MD

Hatch D, Sumner E, Hellmann J (1995) The surgical neonate: anaesthesia & intensive care. Edward Arnold, London Boston

Hagemann H, Pohl B (Hrsg) (1997) Blut, Bluttransfusion und Blutersatztherapie. Perioperatives Volumenmanagement bei Kindern. Springer, Berlin Heidelberg New York

Hall JK, Berman JM (1996) (Hrsg) Pediatric trauma anesthesia and critical care. Future, Armonk NY

Hughes D, Mather S, Wolf A (Hrsg) (1996) Handbook of neonatal anaesthesia. Saunders, London

Jöhr M (1998) Kinderanästhesie. G. Fischer, Stuttgart

Katz J, Benumof JL, Kadis LB (1990) Anesthesia and uncommon diseases. Saunders, Philadelphia London

Katz J, Steward DJ (1993) Anesthesia and uncommon pediatric diseases. Saunders, Philadelphia London

Kretz FJ, Striebel HW (1991) Kinderanästhesie. Roche, Basel Grenzach-Wyhlen

Kretz FJ, Beushausen T (Hrsg) (1997) Das Kinder-Notfall-Intensiv-Buch. Urban & Schwarzenberg, München, Wien Baltimore

Lake CL (1998) Pediatric cardiac anesthesia. Appleton & Lange, Norwalk/CT; San Mateo/CA

MacDonald MG, Miller MK (1989) Emergency transport of the perinatal patient. Little Brown, Boston Toronto

Motoyama EK, Davis PJ (1997) Smith's Anesthesia for infants and children. Mosby, St. Louis

Othersen HB (1991) The pediatric airway. Saunders, Philadelphia London

Peutrell JM, Mather SJ (1997) Regional anaesthesia in babies and children. Oxford Univ Press, Oxford New York

Saint-Maurice C, Murat I, Ecoffey C (1994) Manuel d'anesthésie pédiatrique. Pradel, Paris

Saint-Maurice C, Schulte Steinberg O, Armitage EN (1990) Regional anaesthesia in children. Mediglobe, Fribourg

Saint-Maurice C, Schulte Steinberg O (1992) Regionalanästhesie bei Kindern. G. Fischer, Stuttgart

Sumner E, Hatch DJ (1989) Textbook of paediatric anaesthetic practice. Baillière Tindall, London Philadelphia

Schechter NL, Berde CB, Yaster M (1993) Pain in infants, children, and adolescents. Williams & Wilkins, Baltimore London Munich

Steward DJ (1992) Praktische Kinderanästhesie. Thieme, Stuttgart New York

Wille L, Obladen M (1989) Neugeborenen-Intensivpflege. Springer, Berlin Heidelberg New York Tokio

Sachverzeichnis

Druck: Saladruck, Berlin
Verarbeitung: Buchbinderei Lüderitz & Bauer, Berlin

P. Biro, Universität Zürich; **M. Abel**, Universität Köln;
T. Pasch, Universität Zürich

Anästhesie bei seltenen Erkrankungen

2., völlig überarb. u. erw. Aufl. 1999. Etwa 550 S. Hardcover
ISBN 3-540-64480-6

Bestimmte anästhesierelevante Begleiterkrankungen kommen
in der üblichen anästhesiologischen Patientenpopulation nur
sporadisch vor. Weil es eine sehr große Anzahl verschiedener
solcher Krankheitsbilder gibt, muß der Anästhesist jedoch mit
ihrem Auftreten rechnen.

Die Autoren beschreiben solche seltenen Erkrankungen und
Syndrome in alphabetischer Reihenfolge unter anästhesiologischen Gesichtspunkten und berücksichtigen dabei auch die
Erkrankungen bei Kindern. Nomenklatur, Epidemiologie,
Symptomatik, Differentialdiagnose und Therapiehinweise
sind vorangestellt. Im Hauptteil folgen allgemeine anästhesiologische Überlegungen zum Monitoring und zum perioperativen anästhesiologischen Vorgehen.

Der praktisch tätige Anästhesist erhält mit diesem Buch
ein unentbehrliches Nachschlagewerk für seine tägliche
Routinearbeit.

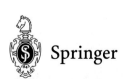

Springer

Preisänderungen vorbehalten.

Springer-Verlag, Postfach 14 02 01, D-14302 Berlin, Fax 0 30 / 827 87 - 3 01/4 48 e-mail: orders@springer.de   d&p.BA.63824/1.SF

M. Georgieff, U. Schirmer, Universität Ulm (Hrsg.)

Klinische Anästhesiologie
Praxisorientierter Leitfaden unter besonderer Berücksichtigung des operativen Vorgehens

Unter Mitarbeit von **A. Brinkmann, I. Brückel, B. Dirks, B. Eifert, H. Ensinger, A. Gauß, A. Goertz, J. Hähnel, C. Kling, F. Konrad, K.H. Lindner, T. Marx, G. Menger, T. Mutzbauer, U. Pfeiffer, E. Pfenninger, S. Rapp, A. Reith, M. Rockemann, M. Schreiber, W. Schürmann, W. Schütz, B. Schwalbe, B. Schwilk, W. Seeling, E. Traub, N. Vogt, T. Weichel**

Unter redaktioneller Leitung von U. Lindner

1995. XVI, 800 S. 2 Abb., 24 Tab. Brosch. **DM 68,-**; öS 497,-; sFr 62,-
ISBN 3-540-57355-0

"...In einem konsequent durchgehaltenen Telegrammstil wird eine große Menge praktisch anästhesiologisches Fachwissen vermittelt. Besonders Wichtiges ist durch Markierungen hervorgehoben. Die verschiedenen Kapitel sind gut und prägnant geraten und im klinischen Alltag brauchbar. Trotz ausgesprochenem Taschenbuch-Charakter ist das Werk präzis und ausführlich. Assistenten in Weiterbildung zum Facharzt Anästhesie werden diesen praktischen Leitfaden schätzen."

Schweizerische Rundschau für Medizin PRAXIS

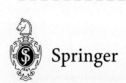

Springer

Preisänderungen vorbehalten.

Springer-Verlag, Postfach 14 02 01, D-14302 Berlin, Fax 0 30 / 827 87 - 3 01/4 48 e-mail: orders@springer.de   d&p.BA.63824/2.SF